国家卫生健康委员会"十四五"规划教材配套教材
全国高等学校药学类专业第九轮规划教材配套教材

供药学类专业用

药物分析
学习指导与习题集

第3版

主　编　洪战英
编　者　(以姓氏笔画为序)

王春英	河北医科大学	赵云丽	沈阳药科大学
王海钠	山东大学药学院	闻　俊	中国人民解放军海军军医大学
石玉杰	北京大学药学院	洪战英	中国人民解放军海军军医大学
宋沁馨	中国药科大学	姚卫峰	南京中医药大学
张云静	安徽中医药大学	曹志娟	复旦大学药学院
张群林	安徽医科大学	梁　洁	广西中医药大学
周　婕	郑州大学药学院	程　妍	四川大学华西药学院
周　漩	广东药科大学	曾爱国	西安交通大学药学院

人民卫生出版社
·北京·

图书在版编目（CIP）数据

药物分析学习指导与习题集 / 洪战英主编 . -- 3 版 . --
北京 ： 人民卫生出版社，2024. 10. -- ISBN 978-7-117-
36947-3

Ⅰ. R917

中国国家版本馆 CIP 数据核字第 202453AB75 号

人卫智网	www.ipmph.com	医学教育、学术、考试、健康，
		购书智慧智能综合服务平台
人卫官网	www.pmph.com	人卫官方资讯发布平台

药物分析学习指导与习题集
Yaowu Fenxi Xuexi Zhidao yu Xitiji
第 3 版

主　　编：洪战英
出版发行：人民卫生出版社（中继线 010-59780011）
地　　址：北京市朝阳区潘家园南里 19 号
邮　　编：100021
E - mail：pmph @ pmph.com
购书热线：010-59787592　010-59787584　010-65264830
印　　刷：天津科创新彩印刷有限公司
经　　销：新华书店
开　　本：787 × 1092　1/16　　印张：22
字　　数：549 千字
版　　次：2011 年 9 月第 1 版　　2024 年 10 月第 3 版
印　　次：2025 年 2 月第 1 次印刷
标准书号：ISBN 978-7-117-36947-3
定　　价：68.00 元

打击盗版举报电话：**010-59787491**　E-mail：WQ @ pmph.com
质量问题联系电话：**010-59787234**　E-mail：zhiliang @ pmph.com
数字融合服务电话：**4001118166**　E-mail：zengzhi @ pmph.com

前　言

　　药物分析是研究与发展药品全面质量分析与控制的科学,是药学科学领域中一个重要的组成部分。药物分析课程是我国高等教育药学类专业本科教学的一门专业核心课程,旨在培养学生胜任药物质量分析和研究工作。

　　药物分析课程的主干教材《药物分析》(第9版)在第8版的基础上,进行了较大篇幅的修订。为了适应主干教材的内容变更,便于学生更好地理解与掌握课程的学习要点,检查学习效果和复习考试,本书邀请了全国15所高校的16位一线教师作为编委,修订编写了《药物分析学习指导与习题集》(第3版)。

　　作为《药物分析》(第9版)的配套教材,本书共26章,均按照主干教材的章名与顺序编排,各章均由基本内容、习题精选与解答两部分内容组成。另外,在书末还附有7套精心编写的综合训练题,以供学生检查学习效果和复习备考之用。

　　《药物分析学习指导与习题集》(第3版)内容涵盖药物质量分析控制的法典规范、基本方法与技术要求和常用代表性药物的分析规律3个方面,供高等学校药学类专业学生学习使用和教师教学参考。

　　本书的编写工作得到了编委所在院校领导的关心和支持,在此一并表示衷心的感谢;特别感谢本教材第1版和第2版主编于治国教授以及各位编委的辛勤工作,为本书的编写和修订奠定了基础。

　　由于编者专业水平、能力和经验所限,书中难免存在疏漏、错误和欠妥之处,诚恳地期待使用本书的师生批评指正!

编者

2024年12月

编写说明

作为《药物分析》(第 9 版)的配套教材,本书收载了第 9 版教材的共 26 章内容,各章的编排顺序和第 9 版教材一致。本书各章均由以下两部分内容组成。

1. 基本内容 该部分内容概要说明本章教学的主要内容,给出了本章应掌握的基本概念、基本理论、分析方法等重点内容以及本章的学习难点。其中,分析方法主要介绍方法的基本内容与要求;各类药物的分析主要以列表形式介绍所涉及药物的相关内容,包括药物名称、结构、鉴别、特殊杂质检查及含量测定方法等。每章附若干关键词,并加以解释。

2. 习题精选与解答 依据教学大纲的基本要求,围绕第 9 版教材的内容,选编了具有一定深度和广度的不同类型习题,并对习题进行解答,给出各题考查的知识点、答题思路及解题依据。

考虑到学生复习的自查性,本书将习题与解答分开,答案与解析附在每章的所有习题之后。

习题包括最佳选择题、配伍选择题、多项选择题、是非判断题、填空题、名词解释、简答题、计算题和设计题共 9 种题型,各章根据教材的具体内容选用题型,所有题目连续编号。各题型介绍如下。

(1)最佳选择题:每道题的题干下有 A、B、C、D 和 E 5 个备用选项,要求选择其中的最佳选项。

(2)配伍选择:每 2~4 题为一组,每组题共用 A、B、C、D 和 E 5 个备用选项,选项在前,题干在后,每题只有 1 个最佳选项,每一选项可被重复选用。

(3)多项选择题:每道题的题干下有 A、B、C、D 和 E 5 个备用选项,有 2 个或 2 个以上的选项是正确的。

(4)是非判断题:要求在正确的陈述后画√,在错误的陈述后画 ×。

(5)填空:题目中留出空格,要求根据题意填入相符合的内容。

(6)名词解释:要求解释名词的定义和含义。

(7)简答题:要求根据题意作出简要回答。

(8)计算题:要求根据题干提供的信息,列出计算公式、计算过程和计算结果。

(9)设计题:要求根据题干提供的信息,设计符合题干要求的试验方案。

同时,为了便于学生检查学习效果和复习考试,本书还精心编写了 7 套综合训练题。综合训练题增加分值,按照满分 100 分计,文末附主要参考答案,供对本课程学习有不同要求的不同专业的学生复习参考。

本书所使用的符号或缩写及术语如下。

1. A—吸光度(分光光度法);峰面积(高效液相色谱法或气相色谱法)。

2. B—标示量。

3. C—标准溶液浓度。

4. CE—毛细管电泳法。

5. D—稀释体积：在制备供试品溶液时，溶解并稀释所取试样时所需溶剂的总体积，通常以 ml 为单位。

6. DSC—差示扫描量热法。

7. DTA—差热分析法。

8. $E_{1cm}^{1\%}$—百分吸收系数，用于分光光度法计算含量。

9. F—滴定液浓度校正因子。

10. GC—气相色谱法。

11. HPLC—高效液相色谱法。

12. IR—红外光谱法。

13. L—限度（限量），用于杂质检查。

14. N 或 n—数目。

15. R—标准或对照品，常以下标形式与其他符号联用，如：A_R 系指对照溶液的吸光度或峰面积。

16. S—供试品，通常以 g 为单位；亦常以下标形式与其他符号联用，如：A_S 系指供试溶液的吸光度或峰面积。

17. T—滴定度：每 1ml 滴定液相当于被测物质的量，通常以 mg 为单位。

18. TGA—热重分析法。

19. TLC—薄层色谱法。

20. UV—紫外 - 可见分光光度法。

21. V—滴定液消耗体积（或标准溶液体积），通常以 ml 为单位。

22. W—称样量，通常以 g 为单位。

23. $\overline{W}$—固体制剂平均单位重量，如平均片重，通常以 g 为单位。

24. 标示量—制剂的规格，通常以 mg 为单位。对于单方固体制剂，标示量系指"规格"；对于单方半固体或液体制剂，标示量为"规格"记载的分隔符"："之后的标示值；对于复方制剂，标示量通常系指"处方"规定待测物质的标示值。

25. 标示量 %—制剂的含量占标示量的百分数。

26. 含量—原料药的百分含量。

目　　录

第一章　药物分析概要

一、基本内容

（一）药物分析的主要任务

药物分析是利用分析测定手段，发展药物的分析方法，研究药物的质量规律，对药物进行全面分析、检测与控制的科学。药物分析的主要任务是研究药品质量，制定药品标准，并围绕药物 cGMP 的生产全过程，实施分析、检测和控制，保障产品 / 药品的质量符合目标要求，包括：①药物研究与开发（research and development）中的分析和监测。②药物质量源于设计（quality by design，QbD）的生产工艺过程（关键工艺过程、关键工艺参数和关键质量属性）的全面分析控制。③基于药物全面药学研究工作基础上的药品质量标准的研究与制定。④保障药品安全、有效、质量可控的分析检验与监督管理。

（二）药品质量与管理规范

药品是用于治病救人、保护健康的特殊商品，必须确保药品的质量合格。《中华人民共和国药品管理法》规定"药品应当符合国家药品标准"。国家药品标准是保证药品质量的法定依据。

为了在药物的研究、开发、生产、经营、使用和监管等各环节实行全程的质量跟踪与管理，国务院药品监督管理部门（国家药品监督管理局，National Medical Products Administration，NMPA）依据《中华人民共和国药品管理法》，制定了相关的管理规范（GLP、GCP、GMP、GSP 和 GAP 等），并实行药品的审批注册与认证制度，使药品质量控制和保证要求从质量源于设计、质量源于生产（quality by process，QbP）和质量源于检验（quality by test，QbT）三方面来实施，保障人体用药安全。

（三）注册审批制度与国际人用药品注册技术协调会

为了协调各国对药品的审批注册的不同要求，由欧盟、美国和日本的药品注册管理部门和制药企业协会（管理机构）共同成立了"国际人用药品注册技术协调会"（International Conference on Harmonization of Technical Requirements for Registration of Pharmaceuticals for Human Use，ICH）。国际人用药品注册技术协调会的目的是通过对相关技术要求进行国际协调，加快引进创新药，确保患者能够持续获得已批准药物，从而推动公众健康，同时避免在人体上重复开展临床试验，以经济有效的方式来保证研发、注册和生产的药物安全、有效且高质量，同时在不影响安全性和有效性的前提下最大限度地减少动物试验。我国已于 2017 年成为国际人用药品注册技术协调会会员单位。

国际人用药品注册技术协调会协调的内容包括药品质量（quality，以代码 Q 标识）、安全性（safety，以代码 S 标识）、有效性（efficacy，以代码 E 标识）和多学科（multidisciplinary，以代码 M 标识)4 个方面的技术要求。

(四) 质量源于设计

药物分析的 QbT 是保障药品质量的手段,QbD 的生产过程质量管理和风险控制措施,才是保障药品质量的关键。国际人用药品注册技术协调会明确定义 QbD 为:具有明确预期目标(质量指标),充分掌握产品质量属性与生产工艺过程和关键工艺参数控制(设计空间,design space)的相关性,在生产过程的科学控制和质量风险管理的基础上,进行药品开发和质量控制的系统措施。实施 QbD 的药品开发须注重生产设计、工艺理解、设计空间、工艺改进和工艺异常。

【本章关键词】

药物(drug substance):是指用于预防、治疗、诊断人的疾病,有目的地调节人的生理功能并规定有适应证或者功能主治、用法和用量的物质。

药物分析(pharmaceutical analysis):是利用分析测定手段,发展药物的分析方法,研究药物的质量规律,对药物进行全面分析、检测与控制的科学。

药品(drug product/medical product):是指由药物和辅料经一定的处方和工艺制备而成的、可供临床使用的商品,包括中药、化学药和生物制品等。

二、习题精选

(一) 最佳选择题

1. 国际人用药品注册技术协调会有关药品质量的技术要求文件的标识代码是(　　)

A. 代码 E　　　　　　　　B. 代码 M　　　　　　　　C. 代码 P

D. 代码 Q　　　　　　　　E. 代码 S

2. 药品标准中鉴别试验的意义在于(　　)

A. 检查已知药物的纯度　　　　　　　B. 验证已知药物与名称的一致性

C. 确定已知药物的含量　　　　　　　D. 考察已知药物的稳定性

E. 确证未知药物的结构

3. 国际人用药品注册技术协调会有关药品有效性的技术要求文件的标识代码是(　　)

A. 代码 E　　　　　　　　B. 代码 M　　　　　　　　C. 代码 P

D. 代码 Q　　　　　　　　E. 代码 S

4. 以下哪项不属于国际人用药品注册技术协调会有关药品安全性的技术要求(　　)

A. 毒代和药代动力学试验　　　　　　B. 临床安全性评价

C. 长期毒性试验　　　　　　　　　　D. 遗传毒性试验

E. 致癌性试验

(二) 配伍选择题

[5~7]

A. GAP　　　　　　　　　B. ChP　　　　　　　　　C. GCP

D. GLP　　　　　　　　　E. GMP

以下管理规范的英文缩写是

5. 药物非临床研究质量管理规范(　　)

6. 药品生产质量管理规范(　　)

7. 中药材生产质量管理规范(　　)

（三）多项选择题

8. 国际人用药品注册技术协调会达成共识，并在以下方面制定出相关技术要求的有（　　　　）

    A. 质量（Q）　　　　　　B. 安全性（S）　　　　　　C. 有效性（E）

    D. 多学科（M）　　　　　E. 均一性（U）

9. 药品标准中，"检查"项是检查药物的（　　　　　　　　）

    A. 安全性　　　　　　　　B. 有效性　　　　　　　　C. 均一性

    D. 纯度　　　　　　　　　E. 稳定性

10. 单一对映体的绝对构型确证常用的方法有（　　　　　）

    A. 比旋度测定　　　　　　B. 手性柱色谱　　　　　　C. 单晶 X 射线衍射

    D. 旋光色散　　　　　　　E. 圆二色谱

11. 质量源于设计的主要控制因素包括（　　　　　）

    A. 原料药因素　　　　　　B. 辅料因素　　　　　　　C. 制剂工艺选择

    D. 剂型设计和处方　　　　E. 药包材因素

12. 国家药品标准的构成包括（　　　　　）

    A. 前言　　　　　　　　　B. 凡例　　　　　　　　　C. 正文

    D. 通用技术要求（通则）　E. 索引

（四）是非判断题

13. 药物是指用于预防、治疗、诊断疾病，并规定有适应证的物质。（　　　　）

14. 药物分析是收载药品质量标准的典籍。（　　　　）

15. 药品标准是对药品质量、规格及检验方法所作的技术规定。（　　　　）

16. 化学原料药含量测定方法选择，要求方法准确度高、精密度好，一般首选容量分析法。（　　　）

17. 国家药品标准，是指国务院药品监督管理部门颁布的《中华人民共和国药典》和药品标准。（　　　　）

18. 《中华人民共和国药品管理法》是专门规范药品研制、生产、经营、使用和监督管理的法律。（　　　　）

（五）简答题

19. 药物分析学的主要任务是哪些？

20. 简述药品质量控制的重要性与相关法规和手段。

三、答案与解析

（一）最佳选择题

1. ［D］　本题考查国际人用药品注册技术协调会及其协调的内容。国际人用药品注册技术协调会是由欧盟、美国和日本的药品注册管理当局和制药企业协会（管理机构）共同成立，经过多年的协调统一，已经在药品注册技术要求的许多方面达成了共识，并制定出了有关药品质量（quality，以代码 Q 标识）、安全性（safety，以代码 S 标识）、有效性（efficacy，以代码 E 标识）和多学科（multidisciplinary，以代码 M 标识）4 个方面的技术要求。

2. ［B］　本题考查鉴别试验的意义。鉴别是根据药物的某些物理、化学或生物学等特性所进行的试验，以判定药物的真伪，但不完全代表对药品化学结构的确证。鉴别试验包括收载于《中国药典》通则的用于区分药物类别的一般鉴别试验和收载于药品标准正文品种项下的用于证实具体药物的特殊鉴别试验2种类型。

3.［A］ 本题考查国际人用药品注册技术协调会及其协调的内容。详见本章最佳选择题第1题解析。

4.［B］ 本题考查国际人用药品注册技术协调会有关药品安全性的技术要求涵盖的内容。国际人用药品注册技术协调会有关药品安全性的技术要求现有12种指南,包括药物的致癌性研究、基因毒性研究、毒代动力学和药代动力学、毒性试验、生殖毒性、生物技术产品、药理学研究、免疫毒理学研究、抗肿瘤药物的非临床评价、光安全性评价、儿科药物的临床前安全性试验和基因治疗产品非临床生物分布的考虑等。国际人用药品注册技术协调会有关药品有效性的技术要求现有20种指南,主要涉及临床试验的设计、实施、安全和报告等。临床安全性的评价属于药品有效性技术要求。

（二）配伍选择题

5~7.［5D;6E;7A］ 本组题考查我国的药品质量管理法规。国务院药品监督管理部门依法制定了相关的管理规范,包括:《药物非临床研究质量管理规范》（Good Laboratory Practice,GLP）、《药物临床试验质量管理规范》（Good Clinical Practice,GCP）、《药品生产质量管理规范》（Good Manufacture Practice,GMP）、《药品经营质量管理规范》（Good Supply Practice,GSP）和《中药材生产质量管理规范》（Good Agricultural Practice for Chinese Crude Drugs,GAP）。

（三）多项选择题

8.［ABCD］ 本题考查国际人用药品注册技术协调会及其协调的内容。详见本章最佳选择题第1题解析。

9.［ABCD］ 本题考查药品标准"检查"项的内容。检查是对药物的安全性、有效性、均一性和纯度4个方面的状态所进行的试验分析,包括反映药物安全性和有效性的试验方法与限度、反映药物制备工艺的均一性和纯度的要求等内容。

10.［ABCDE］ 本题考查手性药物绝对构型常用的确证方法。单一对映体的绝对构型（或通过衍生物的构型）确证常用的方法为备选项提到的5种。其中,单晶X射线衍射为直接方法,可提供最直接的信息。

11.［ABCDE］ 本题考查质量源于设计的主要控制因素。质量源于设计对于原料药,需要研究其理化和生物学特征,确定影响药物生产可行性和药效的关键质量属性;制剂处方工艺中所选用的全部辅料的功能和作用应该进行充分的论证;在制剂产品开发中,需要考虑的主要因素涉及满足预期用途的剂型和处方选择、产品开发设计过程和生产制备工艺参数。

12.［BCD］ 本题考查国家药品标准的内容。国务院药品监督管理部门颁布的《中国药典》和药品标准均为国家药品标准,具有统一的标准体系,即药典收载的凡例和通则对药典以外的其他药品国家标准具同等的效力。所以,国家药品标准的构成即系指《中国药典》的构成。

《中国药典》（2020年版）由一部、二部、三部、四部及其增补本组成,内容包括凡例、品种正文及通用技术要求三部分,前言与索引并不是国家药品标准体系的构成内容或组成部分。

（四）是非判断题

13. √ 本题考查药物的概念。药物是指用于预防、治疗、诊断人的疾病,有目的地调节人的生理功能并规定有适应证或者功能主治、用法和用量的物质。

14. × 本题考查药物分析的概念。药物分析是利用分析测定手段,发展药物的分析方法,研究药物的质量规律,对药物进行全面分析、检验与控制的科学。

15. √ 本题考查药品标准的概念。药品标准是对药品质量、规格及检验方法所作的技术规定,一般包括药品的性状、鉴别、检查和含量测定等内容。

16. √ 本题考查含量测定方法选择的基本原则。首先,应有针对性,适用于被分析药物的理化和生物学特点,满足其质量控制的要求;其次,应有依据,包括文献、理论及试验依据,使建立的方法符合分析规律,并尽量参考和采用药典收载的方法。化学原料药一般纯度要求高,杂质检查限度控制严格,因此对测定方法与结果的要求是准确度高、重复性与精密度好,一般首选容量分析法。

17. √ 本题考查我国药品标准分类。国家药品监督管理局于 2023 年 7 月 4 日公布的《药品标准管理办法》指出,国家药品标准是指"国务院药品监督管理部门颁布的《中华人民共和国药典》和药品标准"。

18. √ 本题考查《中华人民共和国药品管理法》的适用范畴。《中华人民共和国药品管理法》是专门规范药品研制、生产、经营、使用和监督管理的法律。

(五) 简答题

19. 答:药物分析学的主要任务包括药物研究与开发中的分析和监测,药物质量源于设计的生产工艺过程(关键工艺过程、关键工艺参数和关键质量属性)的全面分析控制,基于药物全面药学研究工作基础上的药品质量标准的研究与制定,保障药品安全、有效、质量可控的分析检验与监督管理。

20. 答:药品的质量优劣直接关系到用药者的健康和生命安危,所以各国均对药品的生产、销售和使用实施严格的监管,确保患者用药的质量合格、安全有效。药物分析的检验评价是保障药品质量的手段;质量源于设计的生产过程、质量管理和风险控制措施,才是保障药品质量的关键。

欧盟、美国和日本于 1990 年成立了国际人用药品注册技术协调会,制定出了有关药品的质量、安全性、有效性和多学科 4 类技术要求,共 60 多种。国际人用药品注册技术协调会在药品注册管理和生产领域具有重要的影响。

为加强药品监督管理,保证药品质量,保障人体用药安全,维护人民身体健康和用药的合法权益,我国政府特制定了《中华人民共和国药品管理法》,简称《药品管理法》。它是专门规范药品研制、生产、经营、使用和监督管理的法律。国务院药品监督管理部门依据该法,制定了相关的管理规范(GLP、GCP、GMP、GSP 和 GAP 等),并实行药品的审批注册与认证制度,严格了药品研究、生产、经营的准入条件,提高了对质量的要求。

(洪战英)

第二章 药品标准与药典

一、基本内容

(一) 药品标准与制定

药品标准(即药品质量标准)系根据药物自身的理化与生物学特性,按照批准的处方来源、生产工艺、贮藏运输条件等所制定的,用以检测药品质量是否达到用药要求,并衡量其质量是否稳定均一的技术规定。

药品标准分为国家药品标准和企业药品标准2种类型。药品标准的内涵包括真伪鉴别、质量检查和含量要求3个方面,药品在这3个方面的综合表现决定了药品的安全性、有效性和质量可控性。

国家药品标准,是指国务院药品监督管理部门颁布的《中华人民共和国药典》和药品标准,其内容包括质量指标、检验方法以及生产工艺等技术要求。国家药品监督管理部门组织药典委员会,负责国家药品标准的制定和修订。国家药品标准是药品研制、生产(进口)、经营、使用和监督管理等相关单位共同遵循的法定技术标准。

药品标准一经制定和批准,即具有法律效力。所以,药品标准的制定必须坚持"科学性、先进性、规范性和权威性"的原则。

主要国外药典有:《美国药典》(USP-NF)、《欧洲药典》(*European Pharmacopoeia*,Ph. Eur.或 EP)、《英国药典》(*British Pharmacopoeia*,BP)、《日本药局方》(*Japanese Pharmacopoeia*,JP)和《国际药典》(*International Pharmacopoeia*,Ph. Int.)。

(二)《中国药典》

《中华人民共和国药典》简称《中国药典》,英文名称为 *Pharmacopoeia of the People's Republic of China*,简称 *Chinese Pharmacopoeia*,缩写为 ChP,除特别注明版次外,均指现行版药典。现行《中国药典》(2020 年版)(ChP2020),由一部、二部、三部、四部及其增补本组成。《中国药典》收载国家药品标准,主要由凡例、通用技术要求和品种正文构成。

凡例(general notice)是为正确使用《中国药典》,对品种正文、通用技术要求及与药品质量检验与检定中有关共性问题的统一规定和基本要求。凡例为《中国药典》标准体系的总体要求,但各类品种略有差异,故药典各部均有各自的凡例内容记载于正文之前。

通用技术要求(简称通则,general chapter)主要收载制剂通则、通用检测方法和指导原则。制剂通则系按照药物剂型分类,针对剂型特点规定的基本技术要求;通用检测方法为各品种进行相同检查项目的检测时所应采用的统一规定的设备、程序、方法及限度等;指导原则系为规范药典执行,指导药品标准制定和修订,提高药品质量控制水平所规定的非强制性、推荐性技术要求。《中国药典》的通则部分以统一的规范内容收载于药典的四部。

品种正文(monograph)是药典的主体,正文品种项下记载的内容就是各药品品种的具体标准。《中国药典》各部收载不同类别的药品品种。其中,一部收载中药(包括中药材、中药饮片、中药提取物及中药制剂等),二部收载化学药品、抗生素、生化药品、放射性药品等,三部收载生物制品及相关通用技术要求,四部收载通用技术要求和药用辅料。

(三) 药品检验与监督

药品监督管理部门设置或者指定的药品专业技术机构,承担依法实施药品监督管理所需的审评、检验、核查、监测与评价等工作。药品检验工作的基本程序一般为取样(检品收检)、检验、留样、报告。取样必须具有科学性、真实性和代表性,取样的基本原则应该是均匀、合理。常规检验以国家药品标准或注册标准为依据,按照规定方法和有关 SOP 进行检验,并按要求记录,根据检验结果书写检验报告书。检验记录必须做到:记录原始、真实,内容完整、齐全、书写清晰、整洁。根据各项检验结果对检品质量作出明确的结论。

依照《中华人民共和国药品管理法》,从事药品生产活动,应当经所在地省、自治区、直辖市人民政府药品监督管理部门批准,取得药品生产许可证。无药品生产许可证的,不得生产药品。严禁生产、销售假冒伪劣药品。

【本章关键词】

药品标准(standard of medicinal product):系根据药物自身的理化与生物学特性,按照批准的处方来源、生产工艺、贮藏运输条件等所制定的,用以检测药品质量是否达到用药要求,并衡量其质量是否稳定均一的技术规定。

《中国药典》:收载国家药品标准,主要由凡例、通用技术要求和品种正文构成。药典收载的凡例、通则、总论的要求对未载入药典的其他药品国家标准具同等效力。

凡例(general notice):是为正确使用《中国药典》,对品种正文、通用技术要求以及药品质量检验和检定中有关共性问题的统一规定和基本要求。这些统一规定和要求即为药品标准的术语。

二、习题精选

(一) 最佳选择题

1. 溶液后记示的 "(1 → 10)" 符号系指(　　　)
A. 固体溶质 1.0g 或液体溶质 1.0ml 加水使成 10ml 的溶液
B. 固体溶质 1.0g 或液体溶质 1.0ml 加甲醇使成 10ml 的溶液
C. 固体溶质 1.0g 或液体溶质 1.0ml 加乙醇使成 10ml 的溶液
D. 固体溶质 1.0g 或液体溶质 1.0ml 加水 10ml 制成的溶液
E. 固体溶质 1.0g 或液体溶质 1.0ml 加甲醇 10ml 制成的溶液

2. ChP 凡例规定:称取 "2.0g",系指称取重量可为(　　　)
A. 1.5~2.5g　　B. 1.6~2.4g　　C. 1.45~2.45g　　D. 1.95~2.05g　　E. 1.96~2.04g

3. ChP 规定:恒重,除另有规定外,系指供试品连续 2 次干燥或炽灼后的重量差异在(　　　)
A. 0.01mg 以下　B. 0.03mg 以下　C. 0.1mg 以下　　D. 0.3mg 以下　　E. 0.5mg 以下

4. 关于《欧洲药典》(EP),以下叙述不正确的是(　　　)
A. EP 在欧盟范围内具有法律效力
B. EP 不收载制剂标准

C. EP 的制剂通则中各制剂项下包含：定义（definition）、生产（production）和检查（test）

D. EP 制剂通则项下的规定为指导性原则

E. EP 由 WHO 起草和出版

5. 药用辅料收载于 ChP 的（　　）部分

A. 一部　　　　　　　　　　B. 二部　　　　　　　　　　C. 三部

D. 四部　　　　　　　　　　E. 附录

（二）配伍选择题

[6~8]

A. 溶质 1g（ml）能在溶剂不到 1ml 中溶解

B. 溶质 1g（ml）能在溶剂 1~<10ml 中溶解

C. 溶质 1g（ml）能在溶剂 10~<30ml 中溶解

D. 溶质 1g（ml）能在溶剂 30~<100ml 中溶解

E. 溶质 1g（ml）能在溶剂 100~<1 000ml 中溶解

以下溶解度术语系指

6. 易溶（　　　　）

7. 溶解（　　　　）

8. 微溶（　　　　）

[9~12]

A. 2~10℃　　　B. 10~30℃　　　C. 40~50℃　　　D. 70~80℃　　　E. 98~100℃

以下温度术语系指

9. 热水（　　　　）

10. 温水（　　　　）

11. 冷水（　　　　）

12. 常温（　　　　）

[13~15]

A. BP　　　　　B. ChP　　　　　C. EP　　　　　D. Ph. Int.　　　　　E. USP

以下药典的英文缩写是

13.《英国药典》（　　　　）

14.《欧洲药典》（　　　　）

15.《美国药典》（　　　　）

（三）多项选择题

16. ChP 内容包括（　　　　　　）

A. 前言　　　　　　　　　　B. 凡例　　　　　　　　　　C. 正文

D. 通用技术要求　　　　　　E. 索引

17. 药品标准制定原则包括（　　　　　　）

A. 科学性　　　B. 创新性　　　C. 规范性　　　D. 先进性　　　E. 权威性

18. 关于 ChP 的凡例，以下叙述正确的有（　　　　　　）

A. ChP 的凡例是 ChP 的内容之一

B. ChP 的凡例是为正确使用 ChP 进行药品质量检定的基本原则

C. ChP 的凡例是对其正文、通则及与质量检定有关的共性问题的统一规定

D. ChP 的凡例收载有制剂通则

E. ChP 的凡例收载有通用检测方法

19. 药品标准中,"性状"项下记载有(　　　　　)

A. 外观　　　　B. 臭　　　　C. 味　　　　D. 溶解度　　　　E. 物理常数

20. 药品质量标准制定内容包括(　　　　　)

A. 名称　　　　B. 性状　　　　C. 杂质检查　　　　D. 含量测定　　　　E. 鉴别

(四) 是非判断题

21. 原料药的含量如规定上限为 100% 以上时,系指其可能的含有量。(　　　)

22. ChP 收载的药品中文名称均为法定名称。(　　　)

23. 标准品系指采用理化方法进行鉴别、检查或含量测定等检验及仪器校准时所用的标准物质。(　　　)

24. 除另有规定外,试验用水和酸碱度检查所用的水,均系指新沸并放冷至室温的水。(　　　)

(五) 简答题

25. 简述 ChP 四部收载的内容。

26. 简述药品标准中药品名称的命名原则。

27. 简述药品标准的制定原则。

28. 简述 ChP 凡例的性质、地位与内容。

29. 简述药品检验工作的机构和基本程序。

三、答案与解析

(一) 最佳选择题

1. [A]　本题考查 ChP 使用的符号的定义。溶液后记示的"(1 → 10)"符号,系指固体溶质 1.0g 或液体溶质 1.0ml 加溶剂使成 10ml 的溶液;未指明用哪种溶剂时,均系指水溶液。另外,2 种或 2 种以上液体的混合物,名称间用半字线"-"隔开,其后括号内所示的":"符号,系指各液体混合时的体积(质量)比例。例如,甲醇 - 水(45 : 55),系指甲醇与水以体积比为 45 : 55 的比例混合制成的溶液。

2. [D]　本题考查称量的准确度与有效数字及其取舍原则。试验中供试品与试药等"称重"或"量取"的量,均以阿拉伯数字表示,其精确度可根据数值的有效数位来确定。

例如,称取"0.1g",系指称取重量可为 0.06~0.14g;称取"2g",系指称取重量可为 1.5~2.5g;称取"2.0g",系指称取重量可为 1.95~2.05g;称取"2.00g",系指称取重量可为 1.995~2.005g。即遵循"四舍六入五成双"的原则。

"精密称定"系指称取质量应准确至所取质量的千分之一;"称定"系指称取质量应准确至所取质量的百分之一;"精密量取"系指量取体积的准确度应符合国家标准中对该体积移液管的精密度要求;"量取"系指可用量筒或按照量取体积的有效数位选用量具。取用量为"约"若干时,系指取用量不得超过规定量的 ±10%。

3. [D]　本题考查恒重的概念。恒重,除另有规定外,系指供试品连续 2 次干燥或炽灼后的重量差异在 0.3mg 以下的重量;干燥至恒重的第 2 次及以后各次称重均应在规定条件下继续干燥 1 小时后进行;炽灼至恒重的第 2 次称重应在继续炽灼 30 分钟后进行。

4. [E]　本题考查主要外国药典概况。《欧洲药典》由欧洲药品质量管理局(European

Directorate for the Quality of Medicines，EDQM）起草和出版，为药品研发、生产和销售使用过程中质量控制唯一具有法律效力的科学依据。EP 不收载制剂标准，制剂产品的质量需要符合欧盟内各国的药典或药品管理当局批准的质量标准要求。制剂通则中，各制剂项下都包含 3 项内容：定义（definition）、生产（production）和检查（test）；与制剂剂型特点有关的要求，分别在 3 项内容中做出规定。但制剂通则项下的规定为指导性原则。

5.［D］ 本题考查 ChP 四部收载的内容。ChP 四部收载有凡例、药用辅料的品种正文和药典各部共用的通则部分。药用辅料收载于四部。

（二）配伍选择题

6~8.［6B；7C；8E］ 本组题考查 ChP 凡例中规定的关于溶解度的术语。A 为极易溶解；B 为易溶；C 为溶解；D 为略溶；E 为微溶；极微溶解系指溶质 1g（ml）能在溶剂 1 000~<10 000ml 中溶解；几乎不溶或不溶系指溶质 1g（ml）在溶剂 10 000ml 中不能完全溶解。

9~12.［9D；10C；11A；12B］ 本组题考查 ChP 凡例中规定的描述温度的术语。A 为冷水；B 为室温（常温）；C 为微温或温水；D 为热水；E 为沸水或未规定温度的水浴温度。

13~15.［13A；14C；15E］ 本组题主要考查外国药典。《美国药典》（*United States Pharmacopoeia*，USP）现与《美国国家处方集》（*National Formulary*，NF）合并出版，缩写为 USP-NF，从 2021 年起，每年修订出版 3 次。USP-NF 中的法定内容为凡例（general notice）、正文（monograph）、通则（general chapter）和索引（index）等。

《英国药典》（BP）目前每年修订出版 1 次。《英国药典》收载的药品标准中，许多是直接收录自《欧洲药典》（EP）标准的内容。

《欧洲药典》由欧洲药品质量管理局（European Directorate for the Quality of Medicines，EDQM）起草和出版，为药品研发、生产和销售使用过程中质量控制唯一具有法律效力的科学依据。

《日本药局方》（JP）的内容和编排，在许多方面和 ChP 具有一定的相似性。

《国际药典》（Ph. Int.）是由世界卫生组织（WHO）药典专家委员会编纂，收载药物原料、药用辅料和药物制剂分析检验方法和质量指标要求。

（三）多项选择题

16.［BCD］ 本题考查 ChP 的组成与内容。《中华人民共和国药典》简称《中国药典》，收载国家药品标准。现行 ChP 由一部、二部、三部、四部及其增补本组成，内容包括凡例、品种正文和通用技术要求。

17.［ACDE］ 本题考查药品质量标准的制定原则，必须坚持"科学性、先进性、规范性和权威性"的原则。

18.［ABC］ 本题考查 ChP 的组成与内容。ChP 由一部、二部、三部、四部及其增补本组成，内容包括凡例、品种正文和通用技术要求。凡例是为正确使用 ChP 进行药品质量检定的基本原则，是对 ChP 正文、通则及与质量检定有关的共性问题的统一规定。

19.［ABCDE］ 本题考查药品标准的组成与内容。性状是对药品的外观、臭、味、溶解度以及物理常数等的规定，反映了药品特有的物理性质。

20.［ABCDE］ 本题考查药品标准的组成与内容。药品标准是对药品的质量（限度）、规格及检验方法所作的技术规定，一般包括药品的名称、性状、鉴别、检查和含量测定等内容。

（四）是非判断题

21. × 本题考查 ChP 凡例中的检验方法和限度。原料药的含量,除另有注明者外,均按重量计。如规定上限为 100% 以上时,系指用现行药典规定的分析方法测定时可能达到的数值,它为药典规定的限度或允许偏差,并非真实含有量;如未规定上限时,系指不超过 101.0%。

22. √ 本题考查药品标准的制定原则。药品中文名称须按照《中国药品通用名称》(China Approved Drug Names,CADN) 收载的名称及其命名原则命名。ChP 收载的药品中文名称均为法定名称。药品英文名称除另有规定外,均采用国际非专利药名(international nonproprietary names,INN)。

23. × 本题考查标准品与对照品的区别。标准品系指用于生物检定、抗生素或生化药品中效价、毒性或含量测定的标准物质。其特性量值(生物学活性)一般按效价单位计〔国际单位 IU、单位 U 或质量单位(g,mg,μg)〕。对照品系指采用理化方法进行鉴别、检查或含量测定等检验及仪器校准时所用的标准物质,其特性量值一般按含量(%)计。

24. × 本题考查试验用水和酸碱度检查用水的区别。试验用水,除另有规定外,均系指纯化水。酸碱度检查所用的水,均系指新沸并放冷至室温的水。

（五）简答题

25. 答:ChP 四部主要收载药用辅料标准和通则(即通用技术要求),药用辅料标准是对在四部的正文品种【类别】项下规定的相应用途辅料的基本要求;通则包括制剂通则、通用检测方法和指导原则。其中,制剂通则系按照药物的剂型分类,针对剂型特点所规定的基本技术要求;通用检测方法系各品种进行相同检验所应采用的统一规定的设备、程序、方法及限度等;指导原则系为规范药典执行、指导药品标准制定和修订,提高药品质量控制水平所规定的非强制性、推荐性技术要求。

26. 答:药品中文名称须按照《中国药品通用名称》(China Approved Drug Names,CADN) 收载的名称及其命名原则命名,ChP 收载的药品中文名称均为法定名称;药品英文名称除另有规定外,均采用国际非专利药名(international nonproprietary names,INN)。

有机药物的化学名称须根据中国化学会编撰的《有机化学命名原则》命名,母体的选定须与国际纯粹与应用化学联合会(International Union of Pure and Applied Chemistry,IUPAC) 的命名系统一致。

27. 答:药品标准的制定必须坚持"科学性、先进性、规范性和权威性"的原则。

(1)科学性:国家药品标准适用于对合法生产的药品质量进行控制,保障药品安全有效、质量可控。所以,药品标准制定的首要原则是确保药品标准的科学性。应充分考虑来源、生产、流通及使用等各个环节影响药品质量的因素,设置科学的检测项目,建立可靠的检测方法,规定合理的判断标准/限度。

(2)先进性:药品质量标准应充分反映现阶段国内外药品质量控制的先进水平。在标准的制定上应在科学合理的基础上坚持就高不就低的标准先进性原则。坚持标准发展的国际化原则,不断扩大成熟检测技术在药品质量控制中的推广和应用,不断推进与各国药典标准的协调,推进国际人用药品注册技术协调会相关指导原则在药品标准中的转化实施。

(3)规范性:药品标准制定时,应按照国家药品监督管理部门颁布的法律、规范和指导原则的要求,做到药品标准的体例格式、文字术语、计量单位、数字符号以及通用检测方法等的统一规范。

(4)权威性：国家药品标准具有法律效力。应充分体现科学监管的理念，支持国家药品监督管理的科学发展需要。

28. 答：凡例是为正确使用 ChP 进行药品质量检定的基本原则，对品种正文、通用技术要求以及药品质量检验和检定中有关共性问题的统一规定和基本要求。

凡例和附录中采用"除另有规定外"这一用语，表示存在与凡例或附录有关规定不一致的情况时，则在正文品种中另作规定，并按该规定执行。

凡例中有关药品质量检定的项目规定包括：①名称与编排。②项目与要求。③检验方法和限度。④对照品、对照药材、对照提取物、标准品。⑤计量。⑥精确度。⑦试药、试液、指示剂。⑧动物试验。⑨说明书、包装、标签。

29. 答：国务院药品监督管理部门主管全国药品监督管理工作。国务院有关部门在各自职责范围内负责与药品有关的监督管理工作。各省、自治区、直辖市人民政府药品监督管理部门承担本行政区内的药品检验工作。县级以上地方人民政府有关部门在各自职责范围内负责与药品有关的监督管理工作。

药品检验工作的基本程序一般为取样（检品收检）、检验、留样、报告。取样必须具有科学性、真实性和代表性，取样的基本原则应该是均匀、合理。常规检验以国家药品标准为检验依据；按照质量标准及其方法和有关 SOP 进行检验，并按要求记录。检验过程中，检验人员应按原始记录要求及时如实记录，并逐项填写检验项目，根据检验结果书写检验报告书。药品检验报告书是对药品质量作出的技术鉴定，是具有法律效力的技术文件。

（洪战英）

第三章　药物的鉴别试验

一、基本内容

药物的鉴别试验是根据药物的分子结构、理化性质,采用物理、化学或生物学方法来判断药物的真伪。它是药品质量检验工作中的首项任务,只有在药物鉴别无误的情况下,进行药物的杂质检查、含量测定等分析才有意义。ChP 和主要国外药典所收载的药品项下的鉴别试验方法,均为用来证实贮藏在有标签容器中的药物是否为其所标示的药物,而不是对未知物进行定性分析。这些试验方法虽有一定的专属性,但不足以确证其结构,因此不能赖以鉴别未知物。如 ChP 凡例中对药物鉴别的定义为:鉴别项下规定的试验方法,系根据反映该药品某些物理、化学或生物学等特性所进行的药物鉴别试验,不完全代表对该药品化学结构的确证。因此鉴别试验目的为真伪鉴别,非未知鉴定。化学药物的结构确证不同于上述的药物鉴别试验,其主要任务是确认所制备原料药的结构是否正确,适用于未知化合物的鉴别或目标对象的结构确认。

鉴别试验的种类包括性状鉴别、一般鉴别、专属鉴别。常用一般鉴别试验有:丙二酰脲类、托烷生物碱类、芳香第一胺类、有机氟化物、有机酸盐、无机金属盐类、无机酸盐。鉴别试验常用方法有:化学鉴别法、光谱鉴别法、色谱鉴别法、显微鉴别法、生物学法、指纹图谱与特征图谱鉴别法。鉴别试验的条件包括:浓度、温度、酸碱度、试验时间。鉴别试验方法验证内容是:专属性和耐用性。

【本章关键词】

性状:药物的性状反映了药物特有的物理性质,一般包括外观、臭、味、溶解度和物理常数等。

外观:是对药品的色泽和外表感观的规定,包括药品的聚集状态、晶型、色泽以及臭、味等性质。

溶解度:是药品的一种物理性质,在一定程度上反映了药品的纯度、晶型或粒度,也可供精制或制备溶液时参考。药品的溶解度检查不合格,提示其纯度、晶型或粒度可能存在问题。

物理常数:是评价药品质量的主要指标之一。其测定结果不仅对药品具有鉴别意义,也反映了该药品的纯度。ChP 收载的物理常数包括相对密度、馏程、熔点、凝点、比旋度、折光率、黏度、吸收系数、碘值、皂化值和酸值等。

一般鉴别试验:依据某一类药物的化学结构或理化性质的特征,通过化学反应来鉴别药物的真伪。对无机药物是根据其组成的阴离子和阳离子的特殊反应;对有机药物则大都采用典型的官能团反应。因此,一般鉴别试验只能证实是某一类药物,而不能证实是哪一种药物。

专属鉴别试验:根据每一种药物化学结构的差异及其所引起的物理化学特性不同,选用某些特有的灵敏的定性反应,证实被鉴别物是某一种药物,以鉴别药物的真伪。

专属性:指其他成分(其他药物成分、杂质、降解产物、辅料等)存在的情况下,采用的鉴别方法能否正确地鉴别出被测物质的特性。专属性试验要求证明能与可能共存的物质或结构相似化合物区分,需确证含被分析物的供试品呈正反应,而不含被测成分的阴性对照呈负反应,结构相似或组分中的有关化合物也应呈负反应。

二、习题精选

(一) 最佳选择题

1. 在药品质量标准中,药品的外观、臭、味等内容归属的项目是(　　　)

A. 性状　　　　　　　　B. 一般鉴别　　　　　　　　C. 专属鉴别

D. 检查　　　　　　　　E. 含量测定

2. 取供试品少量,置试管中,加等量的二氧化锰,混匀,加硫酸湿润,缓缓加热,即产生氯气,能使用水湿润的碘化钾淀粉试纸显蓝色。以下物质可用上述鉴别反应的是(　　　)

A. 托烷生物碱类　　　　B. 酒石酸盐　　　　　　　　C. 氯化物

D. 硫酸盐　　　　　　　E. 有机氟化物

3. 《中国药典》中何首乌的鉴别方法是(　　　)

A. 高效液相色谱法　　　B. 质谱法　　　　　　　　　C. 红外光谱法

D. 显微鉴别法　　　　　E. 粉末 X 射线衍射法

4. 钡盐的焰色反应颜色是(　　　)

A. 鲜黄色

B. 紫色

C. 砖红色

D. 黄绿色,自绿色玻璃中透视显蓝色

E. 黄绿色,自蓝色玻璃中透视显绿色

5. 托烷生物碱类药物的鉴别试验是(　　　)

A. 取供试品的稀溶液,加三氯化铁试液 1 滴,即显紫色

B. 取供试品约 10mg,加发烟硝酸 5 滴,置水浴上蒸干,得黄色的残渣,放冷,加乙醇 2~3 滴湿润,加固体氢氧化钾 1 小粒,即显深紫色

C. 取铂丝,用盐酸湿润后,蘸取供试品,在无色火焰中燃烧,火焰显鲜黄色

D. 取供试品,加过量氢氧化钠试液后,加热,即分解,发生氨臭;遇用水湿润的红色石蕊试纸,能使之变蓝色,并能使硝酸亚汞试液湿润的滤纸显黑色

E. 取供试品溶液,滴加氯化钡试液,即生成白色沉淀;分离,沉淀在盐酸或硝酸中均不溶解

6. 在用红外光谱进行鉴别试验时,ChP 采用(　　　)

A. 最大吸收波长对照法　　B. 对照品对照法　　　　　　C. 吸收度比值法

D. 标准图谱对照法　　　　E. 规定吸收波长对照法

(二) 配伍选择题

[7~8]

A. 取供试品的稀溶液,加三氯化铁试液 1 滴,即显紫色

B. 取供试品约 10mg,加发烟硝酸 5 滴,置水浴上蒸干,得黄色的残渣,放冷,加乙醇 2~3 滴湿润,加固体氢氧化钾 1 小粒,即显深紫色

C. 取铂丝,用盐酸湿润后,蘸取供试品,在无色火焰中燃烧,火焰显鲜黄色

D. 取供试品,加过量氢氧化钠试液后,加热,即分解,发生氨臭;遇用水湿润的红色石蕊试纸,能使之变蓝色,并能使硝酸亚汞试液湿润的滤纸显黑色

E. 取供试品溶液,滴加氯化钡试液,即生成白色沉淀;分离,沉淀在盐酸或硝酸中均不溶解

以下各类药物的鉴别试验是

7. 水杨酸盐类( )

8. 托烷生物碱类( )

[9~11]

A. 吸收光谱较为简单,曲线形状变化不大,用作鉴别的专属性远不如红外光谱

B. 供试品制备时研磨程度的差异或吸水程度不同等原因,均会影响光谱的形状

C. 测定被测物质在近红外谱区 750~2 500nm(12 800~4 000cm^{-1})的特征光谱并利用适宜的化学计量学方法提取相关信息对被测物质进行定性、定量分析

D. 利用原子蒸气可以吸收由该元素作为阴极的空心阴极灯发出的特征谱线特征及供试溶液在特征谱线处的最大吸收和特征谱线的强度减弱程度进行定性、定量分析

E. 用准分子离子峰确认化合物,进行二级质谱扫描,推断结构化合物断裂机理,确定碎片离子的合理性

上述语句中用来描述以下光谱鉴别法的是

9. 紫外光谱鉴别法( )

10. 红外光谱鉴别法( )

11. 质谱鉴别法( )

[12~13]

A. 三氯化铁呈色反应　　　　B. 重氮化 - 偶合反应　　　　C. Vitali 反应

D. 四氮唑反应　　　　E. 茚三酮反应

以下各类药物的呈色反应鉴别法是

12. 水杨酸类( )

13. 肾上腺皮质激素类( )

(三) 多项选择题

14. 芳香第一胺类药物的鉴别试验使用的试剂有( )

A. 稀盐酸　　B. 稀醋酸　　C. 亚硝酸钠　　D. β- 萘酚　　E. 硝酸银

15. 关于质谱鉴别法正确的有( )

A. 将被测物质离子化后,在高真空状态下按离子的质荷比(m/z)大小分离

B. 使用高分辨率质谱可得到离子的精确质量数,然后计算出该化合物的分子式

C. 分子离子的各种化学键发生断裂后形成碎片离子,由此可推断其裂解方式,得到相应的结构信息

D. 鉴定化合物结构的重要参数有化学位移(δ)、峰面积、偶合常数、弛豫时间

E. 利用原子蒸气可以吸收由该元素作为阴极的空心阴极灯发出的特征谱线的特性,根据供试溶液在特征谱线处的最大吸收和特征谱线的强度减弱程度可以进行定性、定

量分析

16. 用于鉴别硝酸盐的试剂有（   ）

A. 硫酸   B. 醋酸铅   C. 硫酸亚铁   D. 铜丝   E. 高锰酸钾

17. 红外光谱鉴别法试样制备方法有（   ）

A. 压片法   B. 糊法   C. 膜法   D. 溶液法   E. 浆法

18. 鉴别试验分析方法验证的内容是（   ）

A. 精密度   B. 检测限   C. 专属性   D. 耐用性   E. 准确度

19. 在固体供试品比旋度计算公式中,表述正确的是（   ）

A. t 为测定时的温度（℃）   B. D 为钠光谱的 D 线

C. α 为测得的旋光度   D. l 为测定管长度（cm）

E. c 为每 1ml 溶液中含有被测物质的重量（g）

（四）是非判断题

20. 旋光度是药物的物理常数。（   ）

21. 样品（盐酸盐）与溴化钾之间发生离子交换反应时,也可采用溴化钾作为制片基质。（   ）

22. 无机金属盐焰色反应中钠离子显紫色,钾离子显鲜黄色,钙离子显砖红色。（   ）

23. 氯化物鉴别方法是,滴加醋酸铅试液,生成白色沉淀。（   ）

24. 药物的鉴别试验是鉴别未知药物真伪的。（   ）

25. 药品在溶剂中微溶系指溶质 1g（ml）能在溶剂 1~ 不到 10ml 中溶解。（   ）

26. 熔点测定中,"全熔"系指供试品在毛细管内开始局部液化出现明显液滴时的温度。（   ）

27. 百分吸收系数（$E_{1cm}^{1\%}$）中,1% 为 100ml 溶液中含有 1mg 的被测物质。（   ）

（五）简答题

28. 简述药物分析中常用的鉴别方法。

29. 简述影响鉴别试验的条件。

30. 简述红外光谱鉴别法试样制备方法。

（六）设计题

31. 已知普鲁卡因的结构式如下,请根据药物的结构设计 3 种鉴别方法。

三、答案与解析

（一）最佳选择题

1.［A］ 本题考查鉴别试验的种类。药物鉴别试验的种类包括性状鉴别、一般鉴别、专属鉴别。其中药物的性状鉴别反映了药物特有的物理性质,一般包括外观、溶解度和物理常数等。外观是指药品的外表感观和色泽,包括药品的聚集状态、晶型、色泽以及臭、味等性质;溶解度采用极易溶解、易溶、溶解、略溶、微溶、极微溶解、几乎不溶或不溶来描述;物理常数包括相对密度、馏程、熔点、凝点、比旋度、折光率、黏度、吸收系数、碘值、皂化值和酸值等。

2.［C］ 本题考查无机酸根中氯化物的鉴别。鉴别方法一：取供试品溶液,加稀硝酸使成酸性后,滴加硝酸银试液,即生成白色凝乳状沉淀;分离,沉淀加氨试液即溶解,再加稀硝酸酸化后,沉淀复生成。如供试品为生物碱或其他有机碱的盐酸盐,须先加氨试液使成碱性,将析出的沉淀滤过除去,取滤液进行试验。鉴别方法二：取供试品少量,置试管中,加等量的二氧化锰,混匀,加硫酸湿润,缓缓加热,即产生氯气,能使用水湿润的碘化钾淀粉试纸显蓝色。

3.［D］ 本题考查显微鉴别。显微鉴别主要用于中药及其制剂的鉴别,通常采用显微镜对药材的(饮片)切片、粉末、解离组织或表面制片,以及含饮片粉末的制剂中饮片的组织、细胞或内含物等特征进行鉴别的一种方法。鉴别时选择有代表性的供试品,根据各品种鉴别项的规定制片。

4.［D］ 本题考查无机金属盐的焰色反应。取铂丝,用盐酸湿润后,蘸取供试品,在无色火焰中燃烧,火焰即显各离子的特征颜色。钠离子火焰显鲜黄色;钾离子火焰显紫色;钙离子火焰显砖红色;钡离子火焰显黄绿色,自绿色玻璃中透视,火焰显蓝色。

5.［B］ 本题考查托烷生物碱的鉴别方法,其鉴别方法如答案 B 所示。反应原理：托烷生物碱类均具有莨菪酸结构,可发生 Vitali 反应,水解后生成莨菪酸,经发烟硝酸加热处理,转变为三硝基衍生物,再与氢氧化钾醇溶液作用,转变成醌型产物而显深紫色。

6.［D］ 本题考查红外光谱鉴别法。红外光谱法是一种专属性很强、应用较广(固体、液体、气体样品)的鉴别方法。主要用于组分单一、结构明确的原料药,特别适合于用其他方法不易区分的同类药物,如磺胺类、甾体激素类和半合成抗生素类药品。在用红外光谱进行鉴别试验时,ChP 采用标准图谱对照法,USP 则采用对照品法。

(二) 配伍选择题

7~8.［7A;8B］ 本组题考查一般鉴别试验的原理和方法。一般鉴别试验是依据某一类药物的化学结构或理化性质的特征,通过化学反应来鉴别药物的真伪。对无机药物是根据其组成的阴离子和阳离子的特殊反应;对有机药物则大都采用典型的官能团反应。因此,一般鉴别试验只能证实是某一类药物,而不能证实是哪一种药物。水杨酸盐鉴别反应原理为本品在中性或弱酸性条件下,与三氯化铁试液生成配位化合物,在中性时呈红色,弱酸性时呈紫色。托烷生物碱类均具有莨菪酸结构,可发生 Vitali 反应,水解后生成莨菪酸,经发烟硝酸加热处理,转变为三硝基衍生物,再与氢氧化钾醇溶液作用,转变成醌型产物而显深紫色。

9~11.［9A;10B;11E］ 本组题考查光谱鉴别法的种类及相应特征。多数有机药物分子中含有能吸收紫外-可见光的基团而显示特征吸收光谱,可作为鉴别的依据,但因吸收光谱较为简单,曲线形状变化不大,用作鉴别的专属性远不如红外光谱。红外光谱鉴别法是一种专属性很强、应用较广(固体、液体、气体样品)的鉴别方法,主要用于组分单一、结构明确的原料药,特别适合于用其他方法不易区分的同类药物,如磺胺类、甾体激素类和半合成抗生素类药品。由于各种型号的仪器性能不同,供试品制备时研磨程度的差异或吸水程度不同等原因,均会影响光谱的形状,因此应考虑如二氧化碳和水等的大气干扰。质谱鉴别法是将被测物质离子化,在高真空状态下按离子的质荷比(m/z)大小分离,而实现物质成分和结构分析的方法。质谱图通过离子谱峰及相互关系,提供与分子结构有关的信息。

12~13.［12A;13D］ 本组题考查化学鉴别法中各类物质的呈色反应鉴别。呈色反应鉴别系指供试品溶液中加入适当的试剂溶液,在一定条件下进行反应,生成易于观测的有色产物。如酚羟基的三氯化铁呈色反应;芳香第一胺的重氮化 - 偶合反应;托烷生物碱类的 Vitali 反应;肾上腺皮质激素类的四氮唑反应;含羰基结构的苯肼反应;氨基酸及氨基糖苷类的茚三酮反应;氨基醇结构的双缩脲反应等。

(三) 多项选择题

14.［ACD］ 本题考查芳香第一胺类药物一般鉴别试验的原理和方法。芳香第一胺类药物的鉴别方法为:取供试品约 50mg,加稀盐酸 1ml,必要时缓缓煮沸使溶解,加 0.1mol/L 亚硝酸钠溶液数滴,加与 0.1mol/L 亚硝酸钠溶液等体积的 1mol/L 脲溶液,振摇 1 分钟,滴加碱性 β- 萘酚试液数滴,视供试品不同,生成粉红色到猩红色沉淀。其反应原理如下。

15.［ABC］ 本题考查质谱鉴别法。质谱法是将被测物质离子化后,在高真空状态下按离子的质荷比(m/z)大小分离,而实现物质成分和结构分析的方法。质谱图通过离子谱峰及相互关系,提供与分子结构有关的信息。质谱信息是物质的固有特性之一,不同的物质除一些异构体外,均有不同的质谱信息,因此利用这一性质可进行定性分析。如果一个中性分子丢失或得到一个电子,则分子离子的质荷比与该分子质量数相同,使用高分辨率质谱可得到离子的精确质量数,然后计算出该化合物的分子式。分子离子的各种化学键发生断裂后形成碎片离子,由此可推断其裂解方式,得到相应的结构信息。

16.［ACDE］ 本题考查硝酸盐的鉴别反应。鉴别方法一:取供试品溶液,置试管中,加等量的硫酸,小心混合,冷却后,沿管壁加硫酸亚铁试液,使成两液层,接界面显棕色。鉴别方法二:取供试品溶液,加硫酸与铜丝(或铜屑),加热,即发生红棕色的蒸气。鉴别方法三:取供试品溶液,滴加高锰酸钾试液,紫色不应褪去(与亚硝酸盐区别)。

17.［ABCD］ 本题考查红外光谱鉴别时的试样制备方法。红外光谱法是一种专属性很强、应用较广(固体、液体、气体样品)的鉴别方法。主要用于组分单一、结构明确的原料药,特别适合于用其他方法不易区分的同类药物,如磺胺类、甾体激素类和半合成抗生素类药品。试样制备方法一般包括压片法、糊法、膜法、溶液法。

18.［CD］ 本题考查鉴别方法的验证。鉴别的目的在于判定被分析物是目标化合物,而非其他物质,因此用于鉴别的分析方法要求具有较强的专属性。鉴别试验一般需要对方法的专属性和耐用性进行验证。专属性是指其他成分(其他药物成分、杂质、降解产物、辅料等)存在的情况下,采用的鉴别方法能否正确地鉴别出被测物质的特性;耐用性是指测定条件发生小的变动时,测定结果受到的影响程度。

19. ［ABC］ 本题考查旋光度测定法。l 为测定管长度,单位分米(dm);c 为每 100ml 溶液中含有被测物质的重量(按干燥品或无水物计算),单位克(g)。

(四) 是非判断题

20. × 本题考查物理常数的定义。物理常数是评价药品质量的主要指标之一。其测定结果不仅对药品具有鉴别意义,也反映了该药品的纯杂程度。ChP 收载的物理常数包括相对密度、馏程、熔点、凝点、比旋度、折光率、黏度、吸收系数、碘值、皂化值和酸值等。比旋度是指在一定波长与温度下,偏振光透过长 1dm 且每 1ml 中含有旋光性物质 1g 的溶液时测得的旋光度。比旋度属于物理常数,是反映手性药物特性及其纯度的主要指标,可用以区别药品、检查纯度或测定制剂的含量。

21. × 本题考查红外光谱鉴别法的注意事项。采用压片法时,影响图谱形状的因素较多,使用标准光谱集对照时,应注意供试片的制备条件对图谱形状及各谱带的相对吸收强度可能产生的影响。压片时,若样品(盐酸盐)与溴化钾之间不发生离子交换反应,则采用溴化钾作为制片基质。否则,盐酸盐样品制片时必须使用氯化钾基质。

22. × 本题考查无机金属盐焰色反应。钠盐、钾盐、钙盐、钡盐的焰色反应鉴别方法:取铂丝,用盐酸湿润后,蘸取供试品,在无色火焰中燃烧,火焰即显各离子的特征颜色。钠离子显鲜黄色;钾离子显紫色;钙离子显砖红色;钡离子火焰显黄绿色,自绿色玻璃中透视,火焰显蓝色。

23. × 本题考查氯化物的鉴别方法。鉴别方法一:取供试品溶液,加稀硝酸使成酸性后,滴加硝酸银试液,即生成白色凝乳状沉淀;分离,沉淀加氨试液即溶解,再加稀硝酸酸化后,沉淀复生成。如供试品为生物碱或其他有机碱的盐酸盐,须先加氨试液使成碱性,将析出的沉淀滤过除去,取滤液进行试验。鉴别方法二:取供试品少量,置试管中,加等量的二氧化锰,混匀,加硫酸湿润,缓缓加热,即产生氯气,能使用水湿润的碘化钾淀粉试纸显蓝色。

24. × 本题考查药物鉴别试验的定义与目的。ChP 和主要国外药典所收载的药品项下的鉴别试验方法,均为用来证实贮藏在有标签容器中的药物是否为其所标示的药物,而不是对未知物进行定性分析。这些试验方法虽有一定的专属性,但不足以确证其结构,因此不能赖以鉴别未知物。

25. × 本题考查溶解度的表示。ChP 药品的近似溶解度以下列名词术语表示:极易溶解系指溶质 1g(ml)能在溶剂不到 1ml 中溶解;易溶系指溶质 1g(ml)能在溶剂 1~ 不到 10ml 中溶解;溶解系指溶质 1g(ml)能在溶剂 10~ 不到 30ml 中溶解;略溶系指溶质 1g(ml)能在溶剂 30~ 不到 100ml 中溶解;微溶系指溶质 1g(ml)能在溶剂 100~ 不到 1 000ml 中溶解;极微溶解系指溶质 1g(ml)能在溶剂 1 000~ 不到 10 000ml 中溶解;几乎不溶或不溶系指溶质 1g(ml)在溶剂 10 000ml 中不能完全溶解。

26. × 本题考查物理常数测定法。在熔点测定中,"初熔"系指供试品在毛细管内开始局部液化出现明显液滴时的温度;"全熔"系指供试品全部液化时的温度。

27. × 本题考查百分吸收系数($E_{1cm}^{1\%}$)的物理意义。百分吸收系数($E_{1cm}^{1\%}$)的物理意义为:当溶液浓度 c 为 100ml 溶液中所含被测物质的重量(按干燥品或无水物计算)、g 为 1%(g/ml)、液层厚度(l)为 1cm 时的吸光度(A)。

(五) 简答题

28. 答:药物分析中常用的鉴别试验方法有化学鉴别法、光谱鉴别法、色谱鉴别法、显微鉴别法、生物学法、指纹图谱与特征图谱鉴别法。

(1)化学鉴别法：包括测定生成物的熔点，在适当条件下产生颜色、荧光或使试剂褪色，发生沉淀反应或产生气体。

(2)光谱鉴别法：包括紫外光谱鉴别法、红外光谱鉴别法、近红外光谱法、原子吸收法、核磁共振法、质谱鉴别法、粉末X射线衍射法。

(3)色谱鉴别法：利用不同物质在不同色谱条件下，产生各自的特征色谱行为（R_f值或保留时间）进行的鉴别试验。采用与对照品（或经确证的已知药品）在相同的条件下进行色谱分离，并进行比较，根据两者保留行为和检测结果是否一致来验证药品的真伪。包括薄层色谱鉴别法、高效液相色谱鉴别法和气相色谱鉴别法。

(4)显微鉴别法：主要用于中药及其制剂的鉴别，通常采用显微镜对药材的（饮片）切片、粉末、解离组织或表面制片，以及含饮片粉末的制剂中饮片的组织、细胞或内含物等特征进行鉴别的一种方法。

(5)生物学法：利用药效学和分子生物学等有关技术来鉴定药物品质的一种方法，主要用于抗生素、生化药物以及中药的鉴别，通常分为生物效应鉴别法和基因鉴别法两大类。

(6)指纹图谱与特征图谱鉴别法：中药指纹图谱建立的目的是通过对所得到的能够体现中药整体特性的图谱识别，提供一种能够比较全面地控制中药质量的方法，从化学物质基础的角度保证中药制剂的稳定和可靠。

29. 答：鉴别试验的目的是判断药物的真伪，它以所采用的化学反应或物理特性产生的明显易于觉察的特征变化为依据，因此，鉴别试验必须在规定条件下完成，否则将会影响结果的判断。影响鉴别反应的因素主要有溶液的浓度、溶液的温度、溶液的酸碱度和试验时间等。

(1)溶液的浓度：在鉴别试验中加入的各种试剂一般是过量的，溶液的浓度主要是指被鉴别药物的浓度。鉴别试验多采用观察沉淀、颜色或测定各种光学参数（λ_{max}、λ_{min}、A等）的变化来判定结果，药物的浓度直接影响上述参数的变化，必须严格规定。

(2)溶液的温度：温度对化学反应的影响很大，一般温度每升高10℃，可使反应速度增加2~4倍。但温度的升高也可使某些生成物分解，导致颜色变浅，甚至观察不到阳性结果。

(3)溶液的酸碱度：许多鉴别反应都需要在一定酸碱度的条件下才能进行。溶液酸碱度的作用，在于能使各反应物有足够的浓度处于反应活化状态，使反应生成物处于稳定和易于观测的状态。

(4)试验时间：有机化合物的化学反应和无机化合物不同，一般反应速度较慢，达到预期试验结果需要较长的时间。这是因为有机化合物是以共价键相结合，化学反应能否进行，依赖于共价键的断裂和新价键形成的难易，这些价键的更替需要一定的反应时间和条件。同时，在化学反应过程中，有时存在着许多中间阶段，甚至须加入催化剂才能启动反应。因此，鉴别反应完成需要一定时间。

30. 答：红外光谱鉴别法试样制备方法有以下几种。

(1)压片法：取供试品约1mg，置玛瑙研钵中，加入干燥的溴化钾或氯化钾细粉约200mg，充分研磨混匀，移置于直径为13mm的压模中（也可采用其他直径的压模制片，样品与分散剂的用量可相应调整以制得浓度合适的片），使铺布均匀，抽真空约2分钟后，加压至0.8~1GPa，保持2~5分钟，除去真空，取出制成的供试片，目视检查应均匀透明，无明显颗粒。将供试片置于仪器的样品光路中，并扣除用同法制成的空白溴化钾或氯化钾片的背景，绘制光谱图。要求空白片的光谱图的基线应大于75%透光率；除在3 440cm⁻¹及1 630cm⁻¹附近因残留或附着水而呈现一定的吸收峰外,其他区域不应出现大于基线 3% 透光率的吸收谱带。

(2)糊法:取供试品约 5mg,置玛瑙研钵中,滴加少量液状石蜡或其他适宜的液体,制成均匀的糊状物,取适量(重约 150mg)夹于 2 个溴化钾片之间,作为供试片;以约 300mg 溴化钾制成空白片作为背景补偿,绘制光谱图。亦可用其他适宜的盐片夹持糊状物。

(3)膜法:参照上述糊法所述的方法,将液体供试品铺展于溴化钾片或其他适宜的盐片中;或将供试品置于适宜的液体池内进行光谱图测定。若供试品为高分子聚合物,可先制成适宜厚度的薄膜,然后置样品光路中测定。

(4)溶液法:将供试品溶于适宜的溶剂内,制成 1%~10% 浓度的溶液,置于 0.1~0.5mm 厚度的液体池中绘制光谱图,并以相同厚度装有同一溶剂的液体池作为背景补偿。

(六) 设计题

31. 答:(1)药物结构中含有芳伯氨基,可以发生重氮化 - 偶合反应进行鉴别。取供试品约 50mg,加稀盐酸 1ml,必要时缓缓煮沸使溶解,放冷,加 0.1mol/L 亚硝酸钠溶液数滴,加与 0.1mol/L 亚硝酸钠溶液等体积的 1mol/L 脲溶液,振摇 1 分钟,滴加碱性 β- 萘酚试液数滴,生成橙红色到猩红色沉淀。

(2)药物结构中有酯键,可以发生水解,利用水解产物特性进行鉴别。普鲁卡因中对氨基苯甲酸酯加热水解,产生挥发性二乙氨基乙醇,能使湿润的红色石蕊试纸变为蓝色;同时产生对氨基苯甲酸,为不溶于水的白色沉淀。

(3)药物红外吸收光谱的特征峰可以用于鉴别。主要特征峰如下:3 315cm^{-1}、3 200cm^{-1} 伯胺中 N—H 产生的伸缩振动;1 645cm^{-1} N—H 的弯曲振动;1 604cm^{-1}、1 520cm^{-1} 为苯环上 C═C 伸缩振动;1 692cm^{-1} 为 C═O 伸缩振动;1 350~1 250cm^{-1} 为芳胺中 C—N 伸缩振动;1 300~1 000cm^{-1} 为酯基中 C—O 伸缩振动。

(宋沁馨)

第四章　药物质量控制的检查项目

一、基本内容

药品质量标准的检查项目既包括了杂质检查,也包括具有不同针对性的安全性、有效性、均匀性等检查项目。安全性是针对影响药品安全的物质进行的检查控制;有效性是针对药品的药效特性进行的检查控制;均匀性是针对药品中主要活性成分与辅料混合均匀程度等的检查控制。

药物中的杂质是指按规定的工艺和规定的原辅料生产的药品中,由其生产工艺或原辅料带入的杂质,或在贮存过程中产生的杂质。药物中的杂质是影响药物纯度的主要因素。药物的纯度与杂质控制的主要目的是为了保障药品的安全、有效和质量稳定可靠。主要根据药物中杂质对生物体的生理作用、毒副作用强度以及它们对药物质量的影响程度,进行检查和限度控制。

药物中的杂质有多种分类方法。按来源可以分为一般杂质和特殊杂质:一般杂质是指在自然界中分布较广泛,在多种药物的生产和贮藏过程中容易引入的杂质;特殊杂质是指在特定药物的生产和贮藏过程中引入的杂质,这类杂质随药物合成工艺路线和结构的不同而不同,即有关物质。按照化学类别和特性分为无机杂质、有机杂质和有机挥发性杂质(残留溶剂):无机杂质大都属于一般杂质,主要来源于生产过程中涉及的无机物质,其含量的高低既反映药物的纯度并可能影响药物的稳定性,又与生产工艺水平或问题密切相关,所以也常常称为信号杂质;有机杂质又分为特定杂质和非特定杂质,主要是化学药物合成中未反应完全的原料、中间体、副产物、降解产物等,即有关物质。按照杂质的毒性分类,可以分为毒性杂质和信号杂质:毒性杂质包括一般杂质中的重金属和砷盐、金属催化剂中的钯,以及基因毒性杂质(如亚硝基胺类、甲磺酸酯和苯磺酸酯类)等;信号杂质一般无毒。

药物中的杂质主要通过生产过程、贮藏过程或其他情况引入。一是由生产过程中引入;二是在贮藏过程中受环境相关因素的影响,引起药物发生水解、氧化、分解、异构化、晶型转变、聚合、潮解和发霉等变化而产生;三是其他情况引入,比如药物生产需要变更工艺或原辅料,都可能引入新的杂质。了解药物中杂质的来源与特性,可以有针对性地制定出药物中杂质的检查项目和检查方法。

杂质限度是指药物中所含杂质的最大允许量,通常用百分之几或百万分之几(parts per million,ppm)表示。

$$杂质限度 = \frac{杂质最大允许量}{供试品量} \times 100\%$$

　　药物中杂质限度的控制方法分为限度检查法和定量测定法2种。定量测定法通常采用专属灵敏的色谱方法,针对特定杂质进行对照品对照测定。进行限度检查时,多数采用对照法,还可以采用灵敏度法和比较法。

　　采用对照法进行限度检查时,供试品(S)中所含杂质的最大允许量可以通过杂质标准溶液的浓度(C)和体积(V)的乘积表达,杂质限度(L)的计算为:

$$杂质限度 = \frac{标准溶液的浓度 \times 体积}{供试品量} \times 100\%$$

或

$$L = \frac{C \times V}{S} \times 100\%$$

　　药物中的杂质应按照NMPA的要求或参考国际人用药品注册技术协调会相关指南进行研究,在药品标准中设置合理的杂质检查项目和限度。杂质检查项目的确定要有针对性,应包括药物质量研究和稳定性考察中检出的、并在批量生产中出现的杂质、降解产物和毒性杂质通常均作为必须检查的项目。杂质限度的制定要合理,通常根据国际人用药品注册技术协调会的通用指导原则(药物每日剂量与杂质控制限度要求),在确保用药安全有效的前提下,结合生产的可行性、批次的一致性和药品的稳定性等影响因素进行制定。杂质限度的制定应考虑:杂质及含一定限度杂质药品的毒理学研究结果;给药途径;每日剂量;治疗周期;给药人群;杂质药理学可能的研究结果;原料药的来源;在保证安全有效的前提下,药品的生产成本和使用者对药品价格的承受能力等。

　　药物中的杂质主要依据药物与杂质在物理性质或化学性质上的差异来进行检查。药物中微量杂质的检查,应选用专属、灵敏的方法。常用的检查方法有:化学法、光谱法和色谱法等。有机杂质的检查应尽量采用现代分离分析的色谱技术,无机杂质通常均采用其特征的定量化学反应产物的量进行检查。杂质检查分析方法的建立,可按ChP的分析方法验证指导原则和国际人用药品注册技术协调会指导原则进行方法验证。

　　药物中一般杂质含量的高低主要与生产工艺过程的控制水平有关,并直接影响药品的稳定性。一般杂质检查的方法包括:氯化物检查法、硫酸盐检查法、铁盐检查法、重金属检查法、砷盐检查法、干燥失重测定法、水分测定法、炽灼残渣检查法、易炭化物检查法、溶液颜色检查法、溶液澄清度检查法(表4-1)。

　　残留溶剂是指在原料药、辅料或制剂的生产制备过程中使用的,但在工艺中未能完全除去的有机溶剂。有机溶剂按毒性程度分为4类,其限度一般根据其毒性的强度(日允许暴露量,permitted daily exposure,PDE)和药物的给药剂量等进行估算。ChP规定采用气相色谱法测定残留溶剂。

　　药物中特殊杂质或有关物质的检查研究是药物质量控制的重要部分,可以为药物的生产工艺优化、质量研究与控制、稳定性考察、药理毒理及临床研究等提供重要的参考依据,直接体现药物的研究和质量控制水平。药物中表观含量在0.1%及其以上的杂质,以及表观含量在0.1%以下的具强烈生物效应的杂质或毒性杂质,均要求进行定性分析或确证其结构。

表 4-1　代表性一般杂质检查法内容比较

检查法	检查原理	所用装置	注意事项
氯化物检查法	$Cl^- + Ag^+ \longrightarrow AgCl\downarrow$（白）	纳氏比色管	(1) 标准氯化钠溶液（10μg Cl/ml）为氯化钠水溶液。氯化物浓度以 50ml 中含 Cl^- 在 50~80μg 范围为宜 (2) 酸度以 50ml 供试品溶液中含稀硝酸 10ml 为宜 (3) 供试品溶液如果不澄清，应用预先以稀硝酸稀释水溶液（1→5）洗净后的滤纸过滤 (4) 供试品溶液如带颜色，可采用内消色法消除干扰
硫酸盐检查法	$SO_4^{2-} + Ba^{2+} \longrightarrow BaSO_4\downarrow$（白）	纳氏比色管	(1) 标准硫酸钾溶液（100μg SO_4/ml）为硫酸钾的水溶液 (2) 酸度以 50ml 溶液中含稀盐酸 2ml 为宜 (3) 供试品溶液如带颜色，可采用内消色法消除干扰 (4) 如果药物在水中不易溶解，可加入适量的与水互溶的有机溶剂将药物溶解，再依法检查
铁盐检查法	$Fe^{3+} + 6SCN^- \longrightarrow \left[Fe(SCN)_6\right]^{3-}$	纳氏比色管	(1) 标准铁溶液（10μg Fe/ml）以硫酸铁铵配制得到 (2) 目视比色时，50ml 溶液中含 Fe^{3+} 应在 10~50μg 范围 (3) 酸度以 50ml 溶液中含稀盐酸 4ml 为宜 (4) 加入过硫酸铵氧化剂既可氧化供试品中 Fe^{2+} 成 Fe^{3+}，同时可防止由于光线使硫氰酸铁还原或分解褪色 (5) 某些药物（如葡萄糖、糊精和硫酸镁等）在检查过程中需加硝酸处理，但剩余的硝酸必须加热煮沸除去 (6) 反应为可逆反应，需加入过量的硫氰酸铵 (7) 若供试品溶液管与对照液管色调不一致，或所呈硫氰酸铁的颜色较浅不便比较时，可加正丁醇（或异戊醇）提取后比较 (8) 有机药物特别是具环状结构的有机药物，需经炽灼破坏处理后再依法检查
重金属检查法	硫代乙酰胺法 适用于溶于水、稀酸或与水互溶有机溶剂，并且不含与金属离子强配位基团的药物 $CH_3CSNH_2 + H_2O\,(pH\,3.5) \longrightarrow$ $CH_3CONH_2 + H_2S$ $Pb^{2+} + H_2S \longrightarrow PbS\downarrow + 2H^+$	纳氏比色管	(1) 标准铅溶液（10μg Pb/ml）：每 27ml 溶液中含 10~20μg 的 Pb，相当于标准铅溶液 1~2ml (2) 若供试品溶液带颜色，应在加硫代乙酰胺试液前，在甲管中滴加少量稀焦糖溶液或其他无干扰的有色溶液 (3) 供试品如含高铁盐，可先在各管中分别加入维生素 C，再进行检查 (4) 检查受溶液 pH 影响较大。pH 为 3.0~3.5 时，硫化铅沉淀较完全 (5) 配制供试品溶液时，为避免标准管的基质差异，应当进行平行处理

检查法	检查原理	所用装置	注意事项
重金属检查法	炽灼后的硫代乙酰胺法 适用于难溶于水、稀酸或与水互溶有机溶剂的有机药物,以及含有与金属离子强配位基团的芳环、杂环药物	坩埚/硬质玻璃蒸发皿、纳氏比色管	(1)炽灼温度对重金属的检查结果影响较大。炽灼残渣用于重金属检查时,既应控制炽灼温度在500~600℃,也需控制炽灼时间 (2)炽灼残渣加硝酸加热处理后,必须蒸干 (3)为了消除盐酸或其他试剂中夹杂重金属的影响,在配制供试品溶液时,标准管应取同样同量试剂置瓷皿中蒸干后进行检查 (4)含钠盐或氟的有机药物,应改用铂坩埚或硬质玻璃蒸发皿
	硫化钠法 适用于溶于碱性水溶液,而难溶于稀酸,或在稀酸中即生成沉淀的药物 $Pb^{2+}+S^{2-} \longrightarrow PbS \downarrow$	纳氏比色管	(1)硫化钠试液应临用新制 (2)饱和硫化氢水溶液:上述3种方法中,使用的硫代乙酰胺试液或硫化钠试液,均可以使用新鲜制备的硫化氢饱和水溶液替代
砷盐检查法	古蔡氏法 $As^{3+}+3Zn+3H^+ \longrightarrow 3Zn^{2+}+AsH_3 \uparrow$ $AsO_3^{3-}+3Zn+9H^+ \longrightarrow 3Zn^{2+}+3H_2O+AsH_3 \uparrow$ $AsH_3+3HgBr_2 \longrightarrow 3HBr+As(HgBr)_3(黄色)$ $2As(HgBr)_3+AsH_3 \longrightarrow 3AsH(HgBr)_2(棕色)$ $As(HgBr)_3+AsH_3 \longrightarrow 3HBr+As_2Hg_3(黑色)$	古蔡氏法仪器	(1)标准砷溶液的制备(1μg As/ml):用三氧化二砷配制贮备液,临用前用稀硫酸定量稀释配制 (2)碘化钾及氯化亚锡的催化作用: $AsO_4^{3-}+2I^-+2H^+ \longrightarrow AsO_3^{3-}+I_2+H_2O$ $AsO_4^{3-}+Sn^{2+}+2H^+ \longrightarrow AsO_3^{3-}+Sn^{4+}+H_2O$ $I_2+Sn^{2+} \longrightarrow 2I^-+Sn^{4+}$ $4I^-+Zn^{2+} \longrightarrow [ZnI_4]^{2-}$ 氯化亚锡可与锌作用,使氢气均匀而连续地产生,利于砷酸根还原为砷化氢反应的完成;氯化亚锡与碘化钾还可抑制锑化氢的生成 (3)醋酸铅棉花的作用:吸收硫化氢,可消除硫化氢的影响 (4)在反应中应保持干燥及避光,并立即与标准砷斑比较。制备标准砷斑或标准砷对照液,应与供试品检查同时进行。所用锌粒应无砷 (5)供试品若为硫化物、亚硫酸盐、硫代硫酸盐等,应先预先加硝酸湿法消化处理,使硫化物氧化成硫酸盐,消除可能生成的硫化汞或金属汞对砷斑的干扰 (6)环状结构的有机药物,需预先进行有机破坏。环状结构的有机酸碱金属盐,需用无水碳酸钠进行碱破坏。此外,也有用硝酸镁乙醇溶液进行灼烧破坏分解有机物

续表

检查法	检查原理	所用装置	注意事项
砷盐检查法	二乙基二硫代氨基甲酸银法（DDC-Ag 法） $AsH_3+6DDC\text{-}Ag+3N(C_2H_5)_3 \longrightarrow As(DDC)_3+6Ag+3DDC\text{-}H\cdot N(C_2H_5)_3$	DDC-Ag 法仪器	除与第一法相同的注意事项外,第二法中还要注意: (1) 该法适用于 As 含量在 1~10μg 范围的砷盐检查。而古蔡氏法通常仅适用于 As 限度值为 2μg 的砷盐检查 (2) 采用 0.25% DDC-Ag 的三乙胺 - 三氯甲烷溶液,灵敏度略低于吡啶溶液。USP 砷盐检查法中,配制了 0.5% DDC-Ag 的吡啶 - 三氯甲烷溶液,检测灵敏度可达 0.5μg 的 As,但吡啶有恶臭 (3) 锑化氢与 DDC-Ag 反应的灵敏度较低,反应液中加入酸性氯化亚锡试液和碘化钾试液可进一步抑制锑化氢的形成,500μg 的锑也不干扰测定

　　药物中有关物质的检查尽量采用现代色谱分离分析手段,还应考虑方法的普遍适用性。色谱的方法包括薄层色谱法(TLC)、高效液相色谱法(HPLC)、气相色谱法(GC)、毛细管电泳法(CE)。有关物质检查方法的不同,杂质含量限度结果的表示方法常常也略不同。针对一些特定杂质,也可以使用化学、光谱或物理等方法进行检查。化学方法有化学显色法、化学沉淀反应法、化学反应生成气体法、化学定量反应滴定法;光谱方法有紫外 - 可见分光光度法、红外分光光度法、原子光谱法;热分析法有热重分析法(TGA)、差示扫描量热分析法(DSC);酸碱度检查法有酸碱滴定法、指示液法、pH 测定法;物理性状检查法是根据药物与杂质在性状上的不同(如臭味、挥发性、颜色、溶解性和旋光性的差异)进行差异检查。

　　有关物质的研究涉及药物开发研究的多个方面,包括原料和 / 或制剂的工艺过程研究、分析方法的开发和选择、工艺杂质和降解产物的分析和结构鉴定等。对于杂质结构的准确鉴定,必要时应当尽可能制得它们的单体对照品,进行全面的色谱和有机光谱的综合分析。通常有分离纯化制备法和合成制备法 2 种方法用于有关物质的制备。

　　基因毒性杂质(genotoxic impurity,GTI)是指在体内外试验中能够对 DNA 具有直接或间接破坏性、产生基因突变或体内诱变、具有致癌可能或倾向的杂质。在缺乏安全性数据支持的情况下,通常采用“警示结构”作为区分普通杂质和基因毒性杂质的标志。国际人用药品注册技术协调会使用毒理学关注阈值(毒性杂质限度,thresboid of toxicological concern,TTC)控制遗传毒性杂质。鉴于限度的要求,通常对 1 000~100ppm 的基因毒性杂质采用紫外或荧光检测,而对 100~1ppm 的基因毒性杂质采用色谱 - 质谱联用等技术进行检测。

　　药品中的元素杂质不具有治疗作用,还可能具有显著安全性风险。其毒性一般采用日允许暴露量(PDE),以 μg/d 表示;也可以转换为允许浓度限度,以 μg/g 表示。基于元素的毒性及其在药品中出现的可能性,将元素分为 3 类。对于元素杂质应采用适当的、符合预期灵敏度和准确度要求的方法进行检测,药典方法包括:原子吸收分光光度法、原子荧光光谱法、电感耦合等离子发射光谱仪和电感耦合等离子体质谱等。测定时,应同时注意其形态与初始形态的差异。

　　【本章关键词】
　　杂质:药品在生产或贮藏过程中,除药物自身和处方工艺规定的辅料之外,均会引入无治疗作用,影响药物的纯度、稳定性或疗效,甚至影响患者健康的其他物质,这些其他物质就是杂质。

药品标准的检查项目：指既覆盖了影响药物的纯度、稳定性或疗效，甚至影响患者健康的其他物质，即杂质检查，也包括了与药品的不同适应证、不同功效、不同治疗目的相应要求设置的，具有不同针对性的安全性、有效性、均匀性等检查项目。安全性检查项目如注射剂的异常毒性、热原、降压物质、无菌等。有效性检查项目如复方氢氧化铝片的制酸力、药用炭的吸着力、缓控释制剂的释放度、脂质体制剂的包封率等。均匀性检查项目如片剂的含量均匀度、注射剂的装量等。

一般杂质：指在自然界中分布较广泛，在多种药物的生产和贮藏过程中容易引入的杂质，如水分、氯化物、硫酸盐等。ChP 通则 0800 规定了常见"一般杂质"的限度检查法，包括氯化物、硫酸盐、硫化物、硒、氟、氰化物、铁盐、铵盐、重金属、砷盐以及干燥失重、水分、炽灼残渣、易炭化物和有机溶剂残留量等项目的检查方法。

特殊杂质：指在特定药物的生产和贮藏过程中引入的杂质。这类杂质随着药物合成工艺路线和结构的不同而不同，即有关物质（related substance）。

杂质限度：药物中所含杂质的最大允许量，叫做杂质限度。通常用百分之几或百万分之几（ppm）来表示。

基因毒性杂质：指那些在体内外试验中，能够对 DNA 具有直接或间接破坏性，产生基因突变或体内诱变，具有致癌可能或者倾向的杂质。

二、习题精选

（一）最佳选择题

1. 下列属于信号杂质的是（　　　）

A. 砷盐　　　　B. 硫酸盐　　　　C. 铅　　　　D. 氰化物　　　　E. 汞

2. 下列关于杂质限度制订的说法中错误的有（　　　）

A. 应考虑一定限度杂质的毒理学研究结果、给药途径、每日剂量等因素

B. 在保证安全有效的前提下，要考虑药品的生产成本和使用者对价格的承受力

C. 对于创新药物中的杂质，确定杂质限度的依据主要是已进行的临床期安全性研究中获得的结果

D. 对于仿制药物，应与已上市原研产品进行比对研究，杂质含量不得更高

E. 毒性杂质和毒性残留有机溶剂应参考药典和国际人用药品注册技术协调会的有关指南，严格规定限度

3. 氯化物检查法中，适宜的酸度是（　　　）

A. 50ml 中加 2ml 稀硝酸　　　　　　B. 50ml 中加 5ml 稀硝酸

C. 50ml 中加 10ml 稀硝酸　　　　　D. 50ml 中加 5ml 硝酸

E. 50ml 中加 10ml 硝酸

4. 硫酸盐检查法中，用以解决供试品溶液带颜色对测定干扰的方法是（　　　）

A. 活性炭脱色法　　　　B. 有机溶剂提取后检查法　　　　C. 内消色法

D. 标准液比色法　　　　E. 改用他法

5. BP 进行铁盐检查采用的方法是（　　　）

A. 古蔡氏法　　　　　　B. 硫氰酸盐法　　　　　　C. 巯基乙酸法

D. 硫代乙酰胺法　　　　E. 硫化钠法

6. 采用硫氰酸盐法检查铁盐时,若供试液管与对照液管所呈硫氰酸铁的颜色较浅不便比较时,可采取的措施是（　　　）

A. 内消色法　　　　　　　　B. 外消色法　　　　　　　　C. 标准液比色法

D. 正丁醇提取后比色法　　　E. 改用他法

7. 下列试液中,在 ChP 重金属检查法中被用作显色剂的是（　　　）

A. 硫酸铁铵试液　　　　　　B. 硫化钠试液　　　　　　　C. 氰化钾试液

D. 重铬酸钾试液　　　　　　E. 硫酸铜试液

8. 硫代乙酰胺法检查重金属时,受溶液 pH 影响较大,适合的 pH 是（　　　）

A. 11.5　　　　B. 9.5　　　　C. 7.5　　　　D. 3.5　　　　E. 1.5

9. 采用硫代乙酰胺法检查重金属时,供试品如有色,需在加硫代乙酰胺试液前在标准管中加入的是（　　　）

A. 过氧化氢溶液　　　　　　B. 稀焦糖溶液　　　　　　　C. 盐酸羟胺溶液

D. 维生素 C　　　　　　　　E. 过硫酸铵

10. 采用硫代乙酰胺法检查重金属时,供试品如含有高铁盐,需加入的是（　　　）

A. 碘试液　　　　　　　　　B. 重铬酸钾溶液　　　　　　C. 高锰酸钾溶液

D. 维生素 C　　　　　　　　E. 过硫酸铵

11. 采用炽灼后硫代乙酰胺法检查重金属时,应控制的炽灼温度范围是（　　　）

A. 500~600℃　　　　　　　B. 600~700℃　　　　　　　C. 700~800℃

D. 800~900℃　　　　　　　E. 900~1 000℃

12. 乳酸钠溶液中重金属的检查应采用的方法是（　　　）

A. 硫代乙酰胺法　　　　　　B. 炽灼后硫代乙酰胺法　　　C. 古蔡氏法

D. 硫化钠法　　　　　　　　E. 硫氰酸盐法

13. USP 收载的砷盐检查法是（　　　）

A. 古蔡氏法　　　　　　　　B. DDC-Ag 法　　　　　　　C. 次磷酸法

D. 白田道夫法　　　　　　　E. 亚硫酸法

14. ChP 古蔡氏法检查砷盐,加入碘化钾的主要作用是（　　　）

A. 将五价的砷还原为砷化氢　　　　　B. 将三价的砷还原为砷化氢

C. 将五价的砷还原为三价的砷　　　　D. 将氯化锡还原为氯化亚锡

E. 将硫还原为硫化氢

15. 在古蔡氏法中,加入醋酸铅棉花的目的是（　　　）

A. 除去硫化氢的影响　　　　　　　　B. 防止瓶内飞沫溅出

C. 使砷化氢气体上升速度稳　　　　　D. 使溴化汞试纸呈色均匀

E. 将五价砷还原为砷化氢

16. ChP 采用二乙基二硫代氨基甲酸银（DDC-Ag）法检查砷盐时,为吸收反应中产生的二乙基二硫代氨基甲酸,加入的是（　　　）

A. 吡啶　　　　　　　　　　B. 三乙胺 - 三氯甲烷　　　　C. 二氯甲烷

D. 氢氧化钠　　　　　　　　E. 正丁醇

17. ChP 检查葡萄糖酸锑钠中的砷盐时,采用的方法是（　　　）

A. 古蔡氏法　　　　　　　　B. DDC-Ag 法　　　　　　　C. 白田道夫法

D. 次磷酸法　　　　　　　　E. 亚硫酸法

18. 费休氏法测定水分时,水与费休氏试液作用的摩尔比是( )
A. 碘 - 二氧化硫 - 水 - 吡啶 - 甲醇(1:1:1:3:1)
B. 碘 - 二氧化硫 - 水 - 吡啶 - 甲醇(1:1:1:5:1)
C. 碘 - 三氧化硫 - 水 - 吡啶 - 甲醇(1:1:1:3:1)
D. 碘 - 三氧化硫 - 水 - 吡啶 - 甲醇(1:1:1:5:1)
E. 碘 - 三氧化硫 - 水 - 丙酮 - 甲醇(1:1:1:5:1)

19. 浊度标准液的配制是利用乌洛托品在偏酸性条件下水解,水解产物与肼缩合,产生不溶于水的白色浑浊,该白色浑浊是( )
A. 硫酸肼　　　B. 福马肼　　　C. 甲酰胺　　　D. 乙醛腙　　　E. 乙酰胺

20. 下列有机溶剂中属于第一类溶剂的是( )
A. 四氯化碳　　B. 乙腈　　　C. 氯苯　　　D. 三氯甲烷　　　E. 甲醇

21. ChP 中收载的残留溶剂检查法是( )
A. HPLC 法　　B. TLC 法　　C. GC 法　　D. TGA 法　　E. DSC 法

22. GC 法测定三氯甲烷的残留,为得到较高的灵敏度,宜采用的检测器是( )
A. UV　　　B. DAD　　　C. FID　　　D. ECD　　　E. NPD

23. 下列方法中,用于药物中立体异构体杂质检查的是( )
A. 紫外 - 可见分光光度法　　　　　B. 红外分光光度法
C. 原子吸收分光光度法　　　　　　D. 手性高效液相色谱法
E. 薄层色谱法

24. 多肽类药物中多肽类杂质的检查可采用的方法是( )
A. HPLC 法　　B. TLC 法　　C. UV 法　　D. CE 法　　E. GC 法

25. 药物中无效或低效晶型的检查可以采用的方法是( )
A. 高效液相色谱法　　　　　　　　B. 红外分光光度法
C. 紫外 - 可见分光光度法　　　　　D. 原子吸收分光光度法
E. 气相色谱法

26. 原子吸收分光光度法检查药物中一些常见金属杂质时,通常采用的方法是( )
A. 内标法　　　　　　　　　　　　B. 外标法
C. 加校正因子的主成分自身对照法　D. 标准加入法
E. 不加校正因子的主成分自身对照法

(二) 配伍选择题

[27~29]
A. 以某类杂质总称作为项目名称
B. 以杂质的特性作为项目名称
C. 以杂质的化学名作为项目名称
D. 根据检测方法选用项目名称
E. 以杂质和药物的化学性质区别作为项目名称
以下杂质的命名的依据是

27. 肾上腺素中的"酮体"( )

28. 易炭化物( )

29. 山梨醇中的"还原糖"( )

[30~32]

A. 超出此限度的杂质均应报告具体含量

B. 超出此限度的杂质均应定性鉴定结构

C. 质量标准中应有相应的检查和允许限度,并提供充分依据

D. 超出此限度的杂质均应进行定性定量分析,确定其化学结构及含量

E. 低于此限度的杂质可以忽略不计

以下杂质限度的定义分别是

30. identification threshold（   ）

31. reporting threshold（   ）

32. qualification threshold（   ）

[33~35]

A. 杂质与试剂产生颜色

B. 杂质与滴定剂发生氧化还原反应

C. 杂质与试剂产生气体

D. 杂质与滴定剂发生中和反应

E. 杂质与试剂产生沉淀

以下杂质采用化学法检查的原理是

33. 硫酸亚铁中高铁盐的检查（   ）

34. 氯硝柳胺中 5- 氯水杨酸的检查（   ）

35. 盐酸肼屈嗪中游离肼的检查（   ）

[36~37]

A. 测量物质的重量随温度变化的技术

B. 测定供试品与参比物之间重量差与温度（或时间）关系的技术

C. 测定供试品与参比物之间温度差与温度（或时间）关系的技术

D. 测量供试品与参比物的体积差与温度（或时间）关系的技术

E. 测量传送给供试品与参比物的热量差与温度（或时间）关系的技术

下列热分析方法分别是

36. TGA（   ）

37. DSC（   ）

[38~41]

A. 硝酸银试液   B. 硫代乙酰胺试液   C. 氯化钡试液

D. 盐酸、锌粒   E. 硫氰酸铵试液

下列杂质的检查所用到的试剂是

38. 铁盐（   ）

39. 硫酸盐（   ）

40. 氯化物（   ）

41. 砷盐（   ）

[42~44]

A. 硝酸 - 硫酸   B. 氯化亚锡   C. 碘化钾

D. 无水碳酸钠   E. 氢氧化钙

下列药物采用古蔡氏法检查砷盐时,应先加入

42. 盐酸地尔硫䓬(　　　)

43. 呋塞米(　　　)

44. 苯甲酸钠(　　　)

[45~46]

A. 遇硫酸易炭化或易氧化呈色的微量有机杂质

B. 有色杂质

C. 易氧化呈色的无机杂质

D. 水分及其他挥发性杂质

E. 有机药物或挥发性无机药物中非挥发性无机杂质

下列项目检查的杂质是

45. 易炭化物(　　　)

46. 炽灼残渣(　　　)

(三) 多项选择题

47. 药物中杂质限度的表示方法有(　　　　　)

A. 百分之几　　　　　　B. 千分之几　　　　　　C. 万分之几

D. 十万分之几　　　　　E. 百万分之几

48. 下列药物中杂质检查的方法根据药物与杂质在性状上的差异进行的有(　　　　　)

A. 樟脑(合成)中不挥发物的检查

B. 高三尖杉酯碱中非酯碱杂质的检查

C. 盐酸胺碘酮中游离碘

D. 地蒽酚的酸度检查

E. 硫酸阿托品中莨菪碱的检查

49. 采用硫氰酸盐法检查铁盐时,加入过硫酸铵的作用有(　　　　　)

A. 将供试品中 Fe^{2+} 氧化成 Fe^{3+}　　　　B. 防止光线使硫氰酸铁还原

C. 防止 Fe^{3+} 水解　　　　　　　　　　　D. 防止硫氰酸铁分解褪色

E. 使溶液色泽梯度明显,易于区别

50. 盐酸氟奋乃静中重金属的检查可以采用的容器有(　　　　　)

A. 瓷坩埚　　　　　　　B. 铝坩埚　　　　　　　C. 铂坩埚

D. 石英坩埚　　　　　　E. 瓷蒸发皿

51. BP 中收载的砷盐检查法有(　　　　　)

A. 古蔡氏法　　　　　　B. DDC-Ag 法　　　　　　C. 次磷酸法

D. 白田道夫法　　　　　E. 亚硫酸法

52. ChP 采用费休氏法测定药物中的水分,指示终点到达的方法有(　　　　　)

A. 溶液自身颜色变化　　B. 加入淀粉指示液　　　C. 加入酚酞指示液

D. 永停法　　　　　　　E. 加入结晶紫指示液

53. ChP 中采用 GC 法测定残留溶剂,可以采用的测定方法有(　　　　　)

A. 毛细管柱顶空进样等温法　　　　　　B. 毛细管柱顶空进样程序升温法

C. 溶液直接进样法　　　　　　　　　　D. 填充柱顶空进样等温法

E. 填充柱顶空进样程序升温法

54. 原料药和制剂中的杂质,需要鉴定其结构的有( )

A. 最大日剂量为 1g 的原料药中表观含量在 0.1% 及其以上的杂质

B. 最大日剂量为 1g 的制剂中表观含量在 0.05% 及其以上的杂质

C. 最大日剂量为 1g 的原料药中表观含量在 0.1% 以下、具有强烈生物作用或毒性的杂质

D. 最大日剂量为 1g 的制剂中表观含量在 0.05% 以下、具有强烈生物作用或毒性的杂质

E. 最大日剂量在 1~2g 的原料药中含量在 1.0mg 及其以上的杂质

55. 阿司匹林的检查项中,属于特殊杂质的是( )

A. 游离水杨酸 　　 B. 重金属 　　　　　　 C. 有关物质

D. 易炭化物 　　 E. 干燥失重

56. 下列属于"警示结构",提示需作为基因毒性杂质进行研究的有( )

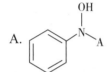

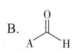

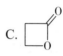

(四) 是非判断题

57. 光谱法是检查药物中"有关物质"的主要方法。( )

58. 加校正因子的主成分自身对照测定法适用于未知杂质的控制。( )

59. 采用 TLC 法检查药物中的杂质,只需规定单个杂质的限度。( )

60. 古蔡氏法中需比较供试品砷斑与标准砷斑的面积大小来判断供试品中的砷盐是否符合限度规定。( )

61. 费休氏法测定水分时,加入无水甲醇仅仅是作为溶剂。( )

62. 残留溶剂甲酰胺适于采用顶空法测定。( )

63. "恒重"指连续 2 次干燥或炽灼后称重的差异在 0.5mg 以下的重量。( )

64. 药物的澄清度检查多数以水为溶剂,但有时酸、碱或有机溶剂也可作为溶剂。( )

65. 药物质量标准的检查项下包括纯度检查、有效性试验、均匀性检查、安全性试验和含量测定。( )

(五) 简答题

66. 药用规格与化学试剂规格有何不同?

67. 杂质的来源途径有哪些? 药物中的杂质可以分为哪些种类?

68. 简述薄层色谱法用于杂质限度检查的几种方法。

69. 简述高效液相色谱法用于杂质检测的几种方法及其适用条件。

70. 检查重金属时其限度以哪种金属的限度表示? 原因是什么? ChP 收载了几种检查方法? 分别适用于哪些药物中的重金属检查?

71. 砷盐的检查方法有哪些? 每种方法的原理分别是什么?

72. 简述气相色谱法用于残留溶剂检查的几种方法及其适用条件。

73. 制定杂质限度时应考虑的因素有哪些?

(六) 计算题

74. 硫酸普拉睾酮中硫酸盐的检查:取本品 0.50g,置 50ml 纳氏比色管中,加丙酮-水(1∶1)40ml 后,加稀盐酸 2ml,摇匀,加 25% 氯化钡溶液 5ml,用水稀释至刻度,摇匀,置 30~40℃水浴中放置 10 分钟,依法检查(通则 0802),其限度为 0.03%。请问应取标准硫酸钾溶液(100μg SO_4/ml)多少毫升?

75. 维生素 C 中重金属的检查:取本品 1.0g,加水溶解成 25ml,要求重金属的含量不超过百万分之十,应量取标准铅溶液(0.01mg Pb/ml)多少毫升?

76. 盐酸普萘洛尔中游离萘酚的检查:取本品 20mg,加乙醇与 10% NaOH 溶液各 2ml,振摇使溶解,加重氮苯磺酸试液 1ml,摇匀,放置 3 分钟,如显色,与 α-萘酚的乙醇溶液(20μg/ml)0.3ml 用同一方法制成的对照溶液比较,不得更深。求杂质限度。

77. 氨苯砜中检查“有关物质”采用 TLC 法:取本品,精密称定,加甲醇适量溶解并稀释制成每 1ml 中约含 10mg 的溶液,作为供试品溶液。精密量取供试品溶液适量加甲醇稀释制成每 1ml 中约含 20μg 的溶液,作为对照溶液。取上述 2 种溶液各 10μl 点于同一块硅胶 G 薄层板上,以甲苯-丙酮(2∶1)为展开剂,展开,晾干,喷以含 0.5% 亚硝酸钠的 0.1mol/L 盐酸溶液,数分钟后,再喷以 0.1% 二盐酸萘基乙二胺溶液。供试品溶液如显杂质斑点,与对照溶液的主斑点比较,颜色不得更深。请计算样品中“有关物质”的限度。

(七) 设计题

78. 贝诺酯中氯化物的检查,规定氯化物的限度为 0.01%。请据此设计该药物中氯化物的检查方法(包括取样量、所用标准溶液与试液、检查方法)。

(八) 综合分析题

79. 马来酸麦角新碱中有关物质的检查:取马来酸麦角新碱供试品,以乙醇-浓氨水(9∶1)为溶剂,分别配制浓度为 5mg/ml 和 0.2mg/ml 的供试品溶液 1 和供试品溶液 2;同时取马来酸麦角新碱对照品,配制成浓度为 5mg/ml 的对照品溶液。吸取上述 3 种溶液各 10μl,分别点于同一硅胶 G 薄层板上,展开,晾干,置紫外光灯下检视。结果判断:供试品溶液 1 主斑点的位置和颜色应与对照品溶液的主斑点相同,如显杂质斑点,其颜色与对照品溶液对应的杂质斑点比较,不得更深,并不得显对照品溶液以外的杂质斑点;供试品溶液 2 除主斑点外,不得显任何杂质斑点。请回答下列问题:

(1)上述检查中采用的是 TLC 法中的哪个检查方法? 该法适用于什么情况?

(2)TLC 法用于杂质检查除上述方法外,还有哪几种方法? 各适用于什么情况?

80. 富马酸亚铁中砷盐的检查:取本品 0.50g,加<u>无水碳酸钠</u> 0.5g,混匀,加溴试液 4ml,混合,置水浴上蒸干后,在 500~600℃炽灼 2 小时,放冷,残渣加溴-盐酸溶液 10ml 与水 15ml 使溶解,移至蒸馏瓶中,加<u>酸性氯化亚锡试液</u> 1ml,蒸馏,馏出液导入贮有水 5ml 的接收器中,至蒸馏瓶中约剩 5ml 时,停止蒸馏,馏出液加水适量使成 28ml,依法检查(通则 0822 第一法)。

(1)划线部分加入无水碳酸钠的作用是什么?

(2)划线部分加入酸性氯化亚锡的作用是什么?

(3)加入浓度为 1μg As/ml 的标准砷溶液 2ml,在该测定条件下,砷盐的限度为多少?

三、答案与解析

(一) 最佳选择题

1.〔B〕　本题考查杂质的分类。杂质按照毒性分类可分为毒性杂质和信号杂质,重金属(如铅、汞)、砷盐和氰化物为毒性杂质,硫酸盐无毒,但其含量的多少可以反映出药物的纯度情况。

2.〔C〕　本题考查制定杂质限度时应考虑的因素:杂质及含一定限度杂质的药品的毒理学研究结果;给药途径;每日剂量;治疗周期;给药人群;杂质药理学可能的研究结果;原料药的来源;在保证安全有效的前提下,药品的生产成本,以及使用者对药品价格的承受力。毒性杂质和毒性残留有机溶剂应参考药典和国际人用药品注册技术协调会的有关指南,严格规定限度。创新药物中的杂质,主要依据生产工艺确定的成品质量,并经临床前安全性评价确证为安全的供试品中杂质的水平,综合分析确定各杂质的限度;同时要求后续临床试验或生产销售的药品中,杂质的含量不得超过临床前安全性评价研究用供试品中杂质的含量。对于仿制药品的杂质限度,还应与已上市原研产品进行比对研究,杂质限度不得更高。

3.〔C〕　本题考查氯化物检查法适宜的反应条件。加稀硝酸可避免弱酸银盐如碳酸银、磷酸银及氧化银的干扰,且可加速氯化银沉淀的生成并产生较好的乳浊。酸度以 50ml 供试溶液中含稀硝酸 10ml 为宜。

4.〔C〕　本题考查硫酸盐检查法中,消除供试品溶液颜色对检测干扰的方法。硫酸盐检查法中,供试溶液如带颜色,可采用与氯化物检查法相同的内消色法消除干扰。

5.〔C〕　本题考查《英国药典》中收载的铁盐检查法。古蔡氏法为砷盐检查方法;硫氰酸盐法为 ChP 收载的铁盐检查法;硫代乙酰胺法和硫化钠法为重金属检查法;巯基乙酸法为 BP 收载的铁盐检查法。

6.〔D〕　本题考查铁盐检查法的注意事项。若所呈硫氰酸铁的颜色较浅不便比较时,可分别转移至分液漏斗中,各加正丁醇或异戊醇提取,分取醇层比色。因硫氰酸铁配位离子在正丁醇等有机溶剂中的溶解度大,上述处理能增加颜色深度。

7.〔B〕　本题考查重金属检查法所用试剂。ChP 收载的重金属检查法有 3 种:硫代乙酰胺法、炽灼后硫代乙酰胺法和硫化钠法。硫代乙酰胺和硫化钠可以作为显色剂。

8.〔D〕　本题考查重金属检查法中适合反应发生的 pH 条件。金属离子与硫化氢的呈色溶液受 pH 影响较大,当 pH 3.0~3.5 时,硫化铅沉淀较完全;酸度增大,重金属离子与硫化氢呈色变浅,甚至不显色。

9.〔B〕　本题考查硫代乙酰胺法检查重金属时的注意事项。供试品如有色,应在加硫代乙酰胺试液前在标准管中滴加少量稀焦糖溶液或其他无干扰的有色溶液,使之与供试品管、标准加样管的颜色一致,然后再加硫代乙酰胺试液比色。

10.〔D〕　本题考查硫代乙酰胺法检查重金属时的注意事项。供试品如含有高铁盐,在弱酸性溶液中将氧化硫化氢析出硫,产生浑浊,影响重金属检查。可先在各管中分别加入维生素 C 0.5~1.0g,使高铁离子还原为亚铁离子。

11.〔A〕　本题考查炽灼后硫代乙酰胺法检查重金属时的注意事项。炽灼温度对重金属检查影响较大,温度越高,重金属损失越多,例如铅在 700℃经 6 小时炽灼,回收率仅为 32%。因此,应控制炽灼温度在 500~600℃。

12.〔B〕　本题考查炽灼后硫代乙酰胺法检查重金属时的注意事项。乳酸钠溶液中重金属的检查因乳酸钠中乳酸根对重金属离子有配位掩蔽作用,不宜采用第一法硫代乙酰胺法检查,故采用第二法炽灼后硫代乙酰胺法检查。

13.［B］ 本题考查 USP 中收载的砷盐检查法。USP 采用二乙基二硫代氨基甲酸银法即 DDC-Ag 法检查砷盐。

14.［C］ 本题考查古蔡氏法中所用试剂的作用。五价砷在酸性溶液中也能被金属锌还原为砷化氢,但生成砷化氢的速度较三价砷慢,故在反应液中加入碘化钾及氯化亚锡将五价砷还原为三价砷。

15.［A］ 本题考查古蔡氏法检查砷盐所用试剂的作用。锌粒及供试品中可能含有少量硫化物,在盐酸 - 锌还原体系中能产生硫化氢气体,硫化氢气体与溴化汞作用生成硫化汞的色斑,干扰试验结果,故用醋酸铅棉花吸收硫化氢。

16.［B］ 本题考查的是 DDC-Ag 法检查砷盐的注意事项。USP 检查砷盐时,配制了 0.5% DDC-Ag 的吡啶溶液,检测灵敏度高但是吡啶有恶臭。ChP 采用 0.25% DDC-Ag 的三乙胺 - 三氯甲烷,灵敏度略低于吡啶溶液。

17.［C］ 本题考查的是其他砷盐检查法的应用。对于含锑的药物,如葡萄糖酸锑钠,用古蔡氏法检查砷时,锑盐也可被还原为锑化氢,与溴化汞试纸作用,产生灰色锑斑,干扰砷斑的检出。可改用白田道夫法检查砷盐。

18.［A］ 本题考查费休氏法测定水分的原理。费休氏反应中碘 - 二氧化硫 - 水 - 吡啶 - 甲醇的摩尔比为 $1:1:1:3:1$。

19.［B］ 本题考查浊度标准液配制的原理。浊度标准液的制备是利用乌洛托品在偏酸性条件下水解的醛与肼缩合聚合,生成不溶于水的福马肼(formazine)立体聚合物颗粒的白色浑浊。

20.［A］ 本题考查 ChP 中对有机溶剂的分类。第一类为毒性较大的有机溶剂,具有致癌性,并对环境有害,应避免使用,包括苯、四氯化碳、1,2- 二氯乙烷、1,1- 二氯乙烯和 1,1,1- 三氯乙烷。

21.［C］ 本题考查 ChP 收载的残留溶剂检查方法。ChP 规定残留溶剂的检查方法为 GC 法。

22.［D］ 本题考查 GC 法进行残留溶剂检查时检测器的应用。对含卤素元素的残留溶剂如三氯甲烷等,采用 ECD 检测器,易得到高的灵敏度。

23.［D］ 本题考查立体异构体杂质的检查方法。立体异构体的检测可以采用手性的色谱或高效毛细管电泳等方法,需要与比旋度测定相互补充,以有效控制手性药物的质量。

24.［D］ 本题考查多肽类杂质的检查方法。毛细管电泳法可以用于多肽类药物中多肽类杂质的检查。

25.［B］ 本题考查多晶型杂质的检查方法。药物中无效或低效晶型的检查可以采用红外分光光度法。

26.［D］ 本题考查原子光谱法用于杂质限度检查的方法。原子吸收分光光度法在杂质检查中,主要是用于药物中重金属杂质的检查,一般采用标准对照法进行检查。一些常见金属元素,如铁、锌、铜等,由于测试环境中通常也存在微量的本底含量,常采用标准加入法控制其限度。

(二) 配伍选择题

27~29.［27C;28D;29A］ 本组题考查有机杂质在药品质量标准中的命名依据。①检查对象明确为某一物质时,以杂质的化学名作为项目名称,如果该杂质的化学名太长,又无通用的简称,可选用化学特征所致明确无误相宜的项目名称,如肾上腺素中的"酮体"。②检查对象不能明确为某一种单一物质,而又仅知为某一类物质时,其项目名称可采用种类名称,如山梨醇中的"还原糖"。③未知杂质,大都根据检测方法选用项目名称,如"杂质吸光度"、"易炭化物"等作为项目名称。

　　30~32.〔30B;31A;32C〕　本组题考查 3 种杂质限度的定义。报告限度(reporting threshold):超出此限度的杂质均应报告具体含量。鉴定限度(identification threshold):超出此限度的杂质均应定性鉴定结构。质控限度(qualification threshold):质量标准中应有相应的检查和允许限度,并提供充分依据。

　　33~35.〔33B;34A;35E〕　本组题考查采用化学法检查杂质的原理。硫酸亚铁中高铁盐的检查,是利用药物与杂质氧化还原性质的不同,高价铁具有氧化性,可将碘化钾中的碘负离子氧化成单质碘,然后用硫代硫酸钠滴定碘来控制高铁杂质。氯硝柳胺中 5-氯水杨酸的检查,是利用 5-氯水杨酸可与三氯化铁试液反应生成紫色配位化合物进行检查,而氯硝柳胺不发生反应,以显色灵敏度法进行检查。盐酸肼屈嗪中游离肼的检查,是利用游离肼可与芳醛反应产生腙的沉淀,而盐酸肼屈嗪不与芳醛发生沉淀反应。

　　36~37.〔36A;37E〕　本组题考查 2 种热分析技术的基本含义及名称缩写。热重分析法(thermogravimetric analysis,TGA)是利用热天平在程序控制温度的条件下,测量物质的质量随温度变化的曲线;测量传送给供试品与参比物的热量差(dQ/dT)与温度关系的技术称为差示扫描量热分析(differential scanning calorimetry,DSC)。

　　38~41.〔38E;39C;40A;41D〕　本组题考查 4 种一般杂质检查法的反应条件。氯化物检查法为标准氯化钠溶液在稀硝酸的条件下与硝酸银反应显白色浑浊;硫酸盐检查法为药物中微量的硫酸盐在稀盐酸酸性条件下与氯化钡反应,生成硫酸钡微粒显白色浑浊;铁盐检查法为铁盐在稀盐酸酸性溶液中与硫氰酸盐作用生成红色可溶性的硫氰酸铁配离子,与一定量标准铁溶液用同法处理后进行比色;砷盐检查法为金属锌与盐酸作用产生新生态的氢,与药物中微量砷盐反应生成具挥发性的砷化氢,遇溴化汞试纸,产生黄色至棕色的砷斑,与一定量标准砷溶液所生成的砷斑进行比较。

　　42~44.〔42A;43E;44D〕　本组题考查古蔡氏法检查砷盐时的注意事项。供试品若为硫化物、亚硫酸盐、硫代硫酸盐等,在盐酸-锌还原体系中易生成硫化氢或二氧化硫气体,与溴化汞作用生成黑色硫化汞或金属汞,干扰砷斑检查。供试品应预先加硝酸湿法消化处理,使硫化物氧化成硫酸盐,消除干扰。盐酸地尔硫䓬结构中含有硫原子,在盐酸-锌还原体系中易生成硫化氢或二氧化硫气体,与溴化汞试纸作用生成黑色硫化汞或金属汞,干扰砷斑检查。因此,应先预先加硝酸-硫酸进行湿法消化处理,使硫化物氧化成硫酸盐。环状结构的有机药物,因砷在分子中可能以共价键结合,要先进行有机破坏,否则检出结果偏低或难以检出。常用的有机破坏方法有碱破坏法和酸破坏法。ChP 中检查呋塞米中的砷盐时,于供试品中加氢氧化钙先小火灼烧使炭化,再于 500~600℃炽灼至完全灰化。环状结构的有机酸碱金属盐如苯甲酸钠、对氨基水杨酸钠,用石灰法不能破坏完全,需用无水碳酸钠进行碱破坏。

　　45~46.〔45A;46E〕　本组题考查易炭化物检查法、炽灼残渣检查法的检查内容。易炭化物检查法用于检查药物中存在的遇硫酸易炭化或易氧化而呈色的微量有机杂质;炽灼残渣检查法用于控制有机药物或挥发性无机药物中非挥发性无机杂质。

（三）多项选择题

47. ［AE］ 本题考查杂质限度的表示方法。包括百分之几和百万分之几。

48. ［ABCE］ 本题考查物理性状检查法在杂质检查中的应用。物理性状检查法是根据药物与杂质在性状上的不同,如臭味和挥发性、颜色、溶解行为和旋光性等的差异进行检查。药物具有挥发性,而杂质不易挥发。对药物挥发后遗留的残渣称定重量,可控制不挥发性杂质,例如樟脑(合成)中不挥发物的检查。有的药物可溶于水、有机溶剂、酸或碱溶液中,而其杂质不溶,或反之,杂质可溶而药物不溶,则可以根据溶液的澄清度进行检查,例如高三尖杉酯碱中非酯碱杂质的检查。某些药物自身无色,但从生产中引入了有色的有关物质,或其分解产物有颜色,例如盐酸胺碘酮中游离碘的检查。若药物本身没有旋光性而其杂质有,则可以通过限定药物溶液的旋光度值来控制相应杂质的量,例如硫酸阿托品中莨菪碱的检查。

49. ［ABD］ 本题考查硫氰酸盐法检查铁盐时加入过硫酸铵的作用。加入氧化剂过硫酸铵既可氧化供试品中 Fe^{2+} 成 Fe^{3+},同时可防止由于光线使硫氰酸铁还原或分解褪色。目视比色时以 50ml 溶液中含 $10\sim50\mu g$ Fe^{3+} 为宜,在此范围内,溶液的色泽梯度明显,易于区别;在盐酸酸性条件下反应,可防止 Fe^{3+} 的水解。

50. ［CD］ 本题考查炽灼后硫代乙酰胺法检查重金属时的注意事项。含钠盐或氟的有机药物在炽灼时能腐蚀瓷坩埚而引入重金属,应改用铂坩埚、石英坩埚。

51. ［AC］ 本题考查 BP 中收载的砷盐检查法。BP 采用古蔡氏法和次磷酸法。

52. ［AD］ 本题考查费休氏法测定水分指示终点的方法。指示终点的方法有 2 个,一个是用费休氏试液中碘的颜色变化指示终点,终点前,费休氏试液显淡黄色,终点时呈红棕色。另一个是永停法。

53. ［ABC］ 本题考查 ChP 中收载的 GC 法检查残留溶剂的测定方法。包括毛细管柱顶空进样等温法、毛细管柱顶空进样程序升温法、溶液直接进样法。

54. ［ACE］ 本题考查药物中杂质的鉴定限度。最大日剂量 ≤ 2g 的原料药中的杂质,表观含量在 0.1% 及其以上(或者含量在 1.0mg 及其以上)的杂质,以及表观含量在 0.1% 以下的具强烈生物作用的杂质或毒性杂质,要求鉴定其结构。对于制剂,最大日剂量在 10mg~2g 时,相应的鉴定限度为 0.2% 或 2mg。

55. ［AC］ 本题考查一般杂质与特殊杂质的区别。一般杂质是指在自然界中分布较广泛,在多种药物的生产和贮藏过程中容易引入的杂质,如本题的重金属、易炭化物、干燥失重;特殊杂质是指在特定药物的生产和贮藏过程中引入的杂质,这类杂质随药物的不同而不同,如阿司匹林中检查的游离水杨酸和有关物质。

56. ［ABCDE］ 本题考查基因毒性杂质与普通杂质进行区分的"警示结构"。在缺乏安全性数据支持的情况下,采用"警示结构"作为区分普通杂质和基因毒性杂质的标志。主要包括芳香氨基化合物、烷基 / 芳基化合物和含杂原子化合物。

（四）是非判断题

57. × 本题考查药物中"有关物质"的检查方法。有关物质主要是指化学药物合成中未反应完全的原料、中间体、副产物、降解产物等,这类杂质随着药物合成工艺路线和结构的不同而不同,其化学结构常常是未知的,但一般与药物类似或具渊源关系。药物中的有关物质主要采用色谱技术进行分离与检查。

58. × 本题考查"加校正因子的主成分自身对照测定法"的适用条件。该法仅适用于已知杂质的控制。以主成分为对照,用杂质对照品测定杂质的校正因子,杂质的校正因子和相对保留时间直接载入各品种质量标准中,在常规检验时用该杂质的相对保留时间定位,以经校正后的峰面积(实测峰面积乘校正因子)定量。

59. ×　本题考查 TLC 法用于杂质检查时对杂质的规定。质量标准中应规定杂质的个数和限度。

60. ×　本题考查古蔡氏法的原理。金属锌与酸作用产生新生态的氢,与药物中微量砷盐反应生成具挥发性的砷化氢,遇溴化汞试纸,产生黄色至棕色的砷斑,与一定量标准砷溶液所生成的砷斑比较形成砷斑颜色的深浅而非面积的大小,从而判断供试品中砷盐是否符合限度规定。

61. ×　本题考查费休氏法测定水分所用试剂的作用。其中无水吡啶与无水甲醇不仅参与反应,而且还起溶剂的作用。

62. ×　本题考查顶空法测定残留溶剂的适用范围。有些沸点较高的残留溶剂,如甲酰胺、2-甲氧基乙醇、2-乙氧基乙醇、乙二醇、N-甲基咯烷酮等,顶空进样测定的灵敏度不如直接进样,宜采用溶液直接进样法测定。

63. ×　本题考查的是 ChP 中规定的"恒重"的概念。ChP 规定供试品连续 2 次干燥或炽灼后称重的差异在 0.3mg 以下即达到恒重。

64. √　本题考查溶液澄清度检查法注意事项中的所用溶剂。多数药物的澄清度检查以水为溶剂,但也有或同时有用酸、碱或有机溶剂(如乙醇、甲醇、丙酮)作溶剂的。例如非洛地平在水中几乎不溶,在甲醇、乙醇中易溶,其澄清度的检查以甲醇为溶剂;依诺沙星在甲醇中微溶,水中几乎不溶,在氢氧化钠试液中易溶,故以氢氧化钠试液为溶剂。

65. ×　本题考查药品质量标准检查项下的内容。在药典检查项下除纯度检查外,还包括有效性、均匀性和安全性 3 个方面。

(五) 简答题

66. 答:化学试剂的纯度与临床用药品的纯度具有本质的不同,不能互相混淆。化学试剂不能作为药品使用,所以,化学试剂的杂质限度是根据杂质可能引起的化学变化及其对使用目的和使用范围的影响程度加以限定,不必考虑化学试剂中的杂质对生物体的生理作用及毒副作用。而药物的质量直接与使用者的生命安全和健康相关,药物的纯度与杂质控制的主要目的是为了保障药品的安全、有效和质量稳定可靠。因此,药品中杂质的控制主要根据杂质对生物体的生理作用及毒副作用强度,以及杂质对药物质量的影响程度进行限定。所以,化学试剂不能代替药品使用。

67. 答:(1)药物中的杂质主要通过生产过程、贮藏过程或其他情况引入。一是由生产过程中引入。原料药在合成或半合成过程中,未完全反应的起始原料、反应的中间体、反应副产物和降解产物,以及参与反应的试剂、溶剂和催化剂等,如果经过精制仍然未能从目标原料药产品中除去,则它们均为生产过程中引入的杂质。制剂生产过程中引入的杂质,则主要来源于原料药及辅料中自身含有的杂质、原料药的降解杂质,以及在制剂生产工艺过程中原料药与辅料相互作用(因原辅料相容性的因素)而产生的杂质。二是在贮藏过程中引入的杂质。药物在贮藏过程中,受环境相关因素的影响(在温度、湿度、日光、空气等外界条件影响下,或因微生物的作用),引起药物发生水解、氧化、分解、异构化、晶型转变、聚合、潮解和发霉等变化,这些变化均使药物中的有关物质增加。并导致药物的外观性状发生改变,更重要的是降低了药物的稳定性和质量,甚至失去疗效或对人体产生毒害。

(2)药品中的杂质分类方法有多种:①按照其来源可以分为一般杂质和特殊杂质。一般杂质是指在自然界中分布较广泛,在多种药物的生产和贮藏过程中容易引入的杂质;特殊杂质是指在特定药物的生产和贮藏过程中引入的杂质,这类杂质随药物合成工艺路线和结构的不同而不同,即有关物质。②按照其毒性分类,杂质又可分为毒性杂质和信号杂质。毒性杂质包括一般杂质中的重金属和砷盐、金属催化剂中的钯,以及基因毒性杂质甲磺酸酯和苯磺酸酯类等;信号杂质一般无毒,但其含量的高低既反映药物的纯度并可能影响药物的稳定性,又与生产工艺水平或问题密切相关,对评价药品生产工艺的状况有重要意义,如氯化物、硫酸盐属于信号杂质。③按化学类别和特性分为无机杂质、有机杂质及有机挥发性杂质(残留溶剂)。无机杂质主要来源于生产过程中涉及的无机物质,如反应试剂、配位体、催化剂、重金属、其他残留的金属、无机盐、助滤剂、活性炭等,它们均是已知的物质;有机杂质主要包括合成中未反应完全的原料、中间体、副产物、降解产物等。有机杂质主要是化学药物合成中未反应完全的原料、中间体、副产物、降解产物等,亦即有关物质。有机杂质又分为特定杂质和非特定杂质。其中,特定杂质包括结构已知的杂质和结构未知的杂质,是在质量标准中规定有明确的限度,并单独进行控制的杂质;非特定杂质是指在质量标准中未单独列出,而仅采用一个通用的限度进行控制的一系列杂质,该类杂质在药品中出现的种类与概率并不固定。

68. 答:薄层色谱法用于杂质限度检查方法有以下几种。

(1)杂质对照品法:适用于已知杂质并能制备杂质对照品的情况。根据杂质限度,取供试品溶液和一定浓度的杂质对照品溶液,分别点样于同一薄层板上,展开、斑点定位,供试品溶液除主斑点外的其他斑点与相应的杂质对照品溶液或系列浓度杂质对照品溶液的相应主斑点进行比较,判断药物中杂质限度是否合格。

(2)供试品溶液自身稀释对照法:适用于杂质的结构不能确定,或无杂质对照品的情况。该法仅限于杂质斑点的颜色与主成分斑点颜色相同或相近的情况下使用。先配制一定浓度的供试品溶液,然后将供试品溶液按限度要求稀释至一定浓度作为对照溶液,将供试品溶液和对照溶液分别点样于同一薄层板上,展开、斑点定位。结果判断:供试品溶液所显杂质斑点与自身稀释对照溶液或系列浓度自身稀释对照溶液所显主斑点比较,不得更深。

(3)杂质对照品法与供试品溶液自身稀释对照并用法:当药物中存在多个杂质时,其中已知杂质有对照品时,采用杂质对照品法检查;共存的未知杂质或没有对照品的杂质,可同时采用供试品溶液自身稀释对照法检查。

(4)对照药物法:当无合适的杂质对照品,或者是供试品显示的杂质斑点颜色与主成分斑点颜色有差异,难以判断限度时,可用与供试品相同的药物作为对照品,此对照药物中所含待检杂质须符合限度要求,且稳定性好。

69. 答:高效液相色谱法用于杂质检测的方法及其适用条件叙述如下。

(1)外标法(杂质对照品法):适用于有杂质对照品,而且进样量能够精确控制(以定量环或自动进样器进样)的情况。

(2)加校正因子的主成分自身对照测定法:该法仅适用于已知杂质的控制。以主成分为对照,用杂质对照品测定各杂质的校正因子,杂质的校正因子和相对保留时间直接载入各品种质量标准中。在常规检验时,通常以主成分为参照,用相对保留时间定位,杂质的校正因子用于校正该杂质的实测峰面积。

(3)不加校正因子的主成分自身对照测定法:适用于没有杂质对照品的情况。

(4)面积归一化法：通常只适用于供试品中结构相似、相对含量较高且限度范围较宽的杂质含量的粗略考察。

70. 答：(1)重金属检查以铅的限度表示重金属的限度。

(2)因为在药品生产中遇到铅的机会较多，且铅易积蓄中毒，故各国药典中重金属检查时，均以铅为重金属的代表，以铅的限度表示重金属限度。

(3)ChP 中规定了 3 种重金属检查方法：①硫代乙酰胺法：适用于溶于水、稀酸或与水互溶的有机溶剂，并且不含可与金属离子强配位基团的药物，为最常用的重金属检查方法。②炽灼后的硫代乙酰胺法：适用于难溶于水、稀酸或与水互溶的有机溶剂的有机药物，以及含有可与金属离子强配位基团的芳环、杂环药物。③硫化钠法：适用于溶于碱性水溶液而难溶于稀酸，或在稀酸中即生成沉淀的药物，如磺胺类、巴比妥类药物等。

71. 答：砷盐的检查方法及其原理分别阐述如下。

(1)古蔡氏法：金属锌与酸作用产生新生态的氢，与药物中微量砷盐反应生成具有挥发性的砷化氢，遇溴化汞试纸产生黄色至棕色的砷斑，与相同条件下一定量标准砷溶液所生成的砷斑比较，判断砷盐的含量。

(2)二乙基二硫代氨基甲酸银法(DDC-Ag 法)：金属锌与酸作用产生新生态的氢，与药物中微量砷盐反应生成具有挥发性的砷化氢，生成的砷化氢将二乙基二硫代氨基甲酸银还原为红色的胶态银，与一定量标准砷溶液同法处理后得到的有色物质比较，判断砷盐的含量。

(3)白田道夫法：氯化亚锡在盐酸中将砷盐还原成棕褐色的胶态砷，与一定量标准砷溶液用同法处理后的颜色比较，判断砷盐的含量。

(4)次磷酸法：在盐酸酸性液中，次磷酸将砷盐还原为棕色的游离砷，与一定量的标准砷溶液用同法处理后所显颜色比较，来控制药物中的砷盐限度。

72. 答：气相色谱法用于残留溶剂检查的方法及其适用条件见下。

(1)第一法(毛细管柱顶空进样等温法)：适用于需要检查有机溶剂的数量不多，且极性差异较小的残留溶剂检查。

(2)第二法(毛细管柱顶空进样系统程序升温法)：适用于需要检查有机溶剂的数量较多，且极性差异较大的残留溶剂检查。

(3)第三法(溶液直接进样法)：适用于高温不易分解或分解产物无干扰的药物中高沸点残留溶剂的检查。

73. 答：制定杂质限度时应考虑如下因素。

杂质及含一定限度杂质药品的毒理学研究结果；给药途径；每日剂量；治疗周期；给药人群；杂质药理学可能的研究结果；原料药的来源；在保证安全有效的前提下，药品的生产成本和使用者对药品价格的承受能力。毒性杂质和毒性残留有机溶剂应参考药典和国际人用药品注册技术协调会的有关指南，严格规定限度。

创新药物中的杂质，主要依据生产工艺确定的成品质量，并经临床前安全性评价确证为安全的供试品中杂质的水平，综合分析确定各杂质的限度；同时要求后续临床试验或生产销售的药品中，杂质的含量不得超过临床前安全性评价研究用供试品中杂质的含量。

对于仿制药品的杂质限度，还应与已上市原研产品进行比对研究，杂质含量不得更高。

(六)计算题

74. 解：标准溶液浓度 $C=100\mu g/ml$，杂质限度 $L=0.03\%$，取样量 $S=0.50g$

$$V=\frac{L\times S}{C}=\frac{0.000\ 3\times 0.50}{100\times 10^{-6}}=1.5\,(\mathrm{ml})$$

75. 解:标准铅溶液浓度 C=0.01mg/ml,杂质限度 L=10ppm,取样量 S=1.0g

$$V=\frac{L\times S}{C}=\frac{10\times 10^{-6}\times 1.0}{0.01\times 10^{-3}}=1.0\,(\mathrm{ml})$$

76. 解:标准 α-萘酚溶液浓度 C=20μg/ml,取标准溶液体积 V=0.3ml,取样量 S=20mg

$$L=\frac{C\times V}{S}\times 100\%=\frac{20\times 10^{-3}\times 0.3}{20}\times 100\%=0.03\%$$

77. 解:样品溶液浓度 $C_{样品}$=10mg/ml,对照溶液浓度 $C_{对照}$=20μg/ml=0.02mg/ml,供试溶液点样体积 $V_{样品}$=10μl,对照溶液点样体积 $V_{对照}$=10μl

$$L=\frac{C_{对照}\times V_{对照}}{C_{样品}\times V_{样品}}\times 100\%=\frac{0.02\times 10}{10\times 10}\times 100\%=0.2\%$$

(七) 设计题

78. 解:(1)标准氯化钠溶液的配制:称取氯化钠 0.165g,置 1 000ml 量瓶中,加水适量使溶解并稀释至刻度,摇匀,作为储液。临用前,精密量取储备液 10ml,置 100ml 量瓶中,加水稀释至刻度,摇匀,即得每 1ml 相当于 10μg Cl 的标准溶液。检查时氯化物浓度以 50ml 中含 50~80μg 的 Cl 为宜,此范围内氯化物所显浑浊度明显,便于比较,相当于标准氯化钠溶液 5~8ml。

(2)由于贝诺酯不溶于水,检查前需过滤,用滤纸过滤时,滤纸中可能含有氯化物,可预先用含硝酸的水溶液洗净后使用。因需过滤,需考虑稀释倍数。比如,加水 100ml 后,滤过,取滤液 25ml;如果加入 5.0ml 标准氯化钠溶液,根据 $L=\dfrac{C\times V}{S}$,计算出取样量 2.0g。

(3)具体检查方法如下:取本品 2.0g,置 100ml 量瓶中,加水适量,加热煮沸后,放冷,加水至刻度,摇匀,滤过,取滤液 25ml,加稀硝酸 10ml,置 50ml 纳氏比色管中,加水使成约 40ml,摇匀,得供试液。另取标准氯化钠溶液 5.0ml,同法处理,得对照液。于供试液和对照液中分别加入硝酸银试液 1.0ml,用水稀释使成 50ml,摇匀,在暗处放置 5 分钟,同置黑色背景上,从比色管上方向下观察、比较,不得更浓。

(八) 综合分析题

79. 答:(1)该检查法是对照药物法,该法适用于无合适的杂质对照品,或供试品所显示的杂质斑点颜色与主成分斑点颜色有差异,难以判断限度时,可采用与供试品相同的药物作为对照。

(2)除该法外,还有杂质对照品法,适用于已知杂质并能制备杂质对照品的情况。供试品溶液自身稀释对照法,该法适用于杂质的结构不能确定,或无杂质对照品的情况。杂质对照品法与供试品溶液自身稀释对照并用法的方法,当药物中存在多个杂质时,其中已知杂质有对照品时,采用杂质对照品法检查;共存的未知杂质或没有对照品的杂质,可采用供试品溶液自身稀释对照法检查。

80. 答:(1)环状结构的有机药物,因砷在分子中可能以共价键结合,要先进行有机破坏,否则检出结果偏低或难以检出。环状结构的有机酸盐类,用石灰法不能破坏完全,需用无水碳酸钠进行碱破坏。

(2)供试品为亚铁盐,可能会含有的高铁盐能消耗碘化钾、氯化亚锡等还原剂,影响检查条件,并能氧化砷化氢干扰检查。需先加酸性氯化亚锡试液,将高铁离子还原为低铁离子后再检查。

(3)标准溶液浓度 $C=1\mu g/ml$,取标准溶液体积 $V=2ml$,取样量 $S=0.50g$

$$L=\frac{C \times V}{S} \times 100\%=\frac{1 \times 10^{-6} \times 2}{0.50} \times 100\%=0.000\ 4\%$$

（王海钠）

第五章　原料药的重点分析项目

一、基本内容

原料药不能直接用于临床治疗,是生产药物制剂的活性物料(active pharmaceutical ingredient,API;bulk/raw drug substance)。原料药不能被混淆为合成过程中的原材料,如起始物料、中间体、副产物或试剂等。原料药的异构化、降解、聚合等,也将在原料药中引入一系列与原料药结构相关的有关物质(又称为特殊杂质,related substance)。所以,原料药并非纯净物质,而是含有一定允许量杂质的混合体系。药物全面质量管理涵盖合成工艺路线、起始物料,直至最终原料药成品的质量控制全过程。所以,原料药的全面质量控制的内容包括关键工艺路线和过程的控制,关键物料的质量控制(起始物料、试剂、中间体),以及成品关键质量属性指标的控制(质量标准的项目内容包括性状、晶型、含量等质量特性的测定指标,以及副产物、降解物、聚合物、异构体等是否稳定均一的安全性与有效性检查指标)。原料药的结构确证/鉴定、理化性状、质量是否稳定均一的安全性与有效性的检查和含量测定,构成了原料药分析的基本元素。晶型、粒度和有关物质,更是原料药质量控制的重点项目。本章通过原料药的结构鉴定、有关物质检查、晶型与粒度分析控制等重点项目的介绍,从起始物料、中间体到原料药生产过程的质量控制,系统阐述原料药质量控制涉及的重点分析项目的特点和技术要求。

原料药的质量控制重点包括化学结构鉴定、晶型分析、粒度分析和中间体质控。原料药的结构确证常用的方法包括紫外光谱、红外光谱、质谱和核磁共振谱等光谱技术;X射线衍射、圆二色谱和热分析也是药物特征的重要分析方法。药物的晶型可通过外观观察和晶型特征的检测进行检查和鉴定。药物粒度和粒度分布测定法有显微镜法、筛分法和光散射法等。中间体质量控制的目的既是为下游产品提供优质的起始原料,又是目标产品质量控制的科学基础,是新药研发和药品生产质量的不可或缺的重要环节/关键质控点。原料药质量标准的制定包括性状、鉴别、检查和含量测定4个主要方面;原料药质量标准应具备的特点是科学性、完整性、准确性和便利性。

【本章关键词】

原料药:不能直接用于临床治疗,是生产药物制剂的活性物料。原料药不能被混淆为合成过程中的原材料。原料药的异构化、降解、聚合等,也将在原料药中引入一系列与原料药结构相关的有关物质。所以,原料药并非纯净物质,而是含有一定允许量杂质的混合体系。

结构确证:原料药的结构确证是确认所制备原料药的化学结构是否正确。结构确证是保证原料药及其制剂的药学研究、药理毒理试验和临床研究顺利进行的物质基础保障和决定性因素,也是上市药品质量保障的首要前提。

中间体：是药物合成工艺中的中间产物，具有独立性、承载性和传递性。中间体承载着起始物料的特性，既是桥梁可以独立存在，又是后续产物或产品的输送者、产品质量和有关物质的提供者。可为目标药物的构效关系分析、杂质谱研究和理化性质考察提供化学依据。

质量控制：是确保产品的质量可控性，是药品有效性和安全性的基础，是药品质量生产过程控制和药品质量终点控制的总和。

过程质量控制：指随行于生产过程始终的多点质量控制体系，它包含了起始原料和中间体的质量控制。

二、习题精选

（一）最佳选择题

1. 组成单一、纯度高、含量高、又没有对照品的原料药的含量测定常常采用（　　　）

A. 容量分析法　　　　　　B. 紫外 - 可见分光光度法　　　C. 荧光分光光度法

D. 高效液相色谱法　　　　E. 气相色谱法

2. 以下可以检查出阿司匹林中残留的水杨酸的方法是（　　　）

A. 重氮化 - 偶合反应　　　B. Vitali 反应　　　　　　　　C. 四氮唑反应

D. 三氯化铁反应　　　　　E. 茚三酮反应

3. 药物多晶型研究最为专属的分析方法、判断药物晶型的首选方法是（　　　）

A. 振动光谱法　　　　　　B. 粉末 X 射线衍射法　　　　　C. 热分析检测

D. 偏光显微法　　　　　　E. 红外光谱法

4. 用于分子绝对结构直接测定的是（　　　）

A. 元素分析法　　　　　　B. 红外吸收光谱　　　　　　　C. 紫外 - 可见吸收光谱

D. 核磁共振谱　　　　　　E. 单晶 X 射线衍射

5. 利用光散射法测定药物粒度的主要仪器是（　　　）

A. 多重光散射仪　　　　　B. 激光散射粒度分布仪　　　　C. 偏光显微镜

D. 圆形振动筛分机　　　　E. 塞曼效应仪

（二）配伍选择题

[6~8]

A. 用于分子式 / 分子量和结构单元测定

B. 用于官能团和指纹鉴定

C. 用于结构中共轭体系识别

D. 用于分子骨架结构鉴定

E. 用于手性化合物旋光特征鉴定

以下各类测定方法的用途是

6. 紫外 - 可见吸收光谱（　　　）

7. 红外吸收光谱（　　　）

8. 核磁共振谱（　　　）

[9~11]

A. 可以比显微镜法更细微地观测到晶体的细微结构和多晶型之间的差异。检测时，取药物样品粉末少许，置于观测窗内，观察记录晶体的外观和结构类型

B. 取供试品颗粒少许,置载玻片上(也可加液状石蜡适量使晶粒浸没其中),在镜下检视,当转动载物台时,应呈现双折射和消光位等各品种项下规定的晶体光学性质

C. 同一药物的不同结晶形态,呈现的峰特征各不相同。利用这些峰特征可以实现药物:同物多晶型之间、异物晶型之间、结晶型与无定型之间,甚至不同无定型之间的鉴别

D. 检测时,取药物样品粉末少许,置于载玻片上,于镜下观察,直接判断晶体是否存在、晶体的外形以及晶体的种类

E. 有机药物经红外光波照射后分子振动的偶极矩变化产生特征的红外光吸收谱(峰位置、强度、峰形等信息),经红外激光照射后分子振动的极化率变化引起拉曼散射强度和拉曼散射位移的特征光谱(峰的位置、强度、峰形等信息)与 IR 谱峰特征互补

上述语句中用来描述以下药物晶型的检查和鉴定方法的是

9. 偏光显微法(　　　)

10. X 射线衍射法(　　　)

11. 振动光谱法(　　　)

[12~13]

A. 一些颗粒在吸水后或摩擦荷电情况下极易聚合成团,对测量结果的准确性易产生影响

B. 手动筛分法和机械筛分法适用于测定大部分粒径小于 75μm 的样品。对于粒径大于 75μm 的样品,则应采用空气喷射筛分法或其他适宜的方法

C. 简单、直观、快捷、成本低,适于限度检查。但是取样量少,代表性差,重复性差,粒度分布量化差

D. 并不是对粒径的直接测定,而是在假设颗粒均为球体状态的前提下,将测得信号通过适宜的模型计算转化为粒径与分布

E. 粒径大于 10μm 的颗粒,对系统折光率和吸光度的影响较小;粒径分布使用米氏模型所得结果更为准确。粒径小于 10μm 的颗粒,对系统折光率和吸光度的影响较大;粒径分布使用弗朗霍夫模型所得结果更为准确

上述语句中正确描述以下粒度分布测定法的是

12. 筛分法(　　　)

13. 光散射法(　　　)

(三) 多项选择题

14. 为确保原料质量控制,原料药的质量标准应具备的特点是(　　　　　)

A. 科学性　　　B. 完整性　　　C. 准确性　　　D. 通用性　　　E. 便利性

15. 原料药质量标准的制定包括的内容有(　　　　　)

A. 性质　　　B. 性状　　　C. 鉴别　　　D. 检查　　　E. 含量测定

16. 药物中的特殊杂质即有关物质来源于(　　　　　)

A. 起始原料　　　B. 中间体　　　C. 副产物　　　D. 代谢产物　　　E. 降解产物

17. 实施过程控制的关键措施包括(　　　　　)

A. 全面进行质量意识的教育培训

B. 严格执行工艺规程

C. 设置合理的质量控制点(关键工艺步骤 / 关键质量属性)

D. 建立畅通的质量信息传递渠道

E. 进行不良产品的有效控制

18. 筛分法一般分为（   ）

A. 振摇筛分法　　　　　　B. 手动筛分法　　　　　　C. 机械筛分法

D. 高压筛分法　　　　　　E. 空气喷射筛分法

(四) 是非判断题

19. 原料药是纯净物质,是不含任何杂质的纯净体系。(   )

20. 针对药物光学异构体的控制,通常使用粉末 X 射线衍射谱和热分析方法。(   )

21. 光学特征中,旋光度是糖类化合物的专属特征,折光度是手性药物特性。(   )

22. 药物晶型不同,其生物利用度也不同。(   )

23. 通常起始物料和中间体中杂质控制的限度水平,要比成品的要求显著严格。(   )

24. 颗粒越大,测得的衍射角越大,检测的灵敏度越高,误差越小。(   )

(五) 简答题

25. 简述原料药结构鉴定的一般过程。

26. 药物粒度和粒度分布测定法有哪 3 种？它们各自有何优点和缺陷？

27. 如何分析识别药物中有关物质的来源和控制水平？药物中有关物质的化学结构和理化性质的差异对于药物成品的质量控制有何作用？

28. 简述原料药的质量标准应具备的特点。

三、答案与解析

(一) 最佳选择题

1.［A］　本题考查原料药质量标准中的含量测定。原料药的含量测定常常采用容量分析法。通过药物分子结构中特征的酸性基团、氧化还原基团或配位基团等,选用对应的酸碱滴定、氧化还原滴定或配位滴定等化学计量反应,即可实现绝对定量测定。

2.［D］　本题考查原料药关键中间体的质量控制。水杨酸与阿司匹林具有相似的白色外观、结晶和微酸味的性状;但是由于水杨酸的酚羟基被乙酰化形成阿司匹林,其分子量、熔点、沸点、闪点、溶解度等发生了明显的变化,这些异同之处成为鉴别和区别二者的基本条件。如采用三氯化铁试验可以与水杨酸中的酚羟基生成紫红色,从而检查出阿司匹林中残留的水杨酸。也可采用熔点差异加以区别。

3.［B］　本题考查 X 射线衍射法。结晶型药物的粉末 X 射线衍射谱中,通常呈现多个衍射强度明显的特征锐峰,而无定型药物的粉末 X 射线衍射谱中,仅呈现强度很低的弥散峰。晶型鉴别时,可以根据衍射图中峰的数目、位置(2θ 或 d)、强度(绝对强度、相对强度或强度比)等衍射峰特征,鉴定结晶型样品的晶型状态。同一药物的不同结晶形态,呈现的衍射峰特征各不相同。利用这些衍射峰特征可以实现药物同物多晶型之间、异物晶型之间、结晶型与无定型之间,甚至不同无定型之间的鉴别。

4.［E］　本题考查药物结构确证常用方法。原料药通常使用光谱技术进行结构鉴定／确证,甚至使用单晶 X 射线衍射技术进行绝对结构测定。有机药物立体结构最可靠的鉴定方法就是通过单晶的制备和单晶 X 射线衍射测定分析鉴定。

5.［B］　本题考查光散射法。长波长单色光束照射到均匀分散的颗粒供试品后即发生散射现象。由于散射光的能量分布与颗粒的形状和大小有关,通过测量散射光的能量分布(散射角),依据米氏散射理论和弗朗霍夫近似理论,即可计算出颗粒的粒度分布。由于粒径与散射角的反比关系,因此,颗粒越小,测得的衍射角越大,检测的灵敏度越高,误差越小。光散射法更适合小颗粒粉末样品的测定。主要仪器为使用红色激光(He-Ne)作为光源的激光散射粒度分布仪(动态光散射,dynamic light scattering,DLS)。标示测量范围可达为0.01~3 500μm。

(二)配伍选择题

6~8.［6C;7B;8D］　本组题考查药物结构确证常用方法。药物结构确证常用的光谱等测定方法包括用于分子式/分子量和结构单元测定的质谱(MS)或元素分析法,用于官能团和指纹鉴定的红外吸收光谱(IR),用于结构中共轭体系识别的紫外-可见吸收光谱(UV-Vis),用于分子骨架结构鉴定的核磁共振谱(NMR),用于分子绝对结构直接测定的单晶X射线衍射(SCXRD),用于粉末晶型特征分析的粉末X射线衍射(PXRD),用于手性化合物旋光特征鉴定的圆二色谱(CD)和比旋度([α]),用于药物受热随温度变化特性测定的热分析法(DSC、TGA)等。

9~11.［9B;10C;11E］　本组题考查药物晶型的检查和鉴定方法。偏光显微法的原理是结晶体具有光学各向异性特征,当光线通过这些透明结晶体时会发生双折射现象,结晶型与无定型的偏光效应有十分显著的差异。X射线衍射法的原理是结晶型药物的粉末X射线衍射图谱中,通常呈现多个衍射强度明显的特征锐峰,而无定型药物的粉末X射线衍射图谱中,仅呈现强度很低的弥散峰。振动光谱法的原理是:结构相同晶型不同药物的红外/拉曼光谱在某些区域有可能存在一定的差异,因此比较药物的红外/拉曼光谱也可以用于区分药物的晶型。

12~13.［12A;13D］　本组题考查粒度分布测定法。筛分法对微细颗粒的区分能力较差,但对于大颗粒的筛分较为准确,且筛分结果的物理和工艺生产特性明确,具有很好的实际指导意义。一些颗粒在吸水后或摩擦荷电情况下极易聚合成团,对筛分法测量结果的准确性易产生影响。手动筛分法和机械筛分法适用于测定大部分粒径大于75μm的样品。对于粒径小于75μm的样品,则应采用空气喷射筛分法或其他适宜的方法。

光散射法并不是对粒径的直接测定,而是在假设颗粒均为球体状态的前提下,将测得散射信号通过适宜的模型计算转化为粒径与分布。颗粒的实际形态可能近似而并非球形。粒径大于10μm的颗粒,对系统折光率和吸光度的影响较小;粒径分布使用弗朗霍夫模型所得结果更为准确。粒径小于10μm的颗粒,对系统折光率和吸光度的影响较大;粒径分布使用米氏模型所得结果更为准确。

(三)多项选择题

14.［ABCE］　本题考查原料药的质量标准应具备的特点。为确保原料质量控制,原料药的质量标准应具备科学性、完整性、准确性和便利性的特点。①科学性——质量标准的建立,应基于科学的、全面的药学研究。②项目齐全——项目指标应反映原料药的理化性质,与潜在质量问题和关键控制点相应。③方法精准——原料药的各个检验和控制方法,必须精准反映相关质量控制点的质控指标。④便捷易行——原料药的质量标准所涉及的分析方法应易于控制、易于生产应用和易于检验实施。

15.［BCDE］　本题考查原料药质量标准包括的内容。药品的质量标准是能够明确反映药品质量特性(指标)和技术参数(限度要求)的技术文件(检验方法),是药品质量检验和控制的技术依据。针对原料药的特点,在研究和制定其质量标准时,应该充分体现化学结构特征与理化性质的关系、充分体现质量指标限度与检测方法的关系。作为制剂的物质基础，原料药的质量标准不仅是自身质量控制的规定，更是其制剂处方工艺研究和实施的技术依据。原料药质量标准的制定包括性状、鉴别、检查和含量测定4个主要方面。

16.［ABCE］   本题考查中间体质量控制中的杂质控制检查。药物中的特殊杂质即有关物质来源于起始原料、中间体、副产物和降解产物等。对起始物料和中间体的质量控制，主要针对它们的纯度，即杂质谱的检查研究、分析比较和水平控制。

17.［ABCDE］   本题考查过程控制的整体策略。过程控制消除了生产各单元环节之间的界限，将相互独立的各单元环节紧密地联系在一起，贯穿于生产和技术的全过程（设计、制造、流通和使用等过程）。真正让企业管理者和生产参与者明白，过程控制是确保产品质量的有效手段，应将质量管理从事后的处理、落实，推进到过程的管理与控制，进而发展成为事前的把关和预防。实施过程控制的关键措施包括全面进行质量意识的教育培训、严格执行工艺规程、设置合理的质量控制点（关键工艺步骤/关键质量属性）、建立畅通的质量信息传递渠道和进行不良产品的有效控制等5个方面。

18.［BCE］   本题考查筛分法。筛分法是采用孔径从大到小有序连接的药筛，对供试品按粒度的大小筛分分层。筛毕，仔细称重各层不同粒度的颗粒重量，从而求得颗粒粒径分布。筛分法一般分为手动筛分法、机械筛分法与空气喷射筛分法。手动筛分法和机械筛分法适用于测定大部分粒径大于75μm的样品。对于粒径小于75μm的样品，则应采用空气喷射筛分法或其他适宜的方法。

（四）是非判断题

19. ×   本题考查原料药的定义。原料药不能直接用于临床治疗，是生产药物制剂的活性物料。原料药的异构化、降解、聚合等，也将在原料药中引入一系列与原料药结构相关的有关物质。所以，原料药并非纯净物质，而是含有一定允许量杂质的混合体系。

20. ×   本题考查原料药的结构确证方法。针对药物晶型的分析测试，通常使用粉末X射线衍射谱和热分析方法。而针对药物光学异构体的控制，常常使用圆二色谱、旋光光谱技术，以及手性色谱分离与检查手段。

21. ×   本题考查原料药质量标准要点中的理化性质。原料药的理化性质观测包括熔点、沸点、溶解度、光谱特征和光学特征等。光学特征中，旋光度是手性药物的专属特征，折光度是糖类化合物特性。

22. √   本题考查原料药的晶型。对于存在多种晶型的药物，虽然化学结构相同，但是药物的不同晶型和粒度状态，不仅对药物的熔点、溶解度和油/水分配系数有影响，还对原料药及其制剂的质量和稳定性有影响。更重要的是，药物的晶型和粒度会影响药物的溶解性和渗透性，即影响药物的BCS分类，从而可能表现出不同的稳定性、生物利用度，最终产生不同的疗效，甚至产生不同的毒副反应。

23. ×   本题考查中间体质量控制中的杂质控制检查。中间体的质量控制，既可指导合成工艺路线的优化，又可为下游产物、终产品的各自杂质/有关物质进行溯源，确定有关物质的形成机制和转移过程，为有关物质的控制和指标设置提供依据。起始物料和中间体中杂质控制的具体含量限度水平，可以根据工艺条件、后续影响程度等进行合理的设置。通常起始物料和中间体中杂质控制的限度水平，要比成品的要求显著宽松。

24. ×   本题考查光散射法。长波长单色光束照射到均匀分散的颗粒供试品后即发生散射现象。散射光的能量分布与颗粒的形状和大小有关，通过测量散射光的能量分布（散射角),依据米氏散射理论和弗朗霍夫近似理论,即可计算出颗粒的粒度分布。由于粒径与散射角的反比关系,因此,颗粒越小,测得的衍射角越大,检测的灵敏度越高,误差越小。光散射法更适合小颗粒粉末样品的测定。

(五) 简答题

25. 答:首先,制备纯度和状态特征均符合用药目标要求的供试样品;然后针对合格的供试品进行光谱分析检测,通过质谱、紫外光谱、红外光谱、核磁共振谱等分析研究,确证原料药结构中所特有的元素组成、官能团、骨架单元、立体构型等结构特性,均应与目标药物结构特征和规定完全一致。最后,经综合解析,确定各类不同结构信息的内在关联性,并证明相应药物分子结构的唯一性,确证供试品结构与目标规定完全一致,并可以使用单晶X射线衍射技术进行绝对结构测定。

26. 答:药物粒度和粒度分布测定法的种类和它们各自的优缺点如下。

(1)显微镜法:优点是简单、直观、快捷、成本低,适于限度检查;缺点是取样量少、代表性差、重复性差、粒度分布量化差。

(2)筛分法:优点是对于大颗粒的筛分较为准确,且筛分结果的物理和工艺生产特性明确,具有很好的实际指导意义;缺点是需要一定样品量,油性和其他黏性粉末或颗粒易堵塞筛孔,对微细颗粒的区分能力较差,一些颗粒在吸水后或摩擦荷电情况下极易聚合成团,对筛分法测量结果的准确性易产生影响。

(3)光散射法:优点是供试品消耗少,操作简便,且重复性好;缺点是并不是对粒径的直接测定,而是在假设颗粒均为球体状态的前提下,将测得散射信号通过适宜的模型计算转化为粒径与分布。颗粒的实际形态可能近似而并非球形。

27. 答:药物中的特殊杂质(即有关物质)来源于起始原料、中间体、副产物和降解产物等。起始物料和中间体中杂质控制的具体含量限度水平,可以根据工艺条件、后续影响程度等进行合理的设置。通常起始物料和中间体中杂质控制的限度水平,要比成品的要求显著宽松。

药物中有关物质的化学结构和理化性质的差异,为药物合成工艺路线优化和产品的纯化精制,提供了多种不同的可能路线和策略,有利于成品的生产和质量控制。

28. 答:为确保原料质量控制,原料药的质量标准应具备科学性、完整性、准确性和便利性的特点。

(1)科学性:质量标准的建立,基于科学的、全面的药学研究。

(2)项目齐全:项目指标应反映原料药的理化性质,与潜在质量问题和关键控制点相应。

(3)方法精准:原料药的各个检验和控制方法,必须精准反映相关质量控制点的质控指标,尽可能减少误差(如杂质的控制、外标对照更优),以此确保原料的基准作用(是进一步制剂工艺的质量保证和临床安全用药的质量基础)。

(4)便捷易行:原料药的质量标准所涉及的分析方法应具有易于控制、易于生产应用和易于检验实施的特点;避免不常用、高成本的方法或仪器用于质量的分析和控制。

(宋沁馨)

第六章 药物制剂的重点分析项目

一、基本内容

由于药物制剂含有活性成分和辅料,其组成复杂,有些药物制剂有效成分含量低,药物制剂须进行剂型检查等,药物制剂分析通常比原料药分析困难。不同类型的药物制剂,其质量控制项目、质量指标、分析方法及样品预处理方法也常常不同。

药物制剂(drug product)由原料药物(drug substance)或与药用辅料(excipient)制成供临床使用的剂型(dosage form),并经包装而成。药物制剂是制药工程的最终产品和 API 的临床使用形式。因此药物制剂分析是药物分析的重要组成部分。药物制剂分析具有与原料药物不同的特点,主要体现在以下 2 个方面:①样品检验时,通常需要预处理、使用专属性强的分析方法,以排除药物制剂中辅料及其他成分对待测成分的干扰。②需要针对剂型特性进行检查,以表征药物制剂的有效性、安全性、均一性和稳定性等质量特性。

(一)药物制剂类型与分析特点

药物制剂的性状观测一般比其原料药物性状观测简便,药物制剂性状观测具有简单易行、可用于识别剂型、用于使用前质量控制的特点。药物制剂与其原料药物所鉴别的成分为同一 API,因此药物制剂的鉴别方法可以由相应原料药的鉴别方法修改得到。通常,药物制剂的辅料对药物的鉴别有干扰,可排除干扰后鉴别,取消该鉴别试验或改用其他鉴别方法(多改为分离分析方法);当药物制剂的辅料对药物的鉴别无干扰时,可直接采用原料药的鉴别试验鉴别制剂;新增鉴别试验,如 ChP 中阿司匹林片剂直接采用了原料药三氯化铁反应鉴别试验,取消了原料药水解反应和红外分光光度法鉴别试验,增加了具有分离和分析功能的 HPLC 鉴别试验。

近年有更多的药物制剂经溶剂提取并挥干溶剂后,采用专属性强的 IR 鉴别法(通则0402)进行鉴别。药物制剂经溶剂提取并挥干溶剂后的 IR 鉴别可分为表 6-1 所示的 4 种情况。

药物制剂检查包括杂质检查和剂型检查。药物制剂杂质检查主要包括以下 3 个方面:①制剂生产可能产生的杂质。②制剂生产中可能引入的毒性杂质。③制剂生产和贮藏中可能增加的降解产物。复方制剂的剂型检查,按各剂型项下的要求,仅检查复方制剂中要求检查的组分。例如多种维生素或微量元素一般不检查含量均匀度。

为了保证药物制剂的有效性、安全性、均一性和稳定性,ChP 四部"制剂通则"收载的剂型项下规定了不同剂型的常规检查项目,主要包括剂型检查与安全性检查。ChP 规定片剂、注射剂、软膏剂常规检查项目,见表 6-2。ChP 四部"制剂通则"片剂项下规定,除另有规定外,口服普通片应进行两项常规的剂型检查:重量差异和崩解时限。当原料药物与片剂辅料难以混合均匀时,应以含量均匀度替代重量差异;当片剂中活性药物成分难溶于水时,应以溶出度替代崩解时限。复方制剂的剂型检查按各剂型项下的要求,仅检查符合含量均匀度检查条件的组分。当复方制剂所含 API 均检查含量均匀度时,一般不再检查重(装)量差异。

表 6-1　药物制剂经溶剂提取后的 IR 鉴别情况

情况	辅料干扰	待测成分晶型变化	API 标准光谱	API 对照品
1	–	–	直接比对	
2	–	+		经同法处理后的光谱
3	+	–	①在指纹区选择 3~5 个不受辅料干扰的待测成分的特征谱带。②实测谱带的波数误差应小于规定值的 ±5cm^{-1}(0.5%)	
4	+	+	不宜	

注:"–" 和 "+" 分别表示 "不发生" 和 "发生"。

表 6-2　ChP 四部规定常规检查项目

剂型	检查项目	备注
片剂	【重量差异】【崩解时限】	凡规定检查含量均匀度的片剂,不再检查重量差异。凡规定检查溶出度的制剂,不再检查崩解时限。【分散均匀性】检查(分散片);【发泡量】检查(阴道泡腾片);以动物、植物、矿物来源的非单体成分制成的片剂,生物制品片剂,以及黏膜或皮肤炎症或腔道等局部用片剂(如口腔贴片、外用可溶片、阴道片、阴道泡腾片等)作【微生物限度】检查
注射剂	【装量】【装量差异】【渗透压摩尔浓度】【可见异物】【不溶性微粒】【无菌】【细胞内毒素】或【热原】	除另有规定外,溶液型静脉用注射液、注射用无菌粉末及注射用浓溶液还应作【不溶性微粒】检查;静脉用注射剂还应作【细菌内毒素】或【热原】检查。除另有规定外,静脉输液及椎管注射用注射液还应作【渗透压摩尔浓度】检查;除另有规定外,中药注射剂还应作【中药注射剂有关物质】【重金属及有害元素残留量】检查
软膏剂	【粒度】【装量】【无菌】【微生物限度】	

药物制剂含量的表示方式与原料药物含量的表示方式不同。原料药物含量多以 "百分含量" 表示,为按重量计算的绝对含量。药物制剂含量多以 "标示量的百分数" 表示,为相对于其标示量(即规格)的含量。

药物制剂的含量测定方法常常与相应原料药的含量测定方法不同。药物制剂的辅料常需采用过滤、提取、色谱分离等方法排除其干扰,或使用选择性更强的分析方法;小剂量制剂常需采用浓缩等方法提高供试品浓度,或使用灵敏度更高的分析方法;缓释制剂常需采用超声等方法促使药物释放完全。如 ChP 硫酸阿托品的含量采用非水溶液滴定法测定,硫酸阿托品片(0.3mg)的含量采用酸性染料比色法测定。片剂和注射剂中常见附加剂的干扰及其排除,见表 6-3。

表 6-3 片剂和注射剂中常见附加剂的干扰及其排除

	附加剂	常用附加剂举例与说明	干扰的测定方法	排除干扰方法
片剂	糖类稀释剂	淀粉、糊精、蔗糖、乳糖等	氧化还原测定法	(1)避免使用强氧化性物质作为滴定剂,同时用阴性对照品进行阴性对照试验 (2)若阴性对照品消耗滴定剂,须换其他方法测定
	硬脂酸镁润滑剂	是以硬脂酸镁和棕榈酸镁为主要成分的混合物	Mg^{2+} 干扰配位滴定法;硬脂酸根离子($C_{17}H_{35}COO^-$)干扰非水溶液滴定法	干扰配位滴定法: (1)选择适当的 pH 条件,并用空白试验校正 (2)加掩蔽剂掩蔽 Mg^{2+} 干扰非水溶液滴定法: (1)采用提取分离法除去干扰物后再测定 (2)换用其他方法测定含量
注射剂	抗氧剂	亚硫酸钠、亚硫酸氢钠、焦亚硫酸钠和维生素 C 等	氧化还原滴定法	(1)加入掩蔽剂(常用的掩蔽剂有丙酮或甲醛) (2)加酸分解(加强酸使抗氧剂分解为 SO_2,经加热可全部逸出) (3)加入弱氧化剂氧化(常用弱氧化剂有过氧化氢或硝酸) (4)利用主药的抗氧剂紫外吸收光谱的差异进行测定
	溶剂油	麻油、茶油或核桃油	以水为溶剂的分析方法(如容量分析法、HPLC 法)	(1)有机溶剂稀释法(适用于药物含量高、取样量较少的注射剂) (2)萃取法 (3)柱色谱法
	溶剂水		非水溶液滴定法	采用非水溶液滴定法测定注射液的含量时,注射用水干扰测定。对于碱性药物及其盐类,可经碱化、有机溶剂提取游离药物、挥干有机溶剂后,用非水溶液滴定法测定药物的含量

制剂的含量测定计算公式:

片剂的含量测定结果通常以标示量的百分数表示。计算公式如下:

$$标示量\% = \frac{实测含量}{标示量} \times 100\% = \frac{\dfrac{测得量(g)}{供试品量(g)} \times 平均片重(g)}{标示量(g)} \times 100\%$$

1. 紫外 - 可见分光光度法

(1)百分吸收系数法:

$$标示量\% = \frac{A \times D \times \overline{W}}{E_{1cm}^{1\%} \times 100 \times W \times 标示量} \times 100\%$$

(2)对照比较法:

$$标示量\% = \frac{C_R \times A_X \times D \times \overline{W}}{A_R \times W \times 标示量} \times 100\%$$

式中，A_x 为供试品溶液的吸光度；D 为稀释体积（ml）；$\overline{W}$ 为平均片重（g）；$E_{1cm}^{1\%}$ 为百分吸收系数；100 为浓度换算因数，系将 g/100ml 换算为 g/ml；W 为片粉的取样量（g）；标示量（g）；C_R、A_R 分别为对照溶液的浓度和吸光度。

2. HPLC 法

$$标示量\% = \frac{S_X \times C_R \times D \times \overline{W}}{S_R \times W \times 标示量} \times 100\%$$

式中，S_x 为供试品溶液的峰面积；D 为稀释体积（ml）；$\overline{W}$ 为平均片重（g）；W 为片粉的取样量（g）；标示量（g）；C_R、S_R 分别为对照溶液的浓度和峰面积。

（二）药物制剂设计与质量评价

药物制剂设计的目的是将 API 以适当的途径和方式递送至机体靶部位以产生预期的疗效，提高 API 的生物利用度和稳定性，并避免或减少不良反应。根据 QbD 概念，药品从研发开始就要考虑最终产品的质量，在配方设计、工艺路线确定、工艺参数选择、物料控制等各方面进行深入研究，以期确定最佳产品配方和生产工艺。

药物的生物活性在很大程度上受药物的理化性质和剂型的影响，药物必须设计成适宜的剂型才能发挥好的疗效。

（1）API 的首选剂型是口服固体制剂。

（2）同一 API 可制成不同剂型。但其性质也会限制剂型的选择，如具有酰胺、酯等结构的 API 在水中不稳定，多将其制成固体制剂。

（3）同一剂型可适用于不同 APIs。

（4）API 性质不适应临床所需剂型时，可采用制剂技术（如包合技术）改造 API。

临床用药需求促进药物制剂研发。临床上选用不同规格片剂调整用药剂量，或使用口服调释制剂调剂口服片剂的释放。调释制剂分为缓释、控释、迟释制剂等，口服缓释制剂可按要求缓慢地非恒速释放药物，从而延长药物作用时间，减少给药频率，显著增加患者用药依从性。口服控释制剂可按要求缓慢地恒速释放药物，具有口服缓释制剂的优点。口服迟释制剂可延迟释放药物。口服调释制剂最常用剂型为片剂和胶囊剂，常用的调释技术包括膜包衣技术、骨架技术、渗透泵技术等。

建立评价制剂体内释放行为的体外释放度测定方法和限度是口服调释制剂质量研究的重要内容。分为体外释放度试验、体内试验、体内-体外相关性。体外释放度试验为在模拟消化道条件（如释放介质的温度和 pH、搅拌速率等）下，测定口服调释制剂的体外释放度，制定释放度的限度。体内试验应采用药物代谢动力学和药效学对口服调释制剂进行安全性和有效性评价。口服调释制剂的体内-体外相关性指体内吸收相的吸收曲线与体外释放曲线之间对应的各个时间点回归，所得直线方程的相关系数符合要求。

原辅料相容性主要指药物制剂中药用辅料与 API 之间相互兼容，不发生化学反应。原辅料不相容时，可能发生的化学反应包括：①辅料与 API 反应（药用辅料的配伍禁忌）。②辅料之间反应。③辅料杂质与 API 反应。④辅料杂质与其他辅料反应。⑤辅料杂质之间反应。⑥复方制剂 APIs 之间反应。原辅料相容性研究的常用方法：将处方研究中拟用的各种药用辅料逐一与原料药物按不同比例进行物理混合，进行影响因素试验。药用辅料混合物与 API 的相容性研究方法相同于单一辅料与 API 的相容性研究方法。原辅料相容性也可采用基于药用辅料的配伍禁忌、杂质、药品不良反应等建立的模型进行辅助预测。

(三) 药物制剂关键质量属性与控制策略

为持续稳定地生产具有既定临床用途及相应质量的药物制剂,ChP 通则 "0100 制剂通则" 规定,本制剂通则适用的制剂应遵循以下原则:①单位剂量均匀性。②稳定性。③安全性与有效性。④剂型与给药途径,同一药物可制成多种剂型,采用不同途径给药,其疗效可能不同。⑤包装与贮藏,直接接触药品的包装材料和容器应符合国家药品监督管理部门的有关规定,药品贮藏条件应满足产品稳定性要求。⑥标签与说明书。

药用辅料(excipient)系指药物制剂处方中 API 以外的其他成分。药用辅料对药物制剂质量的关键作用是为满足药物制剂成型和释放的要求。此外,药用辅料还具有提高药物制剂稳定性等功能,甚至具有生物活性。药用辅料的生产、使用应符合 ChP 通则 "0251 药用辅料" 项下药用辅料的基本质量求。药品包装材料(primary packaging materials)简称药包材,系指药品生产企业生产的药品和医疗机构配制的药物制剂所使用的、直接与药品接触的包装材料和容器。药包材对药物制剂质量的关键作用是在药品的包装、贮藏、运输和使用过程中保护药品,使其免受光、湿、氧等因素的影响。药包材在生产和使用中应符合 ChP 指导原则 "9621 药包材通用要求指导原则" 项下药包材的基本质量要求。

口服普通片的基本制备方法是制粒压片法,该法影响片剂 CQA 的关键工艺步骤包括粉碎与筛分、混合与制粒、压片。片剂制备也可采用粉末直接压片法。该法无须制粒,原辅料混合均匀后直接压片,工艺简单、省时节能,特别适用于对湿、热不稳定的药物。片剂在生产与贮藏期间应符合 ChP 通则 "0101 片剂" 项下的有关规定。片剂的生产质量源于其生产过程,其过程控制是保证片剂生产质量的重要措施。药物制剂的过程分析可以采用离线(off-line)分析方法和在线(on-line)分析方法。连续生产(continuous manufacturing,CM)可确保连续稳定地生产出具有既定临床用途及相应质量的药物制剂。虽然药品生产目前最常用的批量生产是间歇生产,但 CM 具有质量和经济优势。

注射剂关键工艺步骤与控制以最终灭菌溶液型注射液为例,最终灭菌溶液型注射液的制备工艺流程中,影响注射液 CQA 的关键工艺步骤包括水处理、药液配制 - 过滤 - 灌封、灭菌、灯检。注射剂在生产与贮藏期间应符合 ChP 通则 "0102 注射剂" 项下的有关规定。

(四) 药物制剂质量标准的特点

国际人用药品注册技术协调会 Q6A 将新药制剂质量标准(specification)分为 "常规检测项目与可接受标准(universal tests/acceptance criteria)" 和 "特定检测项目与可接受标准(specific tests/acceptance criteria)" 2 个部分。前者包括性状、鉴别、含量测定、杂质检查的常规检测项目,体现了药物制剂质量标准的共同特点,后者则体现了口服固体制剂(solid oral dosage forms)、口服液体制剂(liquid oral dosage forms)、注射剂(injection)质量标准中剂型检查的不同特点,见表 6-4。

表 6-4 新药制剂的特定检测项目与可接受标准

检测项目	口服固体制剂	口服液体制剂	注射剂
单位剂量均匀度	可考虑采用过程控制,其可接受标准仍应列入制剂质量标准中	对于单剂量包装和多剂量包装,可考虑采用过程控制,其可接受标准仍应列入制剂质量标准中	

续表

检测项目	口服固体制剂	口服液体制剂	注射剂
溶出度或崩解时限、粒度分布	①溶出速率为主要影响因素时,应制定溶出度测定条件和可接受标准。②当崩解与溶出的关系已确立或崩解时限比溶出度更具区分能力时,宜进行崩解时限检查	①难溶性原料药物的口服混悬剂,放行前应进行溶出度测定并设定可接受标准。②口服混悬剂应建立用于放行的粒度分布测定法和可接受标准。③制剂研发数据足够充分时,可用粒度分布测定代替溶出度测定	对于混悬型注射液,当粒径证明是影响溶出的主要因素时,可提议用粒度分布测定代替溶出度测定
pH		需要时,应规定 pH 的可接受标准	
微生物限度		①检查法和可接受标准参见 ChP 通则 1105、1106 和 1107。②若获许可,跳检适合于此项检查	
抑菌剂含量		加抑菌剂的口服液体制剂、注射剂应制定抑菌剂含量的测定方法和可接受标准	
抗氧剂含量		①放行时通常要进行抗氧剂含量测定。②若获许可,过程控制可代替放行检测,其可接受标准仍应列入制剂质量标准中	
溶出物		包装于非玻璃容器或具有非玻璃盖的玻璃容器中的口服溶液剂、注射剂,必要时应制定容器或密闭组件溶出物的检测,并制定可接受标准	
乙醇含量		标签上标准乙醇量时,应将乙醇含量的可接受标准列入制剂质量标准中	
再分散性		贮藏时沉降(产生沉积物)的口服混悬剂、混悬型注射剂,应制定再分散性的可接受标准	
流变学性质		相对黏稠的口服溶液或口服混悬剂,可考虑规定流变学性质和可接受标准	
沉降体积比		参见 ChP 通则 "0123 口服溶液剂口服混悬剂口服乳剂"	
无菌			所有注射剂应建立无菌检查方法和可接受标准
细菌内毒素或热原			建立检查方法和可接受标准,论证后可用热原检查代替细菌内毒素检查
可见异物或不溶性微粒			应制定可接受标准
水分			非水注射剂和需复溶的注射剂应规定水分测定和可接受标准

续表

检测项目	口服固体制剂	口服液体制剂	注射剂
递送系统的功能性检测			包装于预灌封注射器组合件或类似容器中的注射剂,应制定相关的检测项目、检测方法和可接受标准
渗透压			标签上注明制剂张力时,应控制其渗透压
复溶时间			需复溶的所有注射用无菌粉末,应制定复溶时间的可接受标准

【本章关键词】

药物制剂(drug product):由原料药物或与药用辅料制成供临床使用的剂型,并经包装而成。

药物制剂的杂质检查:主要包括以下 2 个方面:①制剂制备和贮藏过程中可能产生的(原料药未控制的)杂质。②制剂制备和贮藏过程中可能增加的(原料药已控制的)杂质。

复方制剂:是含有 2 种或 2 种以上活性药物成分的制剂。

重量差异(weight variation):系指按规定的称量方法称量片剂时,片重与平均片重之间的差异,可表征原料药物与辅料均匀(按重量计)的片剂单位剂量均匀度。

崩解时限(disintegration time):系指口服固体制剂在规定时间内,于规定条件下,全部崩解溶散或成碎粒,除不溶性包衣材料或破碎的胶囊壳外,应全部通过筛网。

溶出度(dissolution):系指片剂、胶囊剂或颗粒剂等普通制剂的 API 在规定条件下溶出的速率和程度。

药用辅料(excipient):系指药物制剂处方中除 API 以外的其他成分。

原辅料相容性(drug-excipient compatibility):指药物制剂中药用辅料与 API 之间相互兼容,不发生化学反应。

二、习题精选

(一) 最佳选择题

1. 平均片重 0.30g 以下片剂重量差异限度为(　　　)

A. 7.5%　　　　B. 5%　　　　C. ±7.5%　　　　D. ±5%　　　　E. 10%

2. 注射用无菌粉末,平均装量为 0.50g 以上时,其装量差异限度为(　　　)

A. ±15%　　　B. ±10%　　　C. ±7%　　　D. 10%　　　E. ±5%

3. 以淀粉、糊精等作为片剂常用稀释剂时,对片剂的主药进行含量测定,最有可能产生干扰的测定方法为(　　　)

A. EDTA 法　　　　　　　B. 氧化还原法　　　　　　C. HPLC 法

D. GC 法　　　　　　　　E. 酸碱滴定

4. 复方制剂是含有 2 种或 2 种以上(　　　)的制剂

A. 单体　　　　　　　　B. 化合物　　　　　　　　C. 活性药物成分

D. 混合物   E. 物质

5. 含量均匀度检查主要针对（   ）

A. 小剂量的片剂   B. 大剂量的片剂   C. 水溶性片剂

D. 难溶性药物片剂   E. 以上均不对

6. 关于 IR 鉴别法,辅料无干扰,待测成分晶型有变化,用（   ）

A. 直接与原料药物的标准光谱比对

B. 用 API 对照品经同法处理后的光谱比对

C. 参照原料药物的标准光谱,在指纹区选择 3~5 个不受辅料干扰的待测成分的特征谱带作为鉴别依据

D. 不宜采用 IR 鉴别法

E. 以上均不对

7. 口服混悬剂通常采用（   ）制备

A. 溶剂法   B. 稀释法   C. 乳化法   D. 分散法   E. 混合法

（二）配伍选择题

[8~11]

A. 不溶性微粒   B. 崩解时限   C. 溶散时限

D. 粒度   E. 沉降体积比

8. 片剂检查项目（   ）

9. 注射剂检查项目（   ）

10. 散剂检查项目（   ）

11. 混悬剂检查项目（   ）

[12~15]

A. 应加入甲醛作为掩蔽剂

B. 应加入丙酮作为掩蔽剂

C. 应利用主药和抗氧剂紫外吸收光谱差异进行测定

D. 应避免使用配位滴定法

E. 应避免使用 HPLC 法

12. 采用碘量法测定维生素 C 注射液含量时,排除抗氧剂的干扰（   ）

13. 采用碘量法测定安乃近注射液含量时,排除抗氧剂的干扰（   ）

14. 采用 UV 法测定盐酸氯丙嗪注射液含量时,排除抗氧剂的干扰（   ）

15. 片剂含量测定时,排除润滑剂硬脂酸镁的干扰（   ）

[16~18]

A. 乳糖   B. 硬脂酸镁   C. 麻油   D. 可见异物

16. 干扰氧化还原滴定法的附加剂是（   ）

17. 干扰配位滴定法的附加剂是（   ）

18. 对以水为溶剂的分析方法产生影响的是（   ）

（三）多项选择题

19. 片剂常规检查项目有（   ）

A. 粒度   B. 融变时限   C. 重量差异

D. 崩解时限   E. 干燥失重

20. 注射剂中细菌内毒素检查方法有（　　　　）

A. 凝胶法　　　　　　　　　B. 光度测定法　　　　　　　C. 酸碱滴定法

D. 氧化还原法　　　　　　　E. 比色法

21. 药物制剂的检查中，以下说法正确的有（　　　　）

A. 杂质检查项目应与原料药的检查项目相同

B. 杂质检查项目应与辅料的检查项目相同

C. 除杂质检查外还应进行制剂方面的常规检查

D. 不再进行杂质检查

E. 杂质检查主要是检查制剂生产、贮存过程中引入或产生的杂质

22. 当注射剂中有抗氧剂亚硫酸钠或亚硫酸氢钠时，可被干扰的含量测定方法有（　　　　）

A. 络合滴定法　　　　　　　B. 亚硝酸钠滴定法　　　　　C. 铈量法

D. 碘量法　　　　　　　　　E. 氧化还原滴定法

23. 排除注射剂中注射用植物油干扰的方法有（　　　　）

A. 加入掩蔽剂　　　　　　　B. 萃取法　　　　　　　　　C. 有机溶剂稀释法

D. 容量分析法　　　　　　　E. 柱色谱法

24. ChP 原料药物稳定性重点考察项目有（　　　　）

A. 性状　　　　　　　　　　B. 熔点　　　　　　　　　　C. 含量

D. 有关物质　　　　　　　　E. 吸湿性

25. 关于药包材，下列说法正确的是（　　　　）

A. 药包材在药品的包装、贮藏、运输和使用过程中保护药品，使其免受光、湿、氧等因素的影响

B. 药包材应保证所包装药品在有效期内质量稳定

C. 多剂量包装的药包材应保证药品在使用期间质量稳定

D. 药包材的包装上可不注明包装使用范围、规格及贮藏要求

E. 根据不同的生产工艺及用途，药包材的微生物限度或无菌应符合要求

26. 对于活性药物成分与制剂设计，以下说法正确的是（　　　　）

A. API 的首选剂型是口服固体制剂

B. 将 API 制成固体制剂工艺简单、成本低

C. 同一 API 可制成不同剂型

D. 同一剂型可适用于不同 APIs

E. API 的性质不适应临床所需剂型时，可采用制剂技术改造 API，如包合技术

(四) 是非判断题

27. 当主药与片剂辅料的混合不均匀时，应以含量均匀度检查替代重量差异检查。（　　　）

28. 凡规定检查溶出度的制剂，不再检查崩解时限。（　　　）

29. 在制剂分析中对所用原料药物做过的检查项目，没有必要重复做。（　　　）

30. 以植物油为溶剂的注射液需要检查植物油的酸值、碘值、皂化值及羟基。（　　　）

31. 糖衣片与肠溶衣片的重量差异检查应在包衣后进行。（　　　）

32. 口服控释制剂可按要求缓慢地恒速释放药物。（　　　）

33. 注射用水为饮用水经蒸馏法、离子交换法、反渗透法或其他适宜的方法制备的制药用水。（　　　）

34. 非水注射剂和需复溶的注射剂应规定水分测定和可接受标准。(　　)

(五) 填空题

35. 丸剂相容性重点考察项目有_____、_____、_____、_____、_____、_____。

36. 药物的相容性(drug compatibility)是指组成药物的各部分之间相互兼容,不发生_____、_____或_____相互作用的能力,是药物稳定性的重要组成部分。

37. 凡检查含量均匀度的制剂,一般不再检查_____。

38. 药物的稳定性试验包括_____、_____、_____。

39. 药物制剂检查为_____和_____。

40. 口服调释制剂最常用的剂型有_____和_____。

41. 制粒压片法影响片剂 CQA 的关键工艺步骤包括_____、_____、_____。

(六) 名词解释

42. 片剂

43. 崩解时限

44. 溶出度

45. 药用辅料

(七) 简答题

46. 药物制剂分析与原料药分析相比较有哪些不同?

47. 片剂中的糖类对哪些分析测定方法有干扰? 如何进行消除?

48. 硬脂酸镁对哪些测定方法有干扰? 如何进行消除?

49. 注射液中抗氧剂对哪些测定方法有干扰? 如何排除注射液中抗氧剂的干扰?

(八) 计算题

50. 采用紫外 - 可见分光光度法测定某药片含量: 精密称取该片剂 10 片,重量为 3.562 2g,研细。取上述片粉适量,精密称定重量为 0.043 3g,置 250ml 量瓶中,加规定溶剂使溶解并稀释至刻度,摇匀,滤过,精密量取续滤液 5ml,置 100ml 量瓶中,加规定溶剂稀释至刻度,摇匀,在 257nm 波长处测定溶液的吸光度为 0.485,已知该药物吸收系数($E_{1cm}^{1\%}$)为 715,该片剂标示量为每片 0.3g。请计算该片剂含量为标示量的百分数。

(九) 设计题

51. 已知复方甘草片的处方为

甘草浸膏粉(中粉)	112.5g
阿片粉或罂粟果提取物粉	4g
樟脑	2g
八角茴香油	2g
苯甲酸钠(中粉)	2g
制成	1 000 片

其制法为: 取甘草浸膏烘干,研碎,加苯甲酸钠、阿片粉或罂粟果提取物粉均匀混合制成颗粒后,加入用少量乙醇溶解的樟脑与八角茴香油,混匀压制成片,即得。

本品为祛痰镇咳药,每片中含无水吗啡($C_{17}H_{19}NO_3$)应为 0.36~0.44mg;含甘草酸

（$C_{42}H_{62}O_{16}$）不得少于 7.3mg。本品性状为棕色片或棕褐色片或薄膜包衣片，除去包衣后，显棕色或棕褐色；有特臭，味甜；易吸潮。

请设计其定性、定量的分析方法，包括原理和操作。

52. 已知复方阴道泡腾片主要由酮康唑与替硝唑组成，以下为阴道泡腾片、酮康唑、替硝唑紫外吸收图（图 6-1），在图 6-1 中，以 0.1mol/L 盐酸为溶剂，在 200~400nm 波长范围内对酮康唑和替硝唑及混合溶液进行紫外光谱扫描，在 317nm 处，替硝唑对照液具有最大紫外吸收；酮康唑在 221nm 处具有较大紫外吸收。请设计测定复方阴道泡腾片中酮康唑与替硝唑的含量测定方法。

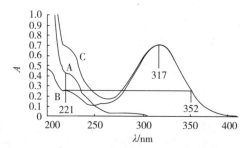

A. 酮康唑　B. 替硝唑　C. 阴道泡腾片

图 6-1　阴道泡腾片、酮康唑、替硝唑紫外吸收图

三、答案与解析

（一）最佳选择题

1.［C］　本题考查片剂的重量差异限度。ChP 规定平均片重 0.30g 以下片剂重量差异限度为 ±7.5%。

2.［E］　本题考查注射用无菌粉末装量差异限度。ChP 规定注射用无菌粉末，平均装量为 0.50g 以上时，其装量差异限度为 ±5%。

3.［B］　本题考查片剂中淀粉、糊精稀释剂对片剂含量测定的干扰。淀粉、糊精水解产生的葡萄糖具有还原性，均可能干扰氧化还原测定法。

4.［C］　按复方制剂的定义，以 C 选项表达最准确。

5.［A］　本题考查含量均匀度的检查。当主药与片剂辅料的混合不均匀时（按重量计），片重差异不能准确反映片剂中主药含量的均匀程度，应以含量均匀度检查替代重量差异检查，特别是小剂量的片剂。

6.［B］　本题考查药物制剂的鉴别方法。药物制剂经溶剂提取后的 IR 鉴别分为 4 种情况。①辅料无干扰，待测成分的晶型不变化：直接与原料药的标准光谱比对。②辅料无干扰，待测成分晶型发生变化：用 API 对照品经同法处理后的光谱比对。③辅料有干扰，待测成分晶型无变化：参照原料药的标准光谱，在指纹区选择 3~5 个不受辅料干扰的待测成分的特征谱带作为鉴别依据。实测谱带的波数误差应小于规定值的 ±5cm⁻¹（0.5%）。④辅料有干扰，待测成分晶型有变化：一般不宜采用 IR 鉴别法。

7.［D］　本题考查药物制剂的制备方法。口服溶液剂通常采用溶剂法或稀释法制备；口服乳剂通常采用乳化法制备；口服混悬剂通常采用分散法制备。

(二) 配伍选择题

8~11.［8B；9A；10D；11E］　本组题考查常用剂型的检查项目。参考 ChP 四部的制剂通则。

12~15.［12B；13A；14C；15D］　本组题考查常见附加剂干扰的排除。丙酮和甲醛均可掩蔽抗氧剂亚硫酸钠、亚硫酸氢钠和焦亚硫酸钠，排除干扰。ChP 规定，采用碘量法测定维生素 C 注射液含量时加入丙酮作掩蔽剂，以消除亚硫酸氢钠的干扰；采用碘量法测定安乃近注射液含量时，需先加入甲醛溶液掩蔽焦亚硫酸钠，以排除焦亚硫酸钠的干扰。盐酸氯丙嗪注射液中常加入维生素 C 作为抗氧剂，盐酸氯丙嗪的紫外吸收光谱在 254nm 处有最大吸收，而维生素 C 的紫外光谱在 243nm 处有最大吸收，故采用紫外分光光度法测定盐酸氯丙嗪注射液的含量，在 254nm 波长处测定吸光度，按吸收系数为 915 计算其含量，从而避免了维生素 C 对测定的干扰。硬脂酸镁是片剂常用的润滑剂，其中，镁离子（Mg^{2+}）可能干扰配位滴定法，硬脂酸根离子（$C_{17}H_{35}COO^-$）可能干扰非水溶液滴定法。

16~18.［16A；17B；18C］　本组题考查影响分析方法的附加剂。乳糖是还原糖，可能干扰氧化还原测定法；硬脂酸镁是片剂常用的润滑剂，其中，镁离子（Mg^{2+}）可能干扰配位滴定法，硬脂酸根离子（$C_{17}H_{35}COO^-$）可能干扰非水溶液滴定法；溶剂油对以水为溶剂的分析方法（如容量分析法、反相高效液相色谱法等）可产生影响。

(三) 多项选择题

19.［CD］　本题考查片剂常规检查的项目。ChP 规定片剂常规检查项目有重量差异和崩解时限。

20.［AB］　本题考查注射剂中细菌内毒素检查方法。ChP 规定注射剂中细菌内毒素检查包括 2 种方法，即凝胶法和光度测定法。

21.［CE］　本题主要考查药物制剂的杂质检查。药物制剂采用经检验且符合规定的原料药及辅料制备而成。由于合格原料药中的砷盐等杂质在制剂制备和贮藏过程中一般不会增加，故在制剂分析中常常不再重复检查。对于制剂过程带入的杂质，需进行检查。

22.［BCDE］　本题考查注射剂中的抗氧剂对含量测定方法的干扰。常用的抗氧剂有亚硫酸钠、亚硫酸氢钠、焦亚硫酸钠、硫代硫酸钠以及维生素 C 等。这些物质均具有较强的还原性，当用氧化还原滴定法测定药物含量时便会产生干扰。当注射剂中加入亚硫酸钠或亚硫酸氢钠作抗氧剂时，如采用碘量法、铈量法或亚硝酸钠滴定法测定注射剂中的主药时，这些抗氧剂就会产生干扰作用，使测定结果偏高。

23.［BCE］　本题考查排除注射剂中注射用植物油干扰的方法。一些脂溶性药物（如甾体激素类药物）的注射剂是用植物油为溶剂配制的。我国多采用麻油、茶油或核桃油作为注射用的植物油。溶剂油对以水为溶剂的分析方法（如容量分析法、反相高效液相色谱法等）可产生影响，排除干扰的方法有：①有机溶剂稀释法。对某些药物含量较高、取样量较少的注射剂，可用有机溶剂稀释后测定，油溶液不致对测定产生影响。②萃取法。可选择适当的溶剂，如甲醇、乙醇，将药物提取后再进行测定。③柱色谱法。根据测定组分的性质，可选用不同的柱色谱将溶剂油和药物分离开来。若溶剂油中含固醇和三萜类杂质很少时，可只用一反相柱，用适当的溶剂洗脱后，溶剂油滞留在反相柱上，药物则被洗脱下来，从而达到分离的效果。若溶剂油中含固醇和三萜类杂质较多时，可选用一反相柱和一正相柱串联的方式使药物与溶剂油分离。

24.［ABCDE］　本题根据 ChP 原料药物稳定性重点考查项目的要求。

25. ［ABCE］ 本题考查药包材对药物制剂的关键作用及质量控制。药包材对药物制剂质量的关键作用是在药品包装、贮藏、运输和使用过程中保护药品,使其免受光、湿、氧的因素影响。药包材应保证所包装药品在有效期内质量稳定;多剂量包装的药包材应保证所包装药品在使用期间质量稳定。药包材的包装上应注明包装所使用范围、规格及贮藏要求,并应注明使用期限。根据不同的生产工艺及用途,药包材的微生物限度及无菌应符合要求。

26. ［ABCDE］ 本题考查活性药物成分性质与制剂设计。API 的首选剂型是口服固体制剂。其优点在于:①进食途径较为安全。②将 API 制成固体制剂工艺简单,成本低。③固体制剂性质稳定。④固体制剂的包装、运输或携带、使用均方便。同时,同一 API 可制成不同剂型。同一剂型可适用于不同 APIs。API 的性质不适应临床所需剂型时,可采用制剂技术改造 API,如包合技术。

(四) 是非判断题

27. √ 当主药与片剂辅料的混合不均匀时(按重量计),片重差异不能准确反映片剂中主药含量的均匀程度,应以含量均匀度检查替代重量差异检查。

28. √ 片剂的崩解不意味着药片的完全溶解,甚至也不意味着片中药物的完全溶解。对于难溶药物的片剂,崩解后药物的溶出直接影响药物的吸收。与崩解时合格原料药中的砷盐等杂质在制剂制备和贮藏过程中一般不会增加,故在制剂分析中常常不再重复检查。对于制剂过程带入的杂质,需进行检查,例如必要时检查薄膜包衣片剂的残限相比,溶出度与片剂的药理作用之间具有更高的相关性,应以溶出度测定替代崩解时限检查。凡规定检查溶出度的制剂,不再检查崩解时限。

29. × 药物制剂采用经检验且符合规定的原料药及辅料制备而成。由于合格原料药中的砷盐等杂质在制剂制备和贮藏过程中一般不会增加,故在制剂分析中常常不再重复检查。对于制剂过程带入的杂质,需进行检查,例如必要时检查薄膜包衣片剂的残留溶剂。

30. √ 保证植物油(赋形剂)的质量。

31. × ChP 规定应先除去包衣再进行检查。

32. × 口服控释制剂可按要求缓慢地恒速释放药物。

33. × 注射用水为纯化水经蒸馏所得的水。

34. √ 非水注射剂和需复溶的注射剂应规定水分测定和可接受标准。

(五) 填空题

35. 性状;含量;色泽;有关物质;溶散时限;水分。本题考查《药品包装材料与药物相容性试验指导原则》(YBB00142002-2015)丸剂相容性重点考察项目的要求。

36. 物理;化学;微生物学。本题主要考查对药物相容性定义的理解。

37. 重量差异。本题考查药物片剂中的原料药物与辅料能够混合均匀时(按重量计算),重量差异是检查药物片剂的剂量单位均匀度的简便方法。当原料药物与辅料难以混合均匀(按重量计算)时(如小剂量片剂),重量差异便不能准确反映药物片剂的剂量单位均匀度,此时应以含量均匀度替代重量差异。凡检查含量均匀度的制剂,一般不再检查重量差异。

38. 影响因素试验;加速试验;长期试验。本题考查:影响因素试验,在比加速试验更剧烈的条件下考察药物的固有稳定性,了解影响其稳定性的因素及可能的降解途径与降解产物,评价生产工艺、包装、贮藏条件及制剂处方。加速试验,在加速药物的化学或物理变化的条件下考察药物稳定性,评价生产工艺、包装、贮藏条件及制剂处方。长期试验,在接近药物的实际储藏条件下考察药物稳定性,制定药物的有效期。

39. 杂质检查；剂型检查。本题考查药物制剂的检查，药物制剂检查可分为杂质检查和剂型检查。

40. 片剂；胶囊剂。本题考查口服调释制剂的设计，口服调释制剂最常用的剂型有片剂和胶囊剂。

41. 粉碎与筛分；混合与制粒；压片。本题考查片剂关键工艺步骤：口服普通片的基本制备方法是制粒压片法，该法影响片剂 CQA 的关键工艺步骤包括粉碎与筛分、混合与制粒、压片。

（六）名词解释

42. 答：片剂系指原料药物或与适宜的辅料混匀压制而成的圆形或异形的片状固体制剂。

43. 答：崩解时限系指口服固体制剂在规定时间内，于规定条件下全部崩解溶散或成碎粒，除不溶性包衣材料或破碎的胶囊壳外，应全部通过筛网。

44. 答：溶出度系指片剂、胶囊剂或颗粒剂等普通制剂的 API 在规定条件下溶出的速率和程度。

45. 答：药用辅料系指药物制剂处方中除 API 以外的其他成分。

（七）简答题

46. 答：药物制剂分析较原料药分析复杂；药物制剂与原料药分析的项目和要求不同；药物制剂含量测定表示方法和限度要求与原料药不同，原料药的测定结果以百分含量来表示，药物制剂含量测定的结果以标示量的百分数来表示。

47. 答：淀粉、糊精、蔗糖、乳糖等是片剂常用的稀释剂。其中，淀粉、糊精、蔗糖水解产生的葡萄糖具有还原性，乳糖是还原糖，均可能干扰氧化还原测定法。在选择含糖类附加剂的含量测定方法时，不应使用高锰酸钾法、溴酸钾法等以强氧化性物质为滴定剂的容量分析方法；同时应用阴性对照品做对照试验，若阴性对照品要消耗滴定剂，说明附加剂对测定有干扰，应换用其他方法测定。

48. 答：硬脂酸镁是片剂常用的润滑剂。其中，镁离子（Mg^{2+}）可能干扰配位滴定法，硬脂酸根离子（$C_{17}H_{35}COO^-$）可能干扰非水溶液滴定法。

在配位滴定法中，当 pH 约为 10 时，Mg^{2+} 与 EDTA 可形成稳定的配位化合物（lgK_{MY} 为 8.64）；若被检测金属离子与 EDTA 形成的配位化合物比其稳定得多，则 Mg^{2+} 对测定的干扰可忽略不计。否则，Mg^{2+} 消耗的 EDTA 滴定液使测定结果偏高，可加入掩蔽剂排除干扰。例如，在 pH 6.0~7.5 条件下，加入掩蔽剂酒石酸，可与 Mg^{2+} 形成更稳定的配位化合物，排除硬脂酸镁对配位滴定法的干扰。

在非水溶液滴定法中，若主药的含量高，硬脂酸镁的含量低，则硬脂酸根离子（$C_{17}H_{35}COO^-$）对测定的干扰可忽略不计。否则，$C_{17}H_{35}COO^-$ 消耗的高氯酸滴定液使测定结果偏高。对于脂溶性药物，可用适当的有机溶剂提取药物，排除硬脂酸镁的干扰后，再用非水溶液滴定法测定。或者改用其他方法测定。

49. 答：具有还原性药物的注射剂，常需加入抗氧剂以增加药物的稳定性。常用的抗氧剂有亚硫酸钠、亚硫酸氢钠、焦亚硫酸钠、硫代硫酸钠以及维生素 C 等。这些物质均具有较强的还原性，当用氧化还原滴定法测定药物含量时便会产生干扰。排除干扰的方法有以下几种：①加入掩蔽剂。②加酸分解。③加入弱氧化剂氧化。④利用主药的抗氧剂紫外吸收光谱的差异进行测定。

(八) 计算题

50. 解:供试品取用量为 $W=0.043\ 3g$,平均片重 $\overline{W}=\dfrac{3.562\ 2}{10}$ g,吸光度为 $A=0.485$,吸收系数为 715,稀释体积为 $D=\dfrac{250\times100}{5}$ ml,标示量为 $B=0.3g$。注意 1 000 为单位换算因数(1g=1 000mg)。

$$标示量\%=\frac{A_X\times D\times\overline{W}}{E_{1cm}^{1\%}\times100\times W\times标示量}\times100\%$$

$$=\frac{0.485\times\dfrac{250\times100}{5}\times\dfrac{3.562\ 2}{10}}{715\times100\times0.043\ 3\times0.3}\times100\%=93.0\%$$

(九) 设计题

51. 答:

(1)鉴别方法:阿片粉或罂粟果提取物粉含有吗啡,可用 TLC 法进行鉴别。吗啡为生物碱,可用生物碱显色剂碘化铋钾试液显色;甘草中含有有效成分甘草酸,利用 HPLC 法测定甘草酸含量项下记录的色谱图中,供试品溶液主峰的保留时间应与对照品溶液主峰的保留时间一致,来进行鉴别。

1)TLC 法:取本品 2 片,研细,加水约 7ml 混匀,加 10% 无水碳酸钠水溶液至 pH 约为 9,用三氯甲烷 - 异丙醇(3:1)提取 2 次,每次 20ml,合并提取液,用少量氨试液洗涤,再用少量水洗,然后浓缩蒸干,加甲醇 0.3ml 使溶解,作为供试品溶液;另取吗啡对照品适量,加甲醇溶解,制成每 1ml 中含 2mg 的溶液,作为对照品溶液。照薄层色谱法(通则 0502)试验,取上述 2 种溶液各 10μl,分别点于同一硅胶 G 薄层板上,以乙酸乙酯 - 甲醇 - 浓氨溶液(35:10:5)为展开剂,展开,晾干,喷以碘化铋钾试液。供试品溶液应显与吗啡对照品溶液位置和颜色相同的斑点。

2)HPLC 法:在甘草酸含量测定项下记录的色谱图中,供试品溶液主峰的保留时间应与对照品溶液主峰的保留时间一致,相对偏差在 ±5% 以内。

(2)含量测定方法:甘草浸膏粉主要有效成分为甘草酸,阿片粉或罂粟果提取物粉的主要有效成分为吗啡,用 HPLC 法测定其含量,可有效分离干扰成分。

1)吗啡含量测定:照高效液相色谱法进行测定。

色谱条件与系统适用性试验:用辛烷基硅烷键合硅胶为填充剂;0.05mol/L 磷酸二氢钾溶液 - 0.002 5mol/L 庚烷磺酸钠水溶液 - 乙腈(5:5:2)为流动相;检测波长为 220nm。理论塔板数按吗啡峰计算不低于 1 000。

测定法:取固相萃取柱 1 支,依次用甲醇 - 水(3:1)15ml 及水 5ml 冲洗,再用 pH 约为 9 的氨水溶液(取水适量滴加氨试液至 pH 约为 9)冲洗至流出液 pH 约为 9,待用。取本品 20 片,精密称定,研细,精密称取约 10 片量,置磨口锥形瓶中,精密加水 90ml,超声处理 5 分钟,精密加稀盐酸(6→10)10ml,摇匀,超声处理 20 分钟,使吗啡溶解,取出,放至室温,滤过,精密量取续滤液 1.0ml,置上述固相柱上,滴加氨试液适量,使柱内溶液的 pH 约为 9(上样前应取同体积续滤液预先调试,以确定滴加氨试液的量),摇匀,待溶剂滴尽后,用水约 20ml 冲洗,用含 2% 甲醇的 5% 醋酸溶液洗脱,用 5ml 量瓶收集洗脱液至刻度,摇匀,精密量取 20μl 注入液相色谱仪,记录色谱图。另取吗啡对照品适量,精密称定,用含 2% 甲醇的 5% 醋酸溶液溶解并定量稀释制成每 1ml 中约含吗啡 0.01mg 的溶液,同法测定。按外标法以峰面积计算,即得。

$$标示量\% = \frac{S_X \times C_R \times D \times \overline{W}}{S_R \times W \times 标示量} \times 100\%$$

2)甘草酸含量测定:照高效液相色谱法进行测定。

色谱条件与系统适用性试验:用十八烷基硅烷键合硅胶为填充剂;0.025mol/L 磷酸二氢钾溶液 - 0.002 5mol/L 庚烷磺酸钠水溶液 - 乙腈(33∶33∶44)为流动相;检测波长为250nm。理论塔板数按甘草酸峰计算不低于 2 000,甘草酸与相邻色谱峰的分离度应符合要求。

测定法:取样品 20 片,精密称定,研细,精密称取约 1 片量,置 50ml 量瓶中,加甲醇 - 水(1∶1)适量,超声处理 30 分钟,取出,放至室温,用相同溶剂定容至刻度,摇匀,滤过,精密量取续滤液 10μl 注入液相色谱仪,记录色谱图。另取甘草酸单铵盐对照品适量,精密称定,用甲醇 - 水(1∶1)溶解并定量稀释制成每 1ml 中约含甘草酸单铵盐 0.15mg 的溶液,同法测定。

按外标法以峰面积计算,计算甘草酸含量时乘换算系数 0.979 7 $\left(\dfrac{C_{42}H_{62}O_{16}}{C_{42}H_{61}O_{16}NH_4} = \dfrac{822.96}{839.97}\right)$。

$$标示量\% = \frac{0.979\ 7 \times S_X \times C_R \times D \times \overline{W}}{S_R \times W \times 标示量} \times 100\%$$

设计思路:本题考查中药复方制剂的定性定量分析方法。

薄层色谱法可将中药所含成分通过分离直观化、可视化,具有承载信息大、专属性强、快速、经济、操作简便等优点,可作为中药鉴别的首选方法。首先对样品进行提取,已知本品中阿片粉或罂粟果提取物粉含有吗啡,则选择吗啡为对照品在同一条件下展开,显色比较。高效液相色谱峰采用保留时间比较法,在相同的色谱条件下,比较样品和对照品色谱峰的保留时间是否一致,从而对甘草酸的存在情况做出判断。

片剂的含量测定结果通常以相当于标示量的百分率表示。此题采用 HPLC 法进行含量测定,公式如下:

$$标示量\% = \frac{S_X \times C_R \times D \times \overline{W}}{S_R \times W \times 标示量} \times 100\%$$

式中,S_X 为供试品溶液的峰面积;D 为稀释体积(ml);$\overline{W}$ 为平均片重(g);W 为片粉的取样量(g);标示量(g);C_R、S_R 分别为对照溶液的浓度和峰面积。

52. 答:

(1)原理:由紫外吸收光谱图 6-1 可知,317nm 处替硝唑标准液具有最大紫外吸收,而酮康唑几乎无吸收,对替硝唑测定无干扰,因此选用 317nm 作为替硝唑的测定波长。酮康唑在 221nm 处具有较大紫外吸收,而替硝唑在 221nm 和 352nm 处具有等吸收,为了排除替硝唑的干扰,选择 352nm 作为参比波长,选择 221nm 作为酮康唑的测定波长。因此可用双波长等吸收紫外法同时测定酮康唑和替硝唑的含量。

(2)方法

1)用 0.1mol/L 盐酸适量,分别制备酮康唑对照品溶液、替硝唑对照品溶液,还有酮康唑和替硝唑药物的混合标准溶液。

2）紫外光谱绘制及测定波长选择方法学考察：①标准曲线绘制。分别精密吸取酮康唑和替硝唑对照品溶液适量，用 0.1mol/L 盐酸溶解，将此溶液经适当稀释配制成不同浓度的 6 份对照液，在 317nm 处以 0.1mol/L 盐酸为空白对照测定其吸光度，以吸光度对混合溶液中替硝唑浓度作图，得替硝唑标准曲线。结果应表明替硝唑在测定浓度范围内线性关系良好，得回归方程（同法，将上述标准液分别在 352nm 和 221nm 处测定吸光度 A_1 和 A_2，并求出差值 ΔA，以 ΔA 对混合溶液中酮康唑浓度作图，得酮康唑标准曲线，得回归方程）。②精密度试验。③回收率测定。

3）样品含量测定：取复方泡腾片 20 片，精密称定，粉碎研磨。精密称取适量，置于100ml 量瓶中，加入 0.1mol/L 盐酸适量，超声 5 分钟，继续加入 0.1mol/L 盐酸稀释至刻度，摇匀，过滤。精密吸取续滤液 2ml，置于 100ml 量瓶中，加 0.1mol/L 盐酸稀释至刻度，摇匀，分别在 221nm、317nm 和 352nm 处测定溶液吸光度，分别从酮康唑标准曲线中计算酮康唑含量，从替硝唑标准曲线中计算替硝唑含量。

$$替硝唑标示量\ \% = \frac{C_R \times A_{317} \times D \times \overline{W}}{A_R \times W \times 标示量} \times 100\%$$

$$酮康唑标示量\ \% = \frac{C_R \times (A_{221} - A_{352}) \times D \times \overline{W}}{A_R \times W \times 标示量} \times 100\%$$

设计思路：本题考查复方制剂的定量分析方法。复方阴道泡腾片主要由酮康唑与替硝唑组成，2 种成分均采用紫外 - 可见分光光度法进行含量测定。双波长分光光度法是在 2 个波长 λ_1 和 λ_2 处分别测定供试品溶液的吸光度 A_1 和 A_2，采用对照品比较法，以 A_1 和 A_2 的差值 ΔA 计算受干扰待测成分含量的方法。

（梁 洁）

第七章　药物的稳定性试验与分析

一、基本内容

药物稳定性是指药物在特定环境条件下保持质量稳定的能力,药物稳定性研究贯穿于整个药品研发、临床、上市及上市后的质量研究。稳定性研究的目的是考察原料药物或制剂在温度、湿度、光照等环境因素的影响下质量随时间变化的规律,为药品的生产、包装、贮藏、运输条件提供科学依据,并根据试验数据建立药品的有效期。

根据放置条件的不同,稳定性试验的内容包括影响因素试验、加速试验和长期试验。影响因素试验主要分为高温试验、高湿试验、强光照射试验;加速试验是在相对于影响因素试验条件更温和,但比长期试验更剧烈的情况下进行的稳定性试验;长期试验则是在接近药物的实际贮存条件下进行的稳定性试验。此外,根据药品的特性,还可开展有针对性的稳定性研究,如对温度敏感的制剂开展冻融循环试验和短期温度偏离试验,对需临用现配或特殊环境使用的制剂开展配伍稳定性试验等。药物最终有效期的确定须考察不同批次样品的稳定性试验数据,并根据批次间的变异程度进行统计分析。

稳定性研究具有整体性、系统性和阶段性的特点,原料药物和制剂的重点考察项目有一定区别。原料药物的稳定性重点考察项目侧重于药物自身稳定性的考察,如性状、熔点、含量、有关物质、吸湿性以及根据品种自身特点选定的考察项目等。制剂则除检测与原料药物自身稳定性有关的考察项目外,还根据剂型的特点设置能够反映其质量的特性指标,如固体口服制剂的溶出度,眼用制剂和注射剂的 pH、丸剂的溶散时限等。

为保证药物质量,选择药包材时必须进行药包材与药物的相容性稳定性试验,包括药包材对药物质量影响的研究、药物对药包材影响的研究、包装制剂后药物的质量变化(药物稳定性)。不同剂型常采用不同的药包材,如玻璃、金属、塑料、橡胶等,其需要考察的重点项目不同。此外,应进行药物包装系统密封完整性稳定性考察。

药物稳定性考察前,应设计完整的稳定性考察方案。括号法与矩阵法是基于不同原理的药物稳定性简化设计法,可在不影响药物稳定性评估的前提下,合理减少稳定性考察频次。

【本章关键词】

药物稳定性:指药物在特定环境条件下保持质量稳定的能力。

影响因素试验:指药物在高温、高湿、强光照射等比加速试验更剧烈条件下进行的试验。

加速试验:指药物在相对于影响因素试验条件更温和,但比长期试验条件更剧烈的情况下进行的稳定性试验。

长期试验:为药物确立标签上建议(或批准)的复检期和货架期,在推荐的贮藏条件下进行的稳定性研究。

二、习题精选

(一) 最佳选择题

1. 高温试验设定的温度一般高于加速试验 (　　)
A. 5℃　　　　　　　B. 10℃　　　　　　　C. 15℃
D. 20℃　　　　　　E. 25℃

2. 高湿试验中设定相对湿度为 (　　)
A. 70%±5%　　　　B. 75%±5%　　　　C. 80%±5%
D. 85%±5%　　　　E. 90%±5%

3. 如需控制湿度 75%±5%，应选用的饱和盐溶液为 (　　)
A. NaCl 饱和溶液　　B. NaNO₃ 饱和溶液　　C. KCl 饱和溶液
D. KNO₃ 饱和溶液　　E. AgNO₃ 饱和溶液

4. 强光照射试验中的照度应为 (　　)
A. 3 000lx±500lx　　B. 3 500lx±500lx　　C. 4 000lx±500lx
D. 4 500lx±500lx　　E. 5 000lx±500lx

5. 加速试验的温度和湿度条件为 (　　)
A. 温度 30℃±2℃、相对湿度 60%±5%　　B. 温度 30℃±2℃、相对湿度 75%±5%
C. 温度 40℃±2℃、相对湿度 75%±5%　　D. 温度 40℃±2℃、相对湿度 80%±5%
E. 温度 50℃±2℃、相对湿度 80%±5%

6. 中间条件试验的考察时间为 (　　)
A. 3 个月　　　　　B. 6 个月　　　　　C. 12 个月
D. 18 个月　　　　E. 24 个月

7. 稳定性试验考察中药物的质量不得发生"显著变化"，含量的"显著变化"指含量与初始值相差含量超过 (　　)
A. 3%　　　　　　　B. 5%　　　　　　　C. 10%
D. 15%　　　　　　E. 20%

8. 药物稳定性试验研究结束后进行药品注册申报的生产批次样品应至少有 (　　)
A. 3 批　　　　　　B. 5 批　　　　　　C. 6 批
D. 8 批　　　　　　E. 10 批

(二) 配伍选择题

[9~12]
A. 40℃±2℃　　　　B. 50℃以上　　　　C. 25℃±2℃或30℃±2℃
D. 10℃　　　　　　E. −20℃±5℃
下列试验的温度条件为
9. 高温试验 (　　)
10. 加速试验 (　　)
11. 长期试验 (　　)
12. 拟冷冻贮藏的药物的长期试验 (　　)

[13~15]

A. 90%±5%　　　　　　B. 80%±5%　　　　　　C. 75%±5%

D. 60%　　　　　　　　E. 60%±5% 或 65%±5%

下列试验的湿度条件为

13. 高湿试验（　　　）

14. 加速试验（　　　）

15. 长期试验（　　　）

[16~20]

A. 性状、含量、有关物质、崩解时限

B. 性状、含量、pH、可见异物、不溶性微粒、有关物质

C. 性状、含量、有关物质、溶散时限

D. 性状、均匀性、含量、粒度、有关物质

E. 性状、熔点、含量、有关物质、吸湿性

下列剂型稳定性试验需重点考察的项目有

16. 原料药（　　　）

17. 片剂（　　　）

18. 丸剂（　　　）

19. 注射剂（　　　）

20. 软膏剂（　　　）

（三）多项选择题

21. 药物的稳定性试验包括（　　　　　　）

A. 影响因素试验　　　　B. 冻融循环试验　　　　C. 配伍稳定性试验

D. 加速试验　　　　　　E. 长期试验

22. 稳定性研究的特点为（　　　　　　）

A. 整体性　　　　　　　B. 系统性　　　　　　　C. 模糊性

D. 阶段性　　　　　　　E. 准确性

23. 影响因素试验主要包括（　　　　）

A. 高温试验　　　　　　B. 溶解性试验　　　　　C. 熔点试验

D. 高湿试验　　　　　　E. 强光照射试验

24. 长期试验的温度和湿度条件为（　　　　）

A. 温度 25℃±2℃、相对湿度 60%±5%

B. 温度 30℃±2℃、相对湿度 60%±5%

C. 温度 30℃±2℃、相对湿度 65%±5%

D. 温度 40℃±2℃、相对湿度 65%±5%

E. 温度 40℃±2℃、相对湿度 70%±5%

25. 需要进行配伍稳定性试验的有（　　　　）

A. 临时配制成溶液的制剂　　　　　　B. 难溶性药物的制剂

C. 稀释后再使用的制剂　　　　　　　D. 特殊环境使用的制剂

E. 主药含量低的制剂

26. 原料药需进行的稳定性考察项目有（   ）

A. 性状   B. 含量   C. 有关物质

D. 熔点   E. 吸湿性

27. 药物容器密封完整性检查包括（   ）

A. 确定性方法   B. 真空衰减法   C. 微生物挑战法

D. 概率性方法   E. 激光顶空法

28. 药物稳定性研究国际人用药品注册技术协调会推荐的 2 种稳定性简化设计方案为（   ）

A. 括号法   B. 正交法   C. 矩阵法

D. 概率法   E. 回归法

（四）是非判断题

29. 进行稳定性试验的结果评估时，定量指标只需考虑活性成分的含量。（   ）

30. 长期试验的目的是确定药物的有效期。（   ）

31. 制剂的稳定性考察项目不包括有关物质。（   ）

32. 药物稳定性试验研究结束后进行药品注册申报时，如果递交的注册申报资料中样品长期稳定性数据尚未至预期有效期，无须承诺在获得相应批准后进行后续稳定性试验研究。（   ）

33. 加速试验的目的是研究药物在偏离正常贮藏条件下的降解情况、确定长期试验的条件。（   ）

34. 药物稳定性试验括号法必须从最开始点到结束点都进行测试。（   ）

（五）填空题

35. 药物稳定性研究具有_____、_____和_____的特点。

36. 影响因素试验主要分为_____、_____和_____。

37. 高温试验通常设定 0 天、___天、___天、___天取样。

38. 长期试验中，药物在设定的温度和湿度下放置 12 个月，每___个月取样 1 次。

（六）名词解释

39. 药物稳定性

40. 括号法

41. 矩阵法

42. 药物包装系统

（七）简答题

43. 简述影响因素试验的目的。

44. 药包材与药物的相容性试验包括哪些内容？

45. 稳定性试验考察项目中测试样品的质量不得发生"显著变化"，"显著变化"指什么？

46. 对随时间会发生变化的定量指标，应怎样进行统计分析？

47. 最大允许泄漏限度检查的定义和意义分别是什么？

48. 为什么药物稳定性试验要进行简化设计？

（八）设计题

49. 某新药（原料药）需进行稳定性试验研究，请设计其具体试验内容。

三、答案与解析

(一) 最佳选择题

1. [B] 本题考查影响因素试验中高温试验的条件。相对于加速试验中的温度(40℃ ± 2℃),高温试验设定的温度一般高于加速试验 10℃ 以上。

2. [E] 本题考查影响因素试验中高湿试验的条件。相对于加速试验中的相对湿度 (75% ± 5%),在高湿试验中设定相对湿度为 90% ± 5%。

3. [A] 本题考查湿度试验控制恒湿的条件。恒湿条件可在密闭容器如干燥器下部放置饱和盐溶液,根据不同相对湿度的要求,可选择 NaCl 饱和溶液(相对湿度 75% ± 1%, 15.5~60℃)或 KNO_3 饱和溶液(相对湿度 92.5%,25℃)。

4. [D] 本题考查影响因素试验中强光照射试验的条件。强光照射试验中,供试品开口放在光照箱或其他适宜的光照装置内,在照度为 4 500lx ± 500lx 的条件下,于适宜时间取样,按稳定性重点考查项目进行检测。

5. [C] 本题考查加速试验的条件。在加速试验中,供试品在温度 40℃ ± 2℃、相对湿度 75% ± 5% 的条件下放置 6 个月,在至少包括初始和末次等的 3 个时间点(如 0 个月、3 个月、6 个月)取样,按稳定性重点考察项目进行检测。

6. [C] 本题考查中间条件试验的条件。当加速试验 6 个月中任何时间点的质量发生显著变化,都要进行中间条件实验,即在温度 30℃ ± 2℃、相对湿度 65% ± 5% 的条件下考察 12 个月。

7. [B] 本题考查稳定性试验中考察项目的评价指标。"显著变化" 通常定义为:①含量与初始值相差 5%,或采用生物或免疫法测定时效价不符合规定。②任何降解产物超过标准限度要求。③外观、物理常数、功能试验(如颜色、相分离、再分散性、黏结、硬度、每揿剂量)等不符合标准要求。④ pH 不符合规定。⑤ 12 个剂量单位的溶出度不符合标准的规定。

8. [A] 本题考查稳定性试验承诺。在原料药物和制剂的稳定性试验研究结束后进行药品注册申报时,注册申报或后续承诺应有至少 3 个生产批次样品的长期稳定性数据。

(二) 配伍选择题

9~12. [9B;10A;11C;12E] 本组题考查稳定性试验的温度条件。加速试验采用温度 40℃ ± 2℃;高温试验设定的温度一般高于加速试验 10℃ 以上;长期试验一般采用温度 25℃ ± 2℃或温度 30℃ ± 2℃,而对拟冷冻贮藏的药物,长期试验在温度 –20℃ ± 5℃下放置。

13~15. [13A;14C;15E] 本组题考查稳定性试验的湿度条件。加速试验中设置相对湿度为 75% ± 5%;高湿试验中设置相对湿度为 90% ± 5%;在长期试验则设置相对湿度为 60% ± 5% 或相对湿度为 65% ± 5%。

16~20. [16E;17A;18C;19B;20D] 本组题考查不同剂型稳定性试验研究需重点考察的项目。

(三) 多项选择题

21. [ABCDE] 本题考查稳定性试验的内容。药物的稳定性试验包括影响因素试验、加速试验和长期试验等。有些药物制剂还需要进行冻融循环试验和配伍稳定性试验等。

22. [ABD] 本题考查稳定性研究的特点。稳定性研究具有整体性、系统性和阶段性的特点。

23. ［ADE］　本题考查影响因素试验的内容。影响因素试验主要分为高温试验、高湿试验、强光照射试验。

24. ［AC］　本题考查长期试验的条件。在长期试验中,供试品在温度 25℃ ±2℃、相对湿度 60% ±5% 的条件下放置;或在温度 30℃ ±2℃、相对湿度为 65% ±5% 的条件下放置。

25. ［ACD］　本题考查配伍稳定性试验的试验对象。需要临时溶解/配制成溶液的制剂、稀释后再使用的制剂,以及在特殊环境(如高原低压、海洋高盐雾等环境)使用的制剂,除开展相应的稳定性研究外,同时还应对药物的配伍稳定性进行研究。

26. ［ABCDE］　本题考察药物稳定性试验的考察项目。原料药物的稳定性试验重点考察项目侧重于药物自身稳定性的考察,包括性状、熔点、含量、有关物质、吸湿性以及根据品种自身特点选定的考察项目等。

27. ［ABCDE］　药物容器密封完整性检查(container closure integrity test,CCIT)是指检测任何破裂或缝隙的包装泄漏检测,包括确定性方法和概率性方法。确定性方法包括高压放电法、激光顶空法、质量提取法、压力衰减法和真空衰减法。概率性方法包括气泡释放法、微生物挑战法、示踪气检测法、液体示踪法。

28. ［AC］　括号法与矩阵法是基于不同原理的药物稳定性简化设计法,是国际人用药品注册技术协调会推荐的 2 种稳定性简化设计方案。

(四) 是非判断题

29. ×　本题考查稳定性试验结果的评价。在进行稳定性试验的结果评估时,对于定量指标不仅要考虑活性成分的含量,还应考虑降解产物的水平和其他有关质量属性。

30. √　本题考查长期试验的目的。长期试验的目的则是确认影响因素试验和加速试验的结果,确定药物的有效期。

31. ×　本题考查制剂的稳定性研究考察项目。制剂需检测与原料药物自身稳定性有关的考察项目如性状、含量、有关物质,以及根据剂型的特点设置的考察项目。

32. ×　本题考查稳定性试验承诺。药物稳定性研究后进行药品注册申报时,长期试验如尚未至预期有效期,则应承诺继续进行研究直至达到建议的有效期。

33. √　本题考查加速性试验的目的。加速试验的目的是研究药物在偏离正常贮藏条件下的降解情况、确定长期试验的条件。

34. √　药物稳定性试验括号法必须从最开始点到结束点都进行测试。

(五) 填空题

35. 整体性;系统性;阶段性。本题考查稳定性研究的特点。稳定性研究具有整体性、系统性和阶段性的特点。

36. 高温试验;高湿试验;强光照射试验。本题考查影响因素试验的内容。影响因素试验主要分为高温试验、高湿试验、强光照射试验。

37. 5;10;30。本题考查高温试验的具体条件。高温试验考察时间通常可设定 0 天、5 天、10 天、30 天等取样。

38. 3。本题考查长期试验的具体条件。长期试验中,供试品在规定温度和湿度条件下放置 12 个月,分别于 0 个月、3 个月、6 个月、9 个月、12 个月取样,按稳定性重点考察项目进行检测。

（六）名词解释

39. 答：药物稳定性是指药物在特定环境条件下保持质量稳定的能力。

40. 答：括号法是一种药物稳定性试验的设计方案，它仅对某些设计因素（如规格、包装容器尺寸和／或装量）处在极端水平的样品，与完整设计方案一样，在所有时间点进行测试。

41. 答：矩阵法是指在指定的某些时间点对全部因素组合的总样品中的一个选定子集进行试验。

42. 答：指容纳和保护药品的所有包装组件的总和，包括直接接触药品的包装组件和次级包装组件。

（七）简答题

43. 答：影响因素试验的目的是探索药物可能的降解途径和降解产物、初步确定药物的包装、贮藏条件和加速试验的条件，同时验证处方的合理性和分析方法的可行性。

44. 答：①药包材对药物质量影响的研究。②药物对药包材影响的研究，考察经包装药物后药包材完整性、功能性及质量的变化情况。③包装制剂后药物的质量变化（药物稳定性）。

45. 答：①含量与初始值相差 5%，或采用生物或免疫法测定时效价不符合规定。②任何降解产物超过标准限度要求。③外观、物理常数、功能试验（如颜色、相分离、再分散性、黏结、硬度、每揿剂量）等不符合标准要求。④ pH 不符合规定。⑤ 12 个剂量单位的溶出度不符合标准的规定。

46. 答：对随时间会发生变化的定量指标，需要进行统计分析。具体方法为：将平均曲线的 95% 单／双侧置信限与认可标准的相交点所对应的时间点作为有效期。如果分析结果表明批次间的变异较小（对每批样品的回归曲线的斜率和截距进行统计检验），即 $P > 0.25$（无显著性差异），则将数据合并进行整体分析评估。如果批次间的变异较大（$P \leq 0.25$），则不能合并分析，有效期应依据其中最短批次的时间确定。

47. 答：最大允许泄漏限度是指药物允许的最大泄漏率或泄漏尺寸，即在这个泄漏率或泄漏尺寸下，不存在任何影响药物安全性和质量的泄漏风险，可保证药物在货架期内及使用过程中符合相应的理化及微生物质量要求。

48. 答：原则上药物制剂应在所有时间点对全部设计因素的每个组合的样品都进行测试。但如果稳定性考察的品种很多，企业检测成本高、检测周期长，耗费巨大的人力物力，所以在不影响药物稳定性评估的前提下，可设计一种简化的稳定性设计方案，降低稳定性考察频次，但又具备足够预测复检期或货架期的能力。

（八）设计题

49. 答：该新药（原料药）稳定性试验研究内容设计如下。

（1）首先应对该药物的结构和性质进行分析，初步了解该药物的物理化学性质（如热稳定性、是否有水解特性、光敏性等）。

（2）确定合适的稳定性考察项目，包括性状、熔点、含量、有关物质、吸湿性以及与药物性质相关的考察项目。

（3）进行影响因素试验，考察药物在高温、高湿、强光照射下的稳定性。如在高温高湿条件下变化显著，则采用相对温和的试验条件。

（4）供试品在温度 40℃ ±2℃、相对湿度 75% ±5% 的条件下放置 6 个月，在至少包括初始和末次等的 3 个时间点(如 0 个月、3 个月、6 个月)取样,按稳定性重点考察项目进行加速试验(如为要求冷藏冷冻药物,温度湿度条件另设;冷冻保存药物须进行冻融循环试验)。加速试验 6 个月中任何时间点的质量发生显著变化,都要进行中间条件实验。

(5)根据气候带的不同,供试品在温度 25℃ ±2℃、相对湿度 60% ±5% 的条件下放置 12 个月;或在温度 30℃ ±2℃、相对湿度为 65%±5% 的条件下放置 12 个月。每 3 个月取样 1 次进行考察。12 个月以后,分别于 18 个月、24 个月、36 个月等进行考察。

(6)对多批次药物(至少 3 批)的稳定性试验数据进行分析,确定药物的有效期和标签说明上的贮藏条件要求。

(周　漩)

第八章 药物的分析方法与验证

一、基本内容

药物的分析方法应根据药物的物理、化学或生物学等特性,满足药物鉴别、检查、含量或效价的测定需求,保障药品的安全有效。在样品分析之前,需采用不同的方法对分析样品进行前处理。分析方法建立后,为确保分析结果的可靠性,应对所建立的分析方法进行方法学验证。

(一) 定量分析方法的分类

药物的含量系指药物中所含主成分的量,通常运用化学、物理学或生物学及微生物学的方法进行测定,它是评价药物质量的主要手段,也是药品质量标准的重要内容。药物的含量测定可分为两大类,即基于化学或物理学原理的"含量测定"和基于生物学原理的"效价测定"。本章主要探讨基于化学或物理学原理的"含量测定"。该类含量测定方法主要包括容量分析法、光谱分析法和色谱分析法。其中,容量分析法操作简便,结果准确,方法耐用性高,但方法缺乏专属性,主要适用于对结果准确度与精密度要求较高的样品测定。化学原料药的含量测定,首选容量分析法。光谱分析法简便、快速,灵敏度高,并具有一定的准确度,但方法专属性稍差,主要适用于对灵敏度要求较高、样本量较大的分析项目。药物制剂溶出度、含量均匀度检查,在辅料不干扰测定时宜选用光谱分析法。色谱分析法则具有高灵敏度与高专属性,并具有一定的准确度,但其结果计算需要对照品,主要适用于对方法的专属性与灵敏度要求较高的复杂样品的含量测定。药物制剂的含量测定,尤其复方制剂因为其组分复杂,干扰物质多,且含量限度一般较宽,故更加强调方法的灵敏度和专属性或选择性,首选具有分离能力的色谱分析法。

(二) 分析样品的制备

分析样品的制备是指在样品分析之前,采用不同的方法对分析样品进行前处理的过程。分析样品的制备主要由分析目的与选用的分析方法以及被分析药物的结构与性质所决定,此外,分析药物所处的环境同样影响着分析样品制备方法的采用。样品制备的常用方法包括溶解、提取分离、萃取浓集、化学分解、化学衍生化及有机破坏等。

(三) 分析方法的验证

为了证明采用的方法适合于相应检测要求,需要对所建立的分析方法进行方法学验证。需验证的分析项目有鉴别试验、限度或定量检查、原料药或制剂中有效成分含量测定,以及制剂中其他成分的测定。药品溶出度、释放度等检查中,溶出量等的测定方法也应进行必要的验证。验证内容包括专属性、准确度、精密度(包括重复性、中间精密度和重现性)、检测限、定量限、线性、范围和耐用性。由于分析方法各具特点,并随分析对象而变化,因此,需视具体分析方法拟定验证的指标。

（四）分析方法的转移

分析方法的转移是一个文件记录和实验确认的过程,目的是证明一个实验室在采用另一实验室建立并经过验证的非法定分析方法检测样品时,该实验室有能力使用该方法,其检测结果与方法建立实验室检测结果一致。分析方法转移可通过多种途径实现。最常用的方法是相同批次均一样品的比对试验或专门制备用于测试样品的检测结果的比对试验,其他方法包括实验室间共同验证、接收方对分析方法进行完全或部分验证和合理的转移豁免。

（五）分析方法的确认

分析方法的确认是指首次使用法定分析方法时,由现有的分析人员对分析方法中关键的验证指标进行有选择性的考察,以证明方法对所分析样品的适用性,同时证明分析人员有能力使用该法定分析方法。

（六）标准物质的作用与建立

在分析样品时,常需使用标准物质。标准物质是具有一种或多种足够均匀和良好确定的特性值,用以校准测量装置,评价测量方法或给材料赋值的材料或物质。国家药品标准物质系指供国家法定药品标准中药品的物理、化学及生物学等测试用,具有确定的特性或量值,用于校准设备、评价测量方法、给供试药品赋值或鉴别用的物质。国家药品标准物质共分为 5 类,分别为标准品、对照品、对照提取物、对照药材和参考品。

【本章关键词】

分离度:用于评价待测物质与被分离物质之间的分离程度,是衡量色谱系统分离效能的关键指标。

专属性:在其他成分(如杂质、降解产物、辅料等)存在下,采用的分析方法能正确测定被测物质的能力。

准确度:用该方法测定的结果与真实值或参比值接近的程度,一般用回收率表示。准确度应在规定的范围内试验。准确度也可由所测定的精密度、线性和专属性推算出来。

精密度:在规定的测定条件下,同一份均匀供试品,经多次取样测定所得结果之间的接近程度。精密度一般用偏差、标准偏差或相对标准偏差表示。

检测限:指试样中被测物质能被检测出的最低量。

定量限:指试样中被测物质能被定量测定的最低量,其测定结果应符合准确度和精密度要求。

线性:在设计的范围内,线性试验结果与试样中被测物浓度直接成比例关系的能力。

范围:指分析方法能达到精密度、准确度和线性要求时的高低限浓度或量的区间。范围应根据分析方法的具体应用及其线性、准确度、精密度结果和要求确定。

耐用性:指在测定条件有小的变动时,测定结果不受影响的承受程度,为所建立的方法用于常规检验提供依据。

标准物质:具有一种或多种足够均匀和良好确定的特性值,用以校准测量装置,评价测量方法或给材料赋值的材料或物质。

二、习题精选

（一）最佳选择题

1. 关于紫外分光光度计吸光度准确度的检定,ChP 规定（　　　）

A. 使用重铬酸钾水溶液 　　　　　　　　B. 使用亚硝酸钠甲醇溶液

C. 配制成 5% 的浓度 　　　　　　　　　D. 在规定波长下的吸收系数应符合规定

E. 要求在 220nm 波长处透光率<0.8%

2. 反相色谱法流动相的最佳 pH 范围是（　　　）

A. 0~2.0 　　　B. 2.0~8.0 　　　C. 8.0~10.0 　　　D. 10.0~12.0 　　　E. 12.0~14.0

3. 高效液相色谱法色谱峰拖尾因子（对称因子）的计算公式是（　　　）

A. $n=5.54(t_R/W_{h/2})^2$ 　　　　　　　　B. $n=16(t_R/W)^2$

C. $R=\dfrac{2(t_{R_2}-t_{R_1})}{W_1+W_2}$ 　　　　　　　　D. $R=\dfrac{2(t_{R_2}-t_{R_1})}{1.70(W_{1,h/2}+W_{2,h/2})}$

E. $T=\dfrac{W_{0.05h}}{2d_1}$

4. 气相色谱法最常用的检测器是（　　　）

A. 蒸发光散射检测器 　　　　　　　　　B. 二极管阵列检测器

C. 火焰离子化检测器 　　　　　　　　　D. 电化学检测器

E. 电子捕获检测器

5. 在较短时间内,在相同条件下,由同一分析人员连续测定所得结果的 RSD 称为
（　　　）

A. 重复性 　　　　　　　B. 中间精密度 　　　　　　　C. 重现性

D. 耐用性 　　　　　　　E. 稳定性

(二) 配伍选择题

[6~8]

A. 色谱柱的效能 　　　B. 色谱系统的重复性 　　　C. 色谱峰的对称性

D. 方法的灵敏度 　　　E. 方法的准确度

以下色谱参数用于评价

6. 理论塔板数（　　　）

7. 拖尾因子（　　　）

8. 色谱峰面积或峰面积比值的 RSD（　　　）

[9~10]

A. 检测限 　　　B. 定量限 　　　C. 准确度 　　　D. 精密度 　　　E. 线性

以下检验项目需要验证的内容是

9. 鉴别试验（　　　）

10. 杂质限度检查（　　　）

[11~14]

A. 1 　　　B. 1.5 　　　C. 2.0 　　　D. 3 　　　E. 10

以下要求的限度为

11. 检测限要求信噪比（　　　）

12. 定量限要求信噪比（　　　）

13. 定量分析时要求色谱峰分离度应大于（　　　）

14. 定量分析时色谱峰面积的重复性要求 RSD 不大于（　　　）

(三) 多项选择题

15. 紫外-可见分光光度法用于含量测定的方法有（   ）

A. 对照品比较法   B. 吸收系数法   C. 主成分自身对照法

D. 灵敏度法   E. 比色法

16. HPLC 法常用的检测器有（   ）

A. 紫外-可见分光检测器   B. 蒸发光散射检测器   C. 电化学检测器

D. 电子捕获检测器   E. 质谱检测器

17. 药品质量标准分析方法验证的内容有（   ）

A. 准确度   B. 重复性   C. 专属性   D. 检测限   E. 耐用性

18. 关于分析方法准确度，以下叙述正确的是（   ）

A. 准确度系指用该方法测定的结果与真实值或参考值接近的程度

B. 准确度一般用回收率表示

C. 可用本法所得的结果与已知准确度的另一方法测定的结果进行比较验证

D. 回收率 $= \dfrac{\text{测得量}}{\text{加入量}} \times 100\%$

E. 在规定范围内，至少用 9 个测定结果（3 种浓度，每种浓度各 3 份）进行评价

(四) 是非判断题

19. 滴定度系指每 1ml 规定浓度的滴定液所相当的被测物质的质量（通常用 mg 表示）。（   ）

20. 滴定度可根据滴定反应及滴定液摩尔浓度与被测物分子量求得。（   ）

21. 根据物质在特定波长处的吸收系数（$E_{1cm}^{1\%}$）及供试溶液的吸光度可计算该溶液的浓度（g/100ml）。（   ）

22. 紫外分光光度法使用有机溶剂时，测定波长不能小于截止使用波长。（   ）

23. 某些物质受紫外光或可见光照射激发后能发射出比激发光波长较短的荧光。（   ）

24. 反相色谱系统使用极性填充剂，常用的色谱柱填充剂为化学键合硅胶。（   ）

25. 精密度系指在规定的测试条件下，同一个均匀供试品，经多次取样测定所得结果之间的接近程度。（   ）

26. 检测限是指试样中被测物能被准确测定的最低浓度或量。（   ）

27. 分析方法的转移是一个文件记录和实验确认的过程，目的是证明一个实验室在采用另一实验室建立并经过验证的法定分析方法检测样品时，该实验室有能力使用该方法，其检测结果与方法建立实验室检测结果一致。（   ）

(五) 简答题

28. 请说明剩余量滴定法含量计算公式：含量 $= \dfrac{(V_{B}^{0}-V_{B}^{S}) \times F_{B} \times T_{A}}{W} \times 100\%$ 中各符号的含义。

29. 简述紫外分光光度法对溶剂的要求。

30. 简述气相色谱法的进样方式。

31. 简述凯氏定氮法的原理与应用。

32. 简述氧瓶燃烧法用于含碘药物测定时的燃烧产物以及吸收液的选择。

33. 请简述国家标准物质的建立方法。

(六) 计算题

34. 盐酸氯丙嗪的含量测定方法如下：取本品，精密称定为 0.201 3g，加冰醋酸 10ml 与醋酐 30ml 溶解后，照电位滴定法，用高氯酸滴定液 (0.1mol/L) 滴定至终点，消耗高氯酸滴定液 (0.1mol/L) 5.64ml；进行空白试验校正，消耗高氯酸滴定液 (0.1mol/L) 0.03ml。

已知：每 1ml 高氯酸滴定液 (0.1mol/L) 相当于 35.53mg 的 $C_{17}H_{19}ClN_2S \cdot HCl$（盐酸氯丙嗪），高氯酸滴定液 (0.1mol/L) 的 F=1.005。

计算：盐酸氯丙嗪的含量。

35. 对乙酰氨基酚片的含量测定方法如下：取本品 20 片，精密称定重量为 11.437g，研细，精密称取片粉 0.045 74g，置 250ml 量瓶中，加 0.4% 氢氧化钠溶液 50ml 与水 50ml，振摇 15 分钟，用水稀释至刻度，摇匀，滤过，精密量取续滤液 5ml，置 100ml 量瓶中，加 0.4% 氢氧化钠溶液 10ml，加水至刻度，摇匀，在 257nm 波长处测得吸光度 A=0.572。

已知：对乙酰氨基酚片的规格为 0.5g；对乙酰氨基酚的吸收系数 $E_{1cm}^{1\%}$ = 715。

计算：对乙酰氨基酚片的含量。

(七) 设计题

36. 碘苯酯为 10- 对碘苯基十一酸乙酯与邻、间位的碘苯基十一酸乙酯的混合物，结构式、分子式与分子量如下。

$C_{19}H_{29}IO_2$ 416.34

拟采用氧瓶燃烧 - 碘量法测定碘苯酯的含量，请设计含量测定方法（包括原理、操作步骤、所用试剂、含量计算公式）。

三、答案与解析

(一) 最佳选择题

1.［D］ 本题考查紫外分光光度计的校正与检定。吸光度的准确度可用重铬酸钾的硫酸溶液检定。取在 120℃ 干燥至恒重的基准重铬酸钾约 60mg，精密称定，用 0.005mol/L 硫酸溶液溶解并稀释至 1 000ml，在表 8-1 规定的波长处测定并计算其吸收系数，并与规定的吸收系数比较，应符合表中的规定。

表 8-1 紫外分光光度计吸光度的准确度检定波长与吸收系数

波长 /nm	吸收系数 ($E_{1cm}^{1\%}$) 的规定值	吸收系数 ($E_{1cm}^{1\%}$) 的许可范围
235（最小）	124.5	123.0~126.0
257（最大）	144.0	142.8~146.2
313（最小）	48.6	47.0~50.3
350（最大）	106.6	105.5~108.5

杂散光的检查可按表 8-2 所列的试剂和浓度，配制成水溶液，置 1cm 石英吸收池中，在规定的波长处测定透光率，应符合表中的规定。

表 8-2　紫外分光光度计杂散光的检查波长与透光率

试剂	浓度 /%（g/ml）	测定用波长 /nm	透光率 /%
碘化钠	1.00	220	<0.8
亚硝酸钠	5.00	340	<0.8

2.［B］　本题考查反相色谱法对流动相的要求。流动相的 pH 应控制在 2.0~8.0 之间。当 pH 大于 8.0 时，可使载体硅胶溶解；当 pH 小于 2.0 时，与硅胶相连的化学键合相易水解脱落。当色谱系统中需要使用 pH 大于 8.0 的流动相时，应选用耐碱的填充剂，如采用高纯硅胶为载体并具有高表面覆盖度的键合硅胶填充剂、包裹聚合物填充剂、有机 - 无机杂化填充剂或非硅胶基键合填充剂等；当需使用 pH 小于 2.0 的流动相时，应选用耐酸的填充剂，如具有大体积侧链能产生空间位阻保护作用的二异丙基或二异丁基取代十八烷基硅烷键合硅胶填充剂、有机 - 无机杂化填充剂等。

3.［E］　本题考查色谱系统适用性试验内容。色谱系统适用性试验通常包括理论塔板数、分离度、灵敏度、重复性和拖尾因子等 5 个指标。色谱柱的理论塔板数 $n=(t_R/\sigma)^2=16(t_R/W)^2$ 或 $n=5.54(t_R/W_{h/2})^2$；色谱峰的分离度 $R=2(t_{R_2}-t_{R_1})/(W_1+W_2)$ 或 $R=2(t_{R_2}-t_{R_1})/1.70(W_{1,h/2}+W_{2,h/2})$；灵敏度通常以信噪比（$S/N$）表示，定量测定时，$S/N \geq 10$；定性测定时，$S/N \geq 3$；色谱系统的重复性通常以连续进样 5 次，除另有规定外，以其峰面积测量值（外标法）或平均校正因子（内标法）的相对标准偏差（RSD）表示，通常要求 RSD ≤ 2.0%；色谱峰的拖尾因子，以峰高作定量参数时，除另有规定外，T 值应在 0.95~1.05 之间。

4.［C］　本题考查气相色谱法检测器。除另有规定外，一般用火焰离子化检测器（FID），检测温度一般应高于柱温，并不得低于 150℃，以免水蒸气凝结，通常为 250~350℃。

5.［A］　本题考查方法学验证的精密度。重复性系指在较短的时间间隔内，在相同的操作条件下，由同一分析人员连续测定同一均匀样品所得结果的精密度，也称批内精密度或日内精密度；中间精密度系指在同一个实验室，由于实验室内部条件的改变，如不同时间由不同分析人员用不同设备测定所得结果之间的精密度；重现性系指在不同实验室由不同分析人员测定结果之间的精密度。对于原料药（含量水平 100%），要求重复性 RSD ≤ 1%，重现性 RSD ≤ 2%；对于药物制剂（含量水平 10%），要求重复性 RSD ≤ 1.5%，重现性 RSD ≤ 3%；对于有关物质（含量水平 1%~0.1%），要求重复性 RSD ≤ 2%~3%，重现性 RSD ≤ 4%~6%；在基质复杂、含量低于 0.01% 及多成分等分析中，精密度接受范围可适当放宽。

（二）配伍选择题

6~8.［6A；7C；8B］　本组题考查色谱系统适用性内容。色谱系统适用性试验通常包括理论塔板数、分离度、灵敏度、重复性和拖尾因子等 5 个指标。色谱柱的理论塔板数（n）用于评价色谱柱的分离效能。色谱峰的分离度（R）用于评价待测物质与被分离物质之间的分离程度，是衡量色谱系统分离效能的关键指标。灵敏度用于评价色谱系统检测微量物质的能力，通常以信噪比（S/N）来表示。通过测定一系列不同浓度的供试品或对照品溶液来测定信噪比。定量测定时，信噪比应不小于 10；定性测定时，信噪比应不小于 3。系统适用性试验中可以设置灵敏度实验来评价色谱系统的检测能力。色谱系统的重复性：用于评价连续进样中，色谱系统响应值的重复性能。通常取各品种项下的对照品溶液，连续进样 5 次，除另有规定外，其峰面积测量值（外标法）或平均校正因子（内标法）的相对标准偏差应不大于 2.0%；色谱峰的拖尾因子（T）用于评价色谱峰的对称性，除另有规定外，用峰高定量时 T 应在 0.95~1.05 之间。

9~10.［9A；10A］　本组题考查分析方法验证内容与要求。药品质量标准分析方法验证内容选择的一般原则如下。

(1)非定量分析：如鉴别试验和杂质的限度检查法，一般需要验证方法的"专属性"、"检测限"和"耐用性"3 项内容。

(2)定量分析：如原料药或制剂的含量测定及含量均匀度、溶出度或释放度的测定方法，除用于验证方法灵敏度的"检测限"和"定量限"外，其余 6 项内容均需验证。

(3)微量定量分析：如杂质的定量测定方法，除"检测限"视情况而定外，其余 7 项内容均需验证。即，在定量分析方法验证的基础上，增加"定量限"，以确保方法可准确测定微量组分的含量。

11~14.［11D；12E；13B；14C］　本组题考查分析方法验证内容与色谱系统适用性试验要求。一般以信噪比 $S/N=3$ 时的相应浓度或注入仪器的量确定检测限(LOD)；信噪比 $S/N=10$ 时相应的浓度或注入仪器的量确定定量限(LOQ)。色谱系统适用性试验要求，除另有规定外，定量分析时要求色谱峰分离度应大于 1.5；色谱峰面积的重复性要求 RSD 不大于 2.0%；以峰高作为定量参数时，拖尾因子 T 应在 0.95~1.05。

(三) 多项选择题

15.［ABE］　本题考查紫外 - 可见分光光度法用于含量测定的方法。用于含量测定的方法一般有以下几种。

(1)对照品比较法：在规定的波长测定供试品溶液和对照品溶液的吸光度后，按 $c_X=\dfrac{A_X \times c_R}{A_R}$ 式计算供试品中被测溶液的浓度。原料药百分含量的计算公式为：含量 $=\dfrac{c_X \times D}{W} \times 100\%$；固体制剂含量相当于标示量的百分数计算公式为：标示量 $\%=\dfrac{c_X \times D \times \overline{W}}{W \times B} \times 100\%$。

(2)吸收系数法：按各品种项下的方法配制供试品溶液，在规定的波长处测定其吸光度，再以该品种在规定条件下的吸收系数计算含量。

(3)计算分光光度法：计算分光光度法有多种，使用时应按各品种项下规定的方法进行。当吸光度处在吸收曲线的陡然上升或下降的部位测定时，波长的微小变化可能对测定结果造成显著影响，所以对照品和供试品的测试条件应尽可能一致。计算分光光度法一般不宜用作含量测定。

(4)比色法：供试品本身在紫外 - 可见光区没有强吸收，或在紫外区虽有吸收，但为了避免干扰或提高灵敏度，可加入适当的显色剂，使反应产物的最大吸收移至可见光区后测定，这种测定方法称为比色法。用比色法测定时，由于显色时影响显色深浅的因素较多，应取供试品与对照品或标准品同时操作。按上述(1)法计算供试品浓度与含量。

16.［ABCE］　本题考查高效液相色谱法常用检测器。HPLC 法最常用的检测器为紫外 - 可见分光检测器，包括二极管阵列检测器。其他常用的检测器有荧光检测器、蒸发光散射检测器、示差折光检测器、电化学检测器和质谱检测器等。其中，紫外 - 可见分光检测器、荧光检测器和电化学检测器为选择性检测器，其响应值不仅与被测物质的量有关，还与其结构有关；蒸发光散射检测器和示差折光检测器为通用型检测器，对所有物质均有响应；结构相似的物质在蒸发光散射检测器的响应值几乎仅与被测物质的量有关。

17. 〔ABCDE〕 本题考查药品质量标准分析方法验证的内容。验证内容有准确度、精密度(包括重复性、中间精密度和重现性)、专属性、检测限、定量限、线性、范围和耐用性。

18. 〔ABCDE〕 本题考查准确度验证方法。准确度系指用该方法测定的结果与真实值或参考值接近的程度,一般用回收率表示,或用本法所得的结果与已知准确度的另一方法测定的结果进行比较。在规定范围内,至少用 9 个测定结果进行评价。例如,设计 3 种不同浓度,每种浓度分别制备至少 3 份供试品溶液,进行测定。比如,一般要求分别配制浓度为 80%、100% 和 120% 的供试品溶液各 3 份,分别测定其含量,将实测值与理论值比较,计算回收率。对于原料药(含量水平 100%),回收率限度是 98%~101%;对于药物制剂(含量水平 10%),回收率限度是 95%~102%;对于有关物质(含量水平 1%~0.1%),回收率限度是 92%~105% 至 90%~108%;在基质复杂、被测物质含量低于 0.01% 及多成分等分析中,回收率限度可适当放宽。

(四) 是非判断题

19. √ 本题考查滴定度的概念。滴定度系指每 1ml 规定浓度的滴定液所相当的被测物质的质量,ChP 用毫克(mg)表示。

20. √ 本题考查滴定度的计算与应用。在容量分析中,被测物质分子(A)与滴定剂(滴定液中的反应物质单元,B)之间按一定的摩尔比进行反应,反应可表示为 $aA+bB \rightarrow cC+dD$,被测物质的量(W_A)可由公式计算:$W_A = m_B \times V_B \times \dfrac{a}{b} \times M_A$,$a$ 与 b 分别为被测物质与滴定剂进行反应的最简摩尔数(mol),M_A 为被测物质的摩尔质量(分子量,g/mol),m_B 为滴定液的摩尔浓度(mol/L)。

21. √ 在药物分析中,E 通常采用百分吸收系数($E_{1cm}^{1\%}$)表示,其物理意义为:当待测溶液浓度为每 100ml 中含待测药物 1g(1%),液层厚度为 1cm 时的吸光度值。

所以,当已知某纯物质在特定条件下的吸收系数($E_{1cm}^{1\%}$),可用相同条件将含该物质的供试品制成供试溶液,测定其吸光度后即可按公式计算出供试溶液中含该物质的量 $c(g/100ml) = \dfrac{A}{E_{1cm}^{1\%} \times l}$,进而计算出供试品的含量。

22. √ 含有杂原子的有机溶剂,通常均具有很强的末端吸收。因此,当作溶剂使用时,它们的使用范围均不能小于截止使用波长。例如甲醇、乙醇的截止使用波长为 205nm。另外,当溶剂不纯时,也可能增加干扰吸收。因此,在测定供试品之前,应先检查所用的溶剂在供试品所用的波长附近是否符合要求,即将溶剂置 1cm 石英吸收池中,以空气为空白(即空白光路中不置任何物质)测定其吸光度。溶剂和吸收池的吸光度在 220~240nm 范围内不得超过 0.40;在 241~250nm 范围内不得超过 0.20;在 251~300nm 范围内不得超过 0.10;在 300nm 以上时不得超过 0.05。

23. × 某些物质受紫外光或可见光照射激发后能发射出比激发光波长较长的荧光。当激发光停止照射后,荧光随之消失。物质的激发光谱和荧光发射光谱,可以用于该物质的定性分析。当激发光强度、波长、所用溶剂及温度等条件固定时,物质在一定浓度范围内,其荧光强度(发射光强度)与溶液中该物质的浓度成正比关系,可以用于定量分析。

24. × 反相色谱系统使用非极性填充剂,常用的色谱柱填充剂为十八烷基硅烷键合硅胶,辛基硅烷键合硅胶和苯基键合硅胶等也有使用。正相色谱系统使用极性填充剂,常用的填充剂有硅胶、氨基键合硅胶和氰基键合硅胶等。离子交换色谱系统使用离子交换填充剂;分子排阻色谱系统使用凝胶或高分子多孔微球等填充剂;对映异构体的分离通常使用手性填充剂。

25. √ 精密度系指在规定的条件下,同一份均匀供试品,经多次取样测定所得结果之间的接近程度。精密度一般用偏差、标准偏差(S 或 SD)或相对标准偏差(RSD)表示。

26. × 检测限(limit of detection, LOD)是指试样中被测物能被检测出的最低浓度或量。LOD 是一种限度检验效能指标,它反映方法是否具有灵敏的检测能力,即是否具备足够的灵敏度。它无须准确定量,只要指出高于或低于该规定的浓度或量即可。

27. × 分析方法的转移是一个文件记录和实验确认的过程,目的是证明一个实验室在采用另一实验室建立并经过验证的非法定分析方法检测样品时,该实验室有能力使用该方法,其检测结果与方法建立实验室检测结果一致。

(五) 简答题

28. 答:剩余量滴定法含量计算公式中,V_B^0 为空白试验时消耗滴定液 B 的体积(ml);V_B^S 为样品测定时消耗滴定液 B 的体积(ml);F_B 为滴定液 B 的浓度校正因子;T_A 为滴定液 A 对被测物质的滴定度(mg/ml);W 为供试品的称取量(mg)。

29. 答:含有杂原子的有机溶剂,通常均具有很强的末端吸收。因此,当作溶剂使用时,它们的使用范围均不能小于截止使用波长。例如甲醇、乙醇的截止使用波长为 205nm。另外,当溶剂不纯时,也可能增加干扰吸收。因此,在测定供试品之前,应先检查所用的溶剂在供试品所用的波长附近是否符合要求,即将溶剂置 1cm 石英吸收池中,以空气为空白(即空白光路中不置任何物质)测定其吸光度。溶剂和吸收池的吸光度在 220~240nm 范围内不得超过 0.40;在 241~250nm 范围内不得超过 0.20;在 251~300nm 范围内不得超过 0.10;在 300nm 以上时不得超过 0.05。

30. 答:气相色谱法的进样方式一般可采用溶液直接进样或顶空进样。

(1)溶液直接进样:采用微量注射器、微量进样阀或有分流装置的气化室手动进样;采用手动进样或自动进样时,进样口温度应高于柱温 30~50℃;进样量一般不超过数微升(μl);柱径越细,进样量应越少,采用毛细管柱时,一般应分流以免过载。

(2)顶空进样:适用于固体和液体供试品中挥发性组分的分离和测定。将固态或液态的供试品制成供试液后,置于密闭小瓶中,在恒温控制的加热室中加热至供试品中挥发性组分在液态和气态达到平衡后,由进样器自动吸取一定体积的顶空气注入色谱柱中。

31. 答:凯氏定氮法系将含氮有机药物与硫酸在凯氏烧瓶中共热,药物分子中有机结构被氧化分解(也称消解或消化)成二氧化碳和水,有机结合的氮则转变为无机氨,并与过量的硫酸结合为硫酸氢铵,经氢氧化钠分解释放出氨,后者借水蒸气被蒸馏出,用硼酸溶液或定量的酸滴定液吸收后,再用酸或碱滴定液滴定。为使有机药物中的氮定量转化,必须使有机结构分解完全,但消解液长时间受热可导致铵盐分解。因此,常在硫酸中加入硫酸钾(或无水硫酸钠)提高硫酸沸点,以提高消解温度;同时加入催化剂加快消解速度,以缩短消解时间。常用的催化剂是价廉、低毒、无挥发性的硫酸铜。

本法主要应用于蛋白质含量(通则 0731 第一法)以及含有氨基或酰胺结构药物的含量测定。对于以偶氮或肼等结构存在的含氮药物,因在消解过程中易于生成氮气而损失,需在消解前加锌粉还原后再依法处理;而杂环中的氮,因不易断键而难以消解,可用氢碘酸或红磷还原为氢化杂环后再进行消解;对于含氮量较高(超过 10%)的样品,可在消解液中加入少量多碳化合物,如蔗糖、淀粉等作为还原剂,以利于氮转变为氨。

32. 答：测定含碘药物时，分解产生的碘化氢可被氧气进一步氧化，其燃烧产物主要为单质碘，并含有少量的碘酸（HIO_3）与次碘酸（HIO）及微量的碘化氢（HI），当使用硝酸银滴定法测定含量时，可用水 - 氢氧化钠溶液 - 二氧化硫饱和溶液作为吸收液；若使用间接碘量法测定时，则可以水 - 氢氧化钠溶液为吸收液，此时吸收液中的待测物为碘酸钠与碘化钠，可用溴 - 醋酸溶液将碘化氢氧化为碘酸，再用甲酸还原并通空气除净剩余的溴后，加碘化钾，与碘酸定量反应生成单质碘，最后用硫代硫酸钠滴定液滴定生成的碘。

33. 答：建立国家药品标准物质的工作包括确定品种、获取候选药品标准物质、确定标定方案、分析标定、审核批准和分包装。

(1) 品种的确定：除另有规定外，根据国家药品标准制定或修订所提出的使用要求（品种、用途等），确定需要制备的品种。

(2) 候选药品标准物质的获取：候选标准品、对照品及参考品应从正常工艺生产的原料中选取一批质量满意的产品或从中药材（含饮片）中提取获得。

候选对照提取物应从基源明确的中药材（含饮片）或其他动植物中提取获得。

候选对照药材应从基源和药用部位明确的中药材获得。

(3) 国家药品标准物质的标定：国家药品标准物质的标定须经 3 家以上国家药品监督管理部门认可的实验室协作完成。参加标定单位应采用统一的设计方案、统一的方法和统一的记录格式，标定结果应经统计学处理（需要至少 5 次独立的有效结果）。国家药品标准物质的标定结果一般采用各参加单位标定结果的均值表示。

国家药品标准物质的标定包括定性鉴别、结构鉴定、纯度分析、量值确定和稳定性考察等。

(4) 分装、包装：国家药品标准物质的分包装条件参照药品 GMP 要求执行，主要控制分包装环境的温度、湿度、光照及与安全性有关的因素等。

国家药品标准物质采用单剂量包装形式以保证使用的可靠性。包装容器所使用的材料应保证国家药品标准物质的质量。

(六) 计算题

34. 解：本题为直接滴定法，含量计算过程如下。

取样量 $W=0.201\ 3\text{g}$，高氯酸滴定液消耗体积 $V=5.64\text{ml}$，空白试验消耗 $V_0=0.03\text{ml}$，滴定度 $T=35.53\text{mg/ml}$，$F=1.005$

$$含量 = \frac{(V-V_0) \times F \times T}{W} \times 100\% = \frac{(5.46-0.03) \times 1.005 \times 35.53}{0.201\ 3 \times 1\ 000} \times 100\% = 96.3\%$$

35. 解：本题按吸收系数法计算，含量占标示量的百分数（标示量 %）计算过程如下。

吸光度 $A=0.572$，片重 $W=0.045\ 74\text{g}$，吸收系数 $E_{1cm}^{1\%}=715$，规格 $B=0.5\text{g}$

$$标示量\ \% = \frac{A \times D \times \overline{W}}{E_{1cm}^{1\%} \times 100 \times W \times B} \times 100\%$$

$$= \frac{0.572 \times (250 \div 5 \times 100) \times (11.437 \div 20)}{715 \times 100 \times 0.045\ 74 \times 0.5} \times 100\% = 100.0\%$$

(七) 设计题

36. 解: 本品系有机碘化物, 经氧瓶燃烧转变为单质碘(同时存在多价态), 被定量吸收于吸收液中, 并在氢氧化钠作用下生成碘化钠与碘酸钠, 再在醋酸溶液经溴氧化全部转变为碘酸, 过量的溴用甲酸还原后通入空气除去。加入碘化钾, 与碘酸定量反应析出游离碘, 再用硫代硫酸钠滴定液滴定。

反应式:

$$I_2 + 2NaOH \longrightarrow NaIO + NaI + H_2O$$

$$3NaIO \xrightarrow{OH^-} NaIO_3 + 2NaI$$

$$3Br_2 + I^- + 3H_2O \longrightarrow IO_3^- + 6HBr$$

$$Br_2(过量的) + HCOOH \longrightarrow 2HBr + CO_2\uparrow$$

$$HIO_3 + 5HI \xrightarrow{H^+} 3I_2 + 3H_2O$$

$$I_2 + 2Na_2S_2O_3 \longrightarrow 2NaI + Na_2S_4O_6$$

测定法: 取本品约 20mg, 精密称定, 照氧瓶燃烧法进行有机破坏, 用氢氧化钠试液 2ml 与水 10ml 为吸收液, 待吸收完全后, 加溴醋酸溶液(取醋酸钾 10g, 加冰醋酸适量使溶解, 加溴 0.4ml, 再加冰醋酸使成 100ml)10ml, 密塞, 振摇, 放置数分钟, 加甲酸约 1ml, 用水洗涤瓶口, 并通入空气流约 3 分钟以除去剩余的溴蒸气, 加碘化钾 2g, 密塞, 摇匀, 用硫代硫酸钠滴定液(0.02mol/L)滴定, 至近终点时, 加淀粉指示液, 继续滴定至蓝色消失, 并将滴定的结果用空白试验校正。每 1ml 硫代硫酸钠滴定液(0.02mol/L)相当于 1.388mg 的 $C_{19}H_{29}IO_2$。

$$含量 = \frac{V \times F \times T}{W} \times 100\%$$

滴定度的计算: 每 1 摩尔(mol)的本品经燃烧、处理, 最终产生 3mol 的碘(I_2), 用硫代硫酸钠滴定时, 每 1mol 的碘(I_2)消耗 2mol 的硫代硫酸钠。所以, 本品与滴定剂(硫代硫酸钠)反应的摩尔比为 1:6, 滴定度(T)=416.34 × $\frac{1}{6}$ × 0.02 = 1.388(mg/ml)。

(赵云丽)

第九章 体内药物的分析评价

一、基本内容

(一) 体内药物分析

体内药物分析是指体内生物样本(生物体液、器官或组织)中药物及其代谢产物或内源性生物活性物质的定量分析。体内药物分析与药代动力学、毒代动力学、生物等效性试验和临床治疗药物监测等方面研究密切相关,它直接关系到药物的体内作用机制探讨与质量评价和药物临床使用的安全性、有效性与合理性。

(二) 体内样本

体内样本又称生物样本,包括血液、尿液、唾液、头发、脏器组织、粪便等。药物在体内主要依靠血液输送至作用部位,因此血药浓度可作为药物在作用部位浓度的表观指标,即血浆、血清或全血是体内药物分析的主要样本。体内药物分析监测的目标主要有药物及其特定代谢产物、内源性生物活性物质等。药物及其在体内的某些代谢产物常具有一定的生理活性,它们在体内的变化规律对药理学与毒理学评价极为重要;机体内源性生物活性物质往往参与机体重要的生理过程,其变化规律的异常改变也与某些疾病的发病机制密切相关。

(三) 生物样本前处理

生物样本在测定之前通常进行分离净化与浓集等样本处理操作,目的是使待测药物游离、满足测定方法的要求、改善分析环境。常用的预处理方法包括蛋白沉淀法、分离与浓集法、缀合物水解、化学衍生化法等方法。其中,蛋白沉淀法主要有溶剂沉淀法、中性盐盐析法、强酸沉淀法、重金属盐沉淀法及热凝固法;分离与浓集法通常采用液相萃取法、固相萃取法与超滤法。

(四) 体内药物分析方法

体内药物分析方法主要有色谱分析法、免疫分析法和生物学方法。其中,色谱分析法主要包括气相色谱法、高效液相色谱法、色谱 - 质谱联用法等,可用于药代动力学研究与临床治疗药物监测的体内样本中大多数小分子药物及其特定代谢产物的测定;而液相色谱 - 质谱联用法也可用于蛋白质、多肽等生物大分子类药物或内源性生物活性物质的测定与分析;免疫分析法主要有放射免疫分析法、酶免疫分析法、荧光免疫分析法等,适用于体内样本中生物大分子类药物的测定;生物学或微生物学方法适用于体内样本中抗生素类药物的测定。

(五) 生物样本分析方法验证

生物样本分析方法验证应在试验样本分析之前,分为完整验证、部分验证和交叉验证 3 种情况。对于首次建立的生物样本分析方法、新的药物或新增代谢产物的定量分析,应进行完整的方法学验证。分析方法学验证的内容主要包括选择性、定量下限、响应函数和校正范围(标准曲线性能)、准确度、精密度、基质效应、稳定性等。

【本章关键词】

蛋白沉淀法:在血样中加入一定的试剂,使得蛋白质凝聚发生沉淀,结合型的药物被释放出来,随后通过离心或过滤的方式除去蛋白,以便测定药物总浓度。常用的试剂包括亲水性有机溶剂、中性盐、强酸。当药物热稳定性好亦可采用热凝固法。

液相萃取法:一般药物多为亲脂性,在适当的有机溶剂中溶解度大于在水相中溶解度,而体液样本中大多数内源性干扰物质是强极性的水溶性物质。在体液样本中加入与水不相混溶的有机溶剂,利用待测药物和内源性干扰物质的分配系数不同使得药物和干扰物质分离。

固相萃取法:在色谱理论基础上发展起来的前处理技术,不同的填料作为固定相装入微型小柱,含有药物的生物样本溶液通过小柱时,由于受到"吸附""分配""离子交换"或其他亲和力作用,药物及内源性干扰物质同时被保留在固定相上,用适当的溶剂洗去干扰物质,再用适当溶剂洗脱药物,实现药物和内源性干扰物质的分离。

分析方法选择性:证明使用该方法所测定的物质是预期的待测物,生物样本所含的内源性物质和相应代谢产物、降解产物及其他共同使用药物不干扰样本测定或干扰在可接受范围内。

质控样本:指在空白生物基质中加入已知量待测物对照标准物质制成的样本,用于监测生物分析方法的效能和评价每一分析批中试验样本分析结果的完整性和正确性。

提取回收率:指从生物样本基质中回收得到待测物的响应值与加入质控样本浓度的含待测物的纯溶液至提取后的空白基质样本中产生的响应值的比值,通常以 % 表示。

二、习题精选

(一) 最佳选择题

1. 体内药物分析中,最常用的生物样本是(　　)

A. 血浆　　　　B. 尿液　　　　C. 唾液　　　　D. 胃　　　　E. 十二指肠

2. 血浆占全血量的比例是(　　)

A. 20%~30%　　　　　B. 30%~40%　　　　　　C. 40%~50%

D. 50%~60%　　　　　E. 60%~70%

3. 常用的蛋白沉淀的试剂是(　　)

A. 醋酸　　　　B. 冰醋酸　　　　C. 乙腈　　　　D. 盐酸　　　　E. 硫酸

4. 以下不属于生物样本性质特点的是(　　)

A. 样本量少,不易重新获得

B. 一次采样一般在 5ml 以上,以满足测定需求

C. 待测药物浓度低,需要高灵敏度检测方法

D. 药物代谢产物会干扰原型药物测定

E. 体内样本中的蛋白质、脂肪等内源性物质会干扰测定

5. 唾液样本采集后,放置分成泡沫部分、透明部分及乳白色沉淀部分,用于药物浓度测定的是(　　)

A. 泡沫部分　　　　　B. 透明部分　　　　　　C. 乳白色沉淀部分

D. 离心后上层清液部分　　E. 唾液样本全部

6. 毛发样本主要用于以下目的的是（　　　）

A. 生物利用度研究

B. 药物剂量回收

C. 药物清除率

D. 非法滥用药物的甄别以及毒性药物的检测

E. 以上均不是

7. 关于结构中含有酯键的药物,采集全血样本后应做以下正确处理（　　　）

A. 在室温放置 2 小时后进行血浆或者血清制备

B. 立即加入酯酶抑制剂,再进行血浆或血清制备

C. 立即加入维生素 C 等还原剂,再进行血浆或血清制备

D. 避光进行血浆或血清制备

E. 在 4℃冰箱冷藏 2 小时后进行血浆或者血清制备

8. 血浆样本的稳定性考察内容通常不包括的试验是（　　　）

A. 血浆样本的室温放置　　　　　　　　B. 血浆样本的冷冻保存

C. 血浆样本冻融循环　　　　　　　　　D. 经处理后溶液的冷冻保存

E. 经处理后溶液的室温或特定温度放置

9. 在体内药物分析方法的建立过程中,空白生物基质试验用于以下验证指标的是（　　　）

A. 确定 HPLC 检测波长　　　　　　　　B. 确定方法灵敏度

C. 考察方法的选择性　　　　　　　　　D. 考察方法的线性范围

E. 考察方法的准确度

10. 亲脂性键合硅胶 SPE 柱的一般操作步骤是（　　　）

A. 甲醇活化、上样、淋洗干扰物质、洗脱待测成分

B. 甲醇活化、水冲洗去过多甲醇、上样、洗脱待测成分

C. 上样、淋洗干扰物质、洗脱待测成分

D. 甲醇活化、水冲洗去过多甲醇、上样、淋洗干扰物质、洗脱待测成分

E. 上样、甲醇活化、淋洗干扰物质、洗脱待测成分

11. 当采用液相萃取法测定血浆中碱性药物（pK_a=8.0）时,血浆最佳 pH 是（　　　）

A. 4.0　　　　　　　　　　　B. 6.0　　　　　　　　　　　C. 8.0

D. 10.0　　　　　　　　　　 E. 12.0

12. 体内样本分析标准曲线各浓度点的计算值与标示值之间的偏差以 RE 表示,判断合格的可接受范围是（　　　）

A. 所有浓度点在 ±20% 以内

B. 所有浓度点在 ±15% 以内

C. 最低浓度点在 ±20% 以内,其余浓度点在 ±15% 以内

D. 最低浓度点在 ±15% 以内,其余浓度点在 ±10% 以内

E. 最低浓度点在 ±15% 以内,其余浓度点在 ±5% 以内

13. 关于基质效应,以下说法不正确的是（　　　）

A. 样本中存在的其他干扰物质如内源性物质对待分析物响应造成的影响

B. 采用 HPLC-UV 作为分析技术进行样本测定时候,需要考察基质效应

C. 采用 LC-MS 测定样本时,由于离子化效率会受到基质成分影响,需要考察基质效应

D. 待分析物和内标的基质因子用于评价基质效应,并进一步计算内标归一化基质因子进行评价

E. 除正常基质外,溶血的血浆样本基质效应也应关注

14. 测定血浆游离药物浓度的首选前处理方法是( )

A. 蛋白沉淀法   B. 液相萃取法   C. 固相萃取法

D. 超滤法   E. 缀合物水解

15. 关于体内样本的制备与处理,以下说法不正确的是( )

A. 动物实验采血需要兼顾动物福利,如大鼠一般每次 0.2ml 左右

B. 采集的静脉血置于离心管中,放置 30 分钟后离心,获得上层清液为血浆

C. 尿液采集后需要加入一定的防腐剂保存

D. 采集的样本如不能一次性测定完毕,应以小体积分装贮存

E. 分离得到的血浆或者血清应在 −20℃或 −80~−70℃冷冻长期保存

(二) 配伍选择题

[16~19]

A. 血清   B. 尿液   C. 心脏

D. 粪便   E. 头发

以下试验目的宜选用的体内样本是

16. 临床治疗药物监测( )

17. 药物体内代谢类型研究( )

18. 用药史估计研究( )

19. 口服药物胃肠道排泄研究( )

[20~23]

A. 准确度   B. 精密度   C. 定量下限

D. QC 样本   E. 提取回收率

20. 用于评价预处理方法将生物样本中待测物从生物基质中提取出来的能力( )

21. 在分析过程质控中,对分析方法进行质量监控( )

22. 在确定的分析条件下测得的试验样本浓度与真实浓度的接近程度( )

23. 测定样本中满足准确度和精密度的最低浓度( )

[24~27]

A. 评价内源性物质干扰   B. 评价未知代谢产物干扰

C. 确定基础色谱条件   D. 评价提取回收率

E. 评价同服药物的干扰

24. 比较 QC 样本和用药后个体的试验样本的色谱图( )

25. 用待分析物和内标的标准物质配制成一定浓度纯净溶液进行分析( )

26. 比较 QC 样本处理之后的响应与空白生物基质同法处理再加入标准物质之后的响应( )

27. 临床监测丙戊酸钠色谱分析方法,比较色谱图中丙戊酸钠和卡马西平、拉莫三嗪的保留时间及分离度( )

[28~31]

A. 20%   B. ±15%   C. 15%   D. 10%   E. 5%

28. 校正标样配制过程中加入的非基质溶液(配制校正标样的工作溶液)不应超过样本总体积的(   )

29. 空白生物基质中的干扰组分应低于分析物定量下限的(   )

30. 定量下限的精密度要求为 RSD 小于(   )

31. 低、中、高 QC 样本的准确度以 RE 表示不超过(   )

(三) 分析选择题

采用 HPLC-UV 测定人血浆中的氧氟沙星,用于氧氟沙星缓释片生物等效性研究。给药剂量为 400mg;单次给药后在不同时间点取血,至 48 小时结束;每次取静脉血 2ml;预实验(3 名志愿者)表明,给予参比制剂(普通片)和受试制剂(缓释片)的达峰浓度分别为 (6.2 ± 1.8) μg/ml 和 (4.1 ± 1.1) μg/ml,达峰时间分别为 (1.8 ± 0.6) 小时和 (4.5 ± 1.6) 小时,由于 48 小时血药浓度较低,未能准确定量,需要对分析方法进行进一步优化。已知前处理方法为:取 0.2ml 血浆加入 0.6ml 乙腈(含内标洛美沙星)沉淀蛋白,离心后取上清液 20μl 进样分析,定量下限为 0.5μg/ml。

32. 以下符合本研究需要的工作曲线范围(μg/ml)的是(   )

A. 0.3~3   B. 0.6~6   C. 0.1~10   D. 0.6~10   E. 0.3~30

33. 选择洛美沙星为内标的原因是(   )

A. 洛美沙星与氧氟沙星是同类药物,可能会一同服用

B. 洛美沙星与氧氟沙星结构类似,具有相似的色谱行为和提取回收率

C. 洛美沙星价廉易得

D. 洛美沙星有助于血浆中氧氟沙星稳定

E. 洛美沙星没有基质效应,定量更加准确

34. 为了提高检测灵敏度,可以考虑优化的分析条件不包括(   )

A. 选择灵敏度更高的检测器,如 MS 或者荧光检测器

B. 更改前处理方法,如采用液液萃取或者固相萃取进行富集

C. 采用更多血浆样本,如 0.5ml 血浆进行乙腈蛋白沉淀

D. 采用 UPLC 进行分析,提高检测信噪比

E. 将蛋白沉淀剂更换为高氯酸,减少血浆样本稀释的倍数

35. 更改液相萃取为前处理方法,以下研究正确的是(   )

A. 确定氧氟沙星 pKa,以调整水相的 pH 使待分析物分子形体比例最大

B. 无须更改现有色谱条件,可以直接用于液液萃取后样本测定

C. 液液萃取应选择正己烷为萃取溶剂,萃取效率高

D. 萃取溶剂与血浆样本体积比为 0.5:1,对样本稀释倍数最小

E. 0.2ml 血浆样本萃取、挥干后,应用 0.5ml 流动相复溶,降低内源性物质干扰

(四) 多项选择题

36. 去除血浆中蛋白,可采用的方法有(   )

A. 加入甲醇   B. 加入异丙醇   C. 加入硝酸

D. 加入氢氧化钠   E. 加热至 90℃

37. 在体内药物分析方法的建立,分离条件的筛选时应做的试验有(   )

A. 空白溶剂试验   B. 空白生物基质试验   C. 质控样本试验

D. 试验样本测试   E. 检测灵敏度试验

38. 在体内药物分析方法的建立过程中,用 QC 样本进行验证的项目有(　　　　)

A. HPLC 检测波长　　　　B. 方法的准确度　　　　　　C. 方法的专属性

D. 方法的提取回收率　　E. 方法的精密度

39. 生物样本预处理目的有(　　　　)

A. 使药物从结合物中释放　　　　　　　B. 使药物从缀合物中释放

C. 提高检测灵敏度　　　　　　　　　　D. 改善方法选择性

E. 延长仪器使用寿命

40. 根据体内药物分析研究需要,血浆样本中测定的对象包括(　　　　)

A. 游离型和结合型药物总和　　　　　　B. 游离型药物

C. 药物活性代谢物　　　　　　　　　　D. 结合型药物

E. 内源性活性物质

41. 血样分析应用的目的有(　　　　)

A. 生物利用度的评价　　　　　　　　　B. 药物动力学的研究

C. 临床药物监测　　　　　　　　　　　D. 有关物质的检查

E. 内源性活性物质的测定

42. 生物样本预处理时应考虑的问题有(　　　　)

A. 被测组分的理化性质　　　　　　　　B. 被测组分的浓度范围

C. 测定的目的　　　　　　　　　　　　D. 生物样本种类

E. 试验药品的辅料组成

43. 在体内药物分析中表示方法精密度的指标包括(　　　　)

A. 日内或批内精密度　　B. 日间或批间精密度　　C. 中间精密度

D. 重现性　　　　　　　E. 回收率

44. 在建立体内药物的 HPLC 分析法时,确定方法选择性时要考虑的干扰物质的来源包括(　　　　)

A. 药物制剂的辅料　　　B. 内源性物质　　　　　C. 代谢产物

D. 药物中的杂质　　　　E. 同时配伍用的药物

45. 体内药物分析中常用的检测方法有(　　　　)

A. HPLC-UV　　　　　　B. HPLC-MS　　　　　　C. RIA

D. 生物学法　　　　　　E. 酸碱滴定法

(五) 是非判断题

46. 血浆样本经乙腈去蛋白后,上清液显酸性。(　　　)

47. 生物样本处理能够提高待分析物的信噪比。(　　　)

48. 甲醇或乙腈是常用的与水相混溶的去除蛋白质的溶剂。(　　　)

49. 生物样本分析中,以标准曲线的最低点作为定量下限。(　　　)

50. 生物样本分析方法验证中,精密度用实际样本测定。(　　　)

51. 在用高氯酸去蛋白时,血浆样本与沉淀溶剂的体积比应为 1∶0.6。(　　　)

52. 在方法学验证中,至少选择 3 个不同个体的空白基质评价选择性。(　　　)

53. 在体内分析样本测定时,高于标准曲线定量上限的样本,可以采用外推的方式计算得到。(　　　)

54. 体内药物分析过程中,每个分析批均应随行一条标准曲线,并加入中浓度随行 QC

样本进行质量控制。(　　　)

55. 准确度的验证需要考察高、中、低 3 个浓度的 QC 样本,其中高浓度约为定量上限的一半。(　　　)

(六) 简答题

56. 体内药物分析中常用的蛋白沉淀法有哪几种? 并以血浆样本为例,简述任一方法的操作步骤及特点。

57. 生物样本种类有哪些? 体内药物分析的特点是什么?

58. 简述体内药物分析方法验证与体外常规药物含量测定方法验证的区别。

(七) 设计与分析题

59. 阿司匹林结构中具有酯键,可以被血浆酯酶代谢成水杨酸,因此口服给药之后,血浆中可以检测到阿司匹林及其代谢产物水杨酸。现需要建立 HPLC-UV 法对大鼠血浆中的阿司匹林及其代谢产物水杨酸进行定量分析,用于完成阿司匹林大鼠口服给药血浆药代动力学研究。

(1) 请设计适合富集样本的前处理方法,列举基本操作步骤及方法选择要点。

(2) 针对阿司匹林会被血浆酯酶代谢的特性,如何设计实验来证明其全血取出后的稳定性,请阐述实验设计思路。

60. 人血浆中维生素 C 浓度的测定采用 HPLC-UV 法。

色谱条件为:色谱柱为 C_{18} 柱($4.6mm \times 200mm$, $5\mu m$);流动相为甲醇 -0.5% 偏磷酸溶液 ($2.5:97.5$);流速为 1ml/min;检测波长为 245nm;柱温为 25℃。血浆样本前处理方法为:取受试者静脉血立即置于肝素化试管中,$1\,000 \times g$ 离心力、4℃冷冻离心 5 分钟。分取血浆 0.2ml,加入 0.5mol/L $HClO_4$-0.27mmol/L EDTA-0.1% 二硫苏糖醇混合沉淀剂 0.2ml,涡旋 1 分钟,于 $12\,000 \times g$ 离心力、4℃冷冻离心 10 分钟,分取上清液,进样 20μl,按外标法峰面积定量。空白血浆(未加酸处理的冷冻贮存 2 周以上的血浆)中未有干扰维生素 C 的内源性物质。

已知健康受试者体内维生素 C 的血浆本底浓度约为 8mg/L。健康受试者口服维生素 C 泡腾片 1g 后达峰浓度约为 22mg/L。

(1) 为什么取出静脉血之后立刻进行样本处理,并且选择酸性沉淀剂 +0.1% 二硫苏糖醇?

(2) 方法建立过程中为什么选用未加酸处理的冷冻贮存 2 周以上的血浆评价内源性物质的干扰?

(3) 你认为什么范围的标准曲线符合测定要求?

三、答案与解析

(一) 最佳选择题

1. [A] 本题考查体内样本的种类。最常用的是血浆或血清,可以较好地体现药物浓度和治疗作用的关系。

2. [D] 本题考查的是血样的采集与制备。血浆比血清分离得快,而且制取的量约为全血的 50%~60%(血清只为全血的 20%~40%),多数研究者使用血浆样本。若血浆中含有的抗凝剂对药物浓度测定有影响时,则应使用血清样本。

3. [C] 本题考查常用体内样本处理方法——蛋白沉淀法。在血样中加入与水相混溶的有机溶剂,使得蛋白变性聚集,在高速离心(离心力约 15 000×g)下可将析出的蛋白质沉淀完全。常用的水溶性有机溶剂有乙腈、甲醇等。

4.[B] 本题考查体内样本性质特点。体内样本采样量少,一般为数十微升至数毫升,故 B 为错误。

5.[D] 本题考查唾液样本的制备。唾液样本放置后分成 3 层,以 3 000r/min 离心 10 分钟,上清液用于测定。

6.[D] 本题考查毛发样本选择依据。毛发样本可以获得长期的用药史信息,可用于体内微量元素的含量测定;也可用于用药史的估计、临床用药和非法滥用药物的甄别以及毒性药物的检测。

7.[B] 本题考查体内样本储存与处理。结构含有酯键的药物会被血样中的酯酶水解,采集后的全血应加入酯酶抑制剂,防止处理过程中药物降解,影响定量准确。C 的处理是对于具有易氧化基团如酚羟基的药物,加入抗氧剂防止此类药物发生氧化降解。

8.[D] 本题考查血浆样本稳定性考察内容。含药体内样本稳定性考察可以保证分析结果的可靠性和可重复性,包括等待处理期间的实验台(室温)放置,等待分析的长期冷冻(−20℃或 −80~−70℃)保存、冻融循环,以及经处理后样本溶液等待进样期间(室温或进样器中特定温度,如 4℃放置)的稳定性。

9.[C] 本题考查体内药物分析方法的选择性。通过比较经过处理后的空白生物基质和待测分析物标准物质的检测信号,如 HPLC 图,空白生物基质中应不出现干扰待分析物的内源性物质信号,则表明方法具有良好的选择性。

10.[D] 本题考查固相萃取法一般操作步骤。主要包括活化、上样、淋洗、洗脱 4 个步骤,注意亲脂性键合硅胶 SPE 柱用甲醇活化后需要用水或适当缓冲溶液冲洗小柱,去除过多甲醇。

11.[D] 本题考查液相萃取法体内样本溶液(水相)pH 的选择。水相 pH 的选择由待测药物的 pK_a 确定。当 pH 与 pK_a 相等时,50% 的药物以非电离形式存在。碱性药物最佳 pH 为高于 pK_a 1~2 个 pH 单位;酸性药物最佳 pH 为低于 pK_a 1~2 个 pH 单位,以使得 90% 的药物以非电离形式存在而更易溶于有机溶剂中。

12.[C] 本题考查体内药物分析方法评价中标准曲线限度要求。合格的标准曲线回归方程的截距应接近于 0,斜率应接近或大于 1,相关系数应接近 1,标准曲线各浓度点的计算值与标示值之间的偏差以 RE 表示,最低浓度点在 ±20% 以内,其余浓度点在 ±15% 以内。

13.[B] 本题考查体内药物分析方法评价中的基质效应。一般在采用质谱为检测器的分析技术中,离子化效率会受到基质成分影响。采用紫外作为检测器的 HPLC-UV 法一般不需要考察基质效应。

14.[D] 本题考查体内样本前处理的选择。超滤法中选用不同孔径的微孔膜,在高速离心状态下,可以将分子量大于其截留分子量的蛋白以及蛋白药物结合物与游离药物分开,超滤液中得到的即为游离药物。

15.[B] 本题考查体内样本的采集和处理。静脉血置于含有抗凝剂的离心管中混合,离心后得到上清液为血浆;如置于不加抗凝剂的离心管中静置,离心得到上清液为血清。

(二) 配伍选择题

16~19.[16A;17B;18E;19D] 本组题考查体内药物分析中体内样本的种类与选择。

血样主要用于药物动力学、生物利用度等新药研究及临床治疗药物监测等;心脏等动物脏器主要用于药物的组织分布研究;胆汁、尿液、粪便等排泄物主要用于药物的排泄途径研究,其中,尿液亦用于药物的物料平衡、尿清除率及药物的代谢类型研究;头发样本可用于体内微量元素的测定,以及用药史的估计、临床用药物和非法滥用药物的甄别和毒性药物的检测。

20~23.［20E;21D;22A;23C］　本组题考查体内药物分析方法的验证指标。准确度是指在确定的分析条件下测得的试验样本浓度与真实浓度的接近程度,通常用 QC 样本的实测浓度与标示浓度的相对偏差(RE)表示。精密度是指在确定的分析条件下同一浓度试验样本一组测量值的分散程度,通常用 QC 样本的相对标准偏差(RSD)表示。定量下限为标准曲线上最低浓度点,满足准确度和精密度的要求。QC 样本指在空白生物基质中加入已知量待测物对照标准物质制成的样本,用于评价分析方法效能及样本分析过程。提取回收率系指从生物样本基质中回收得到待测物的响应值与标准物质产生的响应值的比值,通常以 % 表示。用于评价样本处理方法将体内样本中待测物从生物基质中提取出来的能力。

24~27.［24B;25C;26D;27E］　本组题考查体内药物分析方法的建立及选择性评价。在方法建立阶段一般先用待分析物和内标的标准物质配制成纯净溶液以确定基础色谱条件,结合样本前处理做进一步优化,用空白生物基质评价内源性物质干扰;用给药后个体试验样本评价未知代谢产物干扰;对于治疗药物监测的方法,还需要评价患者可能同时服用的其他药物,如对治疗癫痫的丙戊酸钠的分析,需要考虑到同类药物卡马西平、拉莫三嗪等的干扰。在方法建立初期,可以用 QC 样本初步考察提取回收率,确定最佳前处理方法。

28~31.［28E;29A;30A;31B］　本组题考察体内药物分析方法建立和评价中相关指标。配制校正标样时,非生物基质成分应不超过总体积的 5%;考察方法选择性时候,空白生物基质中干扰组分应低于分析物定量下限的 20%,并低于内标响应的 5%;定量下限的准确度以 RE 表示在 ±20% 以内,精密度以 RSD 表示应小于 20%;低、中、高 QC 样本的准确度以 RE 表示不超过 ±15% 以内,精密度以 RSD 表示应小于 15%。

(三) 分析选择题

32~35.［32C;33B;34C;35A］　本组题考查体内药物分析方法前处理和方法验证中线性和范围。工作曲线应覆盖全部体内样本的浓度范围,定量下限应满足达峰浓度的 1/20~1/10,根据本例参比制剂和受试制剂的达峰浓度,0.1~10μg/ml 更合适。内标主要用于提高体内样本定量的准确度和精密度,结构类似的内标化合物性质与待分析物一致,与其具有相似的提取回收率及色谱行为。为了提高检测灵敏度,可以更改更灵敏的检测器,也可以提高色谱峰的信噪比,同样可以更改前处理方法,选择酸性沉淀剂减少样本稀释,或选择可以富集的前处理方法,第 34 题中 C 尽管增大了样本体积,但仍用乙腈沉淀,稀释比例不变。更改液相萃取提高灵敏度,需要根据萃取效率选择溶剂;溶剂与血样的体积比一般为 1:1 到 5:1;水相的 pH 应根据待分析物的 pKa 确定,保证最大提取效率;提取后应用小体积流动相复溶,才能达到富集的目的。由于更改了前处理方法,色谱条件也应重新考察,以评价内源性干扰。

(四) 多项选择题

36.［AE］　本题考查体内样本处理方法中的蛋白沉淀法。蛋白沉淀法包括:①溶剂沉淀。②中性盐析法。③强酸沉淀法。④热凝固法。常用沉淀溶剂有甲醇、乙腈、丙酮、四氢呋喃等;常用中性盐有饱和硫酸铵、硫酸钠、硫酸镁、氯化钠、磷酸钠等;常用的强酸有

10% 三氯醋酸和 6% 高氯酸溶液。

37. ［ABCD］ 本题考查体内样本分离条件筛选的一般程序。其中试剂与溶剂试验考察需经化学反应的处理过程中的反应试剂对测定的干扰（方法选择性），若样本处理过程仅为体内样本的提取分离，则可不进行该步骤。空白生物基质试验考察内源性物质对测定的干扰（方法特异性）。质控样本试验考察方法的准确度、精密度、线性和范围、提取回收率等效能指标。试验样本测试考察代谢产物对药物、内标物质的干扰情况，以进一步验证方法的可行性。

38. ［BCDE］ 本题考查体内药物分析方法验证的要求。方法验证通常采用 QC 样本进行。检测波长的确定则应用待分析物标准物质配制的溶液进行。

39. ［ABCDE］ 本题考查体内药物分析中生物样本预处理的目的。主要包括：使药物从结合物中释放，或者通过酸水解、酶水解从缀合物中释放；通过分离手段消除内源性物质干扰，改善方法选择性；通过富集的方式提高检测灵敏度；改善分析环境，防止分析仪器污染，延长使用寿命。

40. ［ABCDE］ 本题主要考查体内药物分析的任务。在进行药代动力学、生物等效性及治疗药物监测时，大多测定游离型药物和结合型药物总和；但也有测定游离型药物确定治疗效果；血浆蛋白结合率试验中会测定结合型药物；对于某些疾病诊断及治疗时，需要测定内源性物质。

41. ［ABCE］ 本题考查血样分析应用的目的。血样分析主要用于药物动力学、生物利用度、临床治疗药物监测等研究中。

42. ［ABCD］ 本题主要考查体内样本前处理方法选择依据。在测定体内药物及其代谢物时，除少数情况将体液作简单处理后直接测定外，一般需要对体内样本进行分离、纯化或浓集的前处理，为药物的测定创造良好条件。根据生物样本种类、测定的目的、被测组分的理化性质和被测组分的浓度范围等方面综合因素选择。

43. ［AB］ 本题考查体内药物分析方法验证中精密度。一般全部体内样本难以在 1 个分析批内完成全部分析；不同分析批之间的实验条件（如仪器性能、试剂来源、实验温度、湿度等）有可能发生小的改变，进而对分析结果可能产生影响。所以体内药物分析应评价批内（日内）RSD 和批间（日间）RSD。"中间精密度"和"重现性"是体外常规药物分析的方法验证中精密度的指标。

44. ［BCE］ 本题考查体内药物分析方法验证中选择性。验证一个分析方法是否具有选择性，应着重考虑内源性物质的干扰、未知代谢产物的干扰、配伍用药的干扰。

45. ［ABCD］ 本题考查常用体内药物分析方法，主要的色谱法有：① HPLC-UV 和HPLC-MS。②免疫分析法，包括 RIA、EIA 和 FIA。③生物学法，主要用于抗生素类药物的体内分析。

（五）是非判断题

46. × 本题考查蛋白沉淀法。用乙腈、甲醇、丙酮、四氢呋喃等水溶性有机溶剂去除血浆或血清蛋白质后，上清液偏碱性，pH 为 8.5~9.5。

47. √ 本题考查体内样本处理的目的。样本进行分离、纯化之后，减小了内源性干扰的响应，通过富集还可以提高待分析物的信号，提高了分析检测的信噪比，从而使得灵敏度得以提高。

48. √ 本题考查蛋白沉淀法中常用溶剂。可以去除蛋白质的与水相混溶的有机溶剂包括甲醇、乙腈、四氢呋喃、丙酮等。

49. √   本题考查体内药物分析方法验证的定量下限。定量下限是标准曲线上的最低浓度点,符合准确度和精密度要求。

50. ×   本题考查体内药物分析方法验证的样本使用。在方法验证过程中,准确度、精密度、提取回收率、基质效应、稳定性等均采用 QC 样本测定。

51. √   本题考查蛋白沉淀法溶剂选用体积。采用有机溶剂和强酸沉淀剂沉淀蛋白,含药的血浆或血清与水溶性有机溶剂的体积比为 1 : (2~3)时,与强酸体积比为 1 : 0.6 时,可以除去 90% 以上蛋白质。

52. ×   本题考查体内药物分析方法验证的选择性要求。应通过比较 QC 样本和至少 6 个不同个体空白基质的检测信号,确证内源性物质对分析方法无干扰。

53. ×   本题考查试验样本浓度超出定量范围的处理。标准曲线范围不能外延,对于任何超过定量上限的样本,应用相应的空白生物基质稀释一定倍数后测定,并评价稀释可靠性。

54. ×   本题考查试验样本分析。每个分析批均需要采用随行标准曲线定量。同时加入 QC 样本进行质量控制,一般选择高、中、低 3 个浓度,每个浓度至少双样本。

55. ×   本题考查体内药物分析方法验证中 QC 浓度选择,一般低浓度 QC 为 LLOQ 的 2~3 倍,高浓度 QC 为定量上限的 75% 左右,中浓度 QC 通常选择平均浓度附近。

(六) 简答题

56. 答:在体内药物分析中,常用的蛋白沉淀法有溶剂沉淀法、中性盐析法、强酸沉淀法及热凝固法。

以溶剂沉淀法为例:在 0.2ml 血浆中,加入与水相混溶的有机溶剂如甲醇 0.6ml,涡旋混匀,此时溶液的介电常数下降,蛋白质分子间的静电引力增加而聚集;同时亲水性有机溶剂的水合作用使蛋白质水化膜脱水而析出沉降,并使与蛋白质以氢键及其他分子间力结合的药物释放出来。随后再使用低温高速离心机,在 10 000×g 离心 10 分钟,沉淀蛋白,随后上清液用于进样分析。采用溶剂沉淀法使得待分析物浓度被稀释,适合血药浓度较高的样本处理,且操作方便、快速。

57. 答:(1)生物样本的种类主要有均匀生物样本,多为体液如血样、尿样、唾液、胆汁、脑脊液等;非均匀生物样本,多为组织如心、肝、脾、肺、肾等,也有粪便、毛发等。最常用的是血样。

(2)生物样本体内药物分析的特点是:①体内样本需经分离与浓集,或经化学衍生化处理后才能进行分析。②对分析方法的灵敏度及选择性要求较高。③分析工作量大,测定数据的处理和结果的阐明较为繁杂。

58. 答:(1)体内药物分析与体外常规药物含量测定方法验证的项目有区别。①体内药物分析验证的项目有选择性、标准曲线与线性范围、定量下限、精密度和准确度、提取回收率、稳定性。②体外常规药物含量测定方法验证的项目有专属性、线性和范围、精密度、准确度、耐用性。在体内药物分析中,生物样本中的待测药物浓度较低,因此需要进行定量下限的考察,满足准确度和精密度的要求。生物样本中的待测药物需要经过分离纯化、富集等前处理操作后才能进行分析测定,因此要求前处理方法在高、中、低 3 个 QC 浓度上精密且可重现,需要进行提取回收率考察。通常体内样本分析工作量大,一天内难以全部测定完毕,需要在多个工作日内测定,这就需要样本在冷冻、冷藏、室温处理等条件下稳定;由于自动进样器的使用,也需要处理后的样本放置在自动进样器的特定温度条件下稳定,因此需要评价方法的稳定性。因为体内药物分析方法针对性较强,根据分析对象特点和待分析物浓度进行选择优化,所以不需要评价体外常规药物含量测定中的耐用性。

(2) 体内药物分析与体外常规药物含量测定方法验证的限度要求有区别。根据体内药物分析的特点,它与体外常规药物含量测定方法验证的限度要求不同。①线性与范围:体内分析 ULOQ 高于 C_{max},LLOQ 低于 C_{max} 的 10%;体外常规分析法一般为规定浓度的 80%~120%。②精密度:体内分析要求批内批间精密度的 RSD 不超过 15%,LLOQ 的 RSD 不超过 20%;体外常规分析从重复性、中间精密度和重现性角度来看,根据药物含量有不同数据要求,如重复性 RSD 不超过 1%(含量在 100% 水平) 和 1.5%(含量在 10% 水平)。③准确度:体内分析要求批内、批间准确度以标示浓度百分比表示在 85%~115% 范围内,LLOQ 在 80%~120% 范围内;体外常规分析法要求在 98%~101%(含量在 100% 水平) 或 95%~102%(含量在 10% 水平)。

(七) 设计与分析题

59. 答:(1)适合富集的前处理方法有液相萃取法。针对本案例,测定生物样本是大鼠血浆,因此血浆取用量较少,一般采血为 0.2ml,可供使用的血浆约为 0.1ml。

基本操作步骤是取 0.1ml 大鼠血浆,加入一定体积内标溶液,加入 0.1mol/L HCl 溶液 0.1ml,涡旋混匀后,加入 1ml 乙酸乙酯,涡旋 3~5 分钟进行萃取,随后离心分取上层乙酸乙酯层,置于另一洁净试管中,置于氮气流下水浴挥干,残渣用流动相 0.05ml 复溶。

方法选择要点:注意水相 pH,由于待测药物是阿司匹林和水杨酸,均为酸性药物,所以用 0.1mol/L HCl 溶液调节水相 pH 比其 pKa 小 1~2 个 pH 单位,保证提取完全;有机溶剂选择需要通过评价提取回收率以及方法的选择性确定,可以选择乙酸乙酯或者叔丁基甲醚等,结果以内源性物质不干扰阿司匹林和水杨酸及内标测定,提取回收率在高、中、低 3 个浓度稳定,能满足测定的定量下限为宜;有机溶剂与血浆的体积比在(1:1)~(5:1),以提取回收率评价最佳体积。

(2) 阿司匹林在体内会被血浆酯酶代谢成水杨酸,在取出的新鲜全血中,阿司匹林也可能会发生代谢从而影响原型和代谢产物的准确定量,可以采用室温稳定性研究的评价方法进行考察。①用新鲜取出的大鼠全血配制一个浓度的 QC 样本,随后立即分离获取血浆,再进行样本前处理后 HPLC-UV 分析,得到 0 时刻样本峰面积。②用新鲜取出的大鼠全血配制同一浓度的 QC 样本 4 份,分别在室温放置 15 分钟、30 分钟、45 分钟、60 分钟后,分离获取血浆,再进行样本前处理后 HPLC-UV 分析,分别得到全血室温放置上述 4 个时间点的样本峰面积。③用室温放置全血不同时间点样本峰面积与 0 时刻峰面积比较,判断全血中阿司匹林是否浓度降低,水杨酸浓度是否上升,即可判断全血稳定性。④为了保证评价准确,可以选择 3 个不同浓度,每个浓度平行进行 5 份。如果阿司匹林在全血中会发生代谢,则需要对取得的全血立刻进行去活性处理。

设计思路:富集的前处理方法主要有液相萃取法和固相萃取法,2 个方法均可。在进行步骤阐述时候,应注意血浆取用量以及不同方法需要注意的要点。液相萃取需要注意有机溶剂选择、有机溶剂使用体积、水相 pH、复溶液体积等;固相萃取需要注意固相萃取柱选择、淋洗与洗脱溶剂种类及体积选择、水相 pH、复溶液体积等。考察阿司匹林在全血中的稳定性,需要使用全血配制 QC 样本,比较全血放置不同时刻后阿司匹林和水杨酸与 0 时刻样本中二者的峰面积变化,判断其全血稳定性。

60. 答:(1)维生素 C 有很强的还原性,容易被空气中氧气氧化发生降解,在血浆中不稳定,因此需要取出静脉血之后立刻进行样本处理,减少放置时间太久导致待测药物降解。酸性沉淀剂对样本浓度稀释较少,而且操作便捷快速,维生素 C 在偏酸性环境中降解速度减慢;二硫苏糖醇是抗氧剂,可以阻止处理过程及处理后维生素 C 被氧化。

(2)由于维生素 C 属于内源性物质,在作为外源性药物使用时候,难以获得不含维生素 C 的空白生物基质。但是由于维生素 C 容易被氧化,所以可以选择处理后不含维生素 C 的空白血浆,即在未加酸处理的冷冻贮存 2 周以上的血浆中,维生素 C 检测不到,可以作为空白生物基质,并进行后续方法验证。

(3)标准曲线范围应涵盖达峰浓度及峰浓度的 1/20~1/10,或满足 3~5 个半衰期测定,由于本底浓度约为 8mg/L,达峰浓度为 22mg/L,所以工作曲线上线应为 50mg/L,定量下限为 5mg/L。

答题要点:维生素 C 还原性较强,体内样本分析要防止其被氧化而造成浓度不准确。维生素 C 属于内源性物质,当它作为外源性药物使用时,在方法建立评价时候,需要使用不含有内源性物质的空白血浆;因此可以利用其自身易被氧化的特点,放置一定时间降解完全后,再使用该空白血浆。线性范围也需要考虑健康志愿者血浆中的本底浓度。

(闻 俊)

第十章　芳酸类非甾体抗炎药物的分析

一、基本内容

非甾体抗炎药（nonsteroidal antiinflammatory drug,NSAID）是一类不含有甾体骨架的抗炎药,是目前临床使用最多的药物种类之一。本类药物具有不同的化学结构,但多数具有芳酸基本结构,即芳基取代羧酸结构。根据芳基在羧酸的取代位置及芳基上的取代基的不同,芳酸类药物可分为邻羟基苯甲酸（水杨酸）、邻氨基苯甲酸、邻氨基苯乙酸、芳基丙酸、吲哚乙酸及苯并噻嗪甲酸等 6 类。对乙酰氨基酚和尼美舒利在结构上不属于芳酸类,但作为较常用的非甾体抗炎药将在本章一并介绍。

【基本结构与性质】本类药物的结构特点为同时具有游离羧基和苯环;结构中的酯键或酰胺键可以发生水解,水解产物具有一定特性;苯环及相应的特征取代基均具有紫外和红外特征光谱。其酸性特征可作为原料药的含量测定基础,即在中性乙醇或其他水溶性有机溶剂中,用氢氧化钠滴定液直接滴定;苯环的紫外吸收特性常被用于本类药物的鉴别、定量检查及部分制剂的含量测定。

【质量分析特点】水杨酸或者水解后生成水杨酸结构的药物可以和三氯化铁发生配位反应呈色,酚羟基或具有羟基的烯醇式结构亦可与三氯化铁生成有色配位化合物,以上特性均可用于鉴别。酯键或酰胺键水解后所得产物的特性也可用于该类药物的鉴别。本类药物中酯类药物易于水解的特性决定了其有关物质检查的项目与方法,如《中国药典》(2005 年版)曾用稀硫酸铁铵溶液显色反应检查阿司匹林中的游离水杨酸。但由于在供试品溶液制备过程中阿司匹林可发生水解产生新的游离水杨酸,所以 ChP 自 2010 年版起,采用 1% 冰醋酸甲醇溶液制备供试品溶液(10mg/ml),以抑制阿司匹林水解,同时采用 HPLC 检查,以提高检查结果的可靠性。基于药物结构中游离羧基的酸性和芳环的紫外吸收特性,本类药物原料药(除个别品种外)的含量测定主要采用酸碱滴定法。但对药物制剂进行含量测定时,需充分考虑制剂中的有关物质、辅料与稳定剂等附加成分对测定的影响。如附加成分不影响主成分的含量测定时,药物制剂的含量测定方法可与原料药相同,ChP 收载双水杨酯片的含量测定即采用酸碱滴定法。当附加成分在主成分的最大吸收波长处无显著吸收,可采用紫外 - 可见分光光度法进行含量测定;但当附加成分显著影响主成分的含量测定时,可采用分离分析相结合的分析方法,高效液相色谱法是目前各国药典广泛应用于本类制剂含量测定的方法。

【本章关键词】

非甾体抗炎药:是一类不含有甾体骨架的抗炎药,是目前临床使用最多的药物种类之一。

　　中性乙醇：芳酸类药物的酸碱滴定中，常采用中性乙醇作溶剂，所谓"中性"是对所用指示剂而言显中性。

　　重氮化-偶合反应：指具有芳伯氨基或潜在的芳伯氨基的药物，在酸性溶液中与亚硝酸钠试液进行重氮化反应，生成的重氮盐再与碱性 β-萘酚偶合生成红色偶氮化合物。

　　水杨酸反应：含有或水解后含有水杨酸结构（邻羟苯甲酸）的药物加三氯化铁试液，即生成紫堇色配位化合物。

　　阿司匹林水解反应：阿司匹林与碳酸钠试液加热水解，得水杨酸钠及醋酸钠，加过量稀硫酸酸化后，则生成白色水杨酸沉淀，并产生醋酸的臭气。

　　本类药物的分析方法见表 10-1。

表 10-1　ChP 收载的部分芳酸类非甾体抗炎药物的分析方法

药物名称/结构式/分子式/分子量	鉴别	特殊杂质检查	含量测定
水杨酸 $C_7H_6O_3$　138.12	三氯化铁反应 IR	有关物质： HPLC	直接酸碱滴定法：中性乙醇为溶剂，酚酞为指示剂，氢氧化钠滴定液（0.1mol/L）
阿司匹林 $C_9H_8O_4$　180.16	三氯化铁反应 水解反应 IR	游离水杨酸： HPLC 有关物质： HPLC	同水杨酸
双水杨酯 $C_{14}H_{10}O_5$　258.22	三氯化铁反应 水解反应 IR	游离水杨酸： UV	同水杨酸
二氟尼柳 $C_{13}H_8F_2O_3$　250.20	三氯化铁反应 UV IR	有关物质Ⅰ： TLC 有关物质Ⅱ： HPLC	直接酸碱滴定法：甲醇-水为溶剂，酚红为指示剂，氢氧化钠滴定液（0.1mol/L）

续表

药物名称／结构式／分子式／分子量	鉴别	特殊杂质检查	含量测定
双氯芬酸钠 C₁₄H₁₀Cl₂NNaO₂　318.13	UV IR 炽灼后氯化物反应 炽灼后钠盐反应	有关物质： HPLC	非水溶液滴定法： 冰醋酸为溶剂 电位滴定法,高氯酸 滴定液(0.1mol/L)
布洛芬 C₁₃H₁₈O₂　206.28	UV IR	有关物质： TLC	同水杨酸
酮洛芬 C₁₆H₁₄O₃　254.29	二硝基苯肼反应 IR	有关物质： TLC	同水杨酸
萘普生 C₁₄H₁₄O₃　230.26	UV IR	有关物质： HPLC	直接酸碱滴定法： 甲醇-水为溶剂,酚 酞为指示剂,氢氧化 钠滴定液(0.1mol/L)
吲哚美辛 C₁₉H₁₆ClNO₄　357.79	氧化反应 IR	有关物质： HPLC	直接酸碱滴定法： 乙醇为溶剂,酚酞为 指示剂,氢氧化钠滴 定液(0.1mol/L)

续表

药物名称/结构式/分子式/分子量	鉴别	特殊杂质检查	含量测定
吡罗昔康 $C_{15}H_{13}N_3O_4S$ 331.35	三氯化铁反应 UV IR	有关物质： HPLC	非水溶液滴定法： 冰醋酸为溶剂，结晶 紫为指示剂，高氯酸 滴定液（0.1mol/L）
美洛昔康 $C_{14}H_{13}N_3O_4S_2$ 351.42	H_2S反应 三氯化铁反应 UV IR	有关物质： HPLC	剩余量滴定法：中 性乙醇为溶剂，溴 麝香草酚蓝为指示 剂，氢氧化钠滴定液 （0.1mol/L）
尼美舒利 $C_{13}H_{12}N_2O_5S$ 308.31	硫酸铜反应 IR	有关物质： HPLC	直接酸碱滴定法： 丙酮为溶剂，电位滴 定法，氢氧化钠滴定 液（0.1mol/L）
对乙酰氨基酚 $C_8H_9NO_2$ 151.16	三氯化铁反应 水解后重氮化-偶 合反应 IR	对氨基酚及有 关物质：离子 对反相HPLC 对氯苯乙酰 胺：HPLC	UV：0.4%氢氧化 钠溶液，吸收系数 （$E_{1cm}^{1\%}=715$）

二、习题精选

(一) 最佳选择题

1. 阿司匹林与碳酸钠试液共热后,再加稀硫酸酸化,产生的白色沉淀是(　　)

A. 苯酚　　　　　　　　B. 阿司匹林　　　　　　　C. 水杨酸

D. 醋酸　　　　　　　　E. 水杨酰

2. 不能发生三氯化铁反应的药物是(　　)

A. 二氟尼柳　　　　　　B. 阿司匹林　　　　　　　C. 吡罗昔康

D. 吲哚美辛　　　　　　E. 对乙酰氨基酚

3. 芳酸类药物的酸碱滴定中,常采用中性乙醇作溶剂,所谓 "中性" 是(　　)

A. pH=7.0　　　　　　　　　　　　B. 对所用指示剂显中性

C. 除去酸性杂质的乙醇　　　　　　D. 对甲基橙显中性

E. 对甲基红显中性

4. 柱分配色谱 - 紫外分光光度法测定阿司匹林胶囊含量时,以加有碳酸氢钠的硅藻土为固定相,用三氯甲烷洗脱的是(　　)

A. 阿司匹林　　　　　　　　　　　　B. 水杨酸

C. 中性或碱性杂质　　　　　　　　　D. 水杨酸和阿司匹林

E. 酸性杂质

5. 下列药物能采用重氮化 - 偶合反应进行鉴别的是(　　)

A. 阿司匹林　　　　　　B. 美洛昔康　　　　　　　C. 尼美舒利

D. 对乙酰氨基酚　　　　E. 吲哚美辛

6. 直接酸碱滴定法测定双水杨酯原料含量时,若滴定过程中双水杨酯发生水解反应,对测定结果的影响是(　　)

A. 偏高　　　　　　　　B. 偏低　　　　　　　　　C. 不确定

D. 无变化　　　　　　　E. 与所选指示剂有关

7. 双水杨酸酯中特殊杂质游离水杨酸的检查,ChP 采用的方法是(　　)

A. 高效液相色谱法　　　B. 薄层色谱法　　　　　　C. 气相色谱法

D. 水相萃取比色法　　　E. 滴定法

8. 在试管中炽灼后生成的气体能使湿润的醋酸铅试纸显黑色的药物是(　　)

A. 阿司匹林　　　　　　B. 美洛昔康　　　　　　　C. 尼美舒利

D. 对乙酰氨基酚　　　　E. 吲哚美辛

9. 对乙酰氨基酚中有关物质的检查采用 HPLC 法进行,其流动相中加入四丁基氢氧化铵的作用是(　　)

A. 调节 pH　　　　　　　　　　　　B. 增加流动相的离子强度

C. 提高有关物质的保留行为　　　　　D. 降低有关物质的保留行为

E. 扫尾剂的作用

(二) 配伍选择题

[10~11]

A. 对氨基酚　　　　　　B. 游离水杨酸　　　　　　C. 二聚体

D. 氯化物　　　　　　　E. 以上均不是

以下药物中存在的特殊杂质是

10. 阿司匹林（　　　）

11. 对乙酰氨基酚（　　　）

［12~15］

A. 加酸水解，在酸性条件下，与亚硝酸钠、碱性 β- 萘酚反应，显红色

B. 溶于硫酸后，与重铬酸钾反应显深蓝色，随即变为棕绿色

C. 置试管中，炽灼，产生的气体能使湿润的醋酸铅试纸显黑色

D. 与碳酸钠试液加热水解，再加过量稀硫酸酸化后生成白色沉淀，并产生醋酸的臭气

E. 加乙醇溶解后，加二硝基苯肼试液，加热至沸，放冷即产生橙色沉淀

以下药物的鉴别反应是

12. 美洛昔康（　　　）

13. 酮洛芬（　　　）

14. 对乙酰氨基酚（　　　）

15. 阿司匹林（　　　）

［16~18］

A. 高效液相色谱法　　　　　　　　B. 气相色谱法

C. 原子吸收分光光度法　　　　　　D. 紫外 - 可见分光光度法

E. 薄层色谱法

以下药物杂质的检查方法为

16. 美洛昔康中残留溶剂的检查（　　　）

17. 双水杨酯中游离水杨酸的检查（　　　）

18. 对乙酰氨基酚中对氯苯乙酰胺的检查（　　　）

［19~21］

A. 用中性乙醇溶解，用氢氧化钠滴定液滴定，酚酞作指示剂

B. 用冰醋酸溶解，用高氯酸滴定液滴定

C. 高效液相色谱法测定

D. 紫外 - 可见分光光度法测定

E. 在稀盐酸溶液中，用亚硝酸钠滴定液滴定，永停法指示终点

以下药物的含量测定方法为

19. 阿司匹林（　　　）

20. 吡罗昔康（　　　）

21. 二氟尼柳胶囊（　　　）

(三) 多项选择题

22. 能直接与三氯化铁试液反应生成有色配位化合物的药物有（　　　）

A. 水杨酸　　　　　　B. 阿司匹林　　　　　　C. 吡罗昔康

D. 美洛昔康　　　　　E. 对乙酰氨基酚

23. 对用直接滴定法测定阿司匹林含量的描述正确的有（　　　）

A. 反应摩尔比为 1：1　　　　　　B. 用氢氧化钠滴定液滴定

C. 以 pH 7.0 的乙醇溶液作为溶剂　　D. 以酚酞作为指示剂

E. 滴定时应在不断振摇下稍快进行

24. 下列 ChP 收载的药物中,其有关物质的检查采用 HPLC 法的有(　　　　　)
A. 二氟尼柳　　　　　　B. 布洛芬　　　　　　C. 阿司匹林
D. 甲芬那酸　　　　　　E. 吡罗昔康

(四) 是非判断题

25. 水杨酸可在碱性下与三氯化铁试液反应生成紫堇色配位化合物。(　　　)

26. ChP 中,双水杨酯中游离水杨酸的检查采用 HPLC 法。(　　　)

27. ChP 中,美洛昔康中残留溶剂检查以气相色谱法检查。(　　　)

28. 采用水解后剩余量滴定法测定阿司匹林含量时,需进行空白试验校正,其目的是消除空白溶剂中杂质有机酸的影响。(　　　)

29. 双氯芬酸钠的鉴别可以采用氯化物鉴别反应。(　　　)

(五) 简答题

30. 简述剩余量滴定法测定美洛昔康原料药含量的原理。

31. 简述水解后剩余量滴定法测定阿司匹林的原理。

(六) 计算题

32. 吡罗昔康含量测定方法: 精密称取本品 0.210 3g,加冰醋酸 20ml 使溶解,加结晶紫指示液 1 滴,用高氯酸滴定液(0.1mol/L)滴定至溶液显蓝绿色,消耗高氯酸滴定液(0.1mol/L) 6.19ml;另取冰醋酸 20ml,同法滴定,消耗高氯酸滴定液(0.1mol/L) 0.03ml。已知: 高氯酸滴定液(0.1mol/L)的浓度校正因子 F=1.029,滴定度 T=33.14mg/ml。求吡罗昔康含量。

33. 甲芬那酸中有关物质 2,3- 二甲基苯胺以气相色谱法检查: 取本品适量,精密称定,用二氯甲烷 - 甲醇(3:1)溶液溶解并定量稀释制成每 1ml 中约含 25mg 的溶液,作为供试品溶液;另取 2,3- 二甲基苯胺适量,精密称定,用二氯甲烷 - 甲醇(3:1)溶液溶解并定量稀释制成每 1ml 中约含 2.5μg 的溶液,作为对照品溶液。精密量取供试品溶液和对照品溶液各 1μl,分别注入气相色谱仪,记录色谱图。供试品溶液中如有与 2,3- 二甲基苯胺保留时间一致的色谱峰,其峰面积不得大于对照品溶液中 2,3- 二甲基苯胺峰面积。计算杂质 2,3- 二甲基苯胺的限度。

(七) 设计题

34. 今有 3 瓶药物分别为水杨酸(A)、阿司匹林(B)和对乙酰氨基酚(C),但瓶上标签脱落,请采用适当的化学方法将三者区分开。

35. 已知某药物的结构式、分子式与分子量如下。

$C_9H_8O_4$　　180.16

请根据药物的结构与性质,设计一种滴定分析法对其进行含量测定,包括原理、操作要点(溶剂、滴定液、指示液等)、含量计算公式。

三、答案与解析

(一) 最佳选择题

1. [C] 本题考查阿司匹林鉴别试验的水解反应。阿司匹林与碳酸钠试液共热后,生成水杨酸钠和醋酸钠,再加稀硫酸酸化后产生白色水杨酸沉淀,并产生醋酸的臭气。

2.〔D〕 本题考查发生三氯化铁反应的条件。二氟尼柳和对乙酰氨基酚具有酚羟基,阿司匹林水解后生成水杨酸也具有酚羟基,都可与三氯化铁反应。吡罗昔康噻嗪环上的烯醇式羟基具有酚羟基的性质,亦可在三氯甲烷溶液中与三氯化铁生成红色配位化合物,显玫瑰红色。吲哚美辛不具有酚羟基,不能与三氯化铁反应。

3.〔B〕 本题考查芳酸类药物滴定所用的溶剂。所谓中性是对所用指示剂而言的,对于不同的指示剂其达中性的 pH 并不恰好为 7.0。

4.〔C〕 本题考查阿司匹林制剂的含量测定。在硅藻土-碳酸氢钠色谱柱中,阿司匹林及水杨酸成钠盐保留于色谱柱上,先用三氯甲烷洗涤除去中性或碱性杂质,再用少量冰醋酸三氯甲烷溶液洗涤,同时使阿司匹林酸化游离,进而用大量的冰醋酸三氯甲烷溶液洗脱阿司匹林。因为水杨酸的酸性较强,醋酸不能使其游离而被保留于色谱柱上,进而获得分离。

5.〔D〕 本题考查药物的鉴别实验。对乙酰氨基酚具潜在的芳伯氨基,在稀盐酸中加热水解生成对氨基酚,后者具有游离的芳伯氨基,在酸性溶液中与亚硝酸钠试液进行重氮化反应,生成的重氮盐再与碱性 β-萘酚偶合生成红色偶氮化合物。

6.〔A〕 本题考查双水杨酯原料的含量测定。双水杨酯与氢氧化钠首先发生 1∶1 的反应,但如果溶液中氢氧化钠的局部浓度过高可使双水杨酯发生水解反应,此时双水杨酯与氢氧化钠发生 1∶2 的反应,导致滴定结果偏高。

7.〔D〕 本题考查双水杨酸酯中特殊杂质的检查方法。三氯甲烷溶解供试品,再用含硝酸铁的稀硝酸提取的溶液,在 530nm 处测定吸光度,不得大于同法操作下水杨酸对照品溶液的吸光度。

8.〔B〕 本题考查美洛昔康的鉴别实验。美洛昔康中含有特征元素硫,经高温分解产生硫化氢气体,遇湿润的醋酸铅试纸生成硫化铅黑色沉淀。

9.〔C〕 本题考查对乙酰氨基酚有关物质检查中流动相添加剂的作用。对乙酰氨基酚中含有对硝基酚、对氨基酚、对氯苯胺、对氯苯乙酰胺、O-乙酰基对乙酰氨基酚、偶氮苯、氧化偶氮苯、苯醌和醌亚胺等有关物质。部分杂质的极性较大,在反相色谱上保留弱。通过加入反相离子对试剂后调节这些杂质的保留行为,从而获得较好的分离度。

(二)配伍选择题

10~11.〔10B;11A〕 本组题考查芳酸类非甾体抗炎药特殊杂质的检查内容。芳酸类非甾体抗炎药中阿司匹林的特殊杂质有游离水杨酸和有关物质,检查方法采用 HPLC。对乙酰氨基酚的特殊杂质有对氨基酚及有关物质和对氯苯乙酰胺,检查方法采用 HPLC。

12~15.〔12C;13E;14A;15D〕 本组题考查芳酸类药物的鉴别试验。美洛昔康中含二甲硫高温分解产生硫化氢气体,遇醋酸铅生成硫化铅黑色沉淀。酮洛芬具有二苯甲酮结构,在酸性下可与二硝基苯肼缩合生成橙色偶氮化合物。对乙酰氨基酚具有潜在的芳伯氨基,加酸水解后产生游离芳伯氨基结构,在酸性液中与亚硝酸钠试液进行重氮化反应,生成的重氮盐再与碱性 β-萘酚偶合生成红色偶氮化合物。阿司匹林与碳酸钠试液加热水解,得水杨酸钠及醋酸钠,加过量稀硫酸酸化后,则生成白色水杨酸沉淀,并产生醋酸的臭气。

16~18.〔16B;17D;18A〕 本组题考查芳酸类药物的有关物质检查试验。美洛昔康中残留溶剂具有挥发性,故采用 GC 法进行检查。双水杨酯中游离水杨酸,《中国药典》采用铁盐比色法检查游离水杨酸,检查原理是利用水杨酸可与三价铁生成有色配位化合物的特性。为避免双水杨酯的水解,自《中国药典》(2015 年版)起则以三氯甲烷为溶剂,采用水相萃取比色法检查。对氯苯乙酰胺的极性小,无法在同一色谱条件下一并检查,故 ChP 采用 HPLC 法并将流动相中甲醇的比例由 10% 提高至 40% 后独立检查对氯苯乙酰胺。

19~21.［19A;20B;21D］本组题考查芳酸类非甾体抗炎药的含量测定方法。阿司匹林具有羧基,可采用直接酸碱滴定法测定,以中性乙醇为溶剂,采用氢氧化钠滴定液直接滴定。吡罗昔康具有吡啶环,显碱性,可在冰醋酸溶液中用高氯酸滴定液滴定。二氟尼柳在315nm 有特征吸收,胶囊中辅料不干扰测定,故可用紫外 - 可见分光光度法测定其含量。

(三) 多项选择题

22.［ACDE］本题考查常用芳酸类非甾体抗炎药鉴别试验的三价铁盐的反应。水杨酸与对乙酰氨基酚具有游离酚羟基,可与三价铁发生配位显色反应。吡罗昔康与美洛昔康噻嗪环上的烯醇式羟基具有酚羟基的性质,亦可与三氯化铁生成红色配位化合物。阿司匹林无游离酚羟基,不能直接与三价铁反应,但水解生成水杨酸后可与三价铁反应。

23.［ABDE］本题考查阿司匹林原料含量测定的直接滴定法。阿司匹林在水中微溶,易溶于乙醇,故使用乙醇为溶剂;而乙醇对酚酞显酸性,可消耗氢氧化钠滴定液致使测定结果偏高,故采用中性乙醇。为了防止局部碱浓度过高导致阿司匹林酯结构水解,滴定时需不断振摇。

24.［ACDE］本题考查芳酸类非甾体抗炎药有关物质的检查方法。其中,布洛芬的有关物质检查采用薄层色谱法进行,其余药物的有关物质均采用 HPLC 法。

(四) 是非判断题

25. ×　本题考查芳酸类非甾体抗炎药鉴别试验的三价铁反应的原理。水杨酸与三价铁可在中性或弱酸性下发生配位显色反应。

26. ×　本题考查双水杨酯有关物质检查的方法。利用水杨酸可与三价铁生成有色配位化合物的特性,用硝酸铁溶液显色后,在 530nm 的波长处测定吸光度,规定供试品溶液的吸光度不得大于水杨酸对照溶液的吸光度。

27. √　本题考查美洛昔康残留溶剂的检查。残留溶剂具有挥发性,ChP 采用气相色谱法检查。

28. ×　本题考查阿司匹林含量测定方法注意事项。氢氧化钠等碱性溶液在受热时易吸收空气中的二氧化碳,生成碳酸盐。当用酸回滴时会使酸滴定液的消耗体积减小,使测定结果偏高。故需在相同条件下进行空白试验校正。

29. √　本题考查双氯芬酸钠鉴别。虽然双氯芬酸钠分子中的氯原子与碳原子形成共价键,不能直接发生氯离子的特征反应。但是,其与碳酸钠炽灼灰化,加水煮沸、滤过后,滤液可显氯化物鉴别反应。

(五) 简答题

30. 答:美洛昔康含有与羰基共轭的烯醇式羟基,具有羧酸性质,显一价酸性,亦可用氢氧化钠滴定液滴定。但由于本品在甲醇、乙醇及水中极微溶解或几乎不溶,在丙酮中微溶。所以,ChP 使用定量过量的氢氧化钠滴定液溶解后,用盐酸滴定液回滴定剩余的氢氧化钠滴定液。

31. 答:阿司匹林的酯结构在碱性溶液中易于水解,直接滴定易引起偏差。采用水解后剩余量滴定法,加入定量过量的氢氧化钠滴定液,加热使酯键水解后,再用酸滴定液回滴定剩余的氢氧化钠滴定液,可显著提高测定的准确度和精密度。

(六) 计算题

32. 解:取样量 W=0.210 3g,高氯酸滴定液消耗体积 V=6.19ml,空白试验消耗 V_0=0.03ml,滴定度 T=33.14mg/ml,F=1.029

$$含量 = \frac{(V-V_0) \times F \times T}{W} \times 100\% = \frac{(6.19-0.03) \times 1.029 \times 33.14}{0.210\ 3 \times 1\ 000} \times 100\% = 99.9\%$$

33. 解:浓度 C=2.5μg/ml,体积 V=1μl

$$限度 = \frac{V \times C}{S} \times 100\% = \frac{2.5 \times 1}{25 \times 1\ 000 \times 1} \times 100\% = 0.01\%$$

(七) 设计题

34. 答:取上述 3 种药物适量,加少量甲醇溶解后,加水适量与三氯化铁试液数滴,出现紫色者为水杨酸;另取剩余 2 种药物,加稀盐酸适量,加热煮沸,放冷后加亚硝酸钠试液数滴,摇匀,加碱性 β- 萘酚试液,显红色者为对乙酰氨基酚。

设计思路:利用 3 种药物的结构特点设计方法,水杨酸具有酚羟基和芳酸结构,阿司匹林具有可水解酯键,对乙酰氨基酚具有可水解酰胺键。

35. 答:(1)直接酸碱滴定法

1)原理:药物结构中的游离羧基具有酸性,可用氢氧化钠滴定液直接滴定。

2)操作要点:取本品约 0.4g,精密称定,加中性乙醇(对酚酞指示液显中性)20ml 溶解后,加酚酞指示液 3 滴,用氢氧化钠滴定液(0.1mol/L)滴定。滴定过程中应快速振摇,避免局部氢氧化钠过浓引起水解,造成误差。

3)滴定度及含量计算公式

该药物与氢氧化钠摩尔比为 1:1,滴定度计算为 T=0.1×1×180.16=18.02(mg/ml),每 1ml 的氢氧化钠滴定液(0.1mol/L)相当于 18.02mg 的 $C_9H_8O_4$。

含量计算公式为

$$含量 = \frac{V \times F \times T}{W} \times 100\%$$

(2)水解后剩余滴定法

1)原理:药物结构中的酯键在氢氧化钠溶液中可定量水解,水解后,剩余量的氢氧化钠再用硫酸滴定液回滴定。

2)操作要点:取本品约 1.5g,精密称定,加氢氧化钠滴定液(0.5mol/L)50.0ml,缓缓煮沸 10 分钟,使得结构中酯键可以被完全水解,放冷后,加酚酞指示液,再用硫酸滴定液(0.25mol/L)滴定;并将滴定结果用空白试验校正。空白试验中不加待测药物,目的是消除加热过程中吸收的二氧化碳对测定的影响。

3)滴定度及含量计算公式:除了水解消耗等摩尔的外,药物结构中的羧基与氢氧化钠发生酸碱反应也会消耗等摩尔的氢氧化钠,故该药物与氢氧化钠的摩尔比是 1:2,滴定度计算为 T=0.5×0.5×180.16=45.04(mg/ml),每 1ml 的氢氧化钠滴定液(0.5mol/L)相当于 45.04mg 的 $C_9H_8O_4$。

含量测定公式为

$$含量 = \frac{(V_空 - V_样)_{H_2SO_4} \times F_{H_2SO_4} \times T_{NaOH}}{W} \times 100\%$$

设计思路：药物结构中含有游离羧基，可采用酸碱滴定法测定含量；药物结构中的酯键可以被定量水解，也可以采用水解后剩余量滴定法测定。

（赵云丽）

第十一章　青蒿素类抗疟药的分析

一、基本内容

青蒿素（artemisinin）又名黄蒿素，是我国学者从菊科植物黄花蒿（*Artemisia annua* L.）中提取分离得到的一个含过氧基团的新型倍半萜内酯。青蒿素是一种高效、速效、低毒的新型抗疟药。本品为脂溶性，易透过血脑屏障。在体内代谢很快，排泄也快，有效血药浓度维持时间短，主要用于耐氯喹的恶性疟，包括脑型疟的抢救。因有效血药浓度维持时间短，杀灭疟疾原虫不彻底，复燃率高达 30%，与伯氨喹合用，可使复燃率降至 10%。

蒿甲醚是青蒿素的脂溶性衍生物，而青蒿琥酯是青蒿素的水溶性衍生物。双氢青蒿素是青蒿素经还原制得同时也是青蒿琥酯的体内活性代谢物。

【基本结构与性质】本类药物是具有过氧桥的倍半萜内酯类化合物，化合物具有氧化性；本类药物都有旋光性；青蒿素结构中由于有内酯，在碱性条件下，发生水解，但其他药物由于母核中没有内酯，没法发生水解。由于本类药物分子结构中母核不具有共轭体系，其紫外吸收光谱主要是末端吸收，但 C-10 位由于取代基的不同而具有一定吸收特征。

【质量分析特点】本类药物的鉴别试验：青蒿素类药物是具有过氧桥的倍半萜内酯类化合物，能发生过氧桥的氧化反应（碘化钾试液 - 淀粉），有内酯的化合物、羧酸衍生物和一些酯类化合物的羟肟酸铁反应，香草醛 - 硫酸反应以及具有红外光吸收图谱特征。目前青蒿素的制备以天然产物提取分离为主，并用于青蒿素类衍生药物的生产，因此，该类药品中通常存在结构类似的杂质，ChP 主要通过 HPLC 进行杂质检查及质量控制。

【本章关键词】

碘化钾试液 - 淀粉反应：具有过氧桥的倍半萜内酯类化合物，在酸性条件能将 I⁻ 氧化成 I_2，遇淀粉指示剂变成蓝紫色。

羟肟酸铁反应：含有内酯的化合物、羧酸衍生物和一些酯类化合物在碱性条件与羟胺作用，生成羟肟酸；在稀酸中与三氯化铁作用即生成红色异羟肟酸铁。

香草醛 - 硫酸反应：分子中含有羟基、氨基、富电子芳环等亲核性官能团，可与香草醛的醛基，在酸催化下发生加成反应，经脱水等一系列步骤，生成大共轭的 4- 取代甲烯基环己二烯酮结构而显色。

本类药物的分析方法见表 11-1。

表 11-1 ChP 收载的青蒿素类药物的分析方法

药物名称 / 结构式 / 分子式 / 分子量	鉴别	检查	含量测定
青蒿素 $C_{15}H_{22}O_5$ 282.34	碘化钾试液 - 淀粉 羟肟酸铁反应 HPLC IR	有关物质:TLC 干燥失重 炽灼残渣	HPLC:十八烷基硅烷键合硅胶为填充剂(Phenomenex Luna C_{18} 柱,4.6mm×50mm,5μm 或效能相当的色谱柱);乙腈 - 水(50:50)为流动相;检测波长 210nm
双氢青蒿素 $C_{15}H_{24}O_5$ 284.35	TLC HPLC IR	有关物质:TLC 干燥失重 炽灼残渣 重金属	HPLC 法:十八烷基硅烷键合硅胶为填充剂(CAPCELL PAK C_{18} MG II,4.6mm×100mm,3μm 或效能相当的色谱柱);乙腈 - 水(60:40)为流动相;检测波长为 216nm
青蒿琥酯 $C_{19}H_{28}O_8$ 384.42	TLC HPLC IR	酸度 溶液的澄清度 氯化物 有关物质:HPLC 水分 炽灼残渣 重金属 细菌内毒素 无菌	HPLC 法:十八烷基硅烷键合硅胶为填充剂(Phenomenex Luna $C_{18(2)}$,4.6mm×100mm,3μm 或效能相当的色谱柱);以乙腈 - 磷酸盐缓冲溶液[取磷酸二氢钾 1.36g,加水 900ml 使溶解,用磷酸调节 pH 至 3.0,加水至 1 000ml)](44:56)为流动相;检测波长为 216nm
蒿甲醚 $C_{16}H_{26}O_5$ 298.37	碘化钾反应 香草醛硫酸反应 HPLC IR	氯化物 有关物质:HPLC 残留溶剂:GC 干燥失重 炽灼残渣	HPLC 法:十八烷基硅烷键合硅胶为填充剂;以乙腈 - 水(62:38)为流动相;检测波长为 216nm

二、习题精选

(一) 最佳选择题

1. 2015 年 10 月,因发现了青蒿素并成功开发为有效的抗疟药,而成为首获自然科学领域诺贝尔奖的中国人是(　　　)

A. 陈凯先　　　　　　　B. 屠呦呦　　　　　　　C. 刘昌孝

D. 林巧稚　　　　　　　E. 以上都不是

2. 青蒿琥酯的体内活性代谢物是(　　　)

A. 青蒿素　　　　　　　B. 双氢青蒿素　　　　　C. 蒿甲醚

D. 蒿乙醚　　　　　　　E. 以上都不是

3. ChP 中测定青蒿素类原料药的含量主要采用的是(　　　)

A. UV 法　　　　　　　B. HPLC 法　　　　　　C. TLC 法

D. GC 法　　　　　　　E. 非水溶液滴定法

4. ChP 收载的青蒿素的羟肟酸铁鉴别反应中,青蒿素的无水乙醇溶液经试验立即显(　　　)

A. 深紫红色　　　　　　B. 玫瑰红色　　　　　　C. 深绿色

D. 亮黄色　　　　　　　E. 以上都不是

5. 青蒿素的脂溶性衍生物是(　　　)

A. 双氢青蒿素　　　　　B. 蒿甲醚　　　　　　　C. 青蒿琥酯

D. 蒿乙醚　　　　　　　E. 以上都不是

6. 青蒿素的水溶性衍生物是(　　　)

A. 双氢青蒿素　　　　　B. 蒿甲醚　　　　　　　C. 青蒿琥酯

D. 蒿乙醚　　　　　　　E. 以上都不是

7. 青蒿素与碘化钾 - 淀粉试液反应显紫色,是利用了青蒿素的(　　　)理化特征

A. 与金属离子的反应　　B. 水解反应　　　　　　C. 弱酸性

D. 氧化性　　　　　　　E. 以上都不是

(二) 配伍选择题

[8~9]

A. 碘化钾试液 - 淀粉反应　　　　　　B. 碘化钾反应

C. UV　　　　　　　　　　　　　　　D. 茚三酮反应

E. 以上均不是

以下药物的鉴别试验有

8. 青蒿素(　　　)

9. 双氢青蒿素(　　　)

(三) 多项选择题

10. 以下哪些与青蒿素的情况相符合(　　　　　)

A. 从植物青蒿中分离得到

B. 遇碘化钾试液,析出碘

C. 含有内酯结构,可被氢氧化钠水溶液加热水解

D. 为高效、速效抗疟药

E. 以上均不是

11. 用碘化钾试液 - 淀粉进行鉴别的抗疟药有（   ）

A. 青蒿素   B. 双氢青蒿素   C. 蒿甲醚

D. 磷酸喹啉   E. 磷酸哌嗪

12. 青蒿素类药物的主要鉴别试验有（   ）

A. 碘化钾试液 - 淀粉   B. 羟肟酸铁反应   C. 香草醛 - 硫酸反应

D. IR   E. UV

13. 青蒿素类药物共有的化学性质有（   ）

A. 氧化性   B. 还原性   C. 能发生水解

D. 母核中有共轭体系   E. 旋光性

14. 不用碘化钾试液 - 淀粉进行鉴别的抗疟药有（   ）

A. 青蒿素   B. 双氢青蒿素   C. 磷酸哌嗪

D. 磷酸喹啉   E. 蒿甲醚

15. 青蒿素类药物的呈色反应包括（   ）

A. 羟肟酸铁反应   B. 香草醛 - 硫酸反应   C. 重氮化 - 偶合反应

D. 与硝酸银试液反应   E. 与碘化钾 - 淀粉反应

16. 青蒿素是以天然药材分离提取为主,药品中通常存在结构类似的有关物质,可以采用什么方法进行纯度检查（   ）

A. TLC   B. UV   C. HPLC

D. IR   E. 以上均不是

(四) 是非判断题

17. 所有的青蒿素类药物结构中由于有内酯,在碱性条件下,易发生水解。（   ）

18. 青蒿素类药物都具有旋光性。（   ）

19. 青蒿素类药物都具有氧化性。（   ）

20. 由于青蒿素类药物分子结构中母核具有共轭结构,故具有紫外吸收特性。（   ）

21. 可采用 HPLC 法对双氢青蒿素的异构体进行检查。（   ）

(五) 简答题

22. ChP 为什么均采用 HPLC 法测定青蒿素类原料药含量?

23. 为什么不用紫外检测器检测血浆中双氢青蒿素的浓度? 一般采用什么方法测定?

(六) 计算题

24. 双氢青蒿素片含量测定:取 10 片双氢青蒿素片,研细,称定其质量为 0.267 3g,精密称取 0.162 3g,置 50ml 量瓶中,加乙醇,振摇使溶解并稀释至刻度,静置 2 小时,滤过,取续滤液,作为供试品溶液。另取双氢青蒿素对照品 10mg,置 50ml 容量瓶中,加乙醇溶解并稀释至刻度,摇匀后,静置 2 小时,即得对照品溶液。量取对照品溶液与供试品溶液各 1ml,分别置 10ml 量瓶中,各加乙醇 1ml,摇匀,加 2% 氢氧化钠溶液至刻度,摇匀,置 60℃ 恒温水浴中反应 30 分钟,取出冷至室温,以 2% 氢氧化钠溶液 - 乙醇(4:1)为空白,照紫外分光光度法,于波长 238nm 处分别测定吸光度,对照品的吸光度为 0.216,供试品的吸光度为 0.678。已知双氢青蒿素片的标示量为 5mg,请计算其标示量的百分数。

三、答案与解析

(一) 最佳选择题

1.〔B〕 青蒿素(artemisinin,ART)是1972年由我国科学家屠呦呦等科技工作者,从菊科植物黄花蒿(*Artemisia annua* L.)中提取分离得到。

2.〔B〕 本题考查青蒿素类药物的性质。双氢青蒿素是青蒿素经还原制得同时也是青蒿琥酯的体内活性代谢物。

3.〔B〕 本题考查青蒿素类药物的含量测定方法。青蒿素类原料药含量测定主要采用HPLC法。制剂中也采用其他方法,如双氢青蒿素片采用水解后用UV法测定双氢青蒿素的含量。

4.〔A〕 本题考查青蒿素类药物的化学鉴别反应。青蒿素类是具有过氧桥的倍半萜内酯类化合物,在碱性条件与羟胺作用生成羟肟酸;在稀酸中与三氯化铁作用即生成红色异羟肟酸铁。ChP收载了青蒿素羟肟酸铁鉴别试验。

5.〔B〕 本题考查青蒿素类药物的理化性质及青蒿素的结构修饰过程。蒿甲醚是青蒿素的脂溶性衍生物。

6.〔C〕 本题考查青蒿素类药物的理化性质及青蒿素的结构修饰过程。青蒿琥酯是青蒿素的水溶性衍生物。

7.〔D〕 本题考查青蒿素类药物的理化性质。青蒿素类是具有过氧桥的倍半萜内酯类化合物,在酸性条件能将 I^- 氧化成 I_2,遇淀粉指示剂变成蓝紫色。

(二) 配伍选择题

8~9.〔8A;9B〕 本组题考查青蒿素和双氢青蒿素的鉴别。ChP中收载青蒿素的鉴别试验有碘化钾试液-淀粉反应、羟肟酸铁反应、HPLC和IR。ChP中收载双氢青蒿素的鉴别有碘化钾反应、香草醛-硫酸反应、HPLC和IR。

(三) 多项选择题

10.〔BCD〕 本题考查青蒿素类药物的发现及作用。青蒿素从菊科植物黄花蒿中提取分离得到。由于青蒿素类是具有过氧桥的倍半萜内酯类化合物,这类化合物具有氧化性,且因含有内酯结构,可被氢氧化钠水溶液加热水解,是高效低毒的新型天然抗疟药。

11.〔ABC〕 本题考查青蒿素类药物的鉴别反应。由于青蒿素类是具有过氧桥的倍半萜内酯类化合物,这类化合物具有氧化性。在酸性条件能将部分 I^- 氧化成 I_2,与淀粉指示液生成蓝紫色。但ChP只收载青蒿素与双氢青蒿素片用碘化钾试液-淀粉进行鉴别。

12.〔ABCD〕 本题考查青蒿素类药物的鉴别试验。本类药物的鉴别试验有过氧桥的氧化反应(碘化钾试液-淀粉),有内酯的化合物、羧酸衍生物和一些酯类化合物的羟肟酸铁反应,香草醛-硫酸反应,红外光吸收图谱。青蒿素类药物分子结构中的母核不具有共轭体系,其紫外吸收光谱主要是末端吸收。但C-10位由于取代基不同,具有一定的吸收特征。ChP均未采用紫外光谱鉴别法。

13.〔AE〕 本题考查青蒿素类药物的化学性质。本类药物是具有过氧桥的倍半萜内酯类化合物,具有氧化性。本类药物都有旋光性。青蒿素结构中由于有内酯,在碱性条件下,发生水解,但其他药物由于母核中没有内酯,没法发生水解。由于本类药物分子结构中母核不具有共轭体系,其紫外吸收光谱主要是末端吸收。

14. ［CD］　本题考查青蒿素类药物的鉴别试验。青蒿素类药物如青蒿素、双氢青蒿素及蒿甲醚具有过氧桥结构的倍半萜内酯类化合物,该类化合物具有氧化性。

15. ［ABE］　本题考查青蒿素类药物的化学鉴别方法。本类药物的化学鉴别方法有过氧桥的氧化反应(碘化钾试液-淀粉),有内酯的化合物、羧酸衍生物和一些酯类化合物的羟肟酸铁反应,香草醛-硫酸反应。

16. ［AC］　本题考查青蒿素中有关物质的检查方法。可以采用 TLC、HPLC 法进行青蒿素中有关物质的检查。

(四) 是非判断题

17. ×　本题考查青蒿素类药物的性质。青蒿素结构中由于有内酯,在碱性条件下,发生水解,但其他药物由于母核中没有内酯,无法发生水解。

18. √　本题考查青蒿素类药物的性质。本类药物都有旋光性。

19. √　本题考查青蒿素类药物的性质。本类药物都有氧化性。

20. ×　本题考查青蒿素类药物的性质。青蒿素类药物分子结构中的母核无共轭体系,其紫外吸收光谱主要是末端吸收。由于 C-10 位取代基不同,导致各种药物具有不同的紫外吸收特征。

21. √　本题考查双氢青蒿素中异构体的检查。双氢青蒿素的 C-10 位羟基在溶剂中易发生差向异构转化现象,HPLC 分析可得分离良好的 2 个异构体峰,分离度可达 5~6。

(五) 简答题

22. 答:青蒿素又名黄蒿素,是我国学者从菊科植物黄花蒿(*Artemisia annua* L.)中提取分离得到的一个含过氧基团的新型倍半萜内酯。双氢青蒿素、青蒿琥酯、蒿甲醚等均是青蒿素的衍生物。青蒿素结构中 C-10 位羰基还原成羟基得到双氢青蒿素,在此基础上将双氢青蒿素结构中 C-10 位羟基进行醚化得到蒿甲醚,将双氢青蒿素结构中 C-10 位羟基进行酯化得到青蒿琥酯。青蒿素类原料药结构相近,有的来源于植物,因此青蒿素类原料药目前 ChP 均采用 HPLC 法测定含量。

23. 答:双氢青蒿素是青蒿素类抗疟药在体内的主要活性代谢物,具有较强的抗疟活性。由于双氢青蒿素没有发色团,紫外吸收很低,用紫外检测器对其检测时,要用酸碱使其开环分解,再测定分解产物的紫外吸收,处理方法较为烦琐,灵敏度低。国外多采用高效液相色谱-电化学检测法,灵敏度高,但测定时流动相必须注意除氧,LC-MS 法更专属灵敏,适用于血浆中的双氢青蒿素的测定和药代动力学研究。

(六) 计算题

24. 解:(1)用于测定的对照品的浓度

$$c_R = \frac{10 \times 1}{50 \times 10} = 0.02\,(mg/ml)$$

(2)根据朗伯比尔定律,用于测定的供试品的浓度

$$c_X = \frac{A_X \times c_R}{A_R} = \frac{0.678 \times 0.02}{0.216} = 0.062\,77\,(mg/ml)$$

(3)0.162 3g 药粉中双氢青蒿素的质量为

$$m = c_X \times 10 \times 50 = 0.062\,77 \times 500 = 31.39\,(mg)$$

(4)1 片双青蒿素片对应的双氢青蒿素的质量 $= \dfrac{m \times \overline{W}}{W \times 1\,000} = \dfrac{31.39}{0.162\,3 \times 1\,000} \times \dfrac{0.267\,3}{10} = 5.169\,(\mathrm{mg})$

(5)标示量 %=5.169/5 × 100%=103.4%

（周　婕）

第十二章　苯乙胺类拟肾上腺素类药物的分析

一、基本内容

本类药物大多为具有苯乙胺基本结构的拟肾上腺素类药物。其中肾上腺素、盐酸异丙肾上腺素、重酒石酸去甲肾上腺素、盐酸多巴胺和硫酸特布他林分子结构中苯环的3、4位上都有2个邻位酚羟基，与儿茶酚类似，属于儿茶酚胺类药物。

【基本结构与性质】本类药物某些化合物具有酚羟基特性，可与重金属离子配位呈色，可用于鉴别；药物分子结构中具有烃氨基侧链，显弱碱性。大多数本类药物苯乙胺基本结构存在手性碳原子，具有光学活性，可利用此特性进行质量分析。本类药物均具有苯环的特征吸收带，可以用于药物的定性鉴别与定量分析。

【质量分析特点】利用酚羟基特性，可以采用三氯化铁反应、氧化反应(盐酸异丙肾上腺素)、甲醛 - 硫酸反应等进行鉴别；药物合成中有酮体氢化还原工艺，故多数药物需检查酮体杂质，可根据酮体在310nm处的最大吸收特性，采用紫外分光光度法进行检查。基于药物结构中的弱碱性和芳环的紫外吸收特性，本类药物原料药的含量测定主要采用非水溶液滴定法，盐酸去氧肾上腺素及注射液采用溴量法，盐酸克仑特罗原料药采用亚硝酸钠法；制剂的检查性定量测定，如溶出度(释放度)、含量均匀度等主要采用紫外分光光度法，而制剂的含量测定则以高效液相色谱法为主。

【本章关键词】

溴量法：是以溴的氧化作用和溴代作用为基础的滴定法，主要测定芳香胺类和酚类有机药物。

非水溶液滴定法：是质子传递反应为基础的在非水溶剂(有机溶剂与不含水的无机溶剂)中进行的滴定分析法。

亚硝酸钠滴定法：是利用亚硝酸钠滴定液在盐酸溶液中与芳伯氨基化合物发生重氮化反应，定量生成重氮盐，来测定药物含量的方法。

本类药物的分析方法见表12-1。

表 12-1   ChP 收载的部分苯乙胺类拟肾上腺素类药物的分析方法

药物名称 / 结构式 / 分子式 / 分子量	鉴别	特殊杂质检查	含量测定
肾上腺素 C₉H₁₃NO₃ 183.21	三氯化铁反应 氧化反应:过氧化氢	酮体:UV 有关物质:HPLC	非水溶液滴定法:冰醋酸为溶剂,结晶紫为指示剂,高氯酸滴定液(0.1mol/L)
盐酸异丙肾上腺素 C₁₁H₁₇NO₃·HCl 247.72	三氯化铁反应 氧化反应:碘 UV IR	有关物质:HPLC	非水溶液滴定法:冰醋酸为溶剂,结晶紫为指示剂,高氯酸滴定液(0.1mol/L)
重酒石酸去甲肾上腺素 C₈H₁₁NO₃·C₄H₆O₆·H₂O 337.28	三氯化铁反应 氧化反应:碘 氯化钾反应	酮体:UV 有关物质:HPLC	非水溶液滴定法:冰醋酸为溶剂,结晶紫为指示剂,高氯酸滴定液(0.1mol/L)
盐酸多巴胺 C₈H₁₁NO₂·HCl 189.64	三氯化铁反应 UV IR	有关物质:HPLC	非水溶液滴定法:冰醋酸为溶剂,结晶紫为指示剂,高氯酸滴定液(0.1mol/L)
硫酸特布他林 (C₁₂H₁₉NO₃)₂·H₂SO₄ 548.66	铁氰化钾反应 UV IR	3,5-二羟基-ω-叔丁氨基苯乙酮:UV 有关物质:HPLC	非水溶液滴定法:冰醋酸为溶剂,电位滴定法指示终点,高氯酸滴定液(0.1mol/L)

续表

药物名称 / 结构式 / 分子式 / 分子量	鉴别	特殊杂质检查	含量测定
盐酸去氧肾上腺素 $C_9H_{13}NO_2 \cdot HCl$　203.67	双缩脲反应 三氯化铁反应 IR	酮体：UV 有关物质：TLC	溴量法：水为溶剂，溴滴定液(0.05mol/L)，淀粉为指示液，硫代硫酸钠滴定液(0.1mol/L)滴定剩余溴
重酒石酸间羟胺 $C_9H_{13}NO_2 \cdot C_4H_6O_6$　317.29	钼酸铵-硫酸反应 Rimini 试验 UV IR	有关物质：HPLC	溴量法：水为溶剂，溴滴定液(0.05mol/L)，淀粉为指示液，硫代硫酸钠滴定液(0.1mol/L)滴定剩余溴
硫酸沙丁胺醇 $(C_{13}H_{21}NO_3)_2 \cdot H_2SO_4$　576.70	三氯化铁反应 铁氰化钾反应 UV IR	沙丁胺酮：UV 有关物质：HPLC	非水溶液滴定法：冰醋酸为溶剂，结晶紫为指示剂，高氯酸滴定液(0.1mol/L)
盐酸甲氧明 $C_{11}H_{17}NO_3 \cdot HCl$　247.72	甲醛-硫酸反应 硝酸银沉淀反应 IR	酮胺：UV 有关物质：HPLC	非水溶液滴定法：冰醋酸为溶剂，萘酚苯甲醇指示剂，高氯酸滴定液(0.1mol/L)
盐酸氯丙那林 $C_{11}H_{16}ClNO \cdot HCl$　250.17	2,4-二硝基苯肼反应 IR	有关物质：HPLC	非水溶液滴定法：冰醋酸为溶剂，并加入醋酸汞试液，结晶紫为指示剂，高氯酸滴定液(0.1mol/L)

续表

药物名称 / 结构式 / 分子式 / 分子量	鉴别	特殊杂质检查	含量测定
盐酸克仑特罗 $C_{12}H_{18}Cl_2N_2O \cdot HCl$　313.65	2,4-二硝基苯肼反应 UV IR 芳香第一胺反应		亚硝酸钠滴定法：盐酸溶液（1→2）为溶剂，永停滴定法指示终点，亚硝酸钠滴定液（0.05mol/L）
盐酸麻黄碱 $C_{10}H_{15}NO \cdot HCl$　201.70	双缩脲反应 IR	有关物质：HPLC	非水溶液滴定法：冰醋酸为溶剂，并加入醋酸汞试液，结晶紫为指示剂，高氯酸滴定液（0.1mol/L）
盐酸伪麻黄碱 $C_{10}H_{15}NO \cdot HCl$　201.70	UV（无） IR	有关物质：HPLC	非水溶液滴定法：冰醋酸为溶剂，结晶紫为指示剂，高氯酸滴定液（0.1mol/L）
盐酸氨溴索 $C_{13}H_{18}Br_2N_2O \cdot HCl$　414.57	HPLC UV IR	有关物质：HPLC	HPLC：十八烷基硅烷键合硅胶为填充剂；0.01mo/L磷酸氢二铵缓冲溶液（用磷酸调节pH至7.0）-乙腈（50∶50）为流动相；检测波长248nm

二、习题精选

（一）最佳选择题

1. 苯乙胺类药物与三氯化铁试剂显深绿色，再滴加碳酸氢钠溶液，即变蓝色，然后变成红色的是（　　）

A. 硫酸苯丙胺　　　　　　　B. 盐酸甲氧明　　　　　　　C. 盐酸异丙肾上腺素

D. 盐酸克仑特罗　　　　　　E. 盐酸氯丙那林

2. ChP 盐酸去氧肾上腺素含量测定中,1ml 溴滴定液(0.05mol/L)相当于多少 mg 的盐酸去氧肾上腺素(M 203.67)(　　　)

A. 6.11mg　　　　　　　　　B. 6.789mg　　　　　　　　C. 20.38mg

D. 3.395mg　　　　　　　　 E. 33.95mg

3. 可显双缩脲反应的药物是(　　　)

A. 盐酸多巴胺　　　　　　　B. 盐酸麻黄碱　　　　　　　C. 苯佐卡因

D. 对氨基苯甲酸　　　　　　E. 氧烯洛尔

4. 可显 Rimini 反应的药物是(　　　)

A. 盐酸多巴胺　　　　　　　B. 氧烯洛尔　　　　　　　　C. 苯佐卡因

D. 对氨基苯甲酸　　　　　　E. 重酒石酸间羟胺

5. 下列药物属于苯乙胺类药物的是(　　　)

A. 盐酸利多卡因　　　　　　B. 氨甲苯酸　　　　　　　　C. 阿司匹林

D. 硫酸特布他林　　　　　　E. 盐酸氯丙嗪

6. 下列药物中,可用溴量法定量的是(　　　)

A. 苯巴比妥　　　　　　　　B. 阿司匹林　　　　　　　　C. 戊巴比妥

D. 对氨基水杨酸钠　　　　　E. 重酒石酸间羟胺

7. 中国药典检查肾上限素药物中酮体杂质的方法是(　　　)

A. 紫外分光光度法　　　　　B. 红外分光光度法　　　　　C. 双相滴定法

D. 薄层色谱法　　　　　　　E. 高效液相色谱法

8. 苯乙胺类拟肾上腺素药物中不具有邻位酚羟基的药物有(　　　)

A. 肾上腺素　　　　　　　　　　　　　B. 盐酸异丙肾上腺素

C. 重酒石酸去甲肾上腺素　　　　　　　D. 盐酸多巴胺

E. 盐酸克仑特罗

(二)配伍选择题

[9~10]

A. 对氨基苯甲酸　　　　　　B. 酮体　　　　　　　　　　C. 间氨基酚

D. 对氨基酚　　　　　　　　E. 酮胺

ChP 规定以下药物需检查的特殊杂质是

9. 盐酸甲氧明(　　　)

10. 重酒石酸去甲肾上腺素(　　　)

[11~13]

A. 以结晶紫指示液指示终点　　　　　　B. 以麝香草酚酞指示终点

C. 电位法指示终点　　　　　　　　　　D. 以萘酚苯甲醇指示终点

E. 以麝香草酚蓝指示终点

ChP 采用非水溶液滴定法测定下列药物含量时的指示终点方法是

11. 重酒石酸去甲肾上腺素(　　　)

12. 盐酸甲氧明(　　　)

13. 硫酸特布他林(　　　)

［14~17］

A. 紫外分光光度法　　　　　　　　B. 反相高效液相色谱法

C. 非水溶液滴定法　　　　　　　　D. 亚硝酸钠滴定法

E. 溴量法

ChP 规定下列药物的含量测定方法是

14. 盐酸异丙肾上腺素（　　　）

15. 盐酸氨溴索片（　　　）

16. 重酒石酸间羟胺注射液（　　　）

17. 盐酸克仑特罗（　　　）

［18~21］

A. 与甲醛 - 硫酸反应显玫瑰红→橙红→深棕红的变化过程

B. 加碘试液产生明显的红棕色

C. 与亚硝基铁氰化钠反应

D. 与硫酸铜和氢氧化钠试液反应即显蓝紫色

E. 在磷酸盐缓冲溶液（pH 7.0）中测定比旋度

以下药物的鉴别反应是

18. 重酒石酸间羟胺（　　　）

19. 肾上腺素（　　　）

20. 盐酸麻黄碱（　　　）

21. 盐酸去氧肾上腺素（　　　）

(三) 多项选择题

22. 盐酸去氧肾上腺素常用的鉴别反应有（　　　　　）

A. 重氮化 - 偶合反应　　　　　　　B. 三氯化铁显色反应

C. 双缩脲反应　　　　　　　　　　D. 氧化反应

E. Rimini 反应

23. 采用非水溶液滴定法测定含量的药物有（　　　　　）

A. 硫酸特布他林　　　B. 盐酸普鲁卡因　　　　　　C. 盐酸甲氧明

D. 硫酸沙丁胺醇　　　E. 肾上腺素

24. 盐酸多巴胺可选用的鉴别方法有（　　　　　）

A. 重氮化 - 偶合反应　　　　　　　B. 三氯化铁反应

C. 制备衍生物测熔点　　　　　　　D. 氯化物反应

E. 紫外分光光度法

25. ChP 采用三氯化铁反应来鉴别的药物有（　　　　　）

A. 盐酸去氧肾上腺素　　B. 盐酸丁卡因　　　　　C. 肾上腺素

D. 盐酸普鲁卡因胺　　　E. 盐酸多巴胺

26. 异丙肾上腺素可用下列哪些方法进行鉴别（　　　　　）

A. 还原性反应　　　　　B. 三氯化铁反应　　　　　C. 甲醛 - 硫酸反应

D. 戊二醛反应　　　　　E. 香草醛反应

27. 苯乙胺类药物含量测定方法有（　　　　　）

A. 非水溶液滴定法　　　　　　　　B. 溴量法

C. 高效液相色谱法　　　　　　　　D. 阴离子表面活性剂法

E. 以上均不是

(四) 是非判断题

28. 多数苯乙胺类药物基本结构存在手性碳原子,具有光学活性。(　　)

29. ChP 收载的苯乙胺类拟肾上腺素药物均要求进行有关物质检查,其中规定盐酸去氧肾上腺素选择高效液相色谱法。(　　)

30. 重酒石酸去甲肾上腺素在碱性条件下比较稳定,几乎不被碘氧化。(　　)

31. 苯乙胺类药物某些分子结构中具有邻苯二酚(或酚羟基)结构,可与重金属离子配位呈色。(　　)

32. ChP 收载的盐酸克仑特罗原料药采用非水溶液滴定法测定含量。(　　)

(五) 简答题

33. 简述溴量法测定苯乙胺类药物的基本原理。

34. 苯乙胺类药物的鉴别试验主要有哪些?

35. 苯乙胺类药物具有哪些结构特点和理化性质?

36. 盐酸去氧肾上腺素需要检查什么特殊杂质? 如何检查?

37. ChP 如何区别重酒石酸去甲肾上腺素与盐酸异丙肾上腺素?

38. 简述硫酸特布他林气雾剂的"微细粒子剂量"与"泄漏率"的检查方法。

(六) 计算题

39. 称取硫酸沙丁胺醇 0.413 5g,精密称定,加冰醋酸 10ml,微热使溶解,放冷,加醋酐 15ml 和结晶紫指示液 1 滴,用高氯酸滴定液(0.1mol/L)滴定至溶液显蓝绿色,并将滴定结果用空白试验校正。消耗 $HClO_4$ 滴定液(0.103 4mol/L)6.97ml,空白消耗 0.10ml。每 1ml 的高氯酸滴定液(0.1mol/L)相当于 57.67mg 的 $(C_{13}H_{21}NO_3)_2 \cdot H_2SO_4$,求本品的百分含量。

40. 重酒石酸去甲肾上腺素含量测定:精密称取本品 0.225 6g,加冰醋酸 10ml 溶解后,加结晶紫指示液 1 滴,用高氯酸滴定液(0.1mol/L)滴定至溶液显蓝绿色,并将滴定结果用空白试验校正。已知:高氯酸滴定液(0.1mol/L)的 $F=1.027$(23℃),冰醋酸的体积膨胀系数为 1.1×10^{-3}/℃,消耗 $HClO_4$ 滴定液(0.1mol/L)6.80ml,空白消耗 0.10ml,每 1ml 的高氯酸滴定液(0.1mol/L)相当于 31.93mg 的 $C_8H_{11}NO_3 \cdot C_4H_4O_6$。

计算:

(1)样品测定时室温 20℃,此时高氯酸滴定液(0.102 1mol/L)的 F 值是多少?

(2)求本品的百分含量。

41. 肾上腺素注射液含量测定:称取肾上腺素对照品 50.0mg,置 25ml 量瓶中,加流动相溶解并稀释至刻度,摇匀。精密量取此溶液与内标溶液(0.12mg/ml)各 2ml,置 10ml 量瓶中,加流动相溶解并稀释至刻度,摇匀。取 20μl 注入 HPLC 仪,测得肾上腺素和内标物峰面积分别为 14 250 和 10 112;另精密量取肾上腺素注射液 1ml,置 10ml 量瓶中,加相同浓度内标液 2ml,加流动相溶解并稀释至刻度,摇匀。取 20μl 注入 HPLC 仪,测得肾上腺素和内标物峰面积分别为 17 840 和 10 210,标示量为 10mg/2ml,求其标示百分含量。

已知:肾上腺素对照品峰面积 A_S=14 250,质量 m_S=50/25 × 2=4.0(mg),内标物峰面积 A_i=10 112,质量 m_i=0.12 × 2=0.24(mg);肾上腺素样品峰面积 A_X=17 840。

计算:肾上腺素注射液的标示量的百分数。

(七) 设计与分析题

42. 已知某药物的结构式、分子式与分子量如下。

, HCl　$C_{11}H_{17}NO_3 \cdot HCl$　247.72

　　请根据药物的结构与性质,设计滴定分析方法进行含量测定,包括原理、测定条件(溶剂、滴定液、指示液等)、取样量计算、操作步骤及含量计算公式。

43. 阅读硫酸特布他林气雾剂中硫酸特布他林的含量测定方法并回答问题。

　　供试品溶液的制备:取本品 5 瓶,除去标签,外壁依次用水、乙醇洗净,在室温下干燥,分别精密称定各瓶的重量,置 −25~−30℃冰冻 30 分钟,取出,立即小心地在铝盖上钻一小孔,在室温下让抛射剂挥发,打开,将瓶子和铝盖置具塞瓶中,精密加入 0.005mol/L 硫酸溶液 25ml 与三氯甲烷 25ml,密塞振摇 15 分钟,放置分层后,精密量取硫酸液层 10ml(200 喷规格),置 250ml 量瓶中,用 0.005ml/L 硫酸溶液稀释至刻度,摇匀,容器用水、乙醇洗涤,在室温下干燥,称重。

　　对照品溶液制备:用水配制硫酸特布他林对照品溶液 0.1mg/ml。

　　精密量取供试品溶液、对照品溶液与水各 5ml,分别置 50ml 量瓶中,加三羟甲基氨基甲烷缓冲溶液(pH 9.5)35ml,混匀,加 2% 4- 氨基安替比林溶液 1.0ml,混匀,加 8% 铁氰化钾溶液 1.0ml,边加边振摇,用上述缓冲溶液稀释至刻度,摇匀,照紫外 - 可见分光光度法,以三羟甲基氨基甲烷缓冲溶液(pH 9.5)为空白,在 550nm 的波长处测定吸光度(从加入 8% 铁氰化钾溶液起 75 秒时测定),按气雾剂内容物的密度为 1.41 计算,即得。

　　问:

　　(1) 为什么在供试品制备过程中"精密加入 0.005mol/L 硫酸溶液 25ml 与三氯甲烷 25ml,密塞振摇 15 分钟"并分层后分取硫酸液层最后续溶液配制?

　　(2) 采用比色法测定硫酸特布他林的原理是什么?

　　(3) 为什么测定吸光度需要"从加入 8% 铁氰化钾溶液起 75 秒时测定"?

　　(4) 列出硫酸特布他林气雾剂含量测定计算公式(注意提供规格要求)。

44. 阅读动物组织中盐酸克仑特罗残留分析方法并回答问题。

　　称取动物肝脏组织样品 5g ± 0.05g 于带盖的聚四氟乙烯离心管中,加入乙酸乙酯 15ml,再加入 10.0% 碳酸钠溶液 3ml,然后以 10 000r/min 以上的速度匀质 60 秒,盖上盖子以 5 000r/min 的速度离心 2 分钟,吸取上层有机溶剂于离心管中;在残渣中再加入乙酸乙酯 10ml,在涡旋混合器上混合 1 分钟,离心后吸取有机溶剂并合并提取液。然后,在收集的有机溶剂中加入 0.10mol/L 的盐酸溶液 5ml,涡旋混合 30 秒,以 5 000r/min 的速度离心 2 分钟,吸取下层水溶液;同样步骤重复萃取一次,合并 2 次萃取液,用 2.5mol/L 氢氧化钠溶液调节 pH 至 5.2。

将获得的萃取液进一步用固相萃取小柱净化。采用阳离子交换小柱,依次用甲醇 5ml、水 5ml 和 30mmol/L 盐酸 5ml 活化,然后将上述萃取液上样至固相萃取小柱中,再依次用水 5ml 和甲醇 5ml 淋洗柱子,最后用 4% 氨化甲醇溶液 5ml 洗脱,收集洗脱液。

洗脱液吹干后进行衍生化处理,最后经 GC-MS 进行定量分析。

问:

(1)为什么要对动物组织中残留的盐酸克仑特罗进行定量分析?

(2)动物肝脏组织用乙酸乙酯萃取时,为什么加入 10.0% 碳酸钠溶液?乙酸乙酯提取液中再加入 0.10mol/L 盐酸溶液反萃取的目的是什么?

(3)为什么采用阳离子固相萃取小柱净化会使得样品纯化效果更好?

三、答案与解析

(一) 最佳选择题

1. ［C］ 本题考查苯乙胺类药物的鉴别反应。本类药物的分子结构中若具有酚羟基,可与 Fe^{3+} 离子配位显色,加入碱性溶液,随即被高铁离子氧化而显紫色或紫红色等。盐酸异丙肾上腺素加三氯化铁试液 2 滴,即显深绿色;滴加新制的 5% 碳酸氢钠溶液,即变蓝色,然后变成红色。建议熟悉苯乙胺类药物三氯化铁鉴别反应的不同现象等。

2. ［D］ 本题考查苯乙胺类药物含量测定。盐酸去氧肾上腺素采用溴量法测定含量。其测定原理系药物分子中的苯酚结构,在酸性溶液中酚羟基的邻、对位活泼氢能与过量的溴定量地发生溴代反应,再以碘量法测定剩余的溴,根据消耗的硫代硫酸钠滴定液的量,即可计算供试品的含量。盐酸去氧肾上腺素与溴滴定液反应比是 1:3,因此 1ml 溴滴定液 (0.05mol/L) 相当于 3.395mg 的盐酸去氧肾上腺素。

3. ［B］ 本题考查苯乙胺类药物鉴别反应。盐酸麻黄碱、盐酸伪麻黄碱和盐酸去氧肾上腺素等药物分子结构中,芳环侧链具有氨基醇结构,可显双缩脲特征反应。

4. ［E］ 本题考查苯乙胺类药物鉴别反应。重酒石酸间羟胺分子中具有脂肪伯氨基,可显 Rimini 专属反应。

5. ［D］ 本题考查苯乙胺类药物的基本结构。

6. ［E］ 本题考查溴量法含量测定应用。重酒石酸间羟胺含苯酚结构,在酸性溶液中酚羟基的邻、对位活泼氢能与过量的溴定量地发生溴代反应,再以碘量法测定剩余的溴,根据消耗的硫代硫酸钠滴定液的量,即可计算供试品的含量。

7. ［A］ 本题考查拟肾上腺素药物中酮体杂质的检查方法。ChP 采用紫外分光光度法检查酮体杂质。

8. ［E］ 本题考查苯乙胺类药物的基本结构。盐酸克仑特罗不具有邻位酚羟基。

(二) 配伍选择题

9~10. ［9E;10B］ 本组题考查苯乙胺类药物特殊杂质检查。该类药物其生产过程均存在酮体氢化还原制备工艺,若氢化过程不完全,易引入酮体杂质,影响药品质量。故盐酸甲氧明需检查酮胺,重酒石酸去甲肾上腺素需检查酮体。

11~13. ［11A;12D;13C］ 本组题考查非水溶液滴定法的终点指示方法。重酒石酸去甲肾上腺素是以结晶紫指示液指示终点,盐酸甲氧明测定中以萘酚苯甲醇指示终点。由于相应的游离碱碱性较弱,终点突跃不明显,难以判断,故硫酸特布他林采用电位法指示终点。

14~17. ［14C;15B;16A;17D］ 本组题考查苯乙胺类药物含量测定方法。盐酸异丙肾上腺素其分子结构含有弱碱性氮原子,故 ChP 采用非水溶液滴定法测定其含量。紫外分光光度法测定重酒石酸间羟胺注射液,盐酸克仑特罗含有芳伯氨基,原料药采用亚硝酸钠滴定法测定含量。ChP 采用反相高效液相色谱法作为盐酸氨溴索片的含量测定方法。

18~21.［18C;19B;20D;21A］　本组题考查苯乙胺类药物的鉴别。重酒石酸间羟胺分子中具有脂肪伯氨基,显专属反应 Rimini 试验;肾上腺素可被碘氧化产生明显的红棕色;盐酸麻黄碱的芳环侧链具有氨基醇结构,可显双缩脲特征反应;该类药物可与甲醛在硫酸中反应,形成具有醌式结构的有色化合物。如盐酸去氧肾上腺素显玫瑰红→橙红→深棕红的变化过程。

(三) 多项选择题

22.［BC］　本题考查苯乙胺类药物的鉴别。盐酸去氧肾上腺素分子结构中具有酚羟基,可与 Fe^{3+} 离子配位显色;其芳环侧链具有氨基醇结构,可显双缩脲特征反应。

23.［ACDE］　本题考查苯乙胺类药物的含量测定。苯乙胺类药物分子结构中具有烃氨基侧链,其中氮为仲胺氮,故显弱碱性,硫酸特布他林、盐酸甲氧明、硫酸沙丁胺醇和肾上腺素均可采用非水溶液滴定法测定含量。

24.［BE］　本题考查苯乙胺类药物的鉴别。盐酸多巴胺分子结构中具有酚羟基,可与 Fe^{3+} 离子配位显色;盐酸多巴胺以 0.5% 硫酸为溶剂,其紫外最大吸收波长为 280nm,可作为一种定性鉴别方法。

25.［ACE］　本题考查三氯化铁显色反应的应用。苯乙胺类药物分子结构中如具有酚羟基,可与三氯化铁试液反应显紫色或紫红色。

26.［ABC］　本题考查苯乙胺类药物的鉴别。异丙肾上腺素分子结构中具有酚羟基,在偏酸性条件下能被碘迅速氧化,生成异丙肾上腺素红,加硫代硫酸钠使碘的棕色消退,溶液显淡红色;其酚羟基可与 Fe^{3+} 离子配位显色;另外其可与甲醛在硫酸溶液中反应,形成具有醌式结构的有色化合物显棕色至暗紫色。

27.［ABC］　本题考查苯乙胺类药物的含量测定方法。苯乙胺类拟肾上腺素类药物的原料药多采用非水溶液滴定法测定含量,其他药物如盐酸去氧肾上腺素和重酒石酸间羟胺选择溴量法,盐酸克仑特罗选择亚硝酸钠法(永停滴定法)等;其制剂的测定方法主要包括紫外分光光度法、高效液相色谱法和溴量法等。

(四) 是非判断题

28.√　本题考查苯乙胺类药物的结构和主要理化性质。

29.×　本题考查盐酸去氧肾上腺素有关物质检查。ChP 选择薄层色谱法对盐酸去氧肾上腺素进行有关物质检查。

30.×　本题考查苯乙胺类药物的还原性反应。重酒石酸去甲肾上腺素在酸性条件下比较稳定,几乎不被碘氧化。

31.√　本题考查苯乙胺类药物的酚羟基特性。

32.×　本题考查苯乙胺类药物的含量测定。盐酸克仑特罗分子结构中含有芳伯氨基(苯胺),在酸性溶液中可与亚硝酸钠定量发生重氮化反应,生成重氮盐,可用永停滴定法指示反应终点。故 ChP 采用亚硝酸钠法测定其原料药含量。

(五) 简答题

33.答:苯乙胺类药物盐酸去氧肾上腺素和重酒石酸间羟胺结构中具有苯酚结构,在酸性溶液中酚羟基的邻、对位活泼氢能与过量的溴定量地发生溴代反应,再以碘量法测定剩余的溴,根据消耗硫代硫酸钠滴定液的量,即可计算供试品的含量。ChP 中上述 2 种药物原料药均采用溴量法测定含量。

34. 答:

(1)三氯化铁显色反应:本类药物的分子结构中若具有酚羟基,可与 Fe^{3+} 离子配位显色,加入碱性溶液,随即被高铁离子氧化而显紫色或紫红色等。

(2)甲醛 - 硫酸反应:可与甲醛在硫酸中反应,形成具有醌式结构的有色化合物。如肾上腺素显红色,盐酸异丙肾上腺素显棕色至暗紫色。

(3)还原性反应:本类药物分子结构中多数具有酚羟基,易被碘、过氧化氢、铁氰化钾等氧化剂氧化而呈现不同的颜色。如肾上腺素在酸性条件下,被过氧化氢氧化后,生成肾上腺素红显血红色,放置可变为棕色多聚体;盐酸异丙肾上腺素在偏酸性条件下被碘迅速氧化,生成异丙肾上腺素红,加硫代硫酸钠使碘的棕色消退,溶液显淡红色。

(4)双缩脲反应:盐酸麻黄碱、盐酸伪麻黄碱和盐酸去氧肾上腺素等药物分子结构中,芳环侧链具有氨基醇结构,可显双缩脲特征反应。

35. 答:①该类药物的基本结构为苯乙胺,苯环具有烃氨基侧链,含伯胺氮或仲胺氮,显弱碱性。②肾上腺素、盐酸异丙肾上腺素、重酒石酸去甲肾上腺素、盐酸多巴胺和硫酸特布他林等分子结构中苯环的 3、4 位上都有 2 个邻位酚羟基,具有邻二苯酚结构,具有酚羟基特性,可与重金属离子配位呈色,置空气中或遇光、热易氧化。③本类药物中存在手性碳原子,具有光学活性。④药物具有苯环的特征吸收带,且根据取代基的电负性,最大吸收波长以254nm 为中心红移或蓝移。

36. 答:盐酸去氧肾上腺素的生产过程存在酮体氢化还原制备工艺,若氢化过程不完全,易引入酮体杂质,影响药品质量。为此,ChP 规定应检查盐酸去氧肾上腺素的合成工艺杂质酮体。采用紫外分光光度法检查其中含有的酮体杂质,在 310nm 波长处,浓度 4mg/ml的样品溶液吸光度应不超过 0.20。

37. 答:重酒石酸去甲肾上腺素在酸性条件下比较稳定,几乎不被碘氧化。ChP 规定本品加酒石酸氢钾饱和溶液 10ml 溶解,加碘试液 1ml 放置 5 分钟后,加硫代硫酸钠试液 2ml,溶液为无色或仅显微红色或淡紫色;盐酸异丙肾上腺素在此实验条件下,可被氧化产生明显的红棕色或紫色。可采用这个实验加以区别。

38. 答:硫酸特布他林气雾剂的"微细粒子剂量"与"泄漏率"的检查方法分别叙述如下。

(1)微细粒子剂量检查法:取本品,照吸入制剂微细粒子空气动力学特性测定法(通则0951)测定,充分振摇,试喷 5 次,接受液为水,揿压喷射 10 次(注意每次喷射间隔一定时间并缓缓振摇),清洗规定部件,合并洗液与下层锥形瓶中的接受液,置 50ml 量瓶中,用水稀释至刻度,摇匀,照每揿主药含量项下的色谱条件,精密量取 50μl,注入液相色谱仪。另取硫酸特布他林对照品适量,精密称定,加水溶解并定量稀释制成每 1ml 含 20μg 的溶液,同法测定。按外标法以峰面积计算,微细粒子药物量应不得低于每揿标示量的 15%。

(2)泄漏率检查法:取本品 12 瓶,去除外包装,用乙醇将表面清洗干净,室温垂直(直立)放置 24 小时,分别精密称定重量(W_1),再在室温放置 72 小时(精确至 30 分钟),再分别精密称定重量(W_2),置 2~8℃冷却后,迅速在阀上面钻一小孔,放置至室温,待抛射剂完全气化挥尽后,将瓶与阀分离,用乙醇洗净,在室温下干燥,分别精密称定重量(W_3),按下式计算每瓶年泄漏率。平均年泄漏率应小于 3.5%,并不得有 1 瓶大于 5%。年泄漏率 $=365 \times 24 \times (W_1-W_2)/$

$\left[72 \times (W_1 - W_3) \right] \times 100\%$。

(六) 计算题

39. 解: 取样量 W=0.413 5g,高氯酸滴定液消耗体积 V=6.97ml,空白试验消耗体积 V_0=0.10ml,滴定度 T=57.67mg/ml

$$含量 = \frac{(V-V_0) \times F \times T}{W \times 1\,000} \times 100\%$$

$$= \frac{(6.97-0.10) \times (0.103\,4/0.1) \times 57.67}{0.413\,5 \times 1\,000} \times 100\% = 99.1\%$$

40. 解:(1)23℃时实际浓度为 N_0=0.1 × 1.027=0.102 7(mol/L),t_1=20℃,t_0=23℃

$$N_t = \frac{N_0}{1+0.001\,1 \times (t_1-t_0)} = \frac{0.102\,7}{1+0.001\,1 \times (20-23)} = 0.103\,0$$

$$F = \frac{0.103\,0}{0.1} = 1.030$$

(2)取样量 W=0.225 6g,高氯酸滴定液消耗体积 V=6.80ml,空白试验消耗体积 V_0=0.10ml,滴定度 T=31.93mg/ml

$$含量 = \frac{(V-V_0) \times F \times T}{W \times 1\,000} \times 100\%$$

$$= \frac{(6.80-0.10) \times (0.103\,0/0.1) \times 31.93}{0.225\,6 \times 1\,000} \times 100\% = 97.7\%$$

41. 解:(1)计算校正因子 $F = \frac{A_i \times m_S}{A_S \times m_i} = \frac{10\,112 \times 4.0}{14\,250 \times 0.24} = 11.83$

(2) $m_X = \frac{F \times A_X \times m_i}{A_i'} = \frac{11.83 \times 17\,840 \times 0.24}{10\,210} = 4.96\,(mg)$

(3)标示量 % $= \frac{m_X}{标示量} \times 100\% = \frac{4.96}{10/2} \times 100\% = 99.2\%$

(七) 设计与分析题

42. 答:该药物滴定分析方法的原理、测定条件、取样量计算、操作步骤和含量计算如下。

(1)原理:药物结构中含有烃氨基侧链,其中氮为仲胺氮,显弱碱性,可采用非水溶液滴定法测定含量。该物质与高氯酸的摩尔比为 1:1。

(2)测定条件:冰醋酸为溶剂,加入醋酸汞试液生成难电离的氯化汞,以消除盐酸的干扰,再用高氯酸滴定液(0.1mol/L)滴定,以结晶紫指示液指示终点。

(3)取样量计算:T=0.1 × 1 × 247.72=24.77(mg/ml)

按消耗滴定液 6~8ml 计算:

$$W_1 = V_1 \times T = 6ml \times 24.77mg/ml = 148.6mg$$

$$W_2 = V_2 \times T = 8ml \times 24.77mg/ml = 198.2mg$$

因此本品取用量约为 0.15~0.2g 左右。

(4)操作步骤:取本品约 0.15g(或 0.2g),精密称定,加冰醋酸 30ml,使溶解,放冷,加醋酸汞试液 5ml 与结晶紫指示液 1 滴,用高氯酸滴定液(0.1mol/L)滴定至溶液显蓝色,并将滴定的结果用空白试验校正。每 1ml 高氯酸滴定液(0.1mol/L)相当于 24.77mg 的 $C_{11}H_{17}NO_3 \cdot HCl$。

(5)含量计算公式

$$含量 = \frac{(V_样 - V_空) \times F \times T}{W} \times 100\%$$

其中 $V_样$ 为滴定液消耗体积(ml),$V_空$ 为空白试验滴定液消耗体积(ml),T 为滴定度(mg/ml),W 为供试品取用量(g),F 为校正因子($c_{实际}/0.1$)。

设计思路:药物结构中的仲胺氮具有弱碱性,可以用非水酸碱滴定法,由于该药物以盐酸盐形式存在,盐酸酸性较强,滴定反应不完全,应加入醋酸汞。终点除了用结晶紫指示还可用电位法。

43. 答:

(1)加入硫酸溶液和三氯甲烷,振摇后能将硫酸特布他林萃取进硫酸液层,取续溶液的主要目的是为了浓度的一致性。

(2)比色法测定硫酸特布他林的原理是:硫酸特布他林于三羟甲基氨基甲烷缓冲溶液(pH 9.5)介质中,在铁氰化钾存在下,与 4- 氨基安替比林反应,生成橙红色的吲哚酚氨基安替比林染料,其水溶液在 550nm 波长处有最大吸收。

(3)测定吸光度需要"从加入 8% 铁氰化钾溶液起 75 秒时测定"是为了让其充分显色,测出的数据准确。

(4)硫酸特布他林气雾剂含量测定计算公式

$$含量 = \frac{A \times 0.1 \times 250 \times 25}{A_0 \times 10 \times 5 \times 1.41 \times V} \times 100\%$$

其中,A_0 为对照品溶液所测吸光度值,A 为供试品溶液所测吸光度值,V 为每瓶硫酸特布他林气雾剂的容积。

44. 答:(1)由于盐酸克仑特罗在动物生产中有明显的促生长和提高瘦肉率的作用,其在养殖业中滥用问题非常严重,又因盐酸克仑特罗在生产中的用量远高于治疗量,且半衰期长,极易在动物组织中蓄积残留。若残留量过高,极有可能通过食物链使人体中毒而对健康构成威胁,所以要对动物组织中残留的盐酸克仑特罗进行定量分析。

(2)加碳酸钠溶液是为了防止乙酸乙酯水解;反萃取的目的进一步纯化盐酸克仑特罗,将盐酸克仑特罗转移到水相。

(3)阳离子固相萃取小柱能够利用化学手段将样品中所需的化合物吸附于小柱填料上,去除杂质后再用溶剂洗脱出来。因为固定在填料上的化合物具有较好的稳定性和特异性,能够实现目标化合物的高效富集和纯化。

(周 婕)

一、基本内容

局麻药物是一类能在用药部位局部可逆性地阻断感觉神经冲动发生与传导的药物。其化学结构通常包括 3 个部分：①亲脂性芳香环。②中间连接功能基。③亲水性胺基。中间部分连接芳环和胺基的功能基是酯键即为对氨基苯甲酸酯类局麻药物，代表药物为普鲁卡因；中间功能基是酰胺键则为酰苯胺类局麻药物，代表药物为利多卡因。

【基本结构与性质】 对氨基苯甲酸酯类药物脂烃胺侧链上的氮原子具有碱性（苯佐卡因除外），可以酸成盐。结构中具有芳伯氨基（盐酸丁卡因除外），显重氮化 - 偶合反应；能与芳醛缩合成 Schiff 碱；易氧化变色等。结构中酯键易水解，水解产物具有一定特性。结构中的苯环及相应取代基，具有紫外吸收光谱和红外光谱特征。

酰苯胺类药物脂烃胺侧链上的氮原子具有碱性，可与酸成盐。结构中酰胺键在酸性溶液中也可水解生成芳伯氨基，显芳伯氨基特性反应，但受到空间位阻影响，水解较难。结构中酰胺和侧链脂肪胺的氮可在水溶液中与铜离子或钴离子配合，生成有色配位化合物沉淀，且沉淀可溶于三氯甲烷等有机溶剂后呈色。结构中的苯环及相应取代基，具有紫外吸收光谱和红外光谱特征。

【质量分析特点】 利用芳伯氨基特性、水解产物特性可以鉴别对氨基苯甲酸酯类药物；利用酰胺和侧链脂肪胺氮与金属离子配合可以对酰苯胺类药物进行鉴别；特征的紫外吸收光谱与红外光谱行为也可以用于鉴别。结构中的酯键和酰胺键水解会产生降解杂质，在此类药物贮藏，以及它们的注射液生产和贮藏过程中需要特别关注上述杂质的控制，一般采用薄层色谱或者高效液相色谱法进行检查。同样基于芳伯氨基特性，亚硝酸钠滴定法可对对氨基苯甲酸酯类药物进行含量测定。由于上述 2 类药物的弱碱性，也可以采用非水酸碱滴定法进行含量测定，而它们的制剂含量测定则采用紫外 - 可见分光光度法和高效液相色谱法。

【本章关键词】

芳伯氨基：芳环上的碳被氨基取代后，此氨基即为芳伯氨基。对氨基苯甲酸酯类药物除盐酸丁卡因外，均具有该基团。

芳香第一胺反应：具有芳伯氨基的药物在酸性溶液中与亚硝酸钠反应生成重氮盐，再与碱性 β- 萘酚试液发生偶合反应，生成橙黄到猩红色的偶氮化合物沉淀。

亚硝酸钠滴定法：以亚硝酸钠为标准溶液，利用亚硝酸钠与有机胺类药物的芳伯氨基或水解后生成芳伯氨基定量发生重氮化反应的氧化还原滴定法,可以采用外指示剂、内指示剂、永停滴定法指示终点。ChP 收载的药物均采用永停滴定法指示终点。

　　对氨基苯甲酸类杂质:对氨基苯甲酸酯类药物结构中有酯键,会发生水解反应生成对氨基苯甲酸类杂质,如盐酸普鲁卡因中对氨基苯甲酸,盐酸丁卡因中对丁氨基苯甲酸等。

　　本类药物的分析方法见表 13-1。

表 13-1　ChP 收载的部分局麻药原料药及其制剂的分析方法

药物名称 / 结构式 / 分子式 / 分子量	鉴别	特殊杂质检查	含量测定
苯佐卡因 $C_9H_{11}NO_2$　165.19	水解产物反应 IR 芳香第一胺反应	有关物质: TLC	原料药采用亚硝酸钠滴定法:盐酸溶液(1 → 2)和水为溶剂,永停滴定法指示终点,亚硝酸钠滴定液(0.1mol/L)
盐酸普鲁卡因 $C_{13}H_{20}N_2O_2 \cdot HCl$　272.77	水解产物反应 IR 芳香第一胺反应 氯化物鉴别	对氨基苯甲酸: HPLC	原料药和注射用无菌粉末采用亚硝酸钠滴定法:盐酸溶液(1 → 2)和水为溶剂,永停滴定法指示终点,亚硝酸钠滴定液(0.1mol/L) 注射液采用 HPLC:十八烷基硅烷键合硅胶为填充剂;含0.1% 庚烷磺酸钠的0.05mol/L 磷酸二氢钾溶液(pH 3.0)- 甲醇(68:32)为流动相;检测波长为 279nm
盐酸丁卡因 $C_{15}H_{24}N_2O_2 \cdot HCl$　300.83	测定衍生物熔点 硝酸显色反应 IR 氯化物鉴别	对氨基苯甲酸、对丁氨基苯甲酸:HPLC 有关物质:TLC	原料药采用非水溶液酸碱滴定法:乙醇和0.01mol/L 盐酸溶液为溶剂,电位滴定法指示终点,氢氧化钠滴定液(0.1mol/L) 注射用无菌粉末采用UV:盐酸溶液(1 → 200)和磷酸盐缓冲溶液(pH 6.0)为溶剂,310nm对照品比较法测定

续表

药物名称 / 结构式 / 分子式 / 分子量	鉴别	特殊杂质检查	含量测定
盐酸普鲁卡因胺 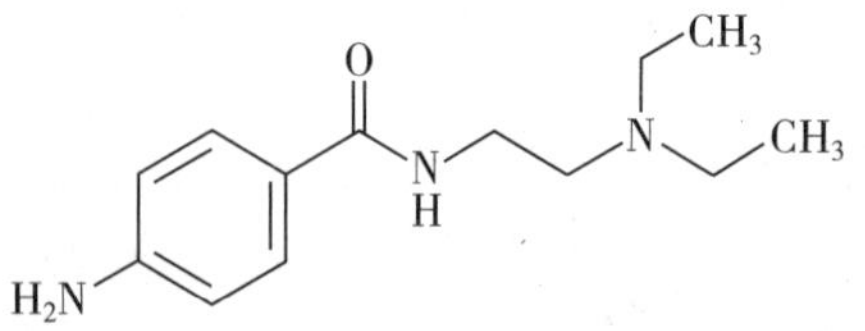 , HCl $C_{13}H_{21}N_3O \cdot HCl$　271.79	三氯化铁反应 IR 氯化物鉴别		原料药、片剂和注射用无菌粉末均采用亚硝酸钠滴定法：盐酸溶液（1 → 2）和水为溶剂，永停滴定法指示终点，亚硝酸钠滴定液（0.1mol/L）
盐酸利多卡因 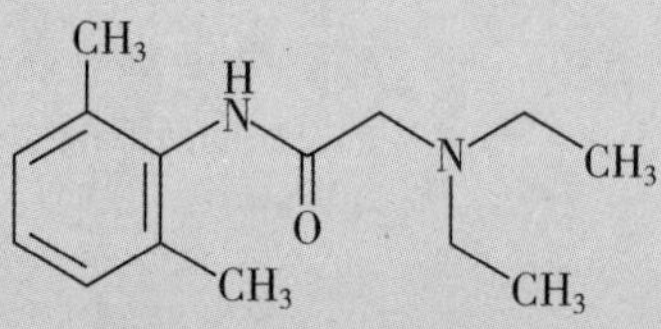 , HCl , H_2O $C_{14}H_{22}N_2O \cdot HCl \cdot H_2O$　288.82	硫酸铜显色反应 IR 氯化物鉴别	2,6- 二甲基苯胺：HPLC	原料药、注射液和胶浆均采用 HPLC：十八烷基硅烷键合硅胶为填充剂；磷酸盐缓冲溶液（pH 8.0）- 乙腈（50∶50）为流动相；检测波长 254nm
盐酸布比卡因 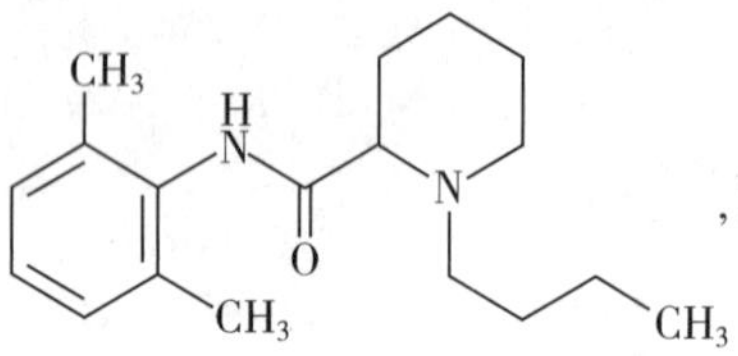 , HCl , H_2O $C_{18}H_{28}N_2O \cdot HCl \cdot H_2O$　342.91	UV IR 氯化物鉴别	有关物质：HPLC	原料药采用非水溶液酸碱滴定法：冰醋酸与醋酐为溶剂，电位滴定法指示终点，高氯酸滴定液（0.1mol/L） 注射液采用 HPLC：十八烷基硅烷键合硅胶为填充剂；磷酸盐缓冲溶液（pH 8.0）- 乙腈（35∶65）为流动相；检测波长 240nm

二、习题精选

（一）最佳选择题

1. 具芳伯氨基或经水解生成芳伯氨基的药物可用亚硝酸钠滴定法，其反应条件是（　　）

A. 适量强酸环境，加适量溴化钾，室温下进行

B. 弱酸性环境中，40℃以上加速进行

C. 酸浓度高反应完全，宜采用高浓度酸

D. 酸度高反应加速，宜采用高酸度

E. 酸性条件下，室温即可，避免副反应

2. 芳胺类药物的含量测定方法是（　　）

A. 非水溶液滴定法　　B. $NaNO_2$ 滴定法

C. 间接酸量法　　D. $NaNO_2$ 滴定法 + 间接酸量法

E. 非水溶液滴定法＋$NaNO_2$ 滴定法

3. 能在碳酸钠试液中与硫酸铜反应生成蓝紫色配位化合物的药物是（　　）

A. 盐酸普鲁卡因　　　　　B. 盐酸利多卡因　　　　　C. 盐酸丁卡因

D. 对乙酰氨基酚　　　　　E. 肾上腺素

4. 直接用芳香第一胺反应进行鉴别的药物是（　　）

A. 盐酸普鲁卡因　　　　　B. 盐酸利多卡因　　　　　C. 盐酸丁卡因

D. 对乙酰氨基酚　　　　　E. 盐酸去氧肾上腺素

5. 盐酸丁卡因与亚硝酸钠作用形成的产物是（　　）

A. 重氮盐　　　　　　　　B. 偶氮染料　　　　　　　C. *N*- 亚硝基化合物

D. 亚硝基苯化合物　　　　E. 偶氮氨基化合物

6. 盐酸普鲁卡因中需检查的特殊杂质是（　　）

A. 水杨酸　　　　　　　　B. 对氨基酚　　　　　　　C. 有关物质

D. 对氨基苯甲酸　　　　　E. 酮体

7. 在碱性溶液中加热,可析出白色沉淀,并发生挥发性气体,使湿润的红色石蕊试纸变蓝的药物是（　　）

A. 苯佐卡因　　　　　　　B. 盐酸普鲁卡因　　　　　C. 阿司匹林

D. 盐酸利多卡因　　　　　E. 盐酸罗哌卡因

8. 水解后加碘试液生成黄色沉淀的药物是（　　）

A. 盐酸利多卡因　　　　　B. 氨甲苯酸　　　　　　　C. 阿司匹林

D. 苯佐卡因　　　　　　　E. 盐酸克仑特罗

9. 在酸性条件下与氯化钴试液反应生成亮绿色的药物是（　　）

A. 盐酸利多卡因　　　　　B. 氨甲苯酸　　　　　　　C. 阿司匹林

D. 苯佐卡因　　　　　　　E. 盐酸普鲁卡因胺

10. ChP 收载的盐酸布比卡因含量测定方法是（　　）

A. 非水溶液滴定法　　　　B. 酸性染料比色法　　　　C. 紫外分光光度法

D. 亚硝酸钠滴定法　　　　E. 铈量法

11. 使用 α- 酸性糖蛋白柱,以异丙醇 - 磷酸盐缓冲溶液为流动相,检查盐酸罗哌卡因中右旋体限度不超过 0.5%,其光学纯度检查的方法为（　　）

A. 液相色谱手性流动相法　　　　　　B. 液相色谱手性固定相法

C. 液相色谱手性衍生化法　　　　　　D. 毛细管区带电泳法

E. 毛细管电泳手性添加剂法

12. ChP 收载的芳胺类药物亚硝酸钠滴定法含量测定指示终点的方法是（　　）

A. 内指示剂法　　　　　　B. 外指示剂法　　　　　　C. 电位法

D. 永停滴定法　　　　　　E. 自身指示剂法

13. 采用亚硝酸钠滴定法测定盐酸普鲁卡因含量,每 1ml 亚硝酸钠滴定液（0.1mol/L）相当于盐酸普鲁卡因（*M* 272.77）（　　）

A. 13.64mg　　　　　　　B. 6.82mg　　　　　　　　C. 27.28mg

D. 2.728mg　　　　　　　E. 54.56mg

14. 能被浓过氧化氢氧化成羟肟酸,再与三氯化铁作用形成配位化合物羟肟酸铁的药物是（　　）

A. 盐酸利多卡因　　　　　　　　　　B. 盐酸普鲁卡因胺

C. 盐酸普鲁卡因　　　　　　　　　　D. 盐酸去甲肾上腺素

E. 苯佐卡因

15. 亚硝酸钠法滴定开始时将滴定管尖端插入液面下约 2/3 处的原因是（　　　）

A. 重氮化反应速度减慢　　　　　　　B. 重氮化反应速度加快

C. 避免 HNO_2 挥发和分解　　　　　　D. 加入 KBr

E. 保持 30℃以下

(二) 配伍选择题

[16~18]

A. 加入三氯化铁试液与浓过氧化氢溶液,显紫红色

B. 在碳酸钠试液中,与硫酸铜反应,生成蓝紫色配位化合物

C. 与硝酸反应,显黄色

D. 在酸性条件下,和亚硝酸钠与 β- 萘酚试液反应,显橙红色

E. 加入三氯化铁试液,生成暗棕色至棕黑色沉淀

以下药物的鉴别反应是

16. 盐酸氯普鲁卡因（　　　）

17. 盐酸利多卡因（　　　）

18. 盐酸普鲁卡因胺（　　　）

[19~21]

A. 对氨基苯甲酸　　　　　　　　　　B. 酮体

C. 4- 氨基 -2- 氯苯甲酸　　　　　　　D. 2,6- 二甲基苯胺

E. 间氨基酚

下列药物中应检查的杂质是

19. 盐酸丁卡因注射液（　　　）

20. 盐酸利多卡因注射液（　　　）

21. 盐酸普鲁卡因注射液（　　　）

[22~25]

A. 紫外分光光度法　　　　　　　　　B. 反相高效液相色谱法

C. 非水溶液滴定法　　　　　　　　　D. 亚硝酸钠滴定法

E. 溴量法

ChP 规定下列药物的含量测定方法是

22. 盐酸利多卡因（　　　）

23. 注射用盐酸丁卡因（　　　）

24. 盐酸利多卡因注射液（　　　）

25. 盐酸普鲁卡因胺（　　　）

[26~29]

A. 降低重氮化反应速度　　　　　　　B. 避免 HBr 挥发

C. 提高重氮化反应速度　　　　　　　D. 避免 HNO_2 挥发和分解

E. 防止重氮盐分解

26. 芳伯氨基对位有供电子基团存在（　　　）

27. 加入 KBr（   ）

28. 反应温度保持 30℃以下（   ）

29. 滴定开始时将滴定管尖端插入液面下约 2/3 处（   ）

（三）分析选择题

ChP 采用乙醇作为溶剂的非水溶液酸碱滴定法测定盐酸丁卡因的含量，操作如下：取本品约 0.25g，精密称定，加乙醇 50ml 振摇使溶解，加 0.01mol/L 盐酸溶液 5ml，摇匀，照电位滴定法（通则 0701），用氢氧化钠滴定液（0.1mol/L）滴定，2 个突跃点体积的差作为滴定体积。每 1ml 氢氧化钠滴定液（0.1mol/L）相当于 X mg 的 $C_{15}H_{24}N_2O_2 \cdot HCl$。

30. 选择乙醇作为溶剂的原因是（   ）

A. 提高丁卡因的碱性　　　　　　　B. 避免滴定过程中酯键水解

C. 加快反应速度　　　　　　　　　D. 使得反应向正方向进行

E. 扩大滴定突跃

31. 第 1 个滴定突跃和第 2 个滴定突跃的反应分别是（   ）

A. 氢氧化钠水解丁卡因；氢氧化钠与苯甲酸反应

B. 溶液中游离盐酸与氢氧化钠反应；氢氧化钠水解丁卡因

C. 溶液中游离盐酸与氢氧化钠反应；盐酸丁卡因酸根与氢氧化钠反应

D. 溶液中游离盐酸和乙醇与氢氧化钠反应；盐酸丁卡因酸根与氢氧化钠反应

E. 盐酸丁卡因酸根与氢氧化钠反应；氢氧化钠水解丁卡因

32. 本题中每 1ml 氢氧化钠滴定液（0.1mol/L）对盐酸丁卡因（$C_{15}H_{24}N_2O_2 \cdot HCl$，$M$ 300.83）的滴定度是多少？（   ）

A. 13.72mg　　　　　B. 27.44mg　　　　　C. 15.54mg

D. 30.08mg　　　　　E. 62.18mg

33. 以下不可以用于盐酸丁卡因含量测定的方法是（   ）

A. 紫外分光光度法

B. 高效液相色谱法 - 紫外检测

C. 高效液相色谱法 - 蒸发光散射检测

D. 亚硝酸钠滴定法

E. 醋酸 - 醋酐体系中高氯酸滴定

（四）多项选择题

34. 盐酸普鲁卡因常用的鉴别反应有（   ）

A. 重氮化 - 偶合反应　　B. 水解反应　　　　C. 氧化反应

D. 磺化反应　　　　　　E. 碘化反应

35. 采用亚硝酸钠法测定含量的药物有（   ）

A. 苯巴比妥　　　　　　B. 盐酸丁卡因　　　　C. 苯佐卡因

D. 盐酸普鲁卡因胺　　　E. 盐酸去氧肾上腺素

36. 下列不属于对氨基苯甲酸酯类药物的是（   ）

A. 盐酸罗哌卡因　　　　B. 苯佐卡因　　　　　C. 盐酸利多卡因

D. 盐酸丁卡因　　　　　E. 盐酸氯普鲁卡因

37. 可以用来鉴别并区分盐酸普鲁卡因和盐酸普鲁卡因胺的方法有（   ）

A. 芳香第一胺反应　　　B. 红外光谱法　　　　C. 亚硝酸钠滴定法

D. 薄层色谱法　　　　　　　E. 高效液相色谱法

38. ChP 规定以下采用非水溶液滴定法进行含量测定的有（　　　　　　）

A. 盐酸丁卡因　　　　　　B. 对氨基水杨酸钠　　　　　　C. 盐酸普鲁卡因

D. 盐酸布比卡因　　　　　E. 苯佐卡因

39. 亚硝酸钠滴定法测定芳胺类药物，加入过量的盐酸，目的是（　　　　　　）

A. 加快反应速度

B. 保证生成重氮盐稳定

C. 防止生成偶氮氨基化合物

D. 避免亚硝酸分解

E. 增强芳伯氨基碱性使滴定突跃增加

（五）是非判断题

40. 重氮化反应中，加入适量的溴化钾的目的是加快反应速度。（　　　）

41. 重氮化反应速度的快慢与芳伯氨基的碱性强弱有关，碱性强反应速度就快。（　　　）

42. 具有芳酰胺基团的药物在酸性溶液中能直接用亚硝酸钠液滴定。（　　　）

43. 苯佐卡因可在酸性条件下加热水解后，加碘试液即生成黄色沉淀。（　　　）

44. 盐酸利多卡因在酸性溶液中与氯化钴试液反应，生成亮绿色细小钴盐沉淀。（　　　）

45. 采用亚硝酸钠滴定法测定盐酸普鲁卡因含量，需要快滴慢摇，缩短滴定时间。
（　　　）

（六）简答题

46. 亚硝酸钠滴定法测定芳胺类药物的原理是什么？在测定中应注意哪些反应条件？

47. 采用哪种化学鉴别法可以区别盐酸普鲁卡因和盐酸丁卡因？

48. 亚硝酸钠滴定法常采用的指示终点的方法有哪些？ChP 收载的是哪种？

49. 分析盐酸普鲁卡因注射液变黄的原因，并列举与之相关的质量控制方法？

50. 盐酸罗哌卡因为什么进行光学纯度检查？ChP 和 BP 分别采用什么方法进行检查？

（七）计算题

51. 盐酸普鲁卡因注射液中对氨基苯甲酸（PABA）的检查：取本品，加乙醇制成 2.5mg/ml 的溶液，作为供试液；另取 PABA 对照品，加乙醇制成 60μg/ml 的溶液，作为对照液，取供试液 10μl，对照液 5μl，分别点于同一薄层板上，展开，显色，供试液所显杂质斑点颜色，不得比对照液所显斑点颜色深。求 PABA 的限度是多少。

52. 称取苯佐卡因供试品 0.313 6g，用亚硝酸钠滴定液（0.100 2mol/L）滴定至终点时，消耗亚硝酸钠滴定液 18.85ml。已知每 1ml 亚硝酸钠滴定液（0.1mol/L）相当于 16.52mg 的苯佐卡因，求本品的百分含量。

53. 取盐酸罗哌卡因约 0.248 8g，精密称定，加水 10ml 与乙醇 20ml 溶解后，加酚酞指示液 2 滴，用氢氧化钠滴定液（0.105 5mol/L）滴定，消耗体积 7.59ml，空白试验消耗体积 0.12ml。每 1ml 氢氧化钠滴定液（0.1mol/L）相当于 31.09mg 的 $C_{17}H_{26}N_2O \cdot HCl$，计算本品的百分含量是多少。为什么要进行空白试验？

（八）设计与分析题

54. 今有 3 瓶药物分别为盐酸利多卡因（A）、盐酸丁卡因（B）和盐酸普鲁卡因（C），但瓶上标签脱落，请采用适当的化学方法将三者区分开。

55. 已知某药物的结构式、分子式与分子量如下。

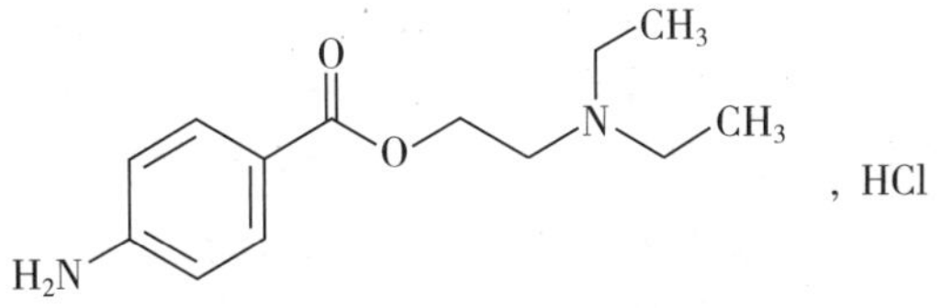

$$C_{13}H_{20}N_2O_2 \cdot HCl \quad 272.77$$

请根据药物的结构与性质,设计 2 种原理不同的滴定分析法进行含量测定,包括原理、操作要点(溶剂、滴定液、指示液等)、滴定度、供试品取用量及含量计算公式。

56. 盐酸左布比卡因光学异构体检查中,供试品溶液浓度为 0.1mg/ml;对照溶液从供试品溶液稀释而来,浓度为 0.5μg/ml;系统适用性溶液为 10μg/ml 的盐酸布比卡因对照品溶液。色谱采用 α_1- 酸糖蛋白键合硅胶为填充剂,以 0.02mol/L 磷酸盐缓冲溶液(pH 至 7.0)-异丙醇(90∶10)为流动相,检测波长为 215nm,进样体积 20μl。系统适用性试验中出峰顺序为杂质Ⅱ(右布比卡因)和左布比卡因,且要求分离度符合要求。分别精密量取供试品溶液和对照溶液,注入液相色谱仪,记录色谱图。如供试品溶液色谱图中如有与杂质Ⅱ保留时间一致的色谱峰,其峰面积不得大于对照溶液主峰面积(0.5%)。

问:

(1)为什么需要对盐酸左布比卡因进行光学异构体检查?

(2)结合本例,分析高效液相色谱法检查光学异构体有哪几种方式?

(3)右布比卡因杂质限度检查采用的是高效液相色谱法中的哪一种?

三、答案与解析

(一)最佳选择题

1.［A］　本题考查亚硝酸钠滴定法。亚硝酸钠滴定法主要用于具有芳伯氨基或水解后具有芳伯氨基的药物的含量测定。重氮化反应速度受多种因素影响,需控制一定的反应条件:在一定浓度的强酸环境中加入适量溴化钾,生成大量 NOBr 加速重氮化反应;过量的盐酸可以加速重氮化反应,维持重氮盐稳定并防止偶氮氨基化合物生成;但酸度过大则阻碍芳伯氨基游离;酸浓度过大使得亚硝酸分解;温度过高会加速重氮盐分解,故在室温下进行。故 B、C、D 均错误,E 不确切。

2.［E］　本题考查芳胺类药物含量测定。亚硝酸钠滴定法主要用于测定具有芳伯氨基或水解后具有芳伯氨基的药物含量;同时此类药物分子结构均含有弱碱性氮原子,可采用非水溶液滴定法测定其含量。

3.［B］　本题考查酰胺类药物的鉴别反应。分子结构中具有酰苯胺的盐酸利多卡因,在碳酸钠试液中与硫酸铜反应生成蓝紫色配位化合物,此有色物溶入三氯甲烷中显黄色。

4.［A］　本题考查具有芳伯氨基药物的鉴别反应。盐酸普鲁卡因分子结构中含有芳伯氨基,可以发生重氮化 - 偶合反应显红色,可直接用芳香第一胺反应进行鉴别。D 中对乙酰氨基酚需要先水解生成对氨基酚后才能发生重氮化 - 偶合反应。

5.［C］　本题考查盐酸丁卡因的鉴别反应。盐酸丁卡因分子结构中芳香仲胺在酸性溶液中与亚硝酸钠反应,生成 N- 亚硝基化合物的乳白色沉淀,可与具有芳伯氨基的同类药物区别。

6.［D］　本题考查对氨基苯甲酸酯类药物特殊杂质检查。盐酸普鲁卡因分子结构中有酯键,可发生水解反应生成对氨基苯甲酸和二乙氨基乙醇。其中对氨基苯甲酸随贮藏时间延长或受热,可进一步脱羧转化为苯胺,进而被氧化为有色物,使注射液变黄、疗效下降、毒性增加,特别是在其注射液制备过程中更易发生。因此应检查特殊降解杂质对氨基苯甲酸。

7.［B］　本题考查盐酸普鲁卡因鉴别反应。盐酸普鲁卡因具有酯键结构。加入碱性溶液后生成普鲁卡因白色沉淀,进一步加热发生水解,生成对氨基苯甲酸钠和挥发性的二乙氨基乙醇,后者使湿润的红色石蕊试纸变蓝。

8.［D］　本题考查苯佐卡因鉴别反应。苯佐卡因具有酯键结构,在碱性条件下可水解生成乙醇,加碘试液加热后,即生成黄色沉淀,并产生碘仿的臭气。

9.［A］　本题考查酰苯胺类药物与重金属离子反应。盐酸利多卡因在酸性溶液中与氯化钴试液反应,生成亮绿色细小钴盐沉淀。

10.［A］　本题考查盐酸布比卡因含量测定。盐酸布比卡因其分子结构中含有弱碱性氮原子,故 ChP 采用非水溶液滴定法测定其含量。

11.［B］　本题考查盐酸罗哌卡因光学纯度检查方法。题干描述采用液相色谱法,其中α-酸性糖蛋白柱为手性固定相。

12.［D］　本题考查亚硝酸钠滴定法。亚硝酸钠滴定法指示终点的方法有电位法、永停滴定法、外指示剂法和内指示剂法等。ChP 收载的芳胺类药物亚硝酸钠滴定法均采用永停滴定法指示终点。

13.［C］　本题考查盐酸普鲁卡因含量测定的计算。亚硝酸钠滴定法测定盐酸普鲁卡因含量,其原理为药物分子中的芳伯氨基,在酸性溶液中与亚硝酸钠定量地发生重氮化反应,以永停滴定法指示反应终点。盐酸普鲁卡因与亚硝酸钠滴定液反应比是 1∶1,因此每 1ml 亚硝酸钠滴定液(0.1mol/L)相当于 27.28mg 的盐酸普鲁卡因。

14.［B］　本题考查盐酸普鲁卡因胺鉴别方法。盐酸普鲁卡因胺因其分子结构中具有芳酰胺结构,可被浓过氧化氢氧化成羟肟酸,再与三氯化铁作用形成配位化合物羟肟酸铁,显紫红色,随即变为暗棕色至棕黑色。

15.［C］　本题考查亚硝酸钠滴定法。重氮化反应速度相对较慢,故滴定速度不宜太快,为了避免滴定过程中亚硝酸挥发和分解,滴定时宜将滴定管尖端插入液面下约 2/3 处。

(二) 配伍选择题

16~18.［16D;17B;18A］　本组题考查对氨基苯甲酸酯和酰苯胺类药物鉴别方法。盐酸氯普鲁卡因具有芳伯氨基可以在盐酸溶液中,直接与亚硝酸钠进行重氮化反应。盐酸利多卡因的酰胺结构,在碳酸钠试液中与硫酸铜反应生成蓝紫色配位化合物。盐酸普鲁卡因胺的芳酰胺结构,可被过氧化氢氧化成羟肟酸,再与三氯化铁形成配位化合物显紫红色。

19~21.［19A;20D;21A］　本组题考查对氨基苯甲酸酯和酰苯胺类药物的特殊杂质检查。盐酸普鲁卡因和盐酸丁卡因结构中酯键会水解,生成对氨基苯甲酸;盐酸利多卡因结构中酰胺键水解生成 2,6-二甲基苯胺等杂质。因此上述注射液在生产和贮存过程中,均会水解生成相应的降解杂质,需要进行检查。

22~25.［22C;23A;24B;25D］　本组题考查对氨基苯甲酸酯和酰苯胺类药物的含量测定。盐酸利多卡分子结构含有弱碱性氮原子,其原料药采用非水溶液滴定法测定其含量。盐酸丁卡因结构中的苯环及羰基具有较强紫外吸收,其注射液粉末采用紫外分光光度法测定含量。ChP采用反相高效液相色谱法测定盐酸利多卡因注射液含量。盐酸普鲁卡因胺结构中含有芳伯氨基,原料药采用亚硝酸钠滴定法测定含量。

26~29.〔26A;27C;28E;29D〕 本组题考查亚硝酸钠滴定法的条件。芳伯氨基对位有供电子基团存在,使得其碱性增强,在酸性溶液中成盐比例大,游离芳伯氨基少,降低重氮化反应速度;加入适量KBr,与盐酸反应生成溴化氢与亚硝酸生成NOBr速度加快,加速了重氮化反应;重氮化反应速度与温度成正比,但生成重氮盐会随温度升高而加速分解,可在室温10~30℃进行滴定,其中15℃以下结果较准确;为了避免滴定过程中亚硝酸挥发和分解,滴定时宜将滴定管尖端插入液面下约2/3处。

(三) 分析选择题

30.〔E〕 本题考查盐酸丁卡因非水滴定溶剂选择。乙醇具有更小的质子自递常数,可以提高滴定突跃,这样可以避免在醋酸-醋酐体系中使用醋酸汞,对环境友好。另外,生成的丁卡因可以溶于乙醇,溶液不会浑浊。

31.〔D〕 本题考查盐酸丁卡因非水滴定中滴定体积的确定。第1个滴定突跃是游离酸根和氢氧化钠反应,第2个滴定突跃是盐酸丁卡因的键合酸根和氢氧化钠反应,因此2次突跃点体积差即为盐酸丁卡因消耗氢氧化钠体积。另外乙醇也会消耗氢氧化钠,故本题答案为D。

32.〔D〕 本题考查盐酸丁卡因非水滴定中化学计量关系和滴定度计算。根据本章第30题解析,盐酸丁卡因和氢氧化钠的摩尔比为1:1。

33.〔D〕 本题考查盐酸丁卡因含量测定方法的选择。由于盐酸丁卡因结构中具有弱碱性氮原子,因此可以在醋酸-醋酐体系中用高氯酸进行非水溶液滴定;其结构中具有苯环、羰基等产生紫外吸收的基团,在适当溶剂中可以用紫外法测定;高效液相色谱法紫外检测和蒸发光散射检测也都可以分析其含量。亚硝酸钠滴定法测定含有芳伯氨基的药物,而盐酸丁卡因无此基团。

(四) 多项选择题

34.〔AB〕 本题考查盐酸普鲁卡因的鉴别。盐酸普鲁卡因含有芳伯氨基可用重氮化-偶合反应进行鉴别;分子中酯键加10%氢氧化钠溶液生成白色沉淀,继续加热,水解产生的二乙氨基乙醇能使湿润的红色石蕊试纸变为蓝色,并生成可溶于水的对氨基苯甲酸钠,放冷后,加酸析出白色沉淀对氨基苯甲酸,可溶于过量的盐酸,因此可利用其水解反应产物特性进行鉴别。

35.〔CD〕 本题考查亚硝酸钠法的适用范围。亚硝酸钠滴定法用于具有芳伯氨基的药物。苯巴比妥、盐酸丁卡因和盐酸去氧肾上腺素的含量测定分别采用银量法、非水溶液滴定法和溴量法。

36.〔AC〕 本题考查对氨基苯甲酸酯类和酰苯胺类药物结构。对氨基苯甲酸酯类药物分子中具有对氨基苯甲酸酯母核,主要代表性药物有苯佐卡因、盐酸普鲁卡因、盐酸氯普鲁卡因和盐酸丁卡因。盐酸罗哌卡因和盐酸利多卡因属于酰苯胺类药物,结构中具有酰胺键。

37.〔BDE〕 本题考查盐酸普鲁卡因和盐酸普鲁卡因胺的鉴别与区别。二者均具有芳伯氨基结构,可以用一般鉴别试验中的芳香第一胺反应进行鉴别,不能区分;红外光谱法特征性强、专属性好;色谱法具有分离分析能力,比较供试品与对照品色谱行为可以鉴别区分。选项中C为含量测定方法,不用于鉴别。

38.〔AD〕 本题考查对氨基苯甲酸酯类和酰苯胺类药物的含量测定。BCE结构中均含有芳伯氨基结构,ChP 规定采用亚硝酸钠滴定法测定含量。A 和 D 为有机碱的盐酸盐,其中盐酸可卡因在盐酸 - 乙醇体系中用氢氧化钠滴定,是利用乙醇具有更小的质子自递常数扩大滴定突跃,并能够溶解滴定产物的性质;盐酸布比卡因在冰醋酸 - 醋酐体系中用高氯酸置换滴定,ChP 规定采用非水溶液滴定法测定其含量。

39.［ABC］　本题考查亚硝酸钠滴定法的条件。盐酸过浓会导致亚硝酸分解,需要控制适当摩尔比;芳伯氨基本身碱性较弱,酸度太大会阻止芳伯氨基游离,影响反应速度,并不能使滴定突跃增加。

(五) 是非判断题

40.√　本题考查重氮化反应的影响因素。在测定中一般向供试溶液中加入适量溴化钾(ChP 规定加入 2g),使重氮化反应速度加快。

41.×　本题考查重氮化反应的影响因素。芳伯氨基碱性越弱,则在一定强度酸性溶液中成盐的比例较小,即游离芳伯氨基多,重氮化反应速度就快。

42.×　本题考查亚硝酸钠液滴定法的适用范围,具有芳伯氨基的药物才能直接用亚硝酸钠液滴定。

43.×　本题考查苯佐卡因的鉴别方法。该药在碱性条件下,即加氢氧化钠试液煮沸,发生水解反应。

44.√　本题考查盐酸利多卡因的鉴别方法。

45.×　本题考查亚硝酸钠滴定法的操作。重氮化反应速度相对较慢,滴定速度不宜过快,应将滴定管尖端插入液面以下约 2/3 处,一次放入大部分亚硝酸钠滴定液,在搅拌条件下尽快反应,再缓缓滴定。

(六) 简答题

46.答:测定的基本原理是芳伯氨基或水解后生成芳伯氨基的药物在酸性溶液中与亚硝酸钠定量发生重氮化反应,生成重氮盐,可用永停滴定法指示反应终点。重氮化反应的速度受多种因素的影响,亚硝酸钠滴定液及反应生成的重氮盐也不够稳定,因此在测定中应注意以下主要条件:①加入适量溴化钾加快反应速度。②加过量盐酸加速反应。③反应温度,滴定一般在低温下进行。④滴定速度,重氮化反应速度相对较慢,故滴定速度不宜太快。

47.答:可以采用芳香第一胺反应对以上 2 种药物进行区分。该 2 种药物均为对氨基苯甲酸酯类药物。其中盐酸普鲁卡因具有芳伯氨基,在酸性溶液中与亚硝酸钠发生重氮化反应,生成的重氮盐可与碱性 β- 萘酚偶合生成有色的偶氮染料,显橙黄色到猩红色沉淀。盐酸丁卡因不具有芳伯氨基,无此反应,但其结构中的芳香仲胺在酸性溶液中与亚硝酸钠反应,生成 N- 亚硝基化合物的乳白色沉淀。

48.答:常用的方法有电位法、永停滴定法、外指示剂和内指示剂法;ChP 采用的是永停滴定法。

49.答:盐酸普鲁卡因分子结构中酯键可发生水解反应,特别是在注射液制备过程中受灭菌温度、时间、溶液 pH,以及贮藏的时间、光线和金属离子等因素的影响,易发生水解反应生成对氨基苯甲酸和二乙氨基乙醇。其中对氨基苯甲酸会随高温加热或贮藏时间延长,进一步脱羧转化为苯胺;而苯胺又可被氧化为有色物质,使注射液变黄,疗效下降,毒性增加。可以针对其中的水解产物对氨基苯甲酸进行质量控制,采用色谱法如薄层色谱法或高效液相色谱法对其进行限度检查或定量检查,以保证注射液的质量。

50. 答:盐酸罗哌卡因分子结构中有一个手性碳原子,存在 2 个对映体,临床上使用的是 S- 盐酸罗哌卡因,因为 R- 盐酸罗哌卡因心脏毒性较大,需要严格控制其含量。ChP 采用高效液相色谱法进行 R- 盐酸罗哌卡因检查,选择手性固定相分离对映异构体;BP 采用毛细管电泳进行 R- 盐酸罗哌卡因检查,选择毛细管区带电泳模式添加手性拆分试剂分离对映异构体。

(七) 计算题

51. 解:供试液浓度 c_X=2.5mg/ml,对照液浓度 c_S=60μg/ml,供试液点样体积 V_X=10μl,对照液 V_S=5μl

$$L=\frac{c_S \times V_S}{c_X \times V_X} \times 100\%= \frac{60 \times 10^{-3} \times 5}{2.5 \times 10} \times 100\%=1.2\%$$

52. 解:取样量 W=0.313 6g,亚硝酸钠滴定液消耗体积 V=18.85ml,滴定度 T=16.52mg/ml

$$含量 = \frac{V \times T \times F \times 10^{-3}}{W} \times 100\%= \frac{18.85 \times 16.52 \times \frac{0.100\,2}{0.1} \times 10^{-3}}{0.313\,6} \times 100\%=99.5\%$$

53. 解:取样量 W=0.248 8g,氢氧化钠滴定液消耗体积 V=7.59ml,空白试验消耗体积 V_0=0.12ml,滴定度 T=31.09mg/ml

$$含量 = \frac{(V-V_0) \times T \times F \times 10^{-3}}{W} \times 100\%$$

$$= \frac{(7.59-0.12) \times 31.09 \times \frac{0.105\,5}{0.1} \times 10^{-3}}{0.248\,8} \times 100\%=98.5\%$$

选用乙醇作为溶剂进行非水溶液酸碱滴定,其中乙醇可以消耗氢氧化钠滴定液,因此需要进行空白试验测定乙醇消耗的氢氧化钠滴定液,进行滴定体积校正。

(八) 设计与分析题

54. 答:取上述 3 种药物适量,加水溶解后,加硫酸铜试液与碳酸钠试液,如有药物显蓝紫色,加三氯甲烷,振摇后放置,三氯甲烷层显黄色,则该药为盐酸利多卡因(A),另 2 个药物无此反应。另取剩余 2 种药物,加稀盐酸适量,加热煮沸,放冷后加亚硝酸钠试液数滴,摇匀,生成乳白色沉淀的是盐酸丁卡因(B),而未生成沉淀的溶液继续滴加碱性 β- 萘酚试液,显红色者为盐酸普鲁卡因(C)。

设计思路:本题考查盐酸利多卡因、盐酸丁卡因和盐酸普鲁卡因结构与鉴别方法之间的关系。三种药物结构不同,盐酸利多卡因侧链同时具有酰胺和脂肪胺结构;盐酸丁卡因具有芳香仲胺结构;盐酸普鲁卡因具有芳伯氨基,故可利用结构特点进行区分。

55. 答:(1)该药可以用亚硝酸钠滴定法测定含量。

1)原理:该药物分子结构中具有芳伯氨基,在酸性溶液中与亚硝酸钠定量发生重氮化反应,生成重氮盐,摩尔比为 1:1,可用永停滴定法指示反应终点。

2)操作要点:溶剂为水和盐酸溶液(1 → 2),并在其中加入适量溴化钾,加快反应速度;滴定液为亚硝酸钠滴定液(0.1mol/L),永停滴定法指示终点。重氮化反应速度相对较慢,故滴定速度不宜太快,为了避免滴定过程中亚硝酸挥发和分解,滴定时宜将滴定管尖端插入液面下约 2/3 处,一次将大部分亚硝酸钠滴定液在搅拌条件下迅速加入,使其尽快反应。然后将滴定管尖端提出液面,用少量水淋洗尖端,再缓缓滴定。

3)滴定度、供试品取用量及含量计算公式

该药物与亚硝酸钠反应摩尔比为 1∶1,滴定度计算为

$$T=0.1 \times 1 \times 272.77=27.28（mg/ml）$$

按消耗滴定液 20~25ml 计算

$$W_1=V_1 \times T=20ml \times 27.28mg/ml=0.545\ 6g$$

$$W_2=V_2 \times T=25ml \times 27.28mg/ml=0.682\ 0g$$

因此取本品约 0.6g,精密称定进行测定即可。

含量计算公式为

$$含量 = \frac{V \times T \times F \times 10^{-3}}{W} \times 100\%$$

其中 V 为滴定液消耗体积(ml), T 为滴定度(mg/ml), W 为供试品取用量(g), F 为校正因子 ($c_{实际}$/0.1)。

(2)该药可以用非水滴定法测定含量。

1)原理:该药物分子结构中侧链具有脂肪胺显弱碱性,可以在醋酸或醋酸-醋酐溶剂中,用高氯酸进行置换滴定,摩尔比为 1∶1;醋酸-醋酐试剂有利于药物碱性增强,增加滴定突跃范围,终点可以用结晶紫指示剂或电位法指示。

2)操作要点:溶剂为醋酸-醋酐溶剂,并在其中加入适量醋酸汞,生成氯化汞沉淀促进反应进行;滴定液为高氯酸滴定液(0.1mol/L),电位法指示终点。

3)滴定度、供试品取用量及含量计算公式

该药物与高氯酸反应摩尔比为 1∶1,滴定度计算为

$$T=0.1 \times 1 \times 272.77=27.28（mg/ml）$$

按消耗滴定液 8~10ml 计算

$$W_1=V_1 \times T=8ml \times 27.28mg/ml=0.218\ 2g$$

$$W_2=V_2 \times T=10ml \times 27.28mg/ml=0.272\ 8g$$

因此取本品约 0.25g,精密称定进行测定即可。

含量计算公式为

$$含量 = \frac{V \times T \times F \times 10^{-3}}{W} \times 100\%$$

其中 V 为滴定液消耗体积(ml), T 为滴定度(mg/ml), W 为供试品取用量(g), F 为校正因子 ($c_{实际}$/0.1)。

设计思路:该药物结构中的芳伯氨基可以与亚硝酸钠发生反应;叔胺结构具有弱碱性,其盐酸盐可以用高氯酸滴定,前者属于氧化还原滴定法,后者属于非水酸碱滴定法,即为 2 种原理不同的滴定分析法。

56. 答:(1)盐酸左布比卡因为单一对映异构体,对其可能共存的其他对映异构体需要进行杂质检查,否则会影响药物的安全性和有效性。

(2)高效液相色谱法检查光学异构体主要有手性固定相拆分法、手性流动相拆分法和柱前手性衍生化法 3 种。本例采用 α_1-酸性糖蛋白键合硅胶为固定相,属于手性固定相拆分法。

（3）本例采用高效液相色谱法进行杂质检查，其中对照溶液是由供试品稀释而来，其主峰即为右布比卡因；供试品中杂质通过与系统适用性试验溶液中的杂质保留时间比对确定；未用杂质对照品进行定量，仅比较杂质峰面积和对照溶液主峰面积，因此属于不加校正因子的主成分自身对照法。

（闻　俊）

一、基本内容

二氢吡啶（dihydropyridine，DHP）类钙通道阻滞药物是目前临床上特异性最高、作用最强的一类钙拮抗剂，广泛应用于缺血性心血管疾病、高血压、脑血管疾病等的治疗。ChP 收载了硝苯地平、尼群地平、尼莫地平、尼索地平、非洛地平、拉西地平、苯磺酸氨氯地平、苯磺酸左氨氯地平等药物及其制剂，此外其他国家药典还收载了依拉地平（USP、EP）、尼伐地平（JP）、盐酸贝尼地平（JP）及其制剂。

【基本结构与性质】本类药物的共同特征是均含有苯基 -1,4- 二氢吡啶的母核，其基本骨架如下。

随取代基的不同，形成不同的二氢吡啶类药物，具有不同的理化性质。二氢吡啶环具有还原性；可与碱作用，其 C-1 位氢和 C-4 位氢均可发生解离，形成 $p\text{-}\pi$ 共轭而发生颜色变化；具有弱碱性，可与重金属盐类形成沉淀；C-4 位多为手性碳原子，故大多具有旋光性，临床所用药物大多为消旋体；具有光不稳定性，应避光操作。二氢吡啶环上的取代基均具有芳环，在紫外光区有特征吸收，具有特征的红外吸收光谱；苯环上多有硝基取代，具有氧化性，可被还原剂还原为芳伯氨基。

【质量分析特点】利用二氢吡啶环 C-1 位氢和 C-4 位氢在碱性条件下解离后呈色反应，或二氢吡啶环与重金属盐反应生成沉淀，可进行鉴别。利用苯环上硝基的氧化性，可将氢氧化亚铁氧化为红棕色氢氧化铁沉淀进行鉴别；或还原为芳伯氨基，采用重氮化 - 偶合反应进行鉴别。二氢吡啶类药物遇光极不稳定，易发生光催化歧化作用，引入杂质，需要进行有关物质检查，并在避光条件下进行分析，各国药典检查方法大多采用 HPLC 法，亦可采用 TLC 法。二氢吡啶类药物水溶性较差，该类药物制剂大多需要进行溶出度或释放度的检查。利用二氢吡啶环的还原性，可用氧化还原滴定法进行含量测定，多国药典采用铈量法进行原料药的含量测定;也可利用二氢吡啶环的弱碱性,采用非水碱量法进行原料药的含量测定;制剂的含量则可采用分光光度法或 HPLC 法测定。

【本章关键词】

二氢吡啶类环:是吡啶环的二氢化物,也是二氢吡啶类药物的母核结构,具有还原性、弱碱性,可与碱发生解离作用。

铈量法:也称硫酸铈法,是以 Ce(SO$_4$)$_2$ 为滴定液,利用 Ce^{4+} 的氧化性进行定量的氧化还原滴定法。

解离反应:是指二氢吡啶环可与碱作用,其 C-1 位氢和 C-4 位氢均可发生解离,形成 p-π 共轭而发生颜色变化的反应。

ChP 收载本类药物的分析方法见表 14-1。

表 14-1 ChP 收载的二氢吡啶类药物的分析方法

药物名称 / 结构式 / 分子式 / 分子量	鉴别	特殊杂质检查	含量测定
硝苯地平 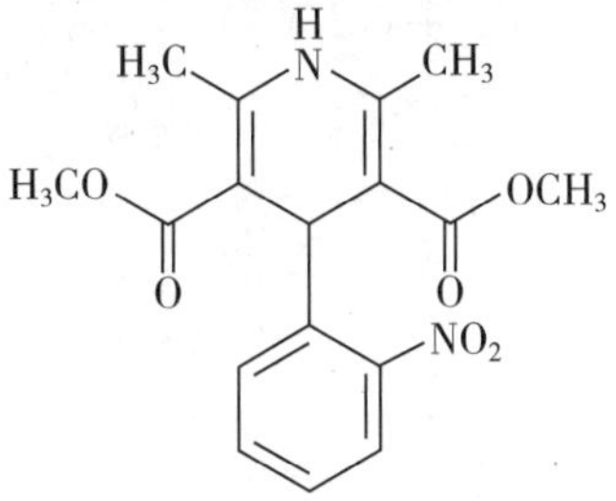 C$_{17}$H$_{18}$N$_2$O$_6$　346.34	氧化还原反应:丙酮溶液与氢氧化钠反应显橙红色 UV IR	有关物质:HPLC	铈量法 溶剂:无水乙醇和高氯酸溶液 指示剂:邻二氮菲 滴定剂:硫酸铈滴定液(0.1mol/L)
尼群地平 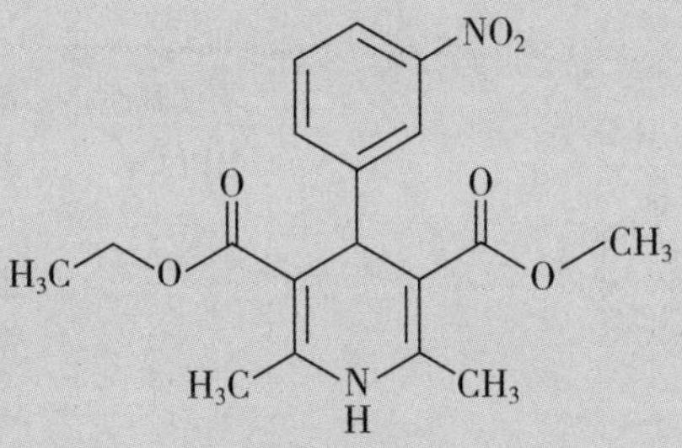 C$_{18}$H$_{20}$N$_2$O$_6$　360.37	氧化还原反应:丙酮溶液与氢氧化钠反应显橙红色 UV IR	有关物质:HPLC	铈量法 溶剂:无水乙醇和高氯酸溶液 指示剂:邻二氮菲 滴定剂:硫酸铈滴定液(0.1mol/L)
尼莫地平 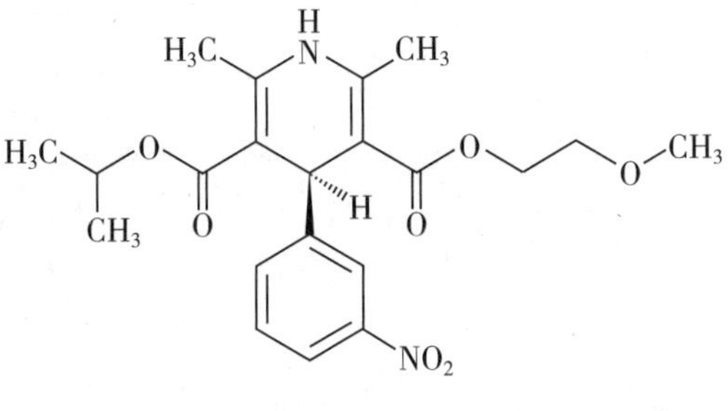 C$_{21}$H$_{26}$N$_2$O$_7$　418.45	氧化还原反应:与氢氧化亚铁生成红棕色沉淀 UV IR	旋光度 有关物质:HPLC	铈量法 溶剂:无水乙醇和高氯酸溶液 指示剂:邻二氮菲 滴定剂:硫酸铈滴定液(0.1mol/L)

药物名称 / 结构式 / 分子式 / 分子量	鉴别	特殊杂质检查	含量测定
尼索地平 $C_{20}H_{24}N_2O_6$　388.41	氧化还原反应：丙酮溶液与氢氧化钠反应显橙红色 UV IR	有关物质：HPLC	铈量法 溶剂：无水乙醇和高氯酸溶液 指示剂：邻二氮菲 滴定剂：硫酸铈滴定液 (0.1mol/L)
非洛地平 $C_{18}H_{19}Cl_2NO_4$　384.25	氧化还原反应：与盐酸羟胺和三氯化铁反应呈红褐色 UV IR	甲醇溶液的澄清度与颜色 有关物质：HPLC	铈量法 溶剂：无水乙醇和高氯酸溶液 指示剂：邻二氮菲 滴定剂：硫酸铈滴定液 (0.1mol/L)
苯磺酸氨氯地平 $C_{20}H_{25}ClN_2O_5 \cdot C_6H_6O_3S$　567.05	TLC UV IR	旋光度 有关物质I：TLC 有关物质II：HPLC	铈量法 溶剂：无水乙醇和高氯酸溶液 指示剂：邻二氮菲 滴定剂：硫酸铈滴定液 (0.1mol/L)
拉西地平 $C_{26}H_{33}NO_6$　455.54	HPLC UV IR	有关物质：HPLC	HPLC 固定相：C_{18} 流动相：甲醇 - 水 (75:25) 检测波长：239nm

续表

药物名称 / 结构式 / 分子式 / 分子量	鉴别	特殊杂质检查	含量测定
苯磺酸左氨氯地平 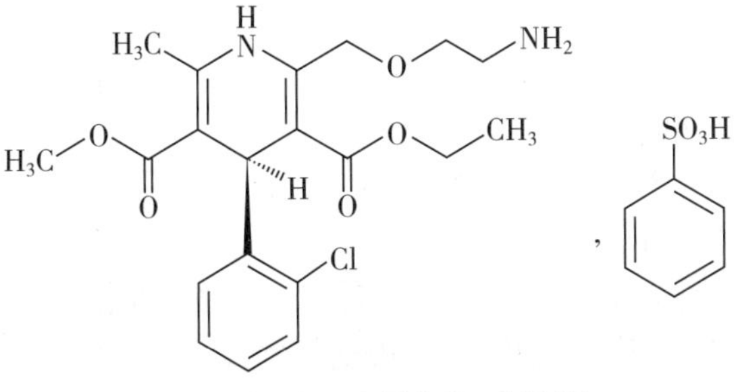 C$_{20}$H$_{25}$ClN$_2$O$_5$ · C$_6$H$_6$O$_3$S　567.05	TLC HPLC UV IR	有关物质Ⅰ: TLC 有关物质Ⅱ: HPLC 右氨氯地平:HPLC	HPLC 固定相:C$_{18}$ 流动相:甲醇-乙腈-0.7% 三乙胺溶液(35:15:50) 检测波长:237nm
西尼地平 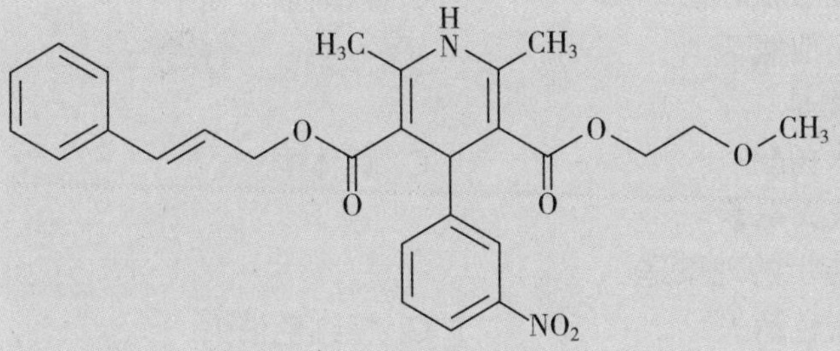 C$_{27}$H$_{28}$N$_2$O$_7$　492.53	重氮化-偶合反应 锌粉还原后反应 UV IR	有关物质: HPLC	铈量法 溶剂:无水乙醇和高氯酸溶液 指示剂:邻二氮菲 滴定剂:硫酸铈滴定液(0.1mol/L)
盐酸尼卡地平 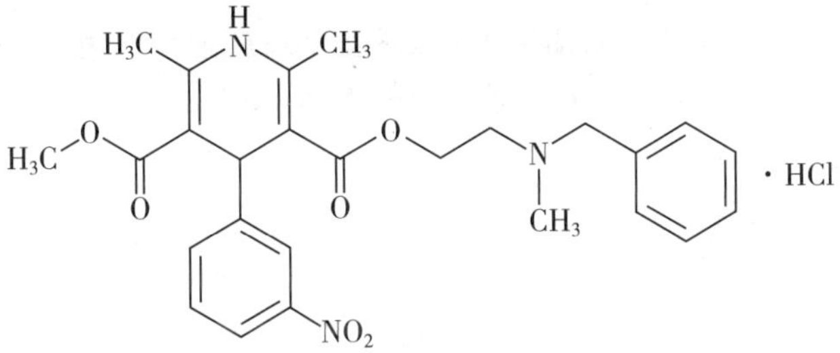 C$_{26}$H$_{29}$N$_3$O$_6$ · HCl　515.99	沉淀反应: 与硫氰酸铬铵生成粉红色沉淀 UV IR 氯化物鉴别	有关物质: HPLC	非水碱量法 溶剂:冰醋酸和醋酸汞 指示剂:结晶紫 滴定剂:高氯酸滴定液(0.1mol/L)

二、习题精选

(一) 最佳选择题

1. 下列药物的丙酮溶液与氢氧化钠试液反应显橙红色的是(　　　)

A. 维生素 C　　　　　　B. 盐酸异丙嗪　　　　　　C. 硝苯地平

D. 布洛芬　　　　　　　E. 头孢拉定

2. 下列药物中可将氢氧化亚铁氧化为红棕色氢氧化铁沉淀的是(　　　)

A. 拉西地平　　　　　　B. 非洛地平　　　　　　　C. 尼莫地平

D. 异烟肼　　　　　　　E. 苯磺酸氨氯地平

3. 可在酸性条件下被锌粉还原并用重氮化 - 偶合反应鉴别的药物是（　　　）

A. 非洛地平　　　　　　　B. 盐酸普鲁卡因　　　　　　C. 盐酸丁卡因

D. 硝苯地平　　　　　　　E. 阿司匹林

4. 苯磺酸氨氯地平采用薄层色谱法鉴别,喷以稀碘化铋钾试液进行显色,其原理是该药物具有（　　　）

A. 氧化性　　　B. 旋光性　　　C. 弱酸性　　　D. 弱碱性　　　E. 还原性

5. 硝苯地平用铈量法进行含量测定的 pH 条件是（　　　）

A. 强碱性　　　B. 弱碱性　　　C. 中性　　　D. 弱性　　　E. 强酸性

6. 铈量法测定二氢吡啶类药物的终点指示剂是（　　　）

A. 自身指示　　　B. 邻二氮菲　　　C. 结晶紫　　　D. 甲基橙　　　E. 淀粉

7. 铈量法测定硝苯地平含量时,硫酸铈与硝苯地平反应的摩尔比是（　　　）

A. 1 : 1　　　B. 1 : 2　　　C. 1 : 3　　　D. 2 : 1　　　E. 3 : 1

8. 下列药物可与硫氰酸铬铵反应生成粉红色沉淀是（　　　）

A. 维生素 A　　　　　　　B. 醋酸氟轻松　　　　　　　C. 盐酸尼卡地平

D. 酮洛芬　　　　　　　　E. 头孢氨苄

9. 应检查光降解产物杂质的药物是（　　　）

A. 硝苯地平　　　　　　　B. 水杨酸　　　　　　　　　C. 黄体酮

D. 咖啡因　　　　　　　　E. 庆大霉素

10. 铈量法测定药物含量,终点指示的现象是（　　　）

A. 生成白色沉淀　　　　　B. 蓝色消失　　　　　　　　C. 橙红色消失

D. 生成绿色　　　　　　　E. 生成黄色

（二）配伍选择题

[11~15]

A. 与氯化汞生成白色沉淀　　　　　　B. 丙酮溶液与氢氧化钠反应显橙红色

C. 与硫酸亚铁铵生成红棕色　　　　　D. 在避光条件下检查有关物质

E. 铈量法测定含量

二氢吡啶类药物的性质对应的分析方法是

11. 光不稳定性（　　　）

12. 弱碱性（　　　）

13. 解离性（　　　）

14. 还原性（　　　）

15. 氧化性（　　　）

[16~18]

A. 苯佐卡因　　　　　　　B. 西尼地平　　　　　　　　C. 对乙酰氨基酚

D. 非洛地平　　　　　　　E. 苯巴比妥

下列鉴别反应适用的药物是

16. 重氮化 - 偶合反应（　　　）

17. 水解后重氮化 - 偶合反应（　　　）

18. 还原后重氮化 - 偶合反应（　　　）

（三）多项选择题

19. 可与重金属盐类生成沉淀的药物有（　　　　）
A. 苯磺酸氨氯地平　　　B. 尼群地平　　　　　　　C. 地西泮
D. 硝苯地平　　　　　　E. 维生素 C

20. 可用重氮化 - 偶合反应鉴别的药物有（　　　　）
A. 西尼地平　　　　　　B. 维生素 D　　　　　　　C. 水杨酸
D. 硝苯地平　　　　　　E. 阿司匹林

21. 属于尼群地平的性质有（　　　　）
A. 还原性　　B. 氧化性　　C. 弱酸性　　D. 弱碱性　　E. 旋光性

22. 下列药物丙酮溶液可与氢氧化钾试液反应显橙黄色的是（　　　　）
A. 尼索地平　　　　　　B. 尼群地平　　　　　　　C. 盐酸普鲁卡因
D. 硝苯地平　　　　　　E. 维生素 E

23. 硝苯地平可采用的含量测定方法有（　　　　）
A. 铈量法　　　　　　　B. 非水碱量法　　　　　　C. UV 法
D. HPLC 法　　　　　　E. GC 法

（四）是非判断题

24. 临床上使用的二氢吡啶类药物均具有旋光性。（　　　）

25. 采用 HPLC 法检查二氢吡啶类药物中有关物质应避光操作。（　　　）

26. 二氢吡啶类药物采用铈量法测定含量是基于二氢吡啶环的弱碱性。（　　　）

27. 铈量法测定含量时硫酸铈应临用前新配。（　　　）

28. 铈量法不但能用于硝苯地平原料药的含量测定，还适用于制剂的含量测定。（　　　）

29. 二氢吡啶环没有共轭基团，因此二氢吡啶类药物没有紫外吸收。（　　　）

（五）填空题

30. 硝苯地平的苯环上有硝基，硝基具有＿＿＿＿，可被还原剂还原为＿＿＿＿，进一步可采用＿＿＿＿反应鉴别。

31. 二氢吡啶类药物可与＿＿＿＿＿作用发生解离产生颜色变化。

32. 铈量法采用的滴定液为＿＿＿＿＿，该法原理是基于二氢吡啶类药物的＿＿＿＿。

（六）简答题

33. 尼莫地平分散片为什么要进行溶出度检查？

34. 二氢吡啶类药物可采用的常见含量测定方法有哪些？简述其原理。

35. 简述铈量法测定硝苯地平的原理及操作要点。

36. 以硝苯地平为例，简述二氢吡啶类药物结构 - 性质 - 分析方法之间的关系。

（七）计算题

37. 尼索地平的含量测定：精密称取本品 0.182 6g，加冰醋酸 20ml 和稀硫酸 10ml，微温使溶解，放冷，加邻二氮菲指示液 2 滴，用硫酸铈滴定液（0.1mol/L）滴定至近终点时，在水浴中加热至 50℃ 左右，继续缓缓滴定至橙红色消失，消耗硫酸铈滴定液（0.1mol/L）9.04ml。另做空白试验，消耗硫酸铈滴定液（0.1mol/L）0.12ml。已知硫酸铈滴定液（0.1mol/L）的浓度校正因子 F=0.998 6，滴定度 T=19.42mg/ml。计算本品含量。

38. 尼群地平软胶囊（规格：10mg）的含量测定：避光操作。取本品 10 粒，置小烧杯中，用剪刀剪破囊壳，加无水乙醇少量，振摇使内容物溶解后，将溶液与囊壳全部转移至具塞锥形瓶中,用无水乙醇反复冲洗剪刀及小烧杯,洗液并入锥形瓶中,将锥形瓶密塞,置40℃水浴中加热15分钟,并时时振摇,取出,放冷,将溶液移入100ml量瓶中,用无水乙醇反复冲洗囊壳和锥形瓶,洗液并入量瓶中,用无水乙醇稀释至刻度,摇匀。精密量取2ml,置100ml量瓶中,用无水乙醇稀释至刻度,摇匀,在353nm的波长处测定吸光度为0.612。精密称取尼群地平对照品10.16mg,置100ml量瓶中,无水乙醇溶解并稀释至刻度,摇匀,精密量取10ml,置50ml量瓶中,用无水乙醇稀释至刻度,摇匀,同法测定吸光度为0.598。计算本品含量。

39. 尼莫地平注射液(规格:10ml:2mg)的含量测定:精密称取本品5ml,置于50ml量瓶中,用流动相稀释至刻度,摇匀,得供试品溶液,精密量取20μl注入液相色谱仪,峰面积为88 256。精密称取尼莫地平对照品20.04mg,加流动相溶解稀释至10ml,精密量取1ml,流动相稀释至100ml,摇匀,同法测定得尼莫地平峰面积为90 243。按外标法以峰面积计算本品含量。

(八) 设计题

40. 已知某药物的结构式、分子式与分子量如下。

$C_{17}H_{18}N_2O_6$　346.34

根据药物的结构与性质,设计化学鉴别方法(2种以上)与含量测定方法(容量分析法),说明方法的原理和操作要点(含量测定方法包括溶剂、滴定液、指示液、滴定度、计算公式等)。

三、答案与解析

(一) 最佳选择题

1.［C］ 本题考查二氢吡啶类药物与碱发生解离作用的鉴别反应。二氢吡啶类药物与碱作用,二氢吡啶环C-1位氢和C-4位氢可发生解离,形成p-π共轭而发生颜色变化。

2.［C］ 本题考查二氢吡啶类药物基于苯环硝基氧化性的鉴别反应。尼莫地平的苯环硝基具有氧化性,可将氢氧化亚铁氧化为红棕色氢氧化铁沉淀;非洛地平与拉西地平虽然也属于二氢吡啶类药物,但其不具有苯环硝基,不发生此反应。

3.［D］ 本题考查二氢吡啶类药物中苯环硝基可被还原为芳伯氨基的性质。硝苯地平的苯环硝基具有氧化性,在酸性下可被锌粉还原为芳伯氨基,用重氮化-偶合反应鉴别。非洛地平无苯环硝基。盐酸普鲁卡因不需还原,直接可用重氮化-偶合反应鉴别。

4.［D］ 本题考查二氢吡啶类药物的弱碱性。二氢吡啶环的弱碱性可与重金属盐类形成沉淀,如与碘化铋钾反应生成橙红色沉淀,可用于TLC显色鉴别。

5.［E］ 本题考查二氢吡啶类药物采用铈量法测定含量的操作条件。铈量法以硫酸铈为滴定剂,当酸度较低时Ce^{4+}易水解,故滴定应在强酸性条件下进行。

6.［B］ 本题考查二氢吡啶类药物采用铈量法测定含量的操作条件。铈量法测定含量时,Ce^{4+}自身可作指示剂,但不够灵敏,常用邻二氮菲作指示剂,终点敏锐。

7.［D］ 本题考查二氢吡啶类药物采用铈量法测定含量的原理。硫酸铈与硝苯地平反应的摩尔比为2:1。

8.［C］ 本题考查二氢吡啶类药物的弱碱性。二氢吡啶环的弱碱性可与重金属盐类形成沉淀,如盐酸尼卡地平可与硫氰酸铬铵反应生成粉红色沉淀。

9.［A］ 本题考查二氢吡啶类药物的光不稳定性。二氢吡啶类药物遇光极不稳定,易发生光催化歧化反应,引入杂质,应进行检查。

10.［C］ 本题考查铈量法的条件。铈量法采用邻二氮菲为指示剂,终点颜色变化为橙红色消失。

（二）配伍选择题

11~15.［11D;12A;13B;14E;15C］ 本组题考查二氢吡啶类药物的性质。二氢吡啶类药物遇光不稳定,易发生光催化歧化作用,引入杂质,因此应在避光条件下进行有关物质检查。二氢吡啶环具有弱碱性,可与重金属盐类生成沉淀,如与氯化汞和碘化铋钾生成沉淀,可用非水碱量法测定含量。二氢吡啶类药物与碱作用可发生解离,形成p-π共轭而发生颜色变化。二氢吡啶环具有还原性,可用氧化还原滴定法如铈量法进行含量测定。二氢吡啶类药物苯环上硝基具有氧化性,可将氢氧化亚铁氧化为红棕色氢氧化铁沉淀。

16~18.［16A;17C;18B］ 本组题考查二氢吡啶类药物基于其苯环硝基氧化性的鉴别反应。苯佐卡因具有芳伯氨基,可直接用重氮化-偶合反应鉴别。西尼地平的苯环硝基具有氧化性,在酸性下可被锌粉还原为芳伯氨基,用重氮化-偶合反应鉴别。对乙酰氨基酚水解后生成芳伯氨基,可用重氮化-偶合反应鉴别。

（三）多项选择题

19.［ABCD］ 本题考查二氢吡啶环的弱碱性与重金属盐类生成沉淀的鉴别反应。苯磺酸氨氯地平、尼群地平、硝苯地平均有二氢吡啶环,具有弱碱性,可与重金属盐类生成沉淀。地西泮具有含氮杂环,也具有弱碱性,可与重金属盐类生成沉淀。

20.［AD］ 本题考查二氢吡啶类药物苯环硝基可被还原为芳伯氨基的性质。西尼地平和硝苯地平具有苯环硝基,可在酸性下被锌粉还原为芳伯氨基,用重氮化-偶合反应鉴别。

21.［ABDE］ 本题考查二氢吡啶类药物的主要理化性质。尼群地平分子的二氢吡啶环具有还原性和弱碱性;二氢吡啶环上的C-4位为手性碳原子,具有旋光性;苯环硝基具有氧化性。

22.［ABD］ 本题考查二氢吡啶环可与碱发生解离反应的性质。尼索地平、尼群地平和硝苯地平为二氢吡啶类药物,其丙酮溶液可与氢氧化钾反应显橙黄色。

23.［ABCD］ 本题考查硝苯地平的结构与性质。硝苯地平为二氢吡啶类药物,具有还原性,可用铈量法测定含量;具有弱碱性,可采用非水碱量法测定含量;取代基有苯环,具有紫外吸收,可采用UV和HPLC法测定含量。

（四）是非判断题

24. × 本题考查二氢吡啶类药物的手性结构。本类药物二氢吡啶环的C-4位多为手性碳原子,具有旋光性,但临床所用药物大多为消旋体。

25. √ 本题考查二氢吡啶类药物遇光不稳定的性质。二氢吡啶类药物遇光极不稳定,易发生光催化歧化作用,因此二氢吡啶类药物的分析应避光操作。

26. ×　本题考查铈量法测定二氢吡啶类药物含量的原理。二氢吡啶类药物中的二氢吡啶环具有还原性,利用其还原性,可用铈量法测定含量。

27. ×　本题考查铈量法测定二氢吡啶类药物含量的操作条件。硫酸铈标准溶液稳定,长时间放置、曝光、加热都不会引起浓度的变化。

28. √　本题考查铈量法测定二氢吡啶类药物含量的方法特点。铈量法中的 Ce^{4+} 还原为 Ce^{3+} 是单电子转移,不生成中间价态的产物,反应简单,副反应少;大部分有机物不与硫酸铈作用,不干扰测定,该方法适合于糖浆剂、片剂等制剂的测定。

29. ×　本题考查二氢吡啶类药物的取代基性质。二氢吡啶环没有紫外吸收,但二氢吡啶类药物取代基均有苯环,具有紫外吸收。

(五) 填空题

30. 氧化性;芳伯氨基;重氮化 - 偶合。本题考查二氢吡啶类药物苯环上硝基的氧化性。

31. 碱。本题考查二氢吡啶类药物 C-1 位氢和 C-4 位氢解离特性。

32. 硫酸铈;还原性。本题考查铈量法的原理和条件。

(六) 简答题

33. 答:二氢吡啶类药物一般通过口服给药,但其在水中大多几乎不溶。为保证二氢吡啶类药物口服给药的临床有效性,其口服固体制剂大多要求检查与口服吸收程度密切相关的溶出度。

34. 答:①利用二氢吡啶环的还原性,采用铈量法测定含量。②利用二氢吡啶环的弱碱性,采用非水碱量法测定含量。③利用芳环在紫外光区的特征吸收,采用紫外 - 可见分光光度法测定含量。④利用高效液相色谱法分离消除有关物质及制剂中辅料的干扰,测定药物含量。

35. 答:二氢吡啶环具有还原性,可用铈量法测定含量。铈量法以硫酸铈为滴定液,反应摩尔比为 1:2,酸度较低时 Ce^{4+} 易水解,故滴定应在强酸性条件下进行。以邻二氮菲为指示液,终点时微过量的 Ce^{4+} 将指示液中的 Fe^{2+} 氧化成 Fe^{3+},橙红色消失以指示终点。邻二氮菲指示液应临用新制。

36. 答:二氢吡啶环具有还原性,可用氧化还原反应鉴别或氧化还原滴定法进行含量测定。二氢吡啶环具有弱碱性,可与重金属盐生成沉淀,非水碱量法测定含量。二氢吡啶环具有氨基质子解离性,可与碱作用发生解离,产生颜色变化用于鉴别。二氢吡啶环具有光不稳定性,分析应避光操作,应检查相应杂质。苯环上有硝基,利用苯环上硝基的氧化性,可将氢氧化亚铁氧化为红棕色氢氧化铁沉淀进行鉴别;硝基可被还原为芳伯氨基,采用重氮化 - 偶合反应鉴别。取代基具有芳环,有紫外和红外吸收,可用于鉴别和含量测定。

(七) 计算题

37. 解:

$$含量 = \frac{T \times (V - V_0) \times F}{W \times 1\,000} \times 100\% = \frac{19.42 \times (9.04 - 0.12) \times 0.998\,6}{0.182\,6 \times 1\,000} \times 100\% = 94.7\%$$

取样量 $W = 0.182\,6g$,硫酸铈滴定液消耗体积 $V = 9.04ml$,空白试验消耗 $V_0 = 0.12ml$,$F = 0.998\,6$,滴定度 $T = 19.42mg/ml$,1 000 为单位换算因数(1g = 1 000mg)。

38. 解:

$$标示量\% = \cfrac{\cfrac{\cfrac{A_供}{A_对} \times c_对 \times D}{n}}{B} \times 100\%$$

$$= \cfrac{\cfrac{\cfrac{0.612}{0.598} \times \cfrac{10.16}{100} \times \cfrac{10}{50} \times \cfrac{100}{2} \times 100}{10}}{10} \times 100\%$$

$$= 104.0\%$$

供试液吸光度 $A_供$ 为 0.612,对照液吸光度 $A_对$ 为 0.598,对照液浓度 $c_对$ 为 $\dfrac{10.16}{100} \times \dfrac{10}{50}$ mg/ml,

稀释体积 D 为 $\dfrac{100}{2} \times 100$ ml,粒数 n 为 10 粒,标示量 B 为 10mg/ 粒。

39. 解:

$$标示量\% = \cfrac{\cfrac{A_供}{A_对} \times C_对 \times D}{B} \times 100\%$$

$$= \cfrac{\cfrac{88\ 256}{90\ 243} \times \cfrac{20.04}{10} \times \cfrac{1}{100} \times \cfrac{50}{5}}{\cfrac{2}{10}} \times 100\%$$

$$= 98.0\%$$

供试液峰面积 $A_供$ 为 88 256,对照液峰面积 $A_对$ 为 90 243,对照液浓度 $c_对$ 为 $\dfrac{20.04}{10} \times \dfrac{1}{100}$ mg/ml,稀释倍数 D 为 $\dfrac{50}{5}$,标示量 B 为 $\dfrac{2}{10}$ mg/ml。

(八) 设计题

40. 答:

(1)该药物的化学鉴别方法有:①药物结构中具有二氢吡啶环,与碱作用可发生解离,可通过其丙酮溶液与氢氧化钠试液反应显橙红色进行鉴别。②二氢吡啶环具有弱碱性,可与重金属盐碘化铋钾或氯化汞生成沉淀进行鉴别。③药物结构中具有苯环硝基,有氧化性,可将氢氧化亚铁氧化为红棕色氢氧化铁沉淀,因此该药物可通过在碱性条件下与亚铁盐反应生成红棕色沉淀进行鉴别。④药物结构中有苯环硝基,可被还原为芳伯氨基,可用锌粉还原后用重氮化 - 偶合反应进行鉴别。

(2)该药物的含量测定方法

1)原理:药物结构中二氢吡啶环具有还原性,可用硫酸铈滴定法测定含量。

2)操作要点:溶剂为无水乙醇和高氯酸。酸度较低时 Ce^{4+} 易水解,故该滴定应在强酸性条件下进行。从药物的结构可知该药物应难溶于水,故选用无水乙醇为溶剂,高氯酸调节酸性。

滴定液为硫酸铈。硫酸铈滴定法是常见的氧化还原滴定法,且滴定液稳定,副反应少,滴定液的浓度采用常见的 0.1mol/L。滴定需要做空白试验校正。

指示剂为邻二氮菲。邻二氮菲是铈量法中常用的指示剂,终点敏锐,注意临用新制。

滴定度:药物与硫酸铈反应的摩尔比为 1:2,故滴定度计算见下。

$$T = \frac{c \times M}{n} = \frac{0.1 \times 346.34}{2} = 17.32 \, (\text{mg/ml})$$

式中,T 为滴定度,c 为滴定液浓度(mol/L),M 为被测药物分子量(g/mol),n 为化学计量点时,与 1 摩尔被测药物反应的滴定剂摩尔数(反应摩尔比为 1:2)。

含量计算公式

$$含量 = \frac{T \times (V - V_0) \times F}{W} \times 100\%$$

式中,V 与 V_0 分别为样品和空白试验消耗滴定液的体积(ml),F 为滴定液浓度校正因子,T 为滴定度(mg/ml),W 为样品取样量(mg)。

（周　漩）

第十五章　苯并二氮杂䓬类镇静催眠药物的分析

一、基本内容

苯并二氮杂䓬类药物具有镇静、催眠、抗惊厥和抗焦虑等多种功效,常用的药物包括氯氮䓬、地西泮、劳拉西泮、氯硝西泮、艾司唑仑、阿普唑仑等共计 30 余种。根据药物及其活性代谢产物消除半衰期的长短或作用时间的长短,本类药物可以分为长效、中效和短效 3 类。本类药物不仅在临床上普遍使用,也是很多案件中常见的毒品添加剂和麻醉抢劫用药,临床多见抢救,需要快速鉴别分析。

【基本结构与性质】苯并二氮杂䓬类药物为苯环与七元含氮杂环稠合而成的有机药物,主要包括具有三环的 1,4- 苯并二氮杂䓬类药物及具有四环的 1,2- 位并五元杂环的唑仑类药物两大类。前者以地西泮为代表,后者以三唑仑为代表。本类药物结构中的二氮杂䓬环为七元环,环上的氮原子具有碱性,苯基的取代使碱性降低,因此本类药物具弱碱性。苯并二氮杂䓬类药物在强酸性溶液中,可水解形成相应的二苯甲酮衍生物。苯并二氮杂䓬类药物均含有较大的共轭体系,具有特征的紫外吸收光谱和红外光谱;在硫酸溶液中具有荧光特征。

【质量分析特点】本类药物的理化特征可用于鉴别,包括弱碱性,可与生物碱沉淀剂发生沉淀反应;可水解,水解产物可与特定试剂反应产生颜色;光吸收性,特征的紫外吸收光谱和红外光谱;显色反应,本类药物溶于硫酸后在紫外光下显不同颜色的荧光。此外,水解生成相应的二苯甲酮衍生物是本类药物的主要有关物质,需要进行检查。利用药物的弱碱性,可采用非水溶液滴定法对其进行含量测定。在非水介质中对其酸碱滴定。本类药物制剂包括片剂、胶囊剂和注射剂,多采用紫外 - 可见分光光度法和高效液相色谱法测定含量。

【本章关键词】

七元含氮杂环:苯并二氮杂䓬类药物的母核结构,C-1、C-4 位为氮原子,部分药物 1,2- 位并五元杂环,形成唑仑类结构。该母核结构呈碱性,可用于鉴别和非水溶液滴定,多用于原料药的含量测定。

生物碱沉淀反应:苯并二氮杂䓬类药物的特征鉴别反应,含氮杂原子,分子呈弱碱性,可以与生物碱沉淀剂,如硅钨酸、碘化铋钾等反应形成有颜色的沉淀物,称为生物碱沉淀反应。

硫酸 - 荧光反应:苯并二氮杂䓬类药物的特征鉴别反应,因二氮杂䓬环具有刚性平面共轭结构,在硫酸作用下,产生不同颜色的荧光。

二苯甲酮衍生物:苯并二氮杂䓬类药物的水解产物,具有环内酰胺结构的药物,可水解产生该化合物。若 N-1 位或三唑环上无烷基取代时,水解可产生芳伯氨基结构,可与亚硝酸钠、β- 萘酚反应产生橙红色等颜色的沉淀,用于鉴别。

苯并二氮杂䓬类药物结构与分析方法见表 15-1。

表 15-1   ChP 收载的部分苯并二氮杂䓬类药物原料药及其制剂的分析方法

药物名称 / 结构式 / 分子式 / 分子量	鉴别	特殊杂质检查	含量测定
地西泮 $C_{16}H_{13}ClN_2O$ 284.74	硫酸 - 荧光反应 UV IR 氧瓶燃烧后氯化物鉴别	有关物质: HPLC	原料药采用非水碱量法:冰醋酸 - 醋酐为溶剂,结晶紫指示液,高氯酸滴定液(0.1mol/L)片剂和注射液采用 HPLC:十八烷基硅烷键合硅胶为填充剂;以甲醇 - 水(70:30)为流动相;检测波长为 254nm
奥沙西泮 $C_{15}H_{11}ClN_2O_2$ 286.72	水解后重氮化 - 偶合反应 UV IR	有关物质: HPLC	原料药采用非水碱量法:冰醋酸 - 醋酐为溶剂,电位法指示终点,高氯酸滴定液(0.1mol/L)片剂采用紫外 - 可见分光光度法:乙醇为溶剂,检测波长 229nm,对照品比较法
劳拉西泮 $C_{15}H_{10}Cl_2N_2O_2$ 321.16	水解后重氮化 - 偶合反应 HPLC IR	有关物质: HPLC	原料药和片剂采用 HPLC:十八烷基硅烷键合硅胶为填充剂;以 0.05mol/L 磷酸二氢铵溶液(含 0.5% 三乙胺,用磷酸调节 pH 至 2.5)- 甲醇 - 乙腈(40:35:30)为流动相;检测波长为 230nm

续表

药物名称 / 结构式 / 分子式 / 分子量	鉴别	特殊杂质检查	含量测定
氯硝西泮 $C_{15}H_{10}ClN_3O_3$　315.72	沉淀反应 UV IR	有关物质 HPLC	原料药采用非水碱量法：醋酐为溶剂，电位法指示终点，高氯酸滴定液（0.1mol/L） 片剂和注射剂采用紫外-可见分光光度法：片剂采用 0.5% 硫酸的乙醇溶液为溶剂，注射剂采用乙醇为溶剂，检测波长 307nm，对照品比较法
盐酸氟西泮 $C_{21}H_{23}ClFN_3O \cdot 2HCl$　460.81	沉淀反应 UV IR 氯化物的鉴别反应	有关物质： TLC	原料药采用非水碱量法：醋酐为溶剂，添加醋酸汞，电位法指示终点，高氯酸滴定液（0.1mol/L） 胶囊剂采用紫外-可见分光光度法：采用硫酸甲醇溶液（1 → 36）为溶剂，检测波长 239nm，对照品比较法
硝西泮 $C_{15}H_{11}N_3O_3$　281.27	显色反应 UV IR 水解后重氮化-偶合反应	有关物质： TLC	原料药采用非水碱量法：冰醋酸-醋酐为溶剂，结晶紫指示液，高氯酸滴定液（0.1mol/L） 片剂采用紫外-可见分光光度法：采用无水乙醇为溶剂，检测波长 260nm，对照品比较法
氯氮草 $C_{16}H_{14}ClN_3O$　299.76	沉淀反应 UV IR 水解后重氮化-偶合反应	有关物质： HPLC	原料药采用非水碱量法：冰醋酸-醋酐为溶剂，结晶紫指示液，高氯酸滴定液（0.1mol/L） 片剂采用紫外-可见分光光度法：采用无水乙醇为溶剂，检测波长 260nm，对照品比较法

续表

药物名称 / 结构式 / 分子式 / 分子量	鉴别	特殊杂质检查	含量测定
氯氮平 $C_{18}H_{19}ClN_4$ 326.84	与碳酸钠灼烧后使 1,2-萘醌 -4- 磺酸钠试纸显紫蓝色 IR HPLC	有关物质： HPLC	原料药采用非水碱量法：无水冰醋酸为溶剂，电位法指示终点，高氯酸滴定液(0.1mol/L) 片剂采用 HPLC：采用十八烷基硅烷键合硅胶为填充剂；甲醇 -0.4% 三乙胺溶液(70∶30)为流动相；检测波长为 257nm
三唑仑 $C_{17}H_{12}Cl_2N_4$ 343.21	UV HPLC IR	有关物质： HPLC	原料药和片剂采用 HPLC：采用十八烷基硅烷键合硅胶为填充剂；以甲醇 - 水(55∶45)为流动相；检测波长为 220nm
艾司唑仑 $C_{16}H_{11}ClN_4$ 294.74	水解后重氮化 - 偶合反应 硫酸 - 荧光反应 IR	有关物质： HPLC	原料药采用非水碱量法：醋酐为溶剂，结晶紫指示液，高氯酸滴定液(0.1mol/L) 片剂采用紫外 - 可见分光光度法：采用无水乙醇为溶剂，检测波长 268nm，吸收系数法

续表

药物名称 / 结构式 / 分子式 / 分子量	鉴别	特殊杂质检查	含量测定
阿普唑仑 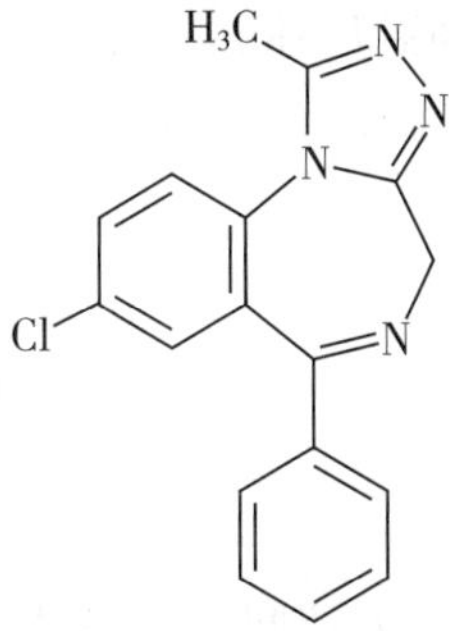 C₁₇H₁₃ClN₄　308.77	沉淀反应 IR	有关物质: HPLC	原料药采用非水碱量法:醋酐为溶剂,结晶紫指示液,高氯酸滴定液(0.1mol/L) 片剂采用 HPLC:采用十八烷基硅烷键合硅胶为填充剂;磷酸盐缓冲溶液(pH 6.0)-乙腈 - 四氢呋喃(78:19:3)为流动相;检测波长为 254nm
咪达唑仑 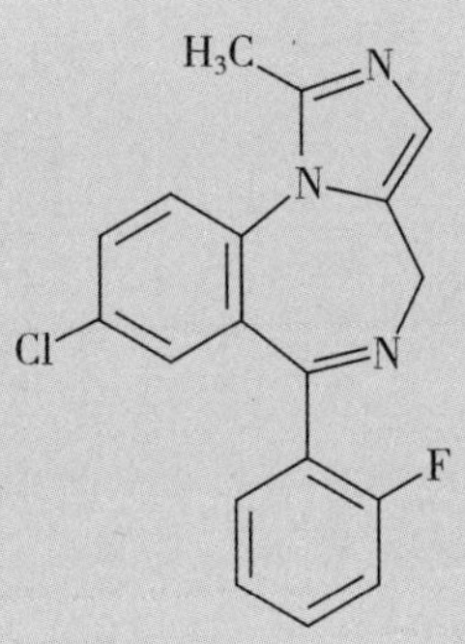 C₁₈H₁₃ClFN₃　325.77	HPLC IR 有机氟化物鉴别反应 氯化物鉴别反应	有关物质	原料药采用非水碱量法:冰醋酸 - 醋酐为溶剂,结晶紫指示液,高氯酸滴定液(0.1mol/L) 片剂采用 HPLC:采用十八烷基硅烷键合硅胶为填充剂;磷酸盐缓冲溶液(pH 3.5)-甲醇(35:65)为流动相;检测波长为 220nm

二、习题精选

(一) 最佳选择题

1. 以下药物中,具有四环的 1,2- 位并五元氮杂环结构的是(　　　　)

A. 氯氮䓬　　　　　　　　B. 三唑仑　　　　　　　　C. 盐酸氟西泮

D. 氯硝西泮　　　　　　　E. 地西泮

2. ChP 用于地西泮原料药含量测定的是(　　　　)

A. 高效液相色谱法　　　　B. 铈量法　　　　　　　　C. 非水溶液滴定法

D. 溴酸钾法　　　　　　　E. 紫外 - 可见分光光度法

3. 下列鉴别反应中,属于苯并二氮杂䓬类药物的是(　　　　)

A. 甲醛 - 硫酸反应　　　　B. 硫色素荧光反应　　　　C. 铜盐反应

D. 硫酸 - 荧光反应　　　　E. 戊烯二醛反应

4. 下列苯并二氮杂䓬类药物中,不可发生重氮化 - 偶合反应的是(　　　　)

A. 艾司唑仑　　B. 三唑仑　　　C. 氯氮䓬　　　D. 奥沙西泮　　　E. 劳拉西泮

5. ChP 规定硝西泮原料药鉴别不采用(　　　　)

A. 紫外光谱　　　　　　　B. 红外光谱法　　　　　　C. 重氮化 - 偶合反应

D. 显色反应　　　　　　　　E. 薄层色谱法

6. 苯并二氮杂䓬类药物中有关物质和降解产物的检查,ChP 主要采用(　　)

A. TLC/HPLC　　　　　　　B. IR　　　　　　　　C. GC

D. 显色反应　　　　　　　　E. UV

7. 地西泮中有关物质的检查方法为:取本品,加丙酮制成每 200mg/mL 溶液,作为供试液。精密量取供试溶液适量,加丙酮制成 1ml 中含 0.6mg 的溶液,作为对照液。吸取上述两溶液各 5ml,分别点于同一硅胶板上,进行检查,要求供试品中如显杂质斑点,其颜色不深于对照液主斑点,其杂质限度为(　　)

A. 0.03%　　　B. 0.02%　　　C. 3%　　　D. 0.3%　　　E. 0.1%

(二) 配伍选择题

[8~9]

A. 二氢吡啶环　　　　　　　　　　　　　　B. 七元亚胺内酰胺环

C. 1,2- 三唑并七元氮杂䓬环　　　　　　　　D. 吡酮酸

E. 苯烃胺

下列药物的分子结构中具有

8. 奥沙西泮(　　)

9. 艾司唑仑(　　)

[10~13]

A. 水解后重氮化 - 偶合反应

B. 与碘化铋钾反应生成橙红色沉淀

C. 甲醛 - 硫酸反应

D. 提取后水解,重氮化 - 偶合反应

E. 溶解后,直接与硝酸银反应

下列药物可采用的鉴别反应是

10. 地西泮注射液(　　)

11. 劳拉西泮(　　)

12. 氯硝西泮注射液(　　)

13. 盐酸氟西泮(　　)

[14~15]

A. 非水酸量法　　　　　B. 非水碱量法　　　　　C. 高效液相色谱法

D. 碘量法　　　　　　　E. 银量法

下列药物的含量测定方法是

14. 地西泮(　　)

15. 地西泮片(　　)

[16~18]

A. (2- 氨基 -5- 氯苯基)苯甲酮

B. (2- 氨基 -5- 硝基苯基)(2- 氯苯基)甲酮

C. 2-(2'- 甲基 - 羧乙基)苯甲酮

D. 7- 氯 -5(2- 氟苯基)-1,3- 二氢 -2H-1,4- 苯并二氮杂䓬 -2- 酮

E. 2,4- 二甲基 -4-(2- 硝基苯基)-3,5- 吡啶二甲酸二甲酯

下列药物的主要有关物质是

16. 氯硝西泮（　　　）

17. 氯氮䓬（　　　）

18. 盐酸氟西泮（　　　）

（三）多项选择题

19. 以下对苯并二氮杂䓬类药物结构描述,正确的有（　　　　　）

A. 多数具有三环或四环结构　　　　　　　　B. 含有杂环氮原子

C. 具有碱性基团　　　　　　　　　　　　　D. 常有卤素原子取代

E. 分子内不含有共轭基团

20. 用于苯并二氮杂䓬类药物鉴别的方法有（　　　　　）

A. 发烟硝酸反应　　　　B. 紫外光谱法　　　　　　C. 高效液相色谱法

D. 硫酸 - 荧光反应　　　E. 薄层色谱法

21. 依据 ChP,地西泮片剂鉴别采用的方法有（　　　　　）

A. 硫酸 - 荧光反应　　　B. 生物碱沉淀反应　　　　C. HPLC 法

D. 红外光谱法　　　　　E. 水解后重氮化 - 偶合反应

22. ChP 中艾司唑仑原料药鉴别采用的方法有（　　　　　）

A. 硫酸 - 荧光反应　　　B. 生物碱沉淀反应　　　　C. HPLC 法

D. 红外光谱法　　　　　E. 水解后重氮化 - 偶合反应

23. ChP 中咪达唑仑注射剂的杂质检查项目有（　　　　　）

A. pH　　　　　　　　　　　　　　　　　B. 酸性溶液的澄清度与颜色

C. 有关物质　　　　　　　　　　　　　　　D. 无菌

E. 炽灼残渣

24. 以下方法中,苯并二氮杂䓬类药物含量测定可采用的有（　　　　　）

A. UV　　　　　　　　B. 非水碱量法　　　　　　C. HPLC

D. IR　　　　　　　　E. 非水酸量法

（四）是非判断题

25. 氯氮䓬中有关物质的检查方法包括薄层色谱法、高效液相色谱法以及酸性溶液的澄清度法。（　　　）

26. 阿普唑仑的盐酸溶液遇硅钨酸溶液生成白色沉淀,而与碘化铋钾溶液生成橙红色沉淀。（　　　）

27. 氯氮䓬溶于硫酸后,在紫外光灯(365nm)下检视,显黄色。（　　　）

28. 氯氮䓬和盐酸氟西泮的有机氯鉴别,需氧瓶燃烧后碱液吸收,稀硝酸酸化后,再与硝酸银试液反应生成白色凝乳状沉淀。（　　　）

29. 三唑仑的分子结构中含有 4 个环,其中一个为七元氮杂环,呈碱性。（　　　）

30. 苯并二氮杂䓬类药物均需进行有关物质检查,首选色谱法。（　　　）

31. 苯并二氮杂䓬类药物原料药均采用非水碱量法进行含量测定,而制剂采用高效液相色谱法。（　　　）

32. 硫色素荧光反应属于苯并二氮杂䓬类药物的鉴别反应。（　　　）

33. 苯并二氮杂䓬类药物中都含有七元氮杂环,易水解产生芳伯胺,因此均可以采用水解后重氮化 - 偶合反应鉴别。（　　　）

(五) 计算题

34. 取地西泮($C_{16}H_{13}ClN_2O$,M 284.74)样品,精密称定 0.227 8g,加冰醋酸与醋酐各 10ml 使溶解,加结晶紫指示液 1 滴,用高氯酸滴定液(0.101 2mol/L)滴定至溶液显绿色,消耗的滴定液体积为 7.92ml。空白消耗滴定液体积为 0.06ml,请计算高氯酸滴定液(0.1mol/L)的滴定度以及地西泮的百分含量。

35. 盐酸氟西泮胶囊(每粒胶囊含盐酸氟西泮 10mg)的含量测定:取本品 20 粒,精密称定重量为 9.138g,完全倾倒出胶囊内容物,清理干净囊壳后,对囊壳进行精密称重,重量为 6.082g。内容物混匀后,精密称取 0.166 8g,置 100ml 量瓶中,加溶剂硫酸甲醇溶液(1→36)约 80ml,振摇使盐酸氟西泮溶解,用溶剂稀释至刻度,摇匀,滤过,精密量取续滤液 1.0ml,用硫酸甲醇溶液(1→36)定量稀释成 10.0ml 的溶液,作为供试品溶液。取盐酸氟西泮对照品,精密称定 10.90mg,置 100ml 量瓶中,加硫酸甲醇溶液(1→36)溶解并定量,精密量取该溶液 1ml,置 10ml 量瓶中,加硫酸甲醇溶液(1→36)定量,作为对照溶液。供试品溶液与对照品溶液,在 239nm 的波长处测定吸光度分别为 0.398 和 0.378。计算药物的含量。

(六) 简答题

36. 简述苯并二氮杂䓬类药物的结构与理化性质的关系。

(七) 设计题

37. 今有 3 瓶药物分别为对乙酰氨基酚(A)、硝西泮(B)和硫酸阿托品(C),但瓶上标签脱落,请采用适当的化学方法将它们区分开。

38. 已知某药物的结构式、分子式与分子量如下。

$C_{18}H_{13}ClFN_3$ 325.77

请根据药物的结构与性质,分别设计其原料药和制剂的含量测定方法,包括原理、操作要点、含量计算公式。

三、答案与解析

(一) 最佳选择题

1. [B] 本题考查苯并二氮杂䓬类药物的分子结构特点。该类药物主要包括具有三环的 1,4-苯并二氮杂䓬类药物及具有四环的 1,2-位并五元氮杂环的唑仑类药物两大类。前者以地西泮为代表,包括氯氮䓬、盐酸氟西泮、氯硝西泮;后者以三唑仑为代表,包括阿普唑仑、艾司唑仑等。

2. [C] 本题考查苯并二氮杂䓬类药物原料药的含量测定。该类药物为有机弱碱,在冰醋酸或醋酐溶液中碱性增强,各国药典多采用非水溶液滴定法测定原料药的含量。

3. [D] 本题考查苯并二氮杂䓬类药物的鉴别反应。该类药物的二氮杂䓬环具有刚性平面共轭结构,在硫酸作用下,产生不同颜色的荧光。甲醛-硫酸反应属于巴比妥类药物分子结构中丙二酰脲基团的特征反应;硫色素荧光反应可用于维生素 B_1 鉴别;铜盐反应可用于多种药物如巴比妥药物,利多卡因药物等。

4.[B] 本题考查苯并二氮杂䓬类药物的芳伯氨基反应。在强酸性溶液中,苯并二氮杂䓬类药物可水解,形成相应的二苯甲酮衍生物。若 N-1 位上未取代甲基或三唑环上无甲基取代时,与盐酸共热水解后,生成芳伯氨基,可发生重氮化-偶合反应,与亚硝酸钠和碱性 β-萘酚试液反应生成橙红色沉淀,而后者放置颜色变暗。

5.[E] 本题考查苯并二氮杂䓬类药物的原料药和制剂在鉴别试验上的区别。化学反应、紫外光谱法、红外光谱法多用于原料药分析,而薄层色谱法、液相色谱多用于制剂的鉴别,ChP 不采用薄层色谱法进行硝西泮的鉴别。

6.[A] 本题考查苯并二氮杂䓬类药物的杂质检查方法。苯并二氮杂䓬类药物的有关物质和降解产物的检查多采用薄层色谱法和高效液相色谱法进行。

7.[D] 本题考查苯并二氮杂䓬类药物的杂质限度的计算。杂质限度为药物中允许存在的最大量,本题采用薄层色谱法中主成分自身稀释对照法进行杂质检查,最大允许量为对照液浓度 0.6mg/mL,样品浓度为 200mg/mL,杂质限度为 0.3%。

(二)配伍选择题

8~9.[8B;9C] 本组题考查苯二氮杂䓬类药物的基本结构特征。该类药物主要包括具有三环的 1,4-苯并二氮杂䓬类药物及具有四环的 1,2-位并五元氮杂环的唑仑类药物两大类。前者以地西泮为代表,包括奥沙西泮和氯硝西泮等药物;后者以三唑仑为代表,包括艾司唑仑和阿普唑仑等药物。

10~13.[10B;11A;12D;13E] 本组题考查苯二氮杂䓬类药物的鉴别反应。地西泮中 N-1 位被取代,不能发生重氮化-偶合反应,其原料药采用硫酸-荧光反应、UV、IR 和氧瓶燃烧后氯化物鉴别反应,注射液鉴别用生物碱沉淀剂和 HPLC 进行鉴别;劳拉西泮 N-1 位不被取代,能发生水解后重氮化-偶合反应;氯硝西泮注射液采用提取后的生物碱沉淀反应;盐酸氟西泮中含有游离的氯离子,可直接与硝酸银反应,其他化合物中虽然含有卤素,但需氧瓶燃烧后进行反应。

14~15.[14B;15C] 本组题考查苯二氮杂䓬类药物原料药和制剂的含量测定方法。本类药物具弱碱性,可采用非水碱量法进行含量测定,然而制剂中含量较低,且存在干扰,因此多采用 HPLC 法和 UV 法测定。ChP 规定地西泮原料药采用非水碱量法,地西泮片采用 HPLC 法。

16~18.[16B;17A;18D] 本组题考查苯二氮杂䓬类药物的特殊杂质。苯并二氮杂䓬类药物易分解产生苯甲酮杂质。氯硝西泮中含有硝基、氯等取代基,(2-氨基-5-硝基苯基)(2-氯苯基)甲酮是其杂质;(2-氨基-5-氯苯基)苯甲酮是氯氮䓬的杂质;盐酸氟西泮含有氟元素,其杂质为 7-氯-5(2-氟苯基)-1,3-二氢-2H-1,4-苯并二氮杂䓬-2-酮。

(三)多项选择题

19.[ABCD] 本题考查苯二氮杂䓬类药物的结构特点。苯并二氮杂䓬类药物主要包括具有三环的 1,4-苯并二氮杂䓬类药物及具有四环的 1,2-位并五元杂环的唑仑类药物两大类,含有苯并七元氮杂环的结构。因此,含有分子内中含有共轭基团和碱性基团,常有卤素如氯和氟的取代。分子内具有共轭基团,具有紫外吸收。

20.[BCDE] 本题考查苯二氮杂䓬类药物的鉴别方法。该类药物鉴别常用的方法

有硫酸 - 荧光反应、UV、IR、氧瓶燃烧后氯化物鉴别反应、生物碱沉淀反应、水解后重氮化 - 偶合反应、TLC 和 HPLC。原料药和制剂的鉴别方法各有侧重。

21.〔AC〕　本题考查地西泮片剂的鉴别方法。地西泮的原料药和制剂分别采用不同的方法进行鉴别。ChP 规定地西泮原料药采用硫酸 - 荧光反应、UV、IR、氧瓶燃烧后氯化物鉴别反应。片剂采用硫酸 - 荧光反应、HPLC；注射液采用与碘化铋钾反应生成橙红色沉淀以及 HPLC。

22.〔ADE〕　本题考查艾司唑仑的鉴别方法。艾司唑仑的原料药和制剂鉴别方法有一定的差异。ChP 规定艾司唑仑原料药采用水解后重氮化 - 偶合反应、硫酸 - 荧光反应、IR。片剂过滤辅料后采用水解后重氮化 - 偶合反应和硫酸 - 荧光反应。

23.〔ACD〕　本题考查咪达唑仑注射剂的杂质检查项目。咪达唑仑的原料药和注射剂检查项目不同。ChP 规定咪达唑仑原料药需进行以下检查：酸性溶液的澄清度与颜色、有关物质、干燥失重、炽灼残渣和重金属；注射剂需进行 pH、有关物质、细菌内毒素、无菌和其他杂质检查。

24.〔ABCE〕　本题考查苯并二氮杂䓬类药物的含量测定方法。ChP 中常采用非水碱量法、非水酸量法、UV 和 HPLC 进行该类药物的含量测定。

(四) 是非判断题

25. ×　本题考查氯氮䓬中有关物质的检查。有关物质检查方法有 TLC 法（USP 和 BP）、高效液相色谱法（ChP）；酸性溶液的澄清度法属于一般杂质检查，检查的对象是不溶性的杂质。

26. √　本题考查苯并二氮杂䓬类药物的化学鉴别。该类药物具有生物碱的性质，可与生物碱沉淀剂作用。阿普唑仑的盐酸溶液遇硅钨酸溶液生成白色沉淀，而与碘化铋钾溶液生成橙红色沉淀。盐酸氟西泮的水溶液和氯硝西泮的稀盐酸溶液遇碘化铋试液，也生成橙红色沉淀。

27. √　本题考查苯并二氮杂䓬类药物的鉴别。苯二氮杂䓬类药物溶于硫酸后，在紫外光（365nm）下，显不同颜色的荧光。如地西泮为黄绿色；氯氮䓬为黄色。

28. ×　本题考查苯并二氮杂䓬类药物的鉴别。氯氮䓬含有有机氯，需破环后生成无机氯离子，才能与硝酸银反应沉淀，而盐酸氟西泮不需破环，溶解后直接进行硝酸银反应生成沉淀。

29. √　本题考查苯并二氮杂䓬类药物的结构特点。苯并二氮杂䓬类药物主要包括具有三环的 1,4- 苯并二氮杂䓬类药物及具有四环的 1,2- 位并五元杂环的唑仑类药物两大类，含有苯并七元氮杂环的结构。

30. √　本题考查苯并二氮杂䓬类药物的杂质检查。苯并二氮杂䓬类药物不稳定，均需进行有关物质检查，一般采用 TLC 和 HPLC 进行。

31. ×　本题考查苯二氮杂䓬类药物的含量测定方法。该类药物具有碱性，原料药多采用非水碱量法进行测定，但也有药物如三唑仑原料药也采用 HPLC 进行含量测定。制剂存在辅料的干扰且浓度较低，常采用 HPLC 和 UV 进行测定，一般不采用容量分析法。

32. ×　本题考查苯并二氮杂䓬类药物的鉴别方法。该类药物的荧光鉴别反应在稀硫酸中进行，称为硫酸 - 荧光反应。硫色素荧光是维生素 B_1 的特征性鉴别反应。

33. ×　本题考查苯并二氮杂䓬类药物的鉴别方法。苯并二氮杂䓬类药物的 N-1 位上若被甲基等基团取代,或者三唑环上含甲基取代时,水解后不能生成芳伯胺,不可进行重氮化 - 偶合反应。有些化合物如地西泮 N-1 位上有取代,咪达唑仑的唑仑环上有甲基取代,不能进行重氮化 - 偶合反应。

(五) 计算题

34. 解:地西泮分子量 M=284.74;供试品取用量 W=0.227 8g

样品的高氯酸滴定液消耗量 V=7.92ml;空白试验的滴定液消耗:V_0=0.06ml

滴定度:T=0.1 × 284.74=28.47(mg/ml);校正因子:$F=\dfrac{0.101\ 2}{0.1}$=1.012

$$含量 = \frac{(V-V_0) \times T \times F}{W} \times 100\%$$

$$= \frac{(7.92-0.06) \times 28.47 \times 1.012}{0.227\ 8 \times 1\ 000} \times 100\%$$

$$=99.41\%$$

答:滴定度,1ml 高氯酸滴定液(0.1mol/L)相当于地西泮 28.47mg,地西泮百分含量为 99.41%。

35. 解:已知 20 粒盐酸氟西泮胶囊总重 W_1=9.138g

20 粒胶囊壳重量 W_2=6.082g

称取重量 W_3=0.166 8g;B=10mg

盐酸氟西泮对照品量 W_S=10.90mg,稀释倍数 D=1 000(100 × 10)

对照品溶液的吸收度 A_S=0.378;供试品溶液的吸收度 A_X=0.398

则内容物重量 $W=W_1-W_2$=9.138−6.082=3.056(g)

平均片重 $\overline{W}$ =3.056/20=0.152 8(g)

对照品溶液的浓度(c_S):$c_S=\dfrac{W_S}{D}=\dfrac{10.90 \times 10^{-3}}{1\ 000}$,所以:$c_S$=10.90 × 10^{-6}(g/ml)

依据$\dfrac{A_S}{A_X}=\dfrac{c_S}{c_X}$,

因此,$c_X=\dfrac{0.398}{0.378} \times 10.90 \times 10^{-6}$=11.16 × 10^{-6}(g/ml)

称取重量中的药物量 W_X($W_X=c_X \times D$)

$$W_X=c_X \times 1\ 000=11.16 \times 10^{-6} \times 1\ 000=11.16(mg)$$

$$标示量\ \% = \frac{W_X}{W_3} \times \overline{W} \div B = \frac{11.16 \times 0.152\ 8 \times 1\ 000}{0.166\ 8 \times 1\ 000 \times 10}=102.2\%$$

答:标示量的百分数为 102.2%。

(六) 简答题

36. 答:本类药物结构中二氮杂环为七元环,环上的氮原子具有强的碱性,苯基的取代使碱性降低。在强酸性溶液中,本类药物可水解,形成相应的二苯甲酮衍生物,这也是本类药物的主要有关物质。其水解产物所呈现的某些特性,也可用于本类药物的鉴别和含量测定。本类药物均含有较大共轭体系,有一定的紫外吸收。

(七) 设计题

37. 答:该题可有多种解题方法,可选择快速、简便的方式进行。

方法一:取上述 3 种药物适量,加碘化铋钾,产生沉淀的是硝西泮和硫酸阿托品,无现象的为对乙酰氨基酚;硝西泮和硫酸阿托品 2 种物质,分别加入氯化钡溶液,产生白色沉淀的为硫酸阿托品;剩下的为硝西泮。

方法二:酸性条件水解后,加入亚硝酸钠后,再加入 β- 萘酚产生橙红色沉淀的为硝西泮和对乙酰氨基酚,其中,加入碘化铋钾出现沉淀的是硝西泮;剩下的为硫酸阿托品。

方法三:加入硫酸产生荧光的为硝西泮;加入钡离子或碘化铋钾,产生沉淀的是硫酸阿托品;剩下的为对乙酰氨基酚。

设计思路:根据药物的结构和特殊官能团及其性质,设计特征性的反应进行药物的快速区分。该题中,硝西泮和硫酸阿托品均具有生物碱性,可与生物碱沉淀剂反应,对乙酰氨基酚无此性质;硫酸阿托品中,含有游离的硫酸根,可与钡离子反应,而硝西泮无此性质,进行区分。

另外,硝西泮和对乙酰氨基酚均能够在酸性条件下水解,产生带有芳伯氨基的产物,可与亚硝酸钠、β- 萘酚反应产生橙红色沉淀,而此硫酸阿托品无此性质。

除此以外,硫酸阿托品能够发烟硝酸、醇制的氢氧化钾反应生成深紫色产物,属于托烷类生物碱特征性反应,其他 2 种物质不具备该反应。硝西泮还可以与硫酸反应产生荧光,其他物质不具备该特征。

38. 解:(1)原料药含量测定——非水碱量法

1)原理:基于药物结构中的杂环氮原子,具有弱碱性,在非水酸性溶剂(冰醋酸、醋酐或混合物)中,药物的碱度能被溶剂均化到溶剂阴离子水平,相对碱强度显著增强,从而使滴定能顺利地进行。因此可在冰醋酸 - 醋酐溶剂中,采用高氯酸滴定液进行原料药的含量测定,可用结晶紫或电位法指示终点。

2)操作要点:取本品约 0.12g,精密称定,加冰醋酸 30ml 溶解后,加醋酐 20ml,照电位滴定法,用高氯酸滴定液(0.1mol/L)滴定,并将滴定的结果用空白试验校正。每 1ml 高氯酸滴定液(0.1mol/L)相当于 16.29mg 的 $C_{18}H_{13}ClFN_3$。

取样量计算:非水滴定中,常用 10ml 的滴定管,滴定液体积应控制在 7~8ml。原料药含量一般在 99% 以上,以此根据公式计算取样量,按消耗滴定液 7.5ml 计算,应取本品约为 0.12g。

计算过程如下。

$C_{18}H_{13}ClFN_3$ 分子量 M =325.77

样品的高氯酸滴定液消耗量,扣除空白后的体积为 V=7.5ml

滴定度 T=0.1 × $\dfrac{1}{2}$ × 325.77=16.29(mg/ml);假设校正因子 F=1,百分含量为 100%

含量 = $\dfrac{V \times T \times F}{W}$ × 100%= $\dfrac{7.5 \times 16.29 \times 1}{W \times 1\,000}$ × 100%

供试品取样量 W=0.122 2g

因此,样品取用量约为 0.12g。

3)含量计算公式:含量 = $\dfrac{(V-V_0) \times T \times F}{W \times 1\,000}$ × 100%

V 和 V_0 分别代表供试品和空白消耗的滴定液体积(ml);T 为滴定度(mg/ml);F 为滴定液的校正因子;W 为称样量(g)。

(2)制剂含量测定——高效液相色谱法

1)原理:制剂中辅料会干扰主药测定,故首选具有分离分析能力的色谱法进行,根据药物结构,选择反相高效液相色谱法使药物与其他干扰分离,并采用紫外检测器进行测定。

2)操作要点:确定基本色谱条件。色谱条件与系统适用性试验,即用十八烷基硅烷键合硅胶为填充剂;以磷酸盐缓冲溶液(取同体积的 0.1mol/L 磷酸溶液与 0.03mol/L 三乙胺溶液混合,用 0.1mol/L 氢氧化钠溶液调节混合液的 pH 至 3.5)-甲醇(35:65)为流动相;检测波长为 220nm;柱温为 40℃。取咪达唑仑对照品与杂质 I 对照品各适量,加流动相溶解并稀释制成每 1ml 中各约含 10% 的溶液,避光放置 3 小时作为系统适用性溶液,取 10μl 注入液相色谱仪,记录色谱图,咪达唑仑峰与杂质 I 峰的分离度应大于 3.0。

供试品与对照品制备操作:取 20 片,精密称定,精密量取本品适量(约相当于咪达唑仑 10mg),置 100ml 量瓶中,用流动相稀释至刻度,摇匀,避光放置不少于 2 小时后,作为供试品溶液,精密量取 10μl 注入液相色谱仪,记录色谱图。另取咪达唑仑对照品约 10mg,精密称定,置 100ml 量瓶中,加流动相溶解并稀释至刻度,摇匀,避光放置不少于 2 小时后,同法测定。按外标法以峰面积(A)计算,即得。

3)含量计算公式

$$c_X = \frac{A_X}{A_R} c_R$$

c_X 和 c_R 分别为供试品溶液和对照品溶液的浓度;A_X 和 A_R 分别为供试品和对照品溶液的峰面积,理论计算获得供试品量设为 W_X。取用量为 W,稀释体积为 $D=100$ml;咪达唑仑对照品 $W_R=10$mg,稀释体积为 100ml。平均片重为 $\overline{W}$;标示量为 B

$$含量 = \frac{c_X \times D}{W} \times \frac{\overline{W}}{B} \times 100\%$$

（曹志娟）

第十六章　维生素类药物的分析

一、基本内容

从化学结构上看,维生素类药物均属有机化合物,但并非同属一类化合物,因此化学性质和分析方法各不相同。维生素按其溶解度不同可以分为脂溶性维生素和水溶性维生素,前者包括了维生素 A、维生素 D、维生素 E、维生素 K 等,后者则有 B 族维生素、维生素 C 等。本章主要介绍脂溶性维生素 A、维生素 E 和水溶性维生素 B_1、维生素 C 4 种药物的结构、主要理化性质及鉴别试验、质量检查和含量测定的原理与方法。

【基本结构与性质】

维生素 A 通常以醇及其酯的形式存在,ChP 收载的维生素 A 是指人工合成的维生素 A 醋酸酯结晶加精制植物油制成的油溶液。维生素 A 结构中含有共轭多烯侧链,因而具有多个立体异构体,有较强的紫外吸收,性质不稳定,易被空气氧化和发生脱水反应等。维生素 A 在三氯甲烷中能与三氯化锑试剂作用,产生不稳定的蓝色,渐变成紫红色。

维生素 E 为苯并二氢吡喃衍生物,苯环上有酚羟基,有 α、β、γ 和 δ 等多种异构体,以 α-生育酚的生理活性最强。ChP 收载的维生素 E 为 α- 生育酚醋酸酯,有天然型(右旋体)和合成型(外消旋体)之分。维生素 E 的苯环上有乙酰化的酚羟基,容易水解生成游离的生育酚,具有较强的还原性。维生素 E 结构中有苯环,其无水乙醇液在 284nm 的波长处有最大吸收,在 254nm 的波长处有最小吸收。

维生素 B_1 是由含硫原子的噻唑环通过一个亚甲基与含氨基的嘧啶环链接而成,故亦称为硫胺,ChP 收载的是其盐酸盐。维生素 B_1 可在碱性条件下被铁氰化钾等氧化剂氧化成具有荧光的硫色素,溶于正丁醇中,呈蓝色荧光,加酸呈酸性,荧光消失,碱化后荧光又显现。维生素 B_1 具有生物碱的特性,可与某些生物碱沉淀试剂反应生成组成恒定的沉淀。维生素 B_1 的盐酸溶液(9→1 000)在 246nm 的波长处有最大吸收。

维生素 C 又名抗坏血酸,是一类含有 6 个碳原子的酸性多羟基化合物,其分子中含有 2 个手性碳原子,有 4 个光学异构体,ChP 收载的是其中活性最高的 L-(+)- 抗坏血酸。维生素 C 分子结构中有烯二醇基,使其水溶液呈酸性,且具有极强的还原性。维生素 C 的内酯环结构在强碱性条件下可水解生成酮酸盐。维生素 C 的化学结构与糖类相似,具有糖类的性质和反应。维生素 C 具有共轭双键,其稀盐酸溶液在 243nm 的波长处有最大吸收,$E_{1cm}^{1\%}$ 为 560,若在中性或碱性条件下,则最大吸收红移至 265nm 处。

【质量分析特点】

ChP(通则 0721)收载了 2 种维生素 A 测定法:紫外 - 可见分光光度法和高效液相色谱法。维生素 A 的紫外 - 可见分光光度法又称三点校正法,用于维生素 A 及其软胶囊的测定。根据药物所含杂质对测定的影响程度,该法又分为直接测定法和皂化法,通过一系列的判断计算过程,选择合适的吸光度数值代入公式进行含量计算。高效液相色谱法用于维生素 AD 软胶囊和维生素 AD 滴剂中维生素 A 的测定。利用维生素 A 的三氯化锑反应可用于鉴别和含量测定,ChP 采用此法对维生素 A 及其制剂进行鉴别。此外,利用紫外吸收特征和薄层色谱法亦可进行鉴别。

维生素 E 的质量分析主要利用其乙酰化的酚羟基的性质。维生素 E 水解后生成的游离生育酚具有较强的还原性,可用硫酸铈滴定法检查游离生育酚,可采用硝酸反应和三氯化铁反应进行鉴别。ChP 采用气相色谱法对维生素 E 及其制剂进行含量测定。

维生素 B_1 特有的鉴别方法为硫色素荧光反应。亦可用其生物碱特性进行鉴别。ChP 采用非水溶液滴定法测定维生素 B_1 原料药含量,对其片剂和注射剂则采用紫外分光光度法进行测定。

维生素 C 的质量分析主要利用其极强的还原性。利用维生素 C 与某些氧化试剂反应进行鉴别,如与硝酸银反应生成黑色单质银沉淀,与二氯靛酚、亚甲蓝、高锰酸钾等试剂反应使其褪色,与碱性酒石酸铜反应生成砖红色沉淀等。还可利用紫外吸收特征、糖类的反应及薄层色谱法进行鉴别。ChP 采用碘量法对维生素 C 原料药及其制剂进行含量测定,测定注射剂时需要加入丙酮消除抗氧剂的影响。

【本章关键词】

三氯化锑反应(Carr-Price 反应):维生素 A 在饱和无水三氯化锑的无醇三氯甲烷溶液中即显蓝色,渐变成紫红色。

维生素 E 的硝酸反应:维生素 E 在硝酸酸性条件下水解生成生育酚,生育酚被硝酸氧化为邻醌结构的生育红而显橙红色。

维生素 E 的三氯化铁反应:维生素 E 在碱性条件下水解生成游离的生育酚,生育酚经乙醚提取后,可被 $FeCl_3$ 氧化成对 - 生育醌;同时 Fe^{3+} 被还原为 Fe^{2+},Fe^{2+} 与联吡啶生成血红色的亚铁络合物。

硫色素荧光反应:维生素 B_1 在碱性溶液中可被铁氰化钾氧化生成硫色素,硫色素溶于正丁醇(或异丁醇等)中显蓝色荧光,加酸使呈酸性,荧光即消失;再加碱使呈碱性,荧光又显出。

维生素 C 类似于糖类的反应:维生素 C 可在三氯醋酸或盐酸存在下水解、脱羧生成戊糖,再失水,转化为糠醛,加入吡咯,加热至50℃产生蓝色。

表 16-1　维生素 A,维生素 E,维生素 B₁,维生素 C 的结构及分析方法

药物名称 / 结构式 / 分子量	鉴别	特殊杂质检查	含量测定
维生素 A	三氯化锑反应 * 紫外光谱法 薄层色谱法 高效液相色谱法 #	有关物质 游离维生素 A 醇 酸值和过氧化值 *	紫外 - 可见分光光度法（三点校正法）*# 高效液相色谱法 # 三氯化锑比色法
维生素 E 合成型 天然型　$C_{31}H_{52}O_3$　472.75	硝酸反应 *# 三氯化铁反应 *# 气相色谱法 # 红外光谱法 *	酸度 * 生育酚（天然型）* 有关物质（合成型）*# 残留溶剂（天然型）*	气相色谱法 *# 高效液相色谱法

续表

药物名称/结构式/分子量	鉴别	特殊杂质检查	含量测定
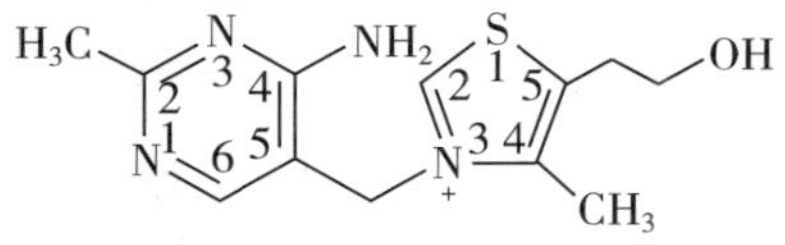 维生素B₁ $C_{12}H_{17}ClN_4OS \cdot HCl$　337.27	硫色素荧光反应*# 沉淀反应 氯化物反应*# 紫外光谱法 红外光谱法*	有关物质*# 总氯量*	非水溶液滴定法* 紫外-可见分光光度法* 硫色素荧光法 高效液相色谱法
维生素C 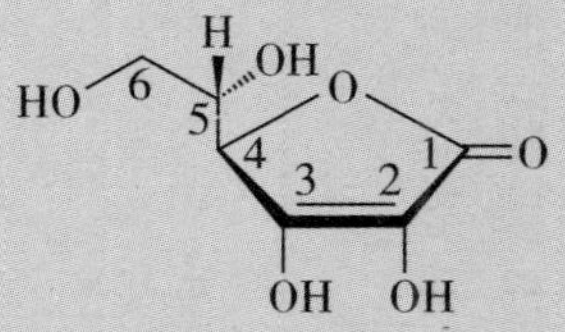 $C_6H_8O_6$　176.13	与硝酸银反应*# 与二氯靛酚反应*# 与亚甲蓝反应# 糖类的反应 紫外光谱法 薄层色谱法# 红外光谱法*	有关物质*# 溶液的澄清度* 溶液的颜色# 铁、铜离子的检查* 草酸的检查*	碘量法*# 二氯靛酚滴定法 高效液相色谱法

注:*ChP 原料药收载　#ChP 制剂收载

二、习题精选

(一) 最佳选择题

1. 可与 2,6- 二氯靛酚钠试液反应的药物是(   )

A. 维生素 A   B. 维生素 B_1 C. 维生素 C   D. 维生素 D   E. 维生素 E

2. 需检查游离生育酚杂质的药物是(   )

A. 地西泮   B. 异烟肼   C. 维生素 E   D. 丙磺舒   E. 甲芬那酸

3. 非水溶液滴定法测定维生素 B_1 时,维生素 B_1 与高氯酸的摩尔比是(   )

A. 1:5   B. 1:4   C. 1:3   D. 1:2   E. 1:1

4. 紫外 - 可见分光光度法(三点校正法)测定维生素 A 醋酸酯含量时,采用的溶剂是
(   )

A. 甲醇   B. 丙酮   C. 乙醚   D. 环己烷   E. 三氯甲烷

5. 紫外 - 可见分光光度法(三点校正法)测定维生素 A 醋酸酯含量时,规定在 300nm、316nm、328nm、340nm、360nm 5 个波长下测得的吸光度比值与药典规定的吸光度比值之差不应超过的数值是(   )

A. ±0.1   B. ±0.2   C. ±0.01   D. ±0.02   E. ±0.002

6. ChP 收载的维生素 B_1 原料药的含量测定方法是(   )

A. 碘量法   B. 酸性染料比色法   C. 双相滴定法

D. 酸碱滴定法   E. 非水溶液滴定法

7. ChP 收载的维生素 E 的含量测定方法是(   )

A. HPLC 法   B. GC 法   C. 荧光分光光度法

D. UV 法   E. 比色法

8. ChP 收载的维生素 B_1 注射液的含量测定方法是(   )

A. 非水溶液滴定法   B. 异烟肼比色法   C. 紫外分光光度法

D. Kober 比色法   E. 碘量法

(二) 配伍选择题

[9~10]

A. 硫色素荧光反应   B. 三氯化锑反应

C. 与硝酸银反应   D. 水解后重氮化 - 偶合反应

E. 麦芽酚反应

下列药物可采用的鉴别方法是

9. 维生素 A(   )

10. 维生素 B_1(   )

[11~12]

A. 硫色素荧光反应   B. 糖类的反应   C. 三氯化锑反应

D. 三氯化铁反应   E. 坂口反应

下列药物可采用的鉴别方法是

11. 维生素 E(   )

12. 维生素 C(   )

[13~16]

A. 氨基嘧啶环和噻唑环　　　　B. 共轭多烯侧链

C. 烯二醇和内酯环　　　　　　D. 内酰胺环和氢化噻唑环

E. 苯并二氢吡喃

下列药物具有的结构是

13. 维生素 A（　　　）

14. 维生素 C（　　　）

15. 维生素 B$_1$（　　　）

16. 维生素 E（　　　）

[17~19]

A. UV 法　　　　　　　B. HPLC 法　　　　　　C. GC 法

D. 三氯化锑比色法　　　E. 非水溶液滴定法

ChP 收载的下列药物的含量测定方法是

17. 维生素 A（　　　）

18. 维生素 A 软胶囊（　　　）

19. 维生素 AD 软胶囊（　　　）

(三) 多项选择题

20. 维生素 A 的含量测定方法有（　　　　）

A. 汞量法　　　　　　　B. 三点校正法　　　　　　C. 碘量法

D. 双相滴定法　　　　　E. 三氯化锑比色法

21. 维生素 C 的鉴别方法有（　　　　）

A. 与硝酸银反应生成黑色银沉淀

B. 与碱性酒石酸铜试液反应生成砖红色沉淀

C. 在三氯醋酸存在下水解、脱羧、失水，再加入吡咯加热至 50℃产生蓝色

D. 在碱性溶液中被铁氰化钾氧化生成硫色素，硫色素溶于正丁醇中显蓝色荧光

E. 在二氯乙烷溶液中，与三氯化锑试液反应即显橙红色，逐渐变为粉红色

22. 维生素 E 的鉴别方法有（　　　　）

A. 硝酸反应　　　　　　B. 三氯化锑反应　　　　　C. 三氯化铁反应

D. 硫色素荧光反应　　　E. 硝酸银反应

23. 维生素 B$_1$ 的含量测定方法有（　　　　）

A. 碘量法　　　　　　　B. 非水溶液滴定法　　　　　C. 紫外分光光度法

D. 硫色素荧光法　　　　E. 二氯靛酚滴定法

(四) 选择填空（在空格中填入相应字母）

[24~33]

在采用三点校正法中的直接测定法测定维生素 A 含量时，对 A 值的选择过程如下：首先___24___，如果不是，则___25___，如果是，则___26___，并___27___，如果不是，则___28___，如果是，则___29___，并__30__，如果 F 值不超过 ±3%，则___31___，如果 F 值在 −15% 至 −3% 之间，则___32___，如果 F 值<−15% 或>+3%，则___33___。

　A. 判断最大吸收波长是否在 326~329nm 之间

　B. 判断差值是否超过规定值的 ±0.02

C. 求算 A_i/A_{328} 并与规定值比较

D. 计算 $A_{328(校正)}$

E. 计算 $F=\left[(A_{328(校正)}-A_{328})/A_{328}\right]\times 100\%$

F. 用 A_{328} 计算

G. 用 $A_{328(校正)}$ 计算

H. 改用皂化法

(五) 是非判断题

34. 维生素 A 的结构为具有一个共轭多烯醇侧链的环己烯,因而具有许多立体异构体,具有相似的化学性质、光谱特性和生物效价。(　　)

35. 用紫外 - 可见分光光度法(三点校正法)测定维生素 A 醋酸酯含量时,应计算各波长下的吸光度与实际最大吸收波长处吸光度的比值。(　　)

36. 硫色素荧光反应为维生素 B_1 的专属性反应,是测定维生素 B_1 原料药的首选方法。(　　)

37. 维生素 C 显酸性,酸性的来源为 C-2 位的羟基。(　　)

38. 维生素 C 分子中的烯二醇基具极强的还原性,易被氧化为二酮基而成为无生物活性的去氢抗坏血酸。(　　)

39. ChP 维生素 A 的检查项目包括"酸值"和"过氧化值"。(　　)

(六) 简答题

40. 紫外 - 可见分光光度法(三点校正法)测定维生素 A 含量的依据(原理)是什么?

41. 用紫外 - 可见分光光度法(三点校正法)测定维生素 A 含量时,三点波长选择的原则是什么? 第一法和第二法有何不同?

42. 维生素 A 可能含有的杂质有哪些?

43. 紫外 - 可见分光光度法(三点校正法)测定维生素 A 时,第一法(直接测定法)和第二法(皂化法)适用的情况,测定形式和所用溶剂有何不同? 分别写出测定波长和校正公式。

(七) 计算题

44. 维生素 A 醋酸酯胶丸的含量测定:取内容物一定量,加环己烷溶解并稀释至 10ml,摇匀。精密量取 0.1ml,再加环己烷稀释至 10ml,使其浓度为 9~15IU/ml。

已知:内容物平均重量为 80.0mg,其每丸标示量为 3 000IU。

计算:取样量(W)的范围是多少?

45. 维生素 A 胶丸中维生素 A 醋酸酯的测定方法如下。

取内容物 0.041 0g,加环己烷溶解并稀释至 50ml,摇匀,取出 2ml,加环己烷溶解并稀释至 25ml,摇匀,在下列 5 个波长处测定吸光度值如下。

波长 /nm	测得 A 值	药典规定的吸光度比值
300	0.212	0.555
316	0.309	0.907
328	0.337	1.000
340	0.273	0.811
360	0.116	0.299

已知:平均丸重(平均内容物重)=0.091 0g;标示量 =10 000IU

计算：维生素 A 醋酸酯的标示量 %。

(八) 设计题

46. 根据药物结构，写出该药物名称，并设计碘量法对其进行含量测定。写出反应原理（反应式表示），使用的溶剂、试剂及其目的，滴定液，指示剂及滴定终点判断方法，计算取样量范围，含量测定操作过程。

$$\text{CH}_2\text{OH}$$
$$\text{H——C——OH}$$

$C_6H_8O_6$　176.13

三、答案和解析

(一) 最佳选择题

1.［C］　本题考查维生素 C 的鉴别试验。维生素 C 分子结构中的烯二醇结构，具有强的还原性，可把二氯靛酚的氧化型（在酸性介质中为玫瑰红色，碱性介质中为蓝色）还原为无色的酚亚胺。

2.［C］　本题考查维生素 E 中游离生育酚的检查。维生素 E 在生产过程中可引入游离的生育酚，并且维生素 E 分子结构中有乙酰化的酚羟基，放置过程中容易发生水解生成游离生育酚，生育酚在有氧或其他氧化剂存在时，则进一步氧化生成有色的醌型化合物，影响药物的外观，因此要检查维生素 E 中的游离生育酚。

3.［D］　本题考查维生素 B_1 的含量测定。维生素 B_1 具有 2 个碱性基团，故与高氯酸反应的摩尔比为 1：2。

4.［D］　本题考查维生素 A 的含量测定。在用三点校正法测定维生素 A 醋酸酯含量时，所用溶剂为环己烷，$E_{1cm}^{1\%}$ 为 1 530，换算因子为 1 900。

5.［D］　本题考查维生素 A 的含量测定。在用三点校正法测定维生素 A 醋酸酯含量时，规定 300nm、316nm、328nm、340nm、360nm 5 个波长下测得的吸光度比值与药典规定的吸光度比值之差不应超过 ±0.02。

6.［E］　本题考查维生素 B_1 的含量测定。ChP 收载的 B_1 原料药的含量测定方法是非水溶液滴定法。维生素 B_1 分子中含有 2 个碱性的已成盐的伯胺和季铵基团，在非水溶液中，均可与高氯酸作用，以电位滴定法指示终点。

7.［B］　本题考查维生素 E 的含量测定。ChP 和其他国家药典多采用气相色谱法测定维生素 E 原料药及制剂的含量。

8.［C］　本题考查维生素 B_1 的含量测定。ChP 收载的维生素 B_1 注射液的含量测定方法是紫外分光光度法。维生素 B_1 分子中具有共轭双键结构，在紫外区有吸收，根据其最大吸收波长处的吸光度即可计算含量。

(二) 配伍选择题

9~10.［9B；10A］　本组题考查维生素 A 和维生素 B_1 的鉴别试验。维生素 A 在三氯甲烷中能与三氯化锑试剂作用，产生不稳定的蓝色；硫色素荧光反应为维生素 B_1（又叫盐酸硫胺）的专属性反应，在碱性溶液中，可被铁氰化钾氧化生成硫色素，硫色素溶于正丁醇（或异丁醇等)中,显蓝色荧光。

11~12.[11D;12B]　本组题考查维生素类药物的鉴别试验。维生素 E 在碱性条件下,水解生成游离的生育酚,生育酚经乙醚提取后,可被 $FeCl_3$ 氧化成对 - 生育醌,同时 Fe^{3+} 被还原为 Fe^{2+},Fe^{2+} 与联吡啶生成血红色的亚铁络合物;维生素 C 的化学结构与糖类相似,可在三氯醋酸或盐酸存在下水解、脱羧,生成戊糖,再失水,转化为糠醛,加入吡咯,加热至 50℃产生蓝色。

13~16.[13B;14C;15A;16E]　本组题考查维生素类药物的化学结构。维生素 A 的结构为具有一个共轭多烯醇侧链的环己烯;维生素 C 又称抗坏血酸,分子中具有烯二醇和内酯环结构;维生素 B_1(亦称盐酸硫胺)是由氨基嘧啶环和噻唑环通过亚甲基连接而成的季铵类化合物。维生素 E 为苯并二氢吡喃醇衍生物,苯环上有一个乙酰化的酚羟基,故又称为生育酚醋酸酯。

17~19.[17A;18A;19B]　本组题考查维生素 A 的含量测定。ChP 收载的维生素 A 及维生素 A 软胶囊的含量测定方法均采用的紫外 - 可见分光光度法(三点校正法),维生素 AD 制剂(维生素 AD 软胶囊和维生素 AD 滴剂)采用的是具有良好分离能力的高效液相色谱法。

(三) 多项选择题

20.[BE]　本题考查维生素 A 的含量测定方法。维生素 A 分子结构中有共轭多烯侧链,在 325~328nm 的波长范围内具有最大吸收,可用于含量测定,但维生素 A 原料中常混有其他杂质,这些杂质在紫外区也有吸收,为了消除非维生素 A 物质的无关吸收所引起的误差,故采用"三点校正法"测定;维生素 A 与三氯化锑的无水三氯甲烷溶液作用,产生不稳定的蓝色,在 618~620nm 的波长处有最大吸收,可用于测定含量。

21.[ABC]　本题考查维生素 C 的鉴别试验。维生素 C 分子中的烯二醇基具有强还原性,可被硝酸银氧化为去氢抗坏血酸,同时产生黑色金属银沉淀;与碱性酒石酸铜试液反应生成砖红色的氧化亚铜沉淀;维生素 C 具有糖的性质,可在三氯醋酸或盐酸存在下水解、脱羧,生成戊糖,再失水,转化为糠醛,加入吡咯,加热至 50℃产生蓝色。

22.[AC]　本题考查维生素 E 的鉴别试验。维生素 E 在硝酸酸性条件下,水解生成生育酚,生育酚被硝酸氧化为邻醌结构的生育红而显橙红色;维生素 E 在碱性条件下,水解生成游离的生育酚,生育酚经乙醚提取后,可被 $FeCl_3$ 氧化成对 - 生育醌,同时 Fe^{3+} 被还原为 Fe^{2+},Fe^{2+} 与联吡啶生成血红色的亚铁络合物。

23.[BCD]　本题考查维生素 B_1 的含量测定方法。维生素 B_1 属于含氮的碱性有机药物的盐酸盐,具有生物碱的性质,可采用非水溶液滴定法对原料药进行含量测定;维生素 B_1 的盐酸溶液(9→1 000)在 246nm 的波长处有最大吸收,可采用紫外分光光度法进行含量测定;维生素 B_1 可发生硫色素荧光反应,故可采用硫色素荧光法进行定量分析。

(四) 选择填空(在空格中填入相应字母)

24~33.[24A;25H;26C;27B;28F;29D;30E;31F;32G;33H]　本题考查三点校正法测定维生素 A 含量时 A 值选择要求。

(五) 是非判断题

34.　×　本题考查维生素 A 的结构和性质。维生素 A 的结构为具有一个共轭多烯醇侧链的环己烯,天然维生素 A 主要是全反式维生素 A,尚有多种其他异构体,具有相似的化学性质,但各具不同的光谱特性和生物效价,全反式维生素 A 的生物效价最高。

35. ×　本题考查维生素 A 的含量测定方法。用三点校正法测定维生素 A 醋酸酯含量时，计算各波长下的吸光度与 328nm 波长下的吸光度比值。

36. ×　本题考查维生素 B_1 的含量测定方法。维生素 B_1 分子中含有 2 个碱性的已成盐的伯胺和季铵基团，在非水溶液中，均可与高氯酸作用，以电位滴定法指示终点，为原料药的首选测定方法；硫色素荧光反应为维生素 B_1 的专属性反应，可用于维生素 B_1 及其制剂的含量测定。

37. ×　本题考查维生素 C 的结构和性质。维生素 C 分子结构中的烯二醇基，尤其是 C-3 位羟基由于受共轭效应的影响，酸性较强（pK_1 4.17）；C-2 位羟基的酸性极弱（pK_2 11.57），故维生素 C 一般表现为一元酸，可与碳酸氢钠作用生成钠盐。

38. ×　本题考查维生素 C 的结构和性质。维生素 C 分子中的烯二醇基具极强的还原性，易被氧化为二酮基而成为去氢抗坏血酸（有生物活性），加氢又可还原为抗坏血酸。在碱性溶液或强酸性溶液中能进一步水解为二酮古洛糖酸而失去活性。

39. √　ChP 收载的维生素 A 是指人工合成的维生素 A 醋酸酯结晶加精制植物油制成的油溶液，故采用了"酸值"和"过氧化值"对维生素 A 中精制油溶液进行杂质控制。

（六）简答题

40. 答：①物质对光的吸收具有加和性。②杂质的无关吸收在 310~340nm 范围内几乎呈一条直线，且随波长的增大吸收度下降。

41. 答：三点波长的选择原则为其中一点选择在维生素 A 的最大吸收波长处（即 λ_1）；其他两点在 λ_1 的两侧各选一点（λ_2 和 λ_3）。

(1) 第一法（等波长差法）：使 $\lambda_3-\lambda_1=\lambda_1-\lambda_2$。ChP 规定，测定维生素 A 醋酸酯时，$\lambda_1$=328nm，$\lambda_2$=316nm，$\lambda_3$=340nm，$\Delta\lambda$=12nm。

(2) 第二法（等吸收比法）：使 $A_{\lambda_2}=A_{\lambda_3}=6/7A_{\lambda_1}$。ChP 规定，测定维生素 A 醇时，$\lambda_1$=325nm，$\lambda_2$=310nm，$\lambda_3$=334nm。

42. 答：(1) 维生素 A_2（即 3- 去氢维生素 A）和维生素 A_3（即去水维生素 A）。

(2) 维生素 A 的氧化产物：环氧化物、维生素 A 醛和维生素 A 酸。

(3) 维生素 A 在光照条件下产生的无活性的聚合物：鲸醇。

(4) 维生素 A 的异构体等：异构体包括新维生素 A_a（2- 顺式）、新维生素 A_b（4- 顺式）、新维生素 A_c（2,4- 二顺式）、异维生素 A_a（6- 顺式）、异维生素 A_b（2,6- 二顺式），以及合成过程中产生的中间体等。

43. 答：直接测定法适用于纯度高的维生素 A 醋酸酯的测定，测定形式是维生素 A 醋酸酯，所用的溶剂是环己烷，分别在 300nm、316nm、328nm、340nm 和 360nm 5 个波长处测定吸光度，校正公式为：$A_{328(校正)}$=3.525（$2A_{328}-A_{316}-A_{340}$）。皂化法适用于维生素 A 醋酸酯中杂质含量较多，不能直接测定，需要进行皂化水解成维生素 A 醇，所用的溶剂为异丙醇，分别在 300nm、310nm、325nm、334nm 波长处测定吸光度，校正公式为 $A_{325(校正)}$=6.815A_{325}-2.555A_{310}-4.260A_{334}。

（七）计算题

44. 解：

$$D=\frac{10\times10}{0.1}=1\,000\,(\text{ml})$$

$$W(\mathrm{mg}) \times \frac{3\,000(\mathrm{IU})}{80(\mathrm{mg})} = C(\mathrm{IU/ml}) \times D(\mathrm{ml})$$

$$W_1 = 9 \times 1\,000 \times \frac{80}{3\,000} = 240(\mathrm{mg})$$

$$W_2 = 15 \times 1\,000 \times \frac{80}{3\,000} = 440(\mathrm{mg})$$

所以,称样范围是 240~400mg。

45. 解:(1)计算吸光度比值,并计算比值与药典比值之差值。

波长 /nm	测得 A 值	规定比值	实际比值	差值
300	0.212	0.555	0.629	−0.074
316	0.309	0.907	0.917	−0.010
328	0.337	1.000	1.000	0
340	0.273	0.811	0.810	0.001
360	0.116	0.299	0.344	−0.045

其中,−0.074 和 −0.045,均超出 ±0.02 范围,故需计算校正吸光度。

(2)计算校正吸光度,并计算与未校正值的相对偏差。

$$A_{328(校正)} = 3.52(2A_{328} - A_{316} - A_{340}) = 3.52 \times (2 \times 0.337 - 0.309 - 0.273) = 0.324$$

(3)计算校正吸光度与未校正吸光度值的相对偏差。

$$相对偏差 = (0.324 - 0.337)/0.337 \times 100\% = -3.9\%$$

判断:因为相对偏差超出 −3%,但未超出 −15%。所以,以校正值计算标示量 %

$$标示量 \% = \frac{A \times D \times 1\,900 \times \overline{W}}{W \times 100 \times L \times 标示量} \times 100\%$$

$$= \frac{0.324 \times \dfrac{50 \times 25}{2} \times 1\,900 \times 0.091\,0}{0.041\,0 \times 100 \times 1 \times 10\,000} \times 100\% = 85.4\%$$

(八) 设计题

46. 答:该药物为维生素 C。

(1)原理

(2)溶剂、试剂及目的

1)新沸过的冷水:其目的是为了减少水中溶解的 O_2 对测定的影响。

2）稀醋酸：在稀醋酸的酸性条件下滴定的目的是使维生素 C 受空气中 O_2 的氧化速度减慢。

（3）滴定液：碘滴定液（0.05mol/L）。

（4）指示剂及终点：淀粉指示液。终点至溶液显蓝色并在 30 秒内不褪色。

（5）取样量计算：反应摩尔比为 1∶1，所以 $T=0.05 \times 1 \times 176.13=8.806$（mg/ml）

按消耗滴定液 20~25ml 计算：

$$W_1=V \times T=20 \times 8.806=176.1（mg）=0.176\ 1（g）$$
$$W_2=V \times T=25 \times 8.806=220.2（mg）=0.220\ 2（g）$$

故取样范围：0.176 1~0.220 2g。

（6）测定操作过程：取本品约 0.2g，精密称定，加新沸过的冷水 100ml 与稀醋酸 10ml 使溶解，加淀粉指示液 1ml，立即用碘滴定液（0.05mol/L）滴定，至溶液显蓝色并在 30 秒内不褪色，记录消耗的碘滴定液体积。每 1ml 碘滴定液（0.05mol/L）相当于 8.806mg 的 $C_6H_8O_6$。

（王春英）

第十七章　甾体激素类药物的分析

一、基本内容

甾体激素（steroid hormone）类药物是一类具有环戊烷并多氢菲母核的激素类药物，包括天然激素及其衍生物和人工合成药物，目前临床使用的主要是后者。按药理作用的不同，甾体激素类药物可分为肾上腺皮质激素（adrenocortical hormone）和性激素（sex hormone）两大类，其中性激素又可分为雄激素及蛋白同化激素（androgen and anabolic agent）、孕激素（progestin）和雌激素（estrogen）等。肾上腺皮质激素（简称皮质激素），代表性药物主要有氢化可的松、醋酸地塞米松、地塞米松磷酸钠、醋酸去氧皮质酮和醋酸曲安奈德等；雄激素及蛋白同化激素代表性药物主要有睾酮和苯丙酸诺龙；孕激素代表性药物主要有黄体酮、醋酸甲地孕酮、醋酸甲羟孕酮、炔诺酮和左炔诺孕酮；雌激素代表性药物主要有雌二醇、炔雌醇。

【基本结构与性质】甾体激素类药物均为具有甾烷母核的弱极性有机化合物，具有脂溶性、旋光性和紫外特征吸收的共同特征。

许多甾体激素类药物能与硫酸、盐酸、磷酸、高氯酸等强酸反应呈色；其中，甾体激素类药物与硫酸的呈色反应操作简便，不同药物形成的颜色或荧光不同，可相互区别，且反应灵敏，为各国药典所应用。不同甾体激素药物具有不同的官能团，利用官能团的反应可以区别不同的药物。皮质激素类药物分子结构中 C-17 位的 α- 醇酮基具有还原性，能与四氮唑反应呈色，该呈色反应广泛应用于皮质激素类药物的鉴别、杂质检查和含量测定。皮质激素、孕激素、雄激素和蛋白同化激素药物结构中含有 C-3 位的酮基和 C-20 位的酮基，可以和 2,4- 二硝基苯肼、硫酸苯肼、异烟肼等羰基试剂反应，形成黄色的腙而用于鉴别；异烟肼可选择性地作用于 C-3 位的酮基，可用于比色含量测定。黄体酮分子结构中含有 C-17 位的甲酮基以及活泼亚甲基可与亚硝基铁氰化钠反应，生成蓝紫色产物，该反应为黄体酮的专属、灵敏的鉴别方法。雌激素 C-3 位的酚羟基，可与重氮苯磺酸反应生成红色偶氮染料，JP 利用此反应对苯甲酸雌二醇进行鉴别。一些具有炔基的甾体激素药物，如炔雌醇、炔诺酮等，遇硝酸银试液，即生成白色的炔银沉淀加以鉴别。除此之外，甾体激素类药物还可采用紫外分光光度法、薄层色谱法、红外分光光度法和色谱法进行鉴别。

【质量分析特点】甾体激素类药物多由其他甾体化合物经结构改造而来，其有关物质主要是合成原料、中间体、异构体以及降解产物等。甾体激素类药物的有关物质检查常采用薄层色谱法或高效液相色谱法。根据药物在生产和贮存过程中可能引入的杂质，有的药物还需要进行"游离磷酸盐""硒"和"残留溶剂"等检查。

甾体激素药物中的皮质激素、雄性激素、孕激素以及许多口服避孕药具有 Δ^4-3- 酮基结构，在紫外区有最大吸收，可采用紫外分光光度法测定含量。但是，紫外分光光度法专属性不强,不能区别药物和有关物质的紫外吸收,制剂中的一些辅料也有干扰。目前,各国药典多采用反相高效液相色谱法测定甾体激素药物的含量。

【本章关键词】

Δ^4-3-酮基:甾体激素类药物 C-4、C-5 之间的双键,并与 C-3 位的酮基共轭的结构。

四氮唑比色法:皮质激素类药物 C-17-α-醇酮基在强碱性溶液中将四氮唑盐定量地还原为有色甲䐶,后者在可见光区有最大吸收,从而采用比色法对皮质激素类药物进行定量的方法。

异烟肼比色法:甾体激素 C-3 位的酮基及某些其他位置上的酮基能在酸性条件下与羰基试剂异烟肼缩合,形成黄色的异烟腙,在 420nm 波长附近具有最大吸收,从而采用比色法对甾体激素类药物进行定量的方法。

本类药物的分析方法见表 17-1。

表 17-1　ChP 收载的部分甾体激素类药物原料药和制剂的分析方法

药物名称 / 结构式 / 分子式 / 分子量	鉴别	特殊杂质检查	含量测定
氢化可的松 $C_{21}H_{30}O_5$　362.47	原料药: 硫酸苯肼 反应 硫酸呈色 反应 HPLC IR	有关物质:HPLC	原料药采用 HPLC:十八烷基硅烷键合硅胶为填充剂;乙腈 - 水(28∶72)为流动相;检测波长 245nm
	乳膏: 硫酸苯肼 反应 硫酸呈色 反应		乳膏采用 UV:四氮唑比色法。供试品和对照品各精密加无水乙醇 9ml 与氯化三苯四氮唑试液 1ml,摇匀后,再分别精密加氢氧化四甲基铵试液 1ml,摇匀后,在 25℃暗处放置 40~45 分钟,测定 485nm 波长处吸光度,对照品比较法计算
	片剂: 硫酸苯肼 反应 硫酸呈色 反应		片剂采用 UV:取本品适量(约相当于氢化可的松 20mg),加无水乙醇约 75ml,振摇溶解,用无水乙醇稀释至 100ml,摇匀,滤过,取续滤液 5ml,用无水乙醇稀释至 100ml,在 242nm 波长处测定吸光度,按 $C_{21}H_{30}O_5$ 的吸收系数为 435 计算
	注射液: 硫酸苯肼 反应 硫酸呈色 反应 HPLC		注射液采用 HPLC:同原料药

续表

药物名称 / 结构式 / 分子式 / 分子量	鉴别	特殊杂质检查	含量测定
醋酸地塞米松 $C_{24}H_{31}FO_6$ 434.50	原料药: 碱性酒石酸 铜呈色反应 HPLC IR 硫酸水解 反应 有机氟化物 鉴别反应	有关物质:HPLC 硒:二氨基萘比 色法	原料药采用HPLC: 十八烷基硅烷键合硅 胶为填充剂;乙腈-水 (40:60)为流动相;检 测波长240nm
	注射液: 碱性酒石酸 铜呈色反应 硫酸水解 反应 硫酸呈色 反应		注射液采用UV:四氮 唑比色法。供试品溶液 与对照品溶液各精密加 无水乙醇9ml与氯化三 苯四氮唑试液1ml,摇 匀,再分别精密加氢氧 化四甲基铵试液1ml, 摇匀,在25℃的暗处 放置40~50分钟,测定 485nm波长处吸光度, 对照品比较法计算
	片剂: HPLC IR 有机氟化物 鉴别反应		片剂采用HPLC:同原 料药
	乳膏: 碱性酒石酸 铜呈色反应 TLC HPLC		乳膏采用HPLC:十八 烷基硅烷键合硅胶为 填充剂;甲醇-水(66: 34)为流动相;检测波 长240nm
地塞米松磷酸钠 $C_{22}H_{28}FNa_2O_8P$ 516.41	原料药: HPLC IR 有机氟化物 鉴别反应 钠盐与磷酸 盐鉴别反应	游离磷酸盐:磷 钼酸比色法 有关物质:HPLC 残留溶剂:GC	原料药采用HPLC: 十八烷基硅烷键合硅 胶为填充剂;三乙胺 溶液(磷酸调节pH至 3.0±0.05)甲醇-乙腈 (55:40:5)为流动相; 检测波长242nm
	注射液: HPLC		注射液采用HPLC:同 原料药
	滴眼液: HPLC		滴眼液采用HPLC:同 原料药

续表

药物名称/结构式/分子式/分子量	鉴别	特殊杂质检查	含量测定
曲安奈德 $C_{24}H_{31}FO_6$　　434.50	原料药: HPLC IR 注射液: HPLC UV IR	有关物质:HPLC 硒:二氨基萘比色法	原料药采用HPLC:十八烷基硅烷键合硅胶为填充剂;甲醇-水(525:475)为流动相;检测波长240nm 注射液采用HPLC:同原料药
甲睾酮 $C_{20}H_{30}O_2$　　302.46	原料药: 硫酸呈色反应 HPLC IR 片剂: 硫酸呈色反应 IR	有关物质:HPLC	原料药采用HPLC:十八烷基硅烷键合硅胶为填充剂;甲醇-水(72:28)为流动相;检测波长241nm 片剂采用HPLC:同原料药
丙酸睾酮 $C_{22}H_{32}O_3$　　344.49	原料药: HPLC IR 注射液: TLC HPLC	有关物质:HPLC	原料药采用HPLC:十八烷基硅烷键合硅胶为填充剂;甲醇-水(80:20)为流动相;检测波长241nm 注射液采用HPLC:同原料药
苯丙酸诺龙 $C_{27}H_{34}O_3$　　406.57	原料药: HPLC IR 注射液: TLC HPLC	有关物质:HPLC	原料药采用HPLC:十八烷基硅烷键合硅胶为填充剂;甲醇-水(82:8)为流动相;检测波长241nm 注射液采用HPLC:同原料药

续表

药物名称 / 结构式 / 分子式 / 分子量	鉴别	特殊杂质检查	含量测定
黄体酮 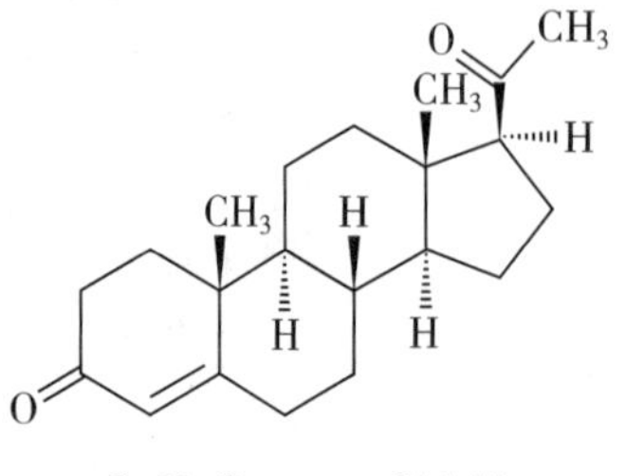 C₂₁H₃₀O₂ 314.47	原料药： 亚硝基铁氰 化钠反应 异烟肼反应 HPLC IR 注射液： HPLC	有关物质：HPLC	原料药采用 HPLC：辛基硅烷键合硅胶为填充剂；甲醇 - 乙腈 - 水（25：35：40）为流动相；检测波长 241nm 注射液采用 HPLC：同原料药
醋酸甲地孕酮 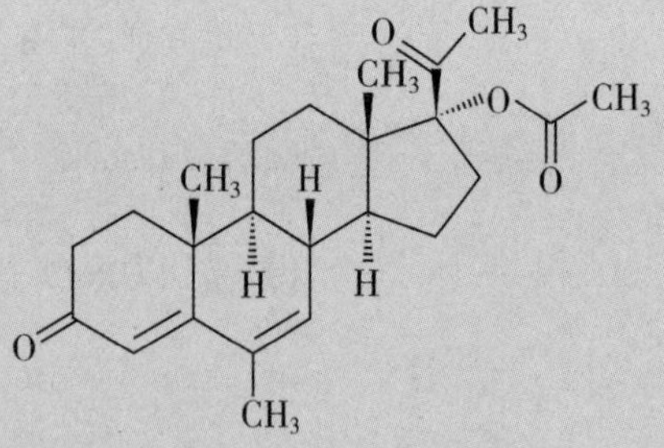 C₂₄H₃₂O₄ 384.52	原料药： HPLC IR 片剂： HPLC 胶囊剂： HPLC	杂质吸光度 有关物质：HPLC	原料药采用 HPLC：十八烷基硅烷键合硅胶为填充剂；甲醇 - 水（70：30）为流动相；检测波长 288nm 片剂采用 HPLC：同原料药 胶囊剂采用 HPLC：同原料药
米非司酮 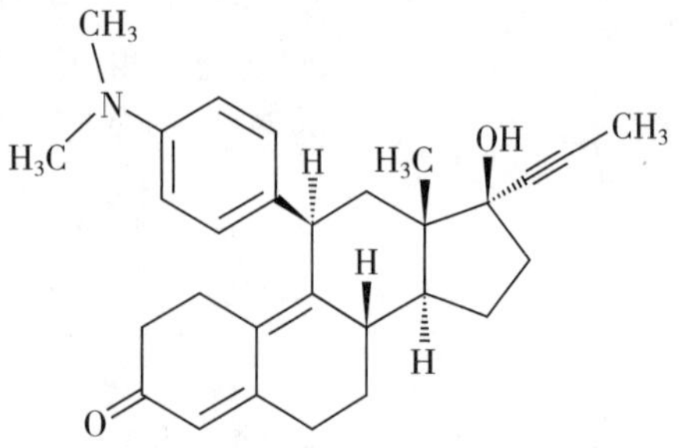 C₂₉H₃₅NO₂ 429.61	原料药： UV IR 片剂： UV	有关物质：HPLC	原料药采用非水酸碱滴定法：取本品约 0.3g，加冰醋酸 20ml 溶解后，加结晶紫指示液 1 滴，用高氯酸滴定液（0.1mol/L）滴定至溶液显蓝绿色 片剂采用 UV：取本品适量（约相当于米非司酮 50mg），加 0.1mol/L 盐酸溶液适量，振摇溶解，用 0.1mol/L 盐酸溶液稀释至 100ml，摇匀，滤过，取续滤液 2ml，用 0.1mol/L 盐酸溶液稀释至 100ml，摇匀，在 310nm 的波长处测定吸光度，按 C₂₉H₃₅NO₂ 的吸收系数为 463 计算

Molecular formulas rendered in proper notation:

黄体酮 $C_{21}H_{30}O_2$ 314.47

醋酸甲地孕酮 $C_{24}H_{32}O_4$ 384.52

米非司酮 $C_{29}H_{35}NO_2$ 429.61

续表

药物名称 / 结构式 / 分子式 / 分子量	鉴别	特殊杂质检查	含量测定
炔诺酮 $C_{20}H_{26}O_2$ 298.43	原料药： 硝酸银反应 IR 片剂： 硝酸银反应 HPLC UV 滴丸： HPLC	有关物质：HPLC	原料药采用 HPLC：十八烷基硅烷键合硅胶为填充剂；甲醇 - 水（65：35）为流动相；检测波长 244nm 片剂采用 HPLC：同原料药 滴丸采用 HPLC：十八烷基硅烷键合硅胶为填充剂；甲醇 - 水（60：40）为流动相；检测波长 240nm
炔雌醇 $C_{20}H_{24}O_2$ 296.41	原料药： 硫酸呈色反应 硝酸银反应 HPLC IR 片剂： 硫酸呈色反应 HPLC	有关物质：HPLC	原料药采用 HPLC：十八烷基硅烷键合硅胶为填充剂；乙腈 - 水（45：55）为流动相；检测波长 280nm 片剂采用 HPLC：十八烷基硅烷键合硅胶为填充剂；甲醇 - 水（70：30）为流动相；检测波长 220nm
苯甲酸雌二醇 $C_{25}H_{28}O_3$ 376.50	原料药： 硫酸呈色反应 HPLC IR 注射液： TLC HPLC	有关物质：HPLC	原料药采用 HPLC：十八烷基硅烷键合硅胶为填充剂；甲醇 - 水（80：20）为流动相；检测波长 230nm 注射液采用 HPLC：同原料药
炔诺孕酮 $C_{21}H_{28}O_2$ 312.45	原料药： HPLC IR	乙炔基：电位滴定法 有关物质：HPLC	HPLC（内标法）：十八烷基硅烷键合硅胶为填充剂；乙腈 - 水（70：30）为流动相；检测波长 240nm，醋酸甲地孕酮为内标

二、习题精选

(一) 最佳选择题

1. 黄体酮的专属反应是(　　　)

A. 与硫酸的反应　　　　　　　　　　B. 斐林反应

C. 与亚硝基铁氰化钠的反应　　　　　D. 异烟肼反应

E. 硝酸银反应

2. 甾体激素类药物的基本结构是(　　　)

A. 分子结构中含酚羟基

B. 分子结构中含具有炔基

C. 分子结构中含芳伯氨基

D. 分子结构中具环戊烷并多氢菲母核

E. 分子结构中含醇酮基

3. 与碱性酒石酸铜试液反应生成砖红色沉淀的药物是(　　　)

A. 黄体酮　　　　　　B. 醋酸地塞米松　　　　　C. 炔雌醇

D. 甲睾酮　　　　　　E. 苯丙酸诺龙

4. 炔孕酮中存在的特殊杂质是(　　　)

A. 氯化物　　　　　　B. 重金属　　　　　　　　C. 铁盐

D. 淀粉　　　　　　　E. 有关物质

5. 地塞米松磷酸钠中游离磷酸盐的检查方法是(　　　)

A. 磷钼酸比色法　　　　B. HPLC 法　　　　　　C. 红外分光光度法

D. 三氯化铁比色法　　　E. TLC 法

6. 氢化可的松红外吸收光谱图中,羰基的伸缩振动波数是(　　　)

A. 3 600~3 300cm^{-1}　　B. 3 300~3 000cm^{-1}　　C. 3 000~2 700cm^{-1}

D. 2 400~2 100cm^{-1}　　E. 1 900~1 650cm^{-1}

7. 可与硝酸银试液生成白色沉淀的药物是(　　　)

A. 氢化可的松　　　　B. 炔诺酮　　　　　　　　C. 雌二醇

D. 甲睾酮　　　　　　E. 醋酸去氧皮质酮

8. TLC 法检查"有关物质",采用自身稀释对照法进行检查时,所用的对照溶液是
(　　　)

A. 所检杂质的对照品　　　　B. 规定对照品的稀释液

C. 规定使用的对照品　　　　D. 供试品的稀释液

E. 所检药物的对照品

9. 各国药典对甾体激素类药物常用 HPLC 法测定其含量,主要原因是(　　　)

A. 没有特征紫外吸收,不能用紫外分光光度法

B. 不能用比色法进行测定

C. 由于存在"有关物质"的干扰,色谱法可实现在线分离分析,以消除干扰

D. 色谱法比较简单,精密度好

E. 色谱法准确度优于滴定分析法

10. 可同时用于甾体激素类药物含量测定及 "有关物质" 检查的方法是（　　　）

A. TLC 法

B. 薄层色谱洗脱分别定量法

C. 计算分光光度法

D. 紫外分光多波长法

E. 高效液相色谱法

（二）配伍选择题

[11~13]

A. 显有机氟化物的鉴别反应

B. 可发生硫色素荧光反应

C. 加硝酸银试液，生成白色沉淀

D. 可发生戊烯二醛反应

E. 与重氮苯磺酸反应生成红色偶氮染料

以下药物的鉴别反应是

11. 炔雌醇（　　　）

12. 地塞米松磷酸钠（　　　）

13. 苯甲酸雌二醇（　　　）

[14~16]

A. 四氮唑比色法

B. 硫酸呈色反应

C. 气相色谱法

D. 硝酸银 - 氢氧化钠滴定法

E. 异烟肼比色法

14. 利用分子中的乙炔基所建立的分析方法为（　　　）

15. 利用 Δ^4-3- 酮基所建立的分析方法为（　　　）

16. 利用 C-17-α- 醇酮基所建立的分析方法为（　　　）

[17~18]

A. 高效液相色谱法

B. 荧光分析法

C. 气相色谱法

D. 紫外 - 可见分光光度法

E. 异烟肼比色法

17. 倍他米松磷酸钠中游离磷酸盐的检查所采用的方法为（　　　）

18. 地塞米松磷酸钠中甲醇和丙酮的检查所采用的方法为（　　　）

（三）多项选择题

19. 关于药物结构特征下列说法正确的有（　　　）

A. 雌激素的 A 环为苯环

B. 黄体酮具有甲酮基

C. 炔雌醇 C-10 位上有角甲基

D. 雌二醇具有酚羟基

E. 醋酸地塞米松 C-17 位上为 α- 醇酮基的醋酸酯

20. 下列试剂中，可用于氢化可的松反应呈色鉴别的有（　　　）

A. 2,4- 二硝基苯肼 /H$^+$

B. 浓硫酸

C. 硫酸苯肼 /H$^+$

D. 异烟肼 /H$^+$

E. 红四氮唑 /OH$^-$

21. 甾体激素类药物应检查的特殊杂质有（　　　）

A. 硒

B. 游离磷酸盐

C. 聚合物

D. 甲醇和丙酮

E. 其他甾体

22. 测定雌二醇含量可采用的方法有（　　　）

A. HPLC 法

B. UV 法

C. 四氮唑比色法

D. Kober 比色法　　　　　E. 异烟肼比色法

23. 以下属于四氮唑盐的有（　　　　　）

A. RT　　　　　　　　　B. BT　　　　　　　　　C. BTB

D. TTC　　　　　　　　E. TB

24. 四氮唑比色法测定皮质激素类药物含量的干扰因素包括（　　　　　）

A. 还原性物质　　　　　B. 空气中氧　　　　　　C. 碱的种类

D. 温度和时间　　　　　E. 水分

（四）是非判断题

25. 红外光谱法鉴别甾体激素类药物，ChP 主要采用对照品对照法。（　　）

26. 孕激素的 A 环为苯环，C-17 位有甲酮基，这些结构特征都可以供分析用。（　　）

27. 许多甾体激素能与强酸反应呈色，其中与磷酸的呈色反应应用广泛。（　　）

（五）简答题

28. 用合适的化学方法区分下列药物：氢化可的松（A）、甲睾酮（B）、黄体酮（C）、雌二醇（D）。

29. 异烟肼比色法的反应原理、条件、应用范围以及测定中应注意的问题。

30. 甾体红外光谱为什么成为甾体鉴别的重要手段？

31. 甾体激素类药物中含有哪些特殊杂质？分别采用什么方法检测？

（六）计算题

32. 地塞米松磷酸钠中游离磷酸盐的检查：精密称取本品 20mg，置 25ml 量瓶中，加水 15ml 使溶解。另取标准磷酸盐溶液［精密称取经 105℃干燥 2 小时的磷酸二氢钾 0.35g，置 1 000ml 量瓶中，加硫酸溶液（3 → 10）10ml 与水适量使溶解，并稀释至刻度，摇匀；临用时再稀释 10 倍］4.0ml，置另一 25ml 量瓶中，加水 11ml。各精密加钼酸铵硫酸试液 2.5ml 与 1-氨基 -2- 萘酚 -4- 磺酸溶液 1ml，加水至刻度，摇匀，在 20℃放置 30~50 分钟，在 740nm 的波长处测定吸光度。供试品溶液的吸光度不得大于对照溶液的吸光度。计算其杂质限度。

33. 氢化可的松软膏（规格：10g：100mg）的含量测定如下。

对照品溶液的制备：精密称取氢化可的松对照品 20mg，置 100ml 量瓶中，加无水乙醇适量使溶解并稀释至刻度，摇匀，即得。

供试品溶液的制备：精密称取样品 2.013 4g，置烧杯中，加无水乙醇约 30ml，在水浴上加热使溶解，再置冰水中冷却，滤过，滤液置 100ml 量瓶中。如此提取 3 次，滤液并入量瓶中，用无水乙醇稀释至刻度，摇匀，即得。

测定法：精密量取对照品溶液与供试品溶液各 1ml，分别置干燥具塞试管中，各精密加无水乙醇 9ml 与氯化三苯四氮唑试液 1ml，摇匀，各精密加入氢氧化四甲基铵试液 1ml，摇匀，在 25℃的暗处放置 40~45 分钟，照分光光度法，在 485nm 的波长处分别测定吸光度。测得供试品溶液的吸光度为 0.513，对照品溶液的吸光度为 0.525。计算氢化可的松软膏的含量。

（七）设计题

34. 已知某药物结构式为

（1）该药物属于哪类药物，有哪些结构特点？

（2）根据药物的结构，设计合理的化学鉴别反应（5个）；该药物应检查哪种特殊杂质，现行 ChP 采用哪种方法检查；其含量测定现行 ChP 采用哪种方法；含量测定，亦可采用哪些比色法，简述其原理。

35. 今有 3 瓶药物分别为醋酸泼尼松（A）、苯丙酸诺龙（B）和炔诺酮（C），但瓶上标签脱落，请采用适当的化学方法将它们区分开。

三、答案与解析

（一）最佳选择题

1. ［C］ 本题考查黄体酮的鉴别反应。黄体酮的分子结构中含有甲酮基以及活泼亚甲基，能与亚硝基铁氰化钠反应生成蓝紫色产物，该反应为黄体酮的专属、灵敏的鉴别方法。在一定条件下，黄体酮显示蓝紫色，其他常用甾体激素均不显蓝紫色，或呈现淡橙色或不显色。

2. ［D］ 本题考查甾体激素类药物的基本结构。甾体激素类药物均具有环戊烷并多氢菲的母核。

3. ［B］ 本题考查醋酸地塞米松的鉴别反应。醋酸地塞米松 C-17-α-醇酮基具有还原性，可以把碱性酒石酸铜试液还原为砖红色的铜沉淀，用于鉴别。

4. ［E］ 本题考查甾体激素的特殊检查项目。甾体激素类药物多由其他甾体化合物经结构改造而来，因此在原料药中可能引入合成原料、中间体、副产物以及降解产物等具有甾体母核并且与药物结构相似的杂质，ChP 将这些杂质定义为有关物质。

5. ［A］ 本题考查肾上腺皮质激素磷酸钠盐中游离磷酸盐的检查方法。以一定浓度的磷酸二氢钾溶液作为标准磷酸盐对照溶液，与磷钼酸显色后，于 740nm 波长处测定吸光度，规定供试品溶液的吸光度不得大于对照溶液的吸光度。

6. ［E］ 本题考查氢化可的松红外吸收光谱的特征吸收峰。红外光谱特征性强，为本类药物鉴别的可靠手段。各国药典中，几乎所有的甾体激素原料药都采用了红外分光光度法进行鉴别。氢化可的松含有不同的特征基团，在红外光谱上，这些基团显示强吸收峰，其中羰基的伸缩振动波数是 1 700cm^{-1}。

7. ［B］ 本题考查炔诺酮的鉴别反应。一些具有炔基的甾体激素药物，如炔雌醇、炔诺酮、炔诺孕酮等，遇硝酸银试液，即生成白色的炔银沉淀加以鉴别。

8. ［D］ 本题考查 TLC 法检查甾体激素类"有关物质"时的方法原理。TLC 法具分离效能强、操作简便的特点，在甾体激素类药物有关物质检查中广泛应用。多采用自身稀释对照法进行检查，即采用供试品溶液的稀释液作为对照液，检查有关物质。

9. ［C］ 本题考查甾体激素类药物含量测定的高效液相色谱法。高效液相色谱法专属性强，可消除与被测物色谱行为相近的"有关物质"的干扰，目前已广泛应用于甾体激素类药物原料和制剂的含量测定。

10.［E］　本题考查甾体激素类药物含量测定和杂质检查的高效液相色谱法。HPLC 法具分离效能强、灵敏度高、分析速度快等特点,在甾体激素类药物有关物质检查和含量测定中广泛应用。

(二) 配伍选择题

11~13.［11C;12A;13E］　本组题考查甾体激素的鉴别反应。炔雌醇具有炔基,遇硝酸银试液,即生成白色的炔银沉淀。地塞米松磷酸钠分子中含氟原子,因此可用有机氟化物的反应鉴别。雌二醇 C-3 位上的酚羟基,可与重氮苯磺酸反应生成红色偶氮染料。

14~16.［14D;15E;16A］　本组题考查甾体激素结构与分析方法的关系。甾体激素均具有环戊烷并多氢菲母核,能与硫酸、盐酸、磷酸、高氯酸等强酸反应呈色,其中与硫酸的呈色反应应用广泛。皮质激素类药物分子结构中 C-17 位上的 α- 醇酮基具有还原性,在强碱性条件下可将四氮唑盐还原成有色甲䐶,在一定波长处有最大吸收,可用四氮唑比色法测定含量。甾体激素 Δ^4-3- 酮基能在酸性条件下与羰基试剂异烟肼缩合,形成黄色的异烟腙,在 420nm 波长附近具有最大吸收,因此可用异烟肼比色法测定含量。含有乙炔基的药物与硝酸银反应生成白色沉淀,同时生成硝酸,可用氢氧化钠滴定测定含量。

17~18.［17D;18C］　本组题考查甾体激素特殊杂质检查的方法。一些肾上腺皮质激素的磷酸钠盐均是由相应的皮质激素的 C-21 位羟基与磷酸酯化后形成的磷酸钠盐,如地塞米松磷酸钠和倍他米松磷酸钠等。在精制过程中有可能残留游离的磷酸盐,同时药物在贮存过程中酯键发生水解也可能产生游离磷酸盐。因此,需检查游离磷酸盐,采用与磷钼酸显色后的分光光度法。地塞米松磷酸钠在制备过程中使用了甲醇和丙酮,需进行检查,采用气相色谱法。

(三) 多项选择题

19.［ABDE］　本题考查甾体激素类药物的结构。雌激素的结构特点为 A 环为苯环,C-3 位上有酚羟基,C-17 位上有羟基。黄体酮是天然孕激素,其结构特点为 A 环有 Δ^4-3- 酮基,C-17 位上有甲酮基。炔雌醇为合成的雌性激素,C-10 上无角甲基。雌二醇为天然雌激素,其结构中 A 环具有酚羟基。醋酸地塞米松为合成的皮质激素,其结构特点之一为 C-17 位上为 α- 醇酮基,具有还原性,α- 醇酮基上的醇羟基能与酸成酯。

20.［ABCDE］　本题考查氢化可的松的鉴别反应。氢化可的松为皮质激素,能与浓硫酸作用呈色。其结构中含有 Δ^4-3- 酮基,可以和一些羰基试剂,如 2,4- 二硝基苯肼、硫酸苯肼、异烟肼等在酸性条件下反应,形成黄色的腙而用于鉴别。其结构中 C-17-α- 醇酮基（—CO—CH$_2$OH）,具有还原性,在强碱性溶液中能将四氮唑盐定量地还原为甲䐶。

21.［ABDE］　本题考查甾体激素的特殊杂质。甾体激素类药物多由其他甾体化合物经结构改造而来,有关物质可能是在原料药中引入的合成原料、中间体、异构体以及降解产物等结构类似的"其他甾体"杂质。此外,根据药物在生产和贮存过程中可能引入的杂质,有的药物还需做"游离磷酸盐""硒"以及"残留溶剂"的检查等。

22.［ABD］　本题考查雌二醇的含量测定方法。雌二醇的结构中 A 环为苯环,为共轭体系,在紫外光区有强吸收,可用 HPLC 法或 UV 法进行含量测定。其结构中无 Δ^4-3- 酮基,C-17 位上无 α- 醇酮基,不能用四氮唑比色法或异烟肼比色法进行含量测定。Kober 反应是指雌激素与硫酸 - 乙醇的呈色反应,在 515nm 附近有最大吸收,此反应可用于雌激素类药物的含量测定,其反应机制可能是雌激素分子的质子化、重排、硫酸氧化形成共轭双键发色团。

23.〔ABD〕　本题考查四氮唑盐的种类及其缩写形式。常用的四氮唑盐有 2 种：①氯化三苯四氮唑，缩写为 TTC，其还原产物为不溶于水的深红色三苯甲𬭩，λ_{max} 在 480~490nm，也称红四氮唑，缩写为 RT。②蓝四氮唑：缩写为 BT。

24.〔ABCDE〕　本题考查四氮唑比色法测定过程中的干扰因素。维生素 C、还原糖等还原性物质能与四氮唑盐反应而引起干扰；空气中的氧可使 C-17-α- 醇酮基氧化导致含量测定结果偏低；四氮唑比色法一般使用氢氧化四甲基铵，反应液 pH 应在 13.0 以上；显色速度一般随温度增高而加快，但在室温或 30℃ 恒温条件下显色易得重现性较好的结果，反应时间则根据供试品和试剂的种类不同而异；四氮唑比色法采用无醛乙醇作为溶剂，含水量过大会使呈色速度减慢，而当含水量不超过 5% 时，对结果几乎无影响。

（四）是非判断题

25.　×　本题考查红外分光光度法鉴别甾体激素类药物。ChP 的鉴别方法是标准图谱对照法，即按规定录制供试品的红外吸收光谱图，与标准图谱对照，应一致。

26.　×　本题考查孕激素类药物的结构特点。孕激素的结构中 A 环有 Δ^4-3- 酮基而不是苯环，C-17 位上有甲酮基，多数在 C-17 位上有羟基。

27.　×　本题考查甾体激素与强酸的显色反应。许多甾体激素类能与硫酸、盐酸、磷酸、高氯酸等强酸反应呈色，其中与硫酸的呈色反应应用广泛。有报道，甾体激素与硫酸的反应机制是酮基先质子化，形成正碳离子，然后与 HSO_4^- 作用呈色。

（五）简答题

28.　答：(1) 在碳酸钠和醋酸铵条件下，加亚硝基铁氰化钠生成蓝紫色的为黄体酮（C）。

(2) 在碱性条件下，加氯化三苯四氮唑（或蓝四氮唑）生成红色（或蓝色）的为氢化可的松（A）；或与氨制硝酸银反应生成黑色的银沉淀或与碱性酒石酸铜反应生成红色氧化亚铜的为氢化可的松（A）。

(3) 在酸性条件下，加异烟肼（或 2,4- 二硝基苯肼、硫酸苯肼）生成黄色的为甲睾酮（B）。

(4) 剩下的为雌二醇（D），或与重氮苯磺酸反应生成红色的为雌二醇（D）。

29.　答：反应原理是甾体激素 C-3 位酮基及其他位置上的酮基能在酸性条件下与羰基试剂异烟肼缩合，形成黄色的异烟腙，在 420nm 波长附近具有最大吸收。

条件、应用范围以及测定中应注意的问题如下。

(1) 溶剂的选择：用无水乙醇和无水甲醇作为溶剂均能得到满意的结果。

(2) 酸的种类和浓度：显色反应须在酸性条件进行，当酸与异烟肼的摩尔比为 2∶1 时获得最大的吸光度。盐酸最常用。

(3) 水分、温度、光线和氧的影响：当溶液中含水量增高时，吸光度随之降低。因为甾体激素与异烟肼的缩合反应为可逆反应，水分可促使产物水解而使反应逆转。温度升高，反应速度加快。在具塞玻璃容器（如量瓶）中进行反应时，光与氧对反应的影响不大。

(4) 反应的专属性：具有 Δ^4-3- 酮基的甾体激素在室温下不到 1 小时即可定量地完成与异烟肼的反应，本法对 Δ^4-3- 酮甾体具有一定的专属性。

30.　答：甾体激素类药物的结构复杂，有的药物之间结构上仅有很小的差异，仅靠化学鉴别法难以区别。红外光谱特征性强，为本类药物鉴别的可靠手段。各国药典中，几乎所有的甾体激素原料药都采用了红外分光光度法进行鉴别。

31.　答：甾体激素类药物中含有的特殊杂质主要有其他甾体、硒、残留溶剂和游离磷酸盐。由于甾体激素类药物多由其他甾体化合物经结构改造而来,因此,可能存在结构类似的"其他甾体"杂质,杂质的检查采用色谱法,如 TLC 和 HPLC。有的甾体激素类药物,如醋酸地塞米松在生产工艺中需要使用二氧化硒脱氢,在药物中可能引入杂质硒,ChP 中收载有"硒检查法"。有机药物经氧瓶燃烧破坏后,以硝酸溶液(1 → 30)为吸收液,用二氨基萘比色法测定硒的含量。残留溶剂检查采用 GC 法。一些肾上腺皮质激素的磷酸钠盐均是由相应的皮质激素的 C-21 位羟基与磷酸酯化后形成的磷酸钠盐,如地塞米松磷酸钠和倍他米松磷酸钠等,在精制过程中有可能残留游离的磷酸盐,同时药物在贮存过程中酯键发生水解也可能产生游离磷酸盐,游离磷酸盐的检查方法采用的是磷钼酸比色法。

(六) 计算题

32. 解:标准磷酸盐溶液中磷酸二氢钾(KH$_2$PO$_4$)的浓度为 0.035mg/ml,相当于磷酸的浓度为 0.025mg/ml,供试品中游离磷酸盐按磷酸计算的限度为

$$L = \frac{C \times V}{S} \times 100\% = \frac{0.025 \times 25}{20} \times 100\% = 3.125\%$$

33. 解:氢化可的松对照品溶液的浓度:$c_R = 20mg/100ml = 0.2mg/ml$
供试品溶液的浓度

$$c_X = \frac{A_X \times c_R}{A_R} = \frac{0.513 \times 0.2}{0.525} = 0.195\,4\,(mg/ml)$$

氢化可的松软膏的含量

$$标示量\% = \frac{c_X \times D \times \overline{W}}{W \times B} \times 100\% = \frac{0.195\,4 \times 100 \times 10}{2.013\,4 \times 100} \times 100\% = 97.0\%$$

(七) 设计题

34. 解:(1)该药物属于肾上腺皮质激素,其结构中 A 环含有 Δ^4-3- 酮基,C-17 位为 α- 醇酮基(具有还原性)。

(2)鉴别试验:①与四氮唑盐发生呈色反应。②与氨制硝酸银试液反应。③与碱性酒石酸铜试液反应。④与异烟肼反应生成黄色的腙。⑤与 2,4- 二硝基苯肼反应。

特殊杂质检查:有关物质;ChP 采用 HPLC 法检查有关物质。

含量测定:ChP 采用 HPLC 法测定含量。亦可采用四氮唑比色法,原理为 C-17 位的 α- 醇酮基具有还原性,在强碱性溶液中能将四氮唑盐还原为有色的产物;异烟肼比色法,原理为 A 环含有 Δ^4-3- 酮基,能在酸性条件下与羰基试剂异烟肼缩合,形成黄色的异烟腙,在一定波长处有最大吸收。

设计思路:本题给出肾上腺皮质激素药物氢化可的松的结构,依据该药物环戊烷并多氢菲母核、Δ^4-3- 酮基、C-17 位 α- 醇酮基和 C-11 位羟基的结构特点,分析其脂溶性、旋光性、紫外特征吸收(Δ^4-3- 酮基)、还原特性(C-17 位 α- 醇酮基)等性质,进而写出其鉴别、杂质检查和含量测定方法。

35. 解:本题 3 种甾体激素类药物中,醋酸泼尼松是肾上腺皮质激素,苯丙酸诺龙是蛋白同化激素,炔诺酮为孕激素,依据结构和性质的区别,选择代表性化学反应进行鉴别。

取上述 3 种药物适量,加少量乙醇溶解后,加适量氢氧化钠溶液与氯化三苯四氮唑试液数滴,显红色者为醋酸泼尼松(A);另取剩余 2 种药物适量,加少量乙醇溶解后,加硝酸银试液数滴,生成白色沉淀者为炔诺酮(C),另一种药物则为苯丙酸诺龙(B)。

(曾爱国)

第十八章　抗生素类药物的分析

一、基本内容

抗生素类药物是由微生物或高等动植物代谢产生的能干扰或抑制其他微生物生长活动甚至杀灭其他微生物的次级代谢化学物质。与化学合成药物相比,抗生素类药物的特点是化学纯度较低、活性组分易发生变异、稳定性差。根据抗生素的化学结构可分为 β- 内酰胺类抗生素、氨基糖苷类抗生素、四环素类抗生素、大环内酯类抗生素、多烯大环类抗生素、糖肽类抗生素、酰胺醇类抗生素、抗肿瘤类抗生素和其他抗生素。

【基本结构与性质】

1. β- 内酰胺类抗生素　β- 内酰胺类抗生素包括青霉素类和头孢菌素类,分子结构由母核与酰胺基侧链(R—CO—)构成。青霉素类的母核为 6- 氨基青霉烷酸(6-aminopenicillanic acid, 6-APA),由 β- 内酰胺环和氢化噻唑环并合而成。头孢菌素类的母核为 7- 氨基头孢菌烷酸(7-aminocephalosporanic acid, 7-ACA),由 β- 内酰胺环和氢化噻嗪环并合而成。临床常用的青霉素类抗生素有青霉素钾、青霉素钠、阿莫西林、阿莫西林钠、哌拉西林钠、美罗培南、氨苄西林、氨苄西林钠、普鲁卡因青霉素等。临床常用的头孢菌素类抗生素有头孢丙烯、头孢他啶、头孢西丁钠、头孢曲松钠、头孢克肟、头孢克洛、头孢呋辛酯、头孢拉定(先锋霉素Ⅵ)、头孢泊肟酯、头孢氨苄(先锋霉素Ⅳ)、头孢羟氨苄、头孢替唑钠、头孢噻吩等。

β- 内酰胺类抗生素结构中有 1 个游离羧基,具有一定的酸性,能与氢氧化碱或有机碱成盐,也可成酯。β- 内酰胺环既是本类抗生素的活性中心,也是不稳定部分,其稳定性与含水量和纯度有很大关系。在干燥条件下,本类抗生素均较稳定;在水溶液中,易水解生成青霉噻唑酸(碱性或青霉素酶)、青霉烯酸(pH 4.0)和青霉酸(pH 2.0);在强酸、加热或金属离子催化下完全水解生成青霉醛、青霉胺和二氧化碳等。青霉素类分子中含有 3 个手性碳原子,头孢菌素类分子含有 2 个手性碳原子,具有旋光性。青霉素类侧链多含有共轭体系;头孢菌素类的母核(O=C—N—C=C—)和侧链均有共轭体系,因此二者均有紫外吸收。青霉素类及头孢菌素类可发生羟肟酸铁反应、茚三酮反应和钾盐或钠盐的火焰反应。

2. 氨基糖苷类抗生素　氨基糖苷类抗生素是以碱性环己多元醇为苷元,与氨基糖缩合而成的苷。链霉素(streptomycin,链霉素 A)的结构为一分子链霉胍和一分子链霉双糖胺结合而成的碱性苷。其中链霉双糖胺是由链霉糖与 N- 甲基 -L- 葡萄糖胺所组成。庆大霉素(gentamicin)是由绛红糖胺、2- 脱氧 -D- 链霉胺和加洛糖胺缩合而成的苷。临床应用的是庆大霉素 C 复合物的硫酸盐,主要成分为 C_1、C_{1a}、C_2、C_{2a}。庆大霉素 C_1、C_2、C_{1a} 结构相似,仅在绛红糖胺 C-6 位及氨基上甲基化程度不同;C_{2a} 是 C_2 的异构体。巴龙霉素(paromomycin)由巴龙胺和巴龙二糖胺结合而成的苷。临床常用的氨基糖苷类抗生素有硫酸链霉素、硫酸庆大霉素、妥布霉素、阿米卡星、盐酸大观霉素、硫酸小诺霉素、硫酸巴龙霉素、硫酸卡那霉素、硫酸依替米星、硫酸核糖霉素、硫酸新霉素等。

氨基糖苷类抗生素属于碱性、水溶性抗生素,分子中的碱性基团可与矿酸或有机酸成盐;分子中含有多个手性碳原子,具有旋光性;分子中的苷键在过酸或过碱条件下易水解;可发生茚三酮反应、Molisch 试验(糠醛反应)、N- 甲基葡萄糖胺反应(Elson-Morgan 反应)等;硫酸链霉素可发生坂口反应(Sakaguchi 反应)、麦芽酚反应(Maltol 反应)等特征反应。

3. 四环素类抗生素　四环素类抗生素具有并四苯或萘并萘结构。常用的四环素类抗生素有盐酸四环素、盐酸土霉素、盐酸多西环素、盐酸米诺环素、盐酸金霉素、盐酸美他环素等。

四环素类抗生素为结晶性物质,具引湿性;其盐酸盐易溶于水,而不溶于三氯甲烷、乙醚等有机溶剂。在干燥状态下较稳定,但对酸、碱、光照和各种氧化剂均不稳定;在弱酸性(pH 2.0~6.0)溶液中会发生差向异构化反应,形成差向四环素类(ETC);在酸性条件下(pH<2.0),生成脱水四环素(ATC);在碱性溶液中,C 环破裂,生成无活性的具有内酯结构的异构体。分子结构中的酚羟基和烯醇羟基,能与多种金属离子形成不溶性盐类或有色配位化合物,如与二价钙或镁离子形成不溶性的钙盐或镁盐、与三价铁或铝离子形成可溶性红色或黄色配合物。分子中具有不对称碳原子,具有旋光性;含有共轭双键,在紫外光区有吸收。

【质量分析特点】

1. 鉴别试验　在 ChP2020、USP2024 和 BP2021 中,β- 内酰胺类抗生素的鉴别试验主要有羟肟酸铁反应、钾和钠离子的火焰反应、HPLC、IR 和 TLC 法等。氨基糖苷类抗生素的鉴别试验主要为茚三酮反应、Molisch 试验、硫酸盐反应、坂口反应、麦芽酚反应、N- 甲基葡萄糖胺反应、HPLC 和 TLC 法。四环素类抗生素的鉴别试验主要有硫酸呈色反应、三氯化铁呈色反应、IR、UV、HPLC 和 TLC 法等。

2. 杂质检查　β- 内酰胺类抗生素的特殊杂质主要有高分子聚合物、有关物质、异构体等,一般采用 HPLC 法控制其限度,少量采用测定杂质的吸光度来控制杂质的量。此外,有的还进行结晶性、抽针与悬浮时间等有效性试验,部分抗生素还检查有机溶剂残留量。

氨基糖苷类抗生素的有关物质检查主要采用 TLC 和 HPLC 法。本类抗生素多为同系物组成的混合物,还必须控制各组分的相对含量,如 ChP 对硫酸庆大霉素、硫酸小诺霉素等规定了组分分析。

四环素类抗生素的有关物质主要是指在生产和贮存过程中易形成的异构杂质、降解杂质(ETC、ATC、EATC)等,ChP2020、USP2024 和 BP2021 均采用 HPLC 法进行控制。四环类抗生素的异构体、降解产物颜色较深,此类杂质的存在均可使四环素类抗生素的外观色泽变深,因此,ChP2020 和 BP2021 均规定了一定溶剂、一定浓度、一定波长下杂质吸光度的限度。一些四环素类抗生素还需要检查有机溶剂残留量。

3. 效价或含量测定　青霉素类和头孢菌素类抗生素的效价或含量测定除少数几个品种采用抗生素微生物检定法测定外,大多采用 HPLC 测定方法。

氨基糖苷类抗生素的效价或含量测定主要有微生物检定法和 HPLC 法。HPLC 法包括离子交换、离子对和反相 HPLC 法；由于本类抗生素多数无紫外吸收，常采用蒸发光检测器检测、电化学检测器。

四环素类抗生素的含量测定，目前各国药典多采用 HPLC 法。

【本章关键词】

6- 氨基青霉烷酸：由氢化噻唑环与 β- 内酰胺环并合而成，为青霉素类母核。

7- 氨基头孢菌烷酸：由氢化噻嗪环与 β- 内酰胺环并合而成，为头孢菌素类母核。

羟肟酸铁反应：青霉素类及头孢菌素类抗生素在碱性中与羟胺作用，β- 内酰胺环破裂生成羟肟酸，而在稀酸中与高铁离子呈色。

β- 内酰胺聚合物：β- 内酰胺类抗生素在生产或储存过程中形成的自身聚合产物，如青霉素 V 聚合物、头孢尼西聚合物等，是 β- 内酰胺类抗生素内源性杂质之一。

N- 甲基葡萄糖胺反应：氨基糖苷类抗生素经水解产生葡萄糖胺衍生物，在碱性溶液中与乙酰丙酮缩合成吡咯衍生物，再与对二甲氨基苯甲醛的酸性醇溶液反应，生成樱桃红色缩合物。

坂口反应：链霉素水溶液加氢氧化钠试液，水解生成链霉胍，链霉胍和 8- 羟基喹啉（或 β- 萘酚）分别同次溴酸钠反应，其各自产物再相互作用生成橙红色化合物。该反应是链霉素水解产物链霉胍的特有反应。

麦芽酚反应：链霉素在碱性溶液中，链霉糖经分子重排形成六元环后，消除 N- 甲基 -L- 葡萄糖胺及链霉胍生成麦芽酚，麦芽酚与三价铁离子在微酸性溶液中形成紫红色配位化合物。该反应是硫酸链霉素的特征反应。

差向异构化：在弱酸性（pH 2.0~6.0）溶液中，四环素类抗生素 A 环上手性碳原子 C-4 位构型改变，发生差向异构化，形成差向四环素类。

抗生素类药物的分析方法分别见表 18-1、表 18-2 和表 18-3。

表 18-1 ChP 收载的部分 β-内酰胺类抗生素药物的分析方法

药物名称/结构式/分子式/分子量	鉴别	特殊杂质检查	含量测定
托西酸舒他西林 $C_{25}H_{30}N_4O_9S_2 \cdot C_7H_8O_3S$　766.80	TLC HPLC IR	有关物质:HPLC	HPLC:十八烷基硅烷键合硅胶为填充剂;四丁基氢氧化铵溶液(磷酸调 pH 至 4.0)-甲醇(60:40)为流动相;检测波长 230nm
苄星青霉素 $(C_{16}H_{18}N_2O_4S)_2 \cdot C_{16}H_{20}N_2 \cdot 4H_2O$　981.18	HPLC	有关物质:HPLC	HPLC:十八烷基硅烷键合硅胶为填充剂;0.05mol/L 磷酸二氢钾溶液(磷酸调 pH 5.1)-乙腈(83:17)为流动相;检测波长 220nm
阿洛西林钠 $C_{20}H_{22}N_5NaO_6S$　483.47	HPLC IR 钠盐鉴别反应	有关物质:HPLC 阿洛西林聚合物:分子排阻色谱法	HPLC:十八烷基硅烷键合硅胶为填充剂;磷酸盐缓冲溶液-乙腈(85:15)为流动相;检测波长 210nm

续表

药物名称/结构式/分子式/分子量	鉴别	特殊杂质检查	含量测定
阿莫西林 $C_{16}H_{19}N_3O_5S \cdot 3H_2O$　419.46	TLC HPLC IR	有关物质:HPLC 阿莫西林聚合物: 分子排阻色谱法	HPLC:十八烷基硅烷键合硅胶为填充剂;0.05mol/L 磷酸二氢钾溶液(氢氧化钾溶液调 pH 至 5.0)-乙腈(97.5:2.5)为流动相;检测波长 254nm
阿莫西林钠 $C_{16}H_{18}N_3NaO_5S$　387.40	TLC HPLC IR 钠盐鉴别反应	有关物质:HPLC 2-乙基己酸:GC	HPLC:十八烷基硅烷键合硅胶为填充剂;0.05mol/L 磷酸二氢钾溶液(氢氧化钾溶液调 pH 至 5.0)-乙腈(97.5:2.5)为流动相;检测波长 254nm
青霉素 V 钾 $C_{16}H_{17}KN_2O_5S$　388.49	HPLC IR 钾盐鉴别反应	有关物质:HPLC 青霉素 V 聚合物: 分子排阻色谱法	HPLC:十八烷基硅烷键合硅胶为填充剂;流动相 A-流动相 B(60:40)为流动相.流动相 A 为 pH 3.5 磷酸盐缓冲溶液-甲醇-水(10:30:60),流动相 B 为 pH 3.5 磷酸盐缓冲溶液-甲醇-水(10:55:35);检测波长 268nm

续表

药物名称/结构式/分子量	鉴别	特殊杂质检查	含量测定
青霉素钠 $C_{16}H_{17}N_2NaO_4S$　356.38	HPLC IR 钠盐鉴别反应	有关物质:HPLC 青霉素聚合物:分子排阻色谱法	HPLC:十八烷基硅烷键合硅胶为填充剂;流动相A-流动相B(85:15)为流动相,流动相A为pH 3.4磷酸盐缓冲溶液-甲醇(72:14),流动相B为乙腈;检测波长225nm
青霉素钾 $C_{16}H_{17}KN_2O_4S$　372.49	HPLC IR 钾盐鉴别反应	有关物质:HPLC 青霉素聚合物:分子排阻色谱法	HPLC:十八烷基硅烷键合硅胶为填充剂;流动相A-流动相B(85:15)为流动相,流动相A为pH 3.4磷酸盐缓冲溶液-甲醇(72:14),流动相B为乙腈;检测波长225nm
苯唑西林钠 $C_{19}H_{18}N_3NaO_5S \cdot H_2O$　441.44	HPLC IR 钠盐鉴别反应	有关物质:HPLC 苯唑西林聚合物:分子排阻色谱法 2-乙基己酸:GC	HPLC:十八烷基硅烷键合硅胶为填充剂;磷酸二氢钾溶液(pH 5.0)-乙腈(75:25)为流动相;检测波长225nm

续表

药物名称/结构式/分子量	鉴别	特殊杂质检查	含量测定
哌拉西林 （结构式） $C_{23}H_{27}N_5O_7S \cdot H_2O$　535.58	羟肟酸铁反应 HPLC IR	有关物质：HPLC	HPLC：十八烷基硅烷键合硅胶为填充剂；甲醇-水-0.2mol/L 磷酸二氢钠溶液-0.4mol/L 氢氧化四丁基铵溶液（450∶447∶100∶3）（磷酸调 pH 至 5.50±0.02）为流动相；检测波长为 254nm
哌拉西林钠 （结构式） $C_{23}H_{26}N_5NaO_7S$　539.54	羟肟酸铁反应 HPLC IR	有关物质：HPLC	HPLC：十八烷基硅烷键合硅胶为填充剂；甲醇-水-0.2mol/L 磷酸二氢钠溶液-0.4mol/L 氢氧化四丁基铵溶液（450∶447∶100∶3）为流动相（磷酸调 pH 5.50±0.02）；检测波长 254nm
美罗培南 （结构式） $C_{17}H_{25}N_3O_5S \cdot 3H_2O$　437.51	HPLC IR	有关物质：HPLC	HPLC：十八烷基硅烷键合硅胶为填充剂；0.1% 三乙胺溶液-乙腈（93.5∶6.5）为流动相；检测波长 220nm

续表

药物名称/结构式/分子量	鉴别	特殊杂质检查	含量测定
氨苄西林 $C_{16}H_{19}N_3O_4S \cdot 3H_2O$ 403.45	TLC HPLC IR	有关物质:HPLC N,N-二甲基苯胺:GC	HPLC:十八烷基硅烷键合硅胶为填充剂;流动相 A-流动相 B(85∶15)为流动相,流动相 A 为 12%醋酸溶液-0.2mol/L 磷酸二氢钾溶液-乙腈-水(0.5∶50∶50∶900),流动相 B 为 12%醋酸溶液-0.2mol/L 磷酸二氢钾溶液-乙腈-水(0.5∶50∶400∶550);检测波长 254nm
氯唑西林钠 $C_{19}H_{17}ClN_3NaO_5S$ 457.87	HPLC IR 钠盐鉴别反应	有关物质:HPLC 氯唑西林聚合物:分子排阻色谱法 2-乙基己酸:GC	HPLC:十八烷基硅烷键合硅胶为填充剂;0.02mol/L 磷酸二氢钾溶液(氢氧化钠溶液调节 pH 至 5.0)-乙腈(75∶25)为流动相;检测波长 225nm
普鲁卡因青霉素 $C_{13}H_{20}N_2O_2 \cdot C_{16}H_{18}N_2O_4S \cdot H_2O$ 588.72	TLC HPLC IR	有关物质:HPLC 青霉素聚合物:分子排阻色谱法	HPLC:十八烷基硅烷键合硅胶为填充剂;磷酸二氢钾缓冲溶液(含氢氧化四丁基铵,氢氧化钾溶液调 pH 至 7.0)-水-乙腈(52∶23∶25)(氢氧化钾溶液或磷酸调 pH 至 7.5 ± 0.05)为流动相;检测波长 235nm

续表

药物名称/结构式/分子式/分子量	鉴别	特殊杂质检查	含量测定
磺苄西林钠 $C_{16}H_{16}N_2Na_2O_7S_2$　458.42	羟肟酸铁反应 HPLC IR 反应的盐的鉴别	有关物质:HPLC 磺苄西林聚合物:分子排阻色谱法	微生物检定法
头孢他啶 $C_{22}H_{22}N_6O_7S_2 \cdot 5H_2O$　636.65	HPLC IR	有关物质:HPLC 头孢他啶聚合物:分子排阻色谱法 吡啶:HPLC	HPLC:十八烷基硅烷键合硅胶为填充剂;乙腈-pH 7.0磷酸盐缓冲溶液(40:200:1 760)为流动相;流速为1.5ml/min;检测波长254nm

续表

药物名称/结构式/分子式/分子量	鉴别	特殊杂质检查	含量测定
头孢地尼 $C_{14}H_{13}N_5O_5S_2$　395.42	HPLC IR	有关物质:HPLC	HPLC:十八烷基硅烷键合硅胶为填充剂;0.25%四甲基氢氧化铵溶液(磷酸调 pH 至 5.5)-乙腈-甲醇(900:60:40),每 1 000ml 中加入 0.1mol/L 乙二胺四醋酸二钠溶液 0.4ml 为流动相;检测波长 254nm
头孢西丁钠 $C_{16}H_{16}N_3NaO_7S_2$　449.43	HPLC IR 钠盐鉴别反应	有关物质:HPLC 残留溶剂:GC	HPLC:十八烷基硅烷键合硅胶为填充剂;水-乙腈-冰醋酸(81:19:1)为流动相;检测波长 254nm
头孢克肟 $C_{16}H_{15}N_5O_7S_2 \cdot 3H_2O$　507.50	HPLC IR	有关物质:HPLC	HPLC:十八烷基硅烷键合硅胶为填充剂;四丁基氢氧化铵溶液(磷酸调节 pH 至 7.0)-乙腈(72:28)为流动相;检测波长 254nm;柱温 40℃

药物名称/结构式/分子量	鉴别	特殊杂质检查	含量测定
头孢克洛 $C_{15}H_{14}ClN_3O_4S \cdot H_2O$　385.82	TLC HPLC IR	有关物质:HPLC	HPLC:十八烷基硅烷键合硅胶为填充剂;pH 3.4 磷酸二氢钾缓冲溶液-乙腈(92:8)为流动相;检测波长 254nm
头孢呋辛钠 $C_{16}H_{15}N_4NaO_8S$　446.37	HPLC IR 钠盐鉴别反应	有关物质:HPLC 头孢呋辛聚合物:分子排阻色谱法	HPLC:辛基硅烷键合硅胶为填充剂;pH 3.4 醋酸盐缓冲溶液-乙腈(85:15)为流动相;检测波长 273nm
头孢呋辛酯 $C_{20}H_{22}N_4O_{10}S$　510.48	HPLC IR	异构体:HPLC 有关物质:HPLC	HPLC:十八烷基硅烷键合硅胶为填充剂;0.2mol/L 磷酸二氢铵溶液-甲醇(62:38)为流动相;检测波长 278nm

续表

药物名称/结构式/分子式/分子量	鉴别	特殊杂质检查	含量测定
头孢孟多酯钠 $C_{19}H_{17}N_6NaO_6S_2$　512.49	TLC HPLC UV IR 钠盐鉴别反应	头孢孟多:HPLC 有关物质:HPLC	HPLC:十八烷基硅烷键合硅胶为填充剂;1% 三乙胺溶液(磷酸调 pH 至 2.5)-乙腈(70:30)为流动相;检测波长 254nm
头孢拉定 $C_{16}H_{19}N_3O_4S$　349.40	TLC HPLC IR	头孢氨苄:HPLC 有关物质:HPLC 头孢拉定聚合物:分子排阻色谱法 2-萘酚:HPLC	HPLC:十八烷基硅烷键合硅胶为填充剂;水-甲醇-3.86% 醋酸钠溶液-4% 醋酸溶液(742:240:15:3)为流动相;检测波长 254nm
头孢泊肟酯 $C_{21}H_{27}N_5O_9S_2$　557.60	HPLC IR	有关物质:HPLC 异构体:HPLC	HPLC:十八烷基硅烷键合硅胶为填充剂;水-甲醇(55:45)为流动相;检测波长 240nm;柱温 40℃

续表

药物名称 / 结构式 / 分子式 / 分子量	鉴别	特殊杂质检查	含量测定
头孢哌酮 $C_{25}H_{27}N_9O_8S_2$　645.68	羟肟酸铁反应 HPLC		HPLC：十八烷基硅烷键合硅胶为填充剂；三乙胺醋酸溶液 - 乙腈 - 水（1.2：120：880），冰醋酸调 pH 至 3.0±0.2 为流动相；检测波长 254nm
头孢唑肟钠 $C_{13}H_{12}N_5NaO_5S_2$　405.38	TLC HPLC IR 钠盐鉴别反应	有关物质：HPLC 头孢唑肟聚合物：分子排阻色谱法	HPLC：十八烷基硅烷键合硅胶为填充剂；pH 3.6 枸橼酸 / 磷酸氢二钠缓冲溶液 - 乙腈（9：1）为流动相；检测波长 254nm
头孢氨苄 $C_{16}H_{17}N_3O_4S \cdot H_2O$　365.41	HPLC IR	有关物质：HPLC 2-萘酚：HPLC	HPLC：十八烷基硅烷键合硅胶为填充剂；水 - 甲醇 -3.86% 醋酸钠溶液 -4% 醋酸溶液（742：240：15：3）为流动相；检测波长 254nm

续表

药物名称/结构式/分子式/分子量	鉴别	特殊杂质检查	含量测定
头孢羟氨苄 $C_{16}H_{17}N_3O_5S \cdot H_2O$　381.41	三氯化铁反应 HPLC IR	有关物质:HPLC	HPLC:十八烷基硅烷键合硅胶为填充剂;流动相A-流动相B(98:2)为流动相,流动相A为0.02mol/L磷酸二氢钾溶液,流动相B为甲醇;检测波长230nm
头孢替唑钠 $C_{13}H_{11}N_8NaO_4S_3$　462.47	UV HPLC IR 钠盐鉴别反应	有关物质:HPLC 头孢替唑聚合物:分子排阻色谱法	HPLC:十八烷基硅烷键合硅胶为填充剂;流动相为枸橼酸溶液-乙腈(90:10);检测波长254nm
头孢噻吩钠 $C_{16}H_{15}N_2NaO_6S_2$　418.43	HPLC IR 钠盐鉴别反应	有关物质:HPLC 头孢噻吩聚合物:分子排阻色谱法 2-乙基己酸:HPLC	HPLC:十八烷基硅烷键合硅胶为填充剂;醋酸盐缓冲溶液(pH 5.9±0.1)-乙腈-乙醇(790:150:70)为流动相;柱温40℃;检测波长254nm

续表

药物名称/结构式/分子量	鉴别	特殊杂质检查	含量测定
 $C_{20}H_{25}N_5O_7S_2 \cdot HCl$　548.04	HPLC IR 氯化物的鉴别反应	有关物质:HPLC	HPLC:十八烷基硅烷键合硅胶为填充剂;乙腈-甲醇-水-磷酸盐缓冲溶液(360:95:500:45)流动相;检测波长263nm

表 18-2　ChP 收载的部分氨基糖苷类抗生素药物的分析方法

药物名称/结构式/分子量	鉴别	特殊杂质检查	含量测定
妥布霉素 $C_{18}H_{37}N_5O_9$　467.52	TLC HPLC	有关物质:HPLC-ELSD	微生物检定法

续表

药物名称/结构式/分子式/分子量	鉴别	特殊杂质检查	含量测定
阿米卡星 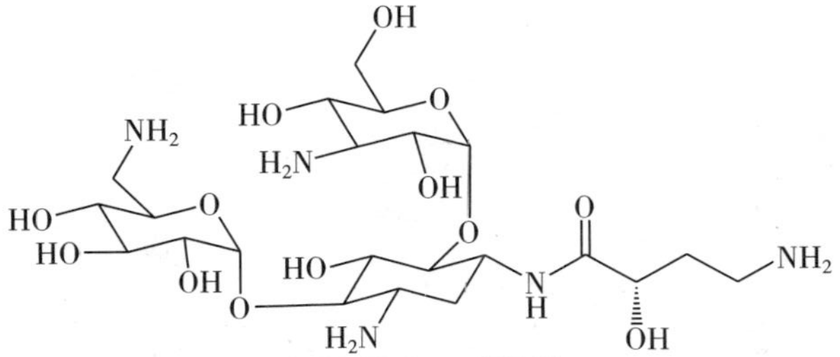 $C_{22}H_{43}N_5O_{13}$ 585.61	Molisch 试验 硝酸钴反应 TLC HPLC	有关物质:HPLC 卡那霉素:TLC	HPLC: 十八烷基硅烷键合硅胶为填充剂;辛烷磺酸钠 1.8g 和无水硫酸钠 20.0g,加 pH 3.0 的 0.2mol/L 磷酸盐缓冲溶液 50ml 和水 875ml 溶解,加乙腈 75ml,混匀,作为流动相;流速为 1.3ml/min;柱温 40℃;检测波长 200nm
盐酸大观霉素 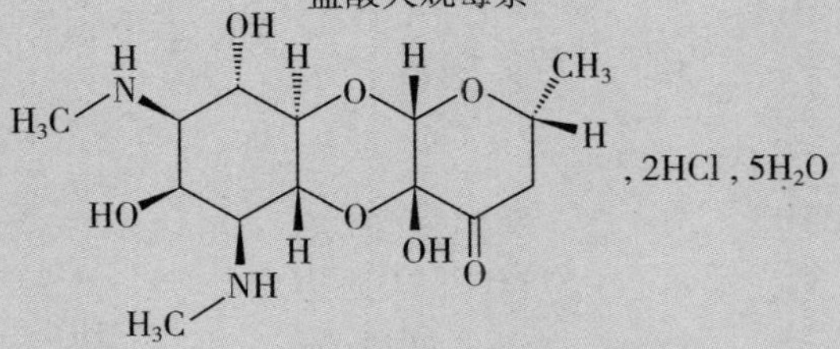 $C_{14}H_{24}N_2O_7 \cdot 2HCl \cdot 5H_2O$,2HCl,5H₂O 495.35	IR 氯化物鉴别反应	有关物质:HPLC	HPLC: 十八烷基硅烷键合硅胶为填充剂(pH 范围 0.8~8.0);0.1mol/L 三氟醋酸溶液为流动相;流速为 0.6ml/min;蒸发光散射检测器检测
硫酸小诺霉素 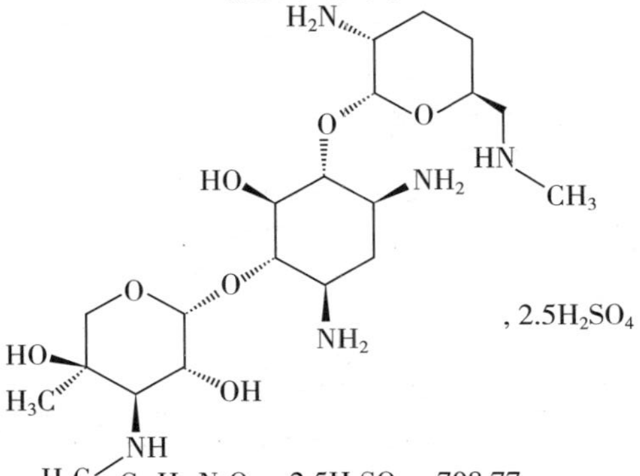 ,2.5H₂SO₄ $C_{20}H_{41}N_5O_7 \cdot 2.5H_2SO_4$ 708.77	茚三酮反应 TLC HPLC 硫酸盐鉴别反应	小诺霉素组分:HPLC-ELSD	微生物检定法

（续表, 续表标注于右上角）

药物名称/结构式/分子式/分子量	鉴别	特殊杂质检查	含量测定
硫酸巴龙霉素 $C_{23}H_{45}N_5O_{14} \cdot nH_2SO_4$	TLC HPLC IR 硫酸盐鉴别反应	巴龙霉素组分:HPLC-ELSD	微生物检定法
硫酸卡那霉素 $C_{18}H_{36}N_4O_{11} \cdot nH_2SO_4$	Molisch 试验 HPLC IR 硫酸盐鉴别反应	卡那霉素 B:HPLC	HPLC:十八烷基硅烷键合硅胶为填充剂;0.2mol/L 三氟醋酸溶液 - 甲醇 (95∶5) 为流动相;蒸发光散射检测器检测(漂移管温度 110 ℃,载气流量为 3.0L/min)

续表

药物名称/结构式/分子式/分子量	鉴别	特殊杂质检查	含量测定
硫酸西索米星 $5H_2SO_4$ $(C_{19}H_{37}N_5O_7)_2 \cdot 5H_2SO_4$　1385.43	TLC HPLC 硫酸盐鉴别反应	有关物质:HPLC-ELSD	HPLC:十八烷基硅烷键合硅胶为填充剂;庚烷磺酸钠溶液-乙腈(62:38)为流动相;检测波长205nm
硫酸庆大霉素 nH_2SO_4	TLC HPLC IR 硫酸盐鉴别反应	有关物质:HPLC-ELSD 庆大霉素C组分:HPLC-ELSD	微生物检定法
硫酸阿米卡星 $1.8/2H_2SO_4$ $C_{22}H_{43}N_5O_{13} \cdot 1.8/2H_2SO_4$　762.15/781.76	TLC HPLC IR 硫酸盐鉴别反应	有关物质:HPLC 卡那霉素:TLC	HPLC:十八烷基硅烷键合硅胶为填充剂;辛烷磺酸钠1.8g和无水硫酸钠20.0g,加pH 3.0的0.2mol/L磷酸盐缓冲溶液50ml和水875ml溶解,加乙腈75ml,混匀,作为流动相;流速为1.3ml/min;柱温40℃;检测波长200nm

续表

药物名称/结构式/分子式/分子量	鉴别	特殊杂质检查	含量测定
硫酸奈替米星 $(C_{21}H_{41}N_5O_7)_2 \cdot 5H_2SO_4$　1 441.54	HPLC 硫酸盐鉴别 反应	硫酸盐:HPLC-ELSD 有关物质:HPLC-ELSD	微生物检定法
硫酸依替米星 $(C_{21}H_{43}N_5O_7)_2 \cdot 5H_2SO_4$　1 445.58	TLC HPLC 硫酸盐鉴别 反应	硫酸盐:HPLC 有关物质:HPLC-ELSD 或 ECD	HPLC:十八烷基硅烷键合硅胶为填充剂;0.2mol/L 三氟醋酸溶液(pH 3.5)-乙腈(96:4)为流动相;流速为 1.0ml/min;柱温 35 ℃;积分脉冲安培电化学检测器检测;检测电极为金电极,参比电极为 Ag/AgCl 复合电极,钛合金对电极,四波形检测电位

续表

药物名称/结构式/分子式/分子量	鉴别	特殊杂质检查	含量测定
硫酸核糖霉素 $C_{17}H_{34}N_4O_{10} \cdot nH_2SO_4$（$n<2$）	TLC HPLC 硫酸盐鉴别 反应	有关物质:HPLC-ELSD	微生物检定法
硫酸链霉素 $(C_{21}H_{39}N_7O_{12})_2 \cdot 3H_2SO_4$　1 457.40	坂口反应 麦芽酚反应 IR 硫酸盐鉴别 反应	有关物质:HPLC-ELSD	微生物检定法

续表

药物名称 / 结构式 / 分子式 / 分子量	鉴别	特殊杂质检查	含量测定
硫酸新霉素 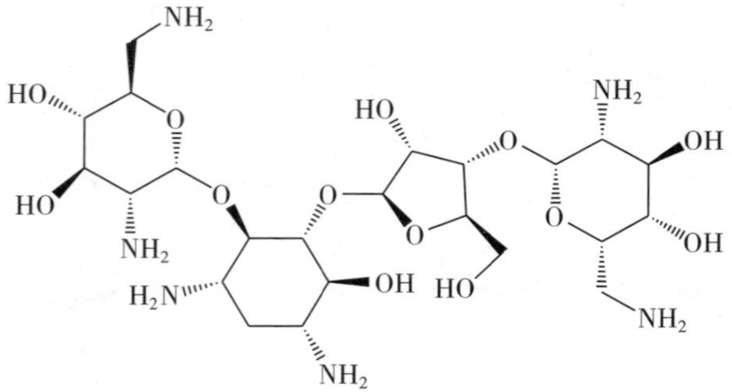 , xH_2SO_4 $C_{23}H_{46}N_6O_{13} \cdot xH_2SO_4$	*N*- 甲基葡萄糖胺反应 TLC IR 硫酸盐鉴别反应	新霉胺:TLC	微生物检定法

表 18-3 ChP 收载的部分四环素类抗生素药物的分析方法

药物名称 / 结构式 / 分子式 / 分子量	鉴别	特殊杂质检查	含量测定
盐酸土霉素 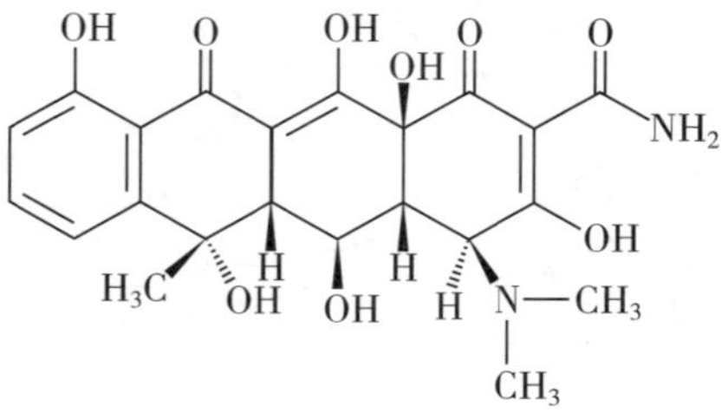 , HCl $C_{22}H_{24}N_2O_9 \cdot HCl$ 496.90	硫酸反应 TLC HPLC 氯化物鉴别	有关物质:HPLC	HPLC：十八烷基硅烷键合硅胶为填充剂；醋酸铵溶液（pH 7.5）- 乙腈（88 : 12）为流动相；检测波长 280nm

续表

药物名称/结构式/分子式/分子量	鉴别	特殊杂质检查	含量测定
盐酸四环素 $C_{22}H_{24}N_2O_8 \cdot HCl$　480.90	三氯化铁反应 HPLC IR 氯化物鉴别反应	有关物质：HPLC	HPLC：十八烷基硅烷键合硅胶为填充剂；醋酸胺溶液(pH 8.5) - 乙腈(83∶17)为流动相；检测波长 280nm
盐酸多西环素 $C_{22}H_{24}N_2O_8 \cdot HCl, 0.5C_2H_5OH, 0.5H_2O$　512.93	HPLC UV IR 氯化物鉴别反应	有关物质：HPLC 乙醇：GC	HPLC：十八烷基硅烷键合硅胶为填充剂；醋酸盐缓冲溶液(pH 8.8) - 乙腈(85∶15)为流动相；柱温 35℃；检测波长 280nm
盐酸米诺环素 $C_{23}H_{27}N_3O_7 \cdot HCl$　493.94	HPLC IR 氯化物的鉴别反应	有关物质：HPLC	HPLC：辛基硅烷键合硅胶为填充剂；0.2mol/L 醋酸铵 - 二甲基甲酰胺 - 四氢呋喃(600∶398∶2，内含 0.01mol/L 乙二胺四乙酸二钠)为流动相；检测波长 280nm

续表

药物名称/结构式/分子式/分子量	鉴别	特殊杂质检查	含量测定
盐酸金霉素 C₂₂H₂₃ClN₂O₈·HCl 515.35	硫酸反应 HPLC IR 氯化物鉴别反应	有关物质:HPLC	HPLC:辛基硅烷键合硅胶为填充剂;高氯酸-二甲基亚砜-水(8:525:467)(pH<2.0)为流动相;柱温45℃;检测波长280nm
盐酸美他环素 C₂₂H₂₂N₂O₈·HCl 478.89	HPLC UV IR 氯化物鉴别反应	有关物质:HPLC	HPLC:十八烷基硅烷键合硅胶为填充剂;pH 8.3 醋酸盐缓冲溶液-乙腈(85:15)为流动相;柱温35℃;检测波长280nm

二、习题精选

(一) 最佳选择题

1. 具有 6-APA 母核的药物是(　　　)

A. 青霉素钠　　　　　　　B. 硫酸庆大霉素　　　　　　C. 盐酸土霉素

D. 盐酸四环素　　　　　　E. 头孢克洛

2. ChP 青霉素 V 钾的含量测定方法是(　　　)

A. 碘量法　　　　　　　　B. 微生物法　　　　　　　　C. 酸性染料比色法

D. 气相色谱法　　　　　　E. 高效液相色谱法

3. 青霉素在 pH=2.0 条件下,易发生分子重排,其产物是(　　　)

A. 青霉烯酸　　　　　　　B. 青霉醛　　　　　　　　　C. 青霉酸

D. 青霉胺　　　　　　　　E. 青霉噻唑酸

4. 具有 β- 内酰胺环结构的药物是(　　　)

A. 阿司匹林　　　B. 奎宁　　　　C. 四环素　　　D. 庆大霉素　　　E. 阿莫西林

5. 在碱性或青霉素酶的作用下,青霉素易发生水解,生成的是(　　　)

A. 青霉噻唑酸　　B. 青霉胺　　　C. 青霉酸　　　D. 青霉烯酸　　　E. 青霉醛

6. 青霉素族药物在 pH=4.0 条件下,易发生分子重排,其产物是(　　　)

A. 青霉胺　　　　B. 青霉醛　　　C. 青霉酸　　　D. 青霉烯酸　　　E. 青霉噻唑酸

7. 具有 7-ACA 母核的药物是(　　　)

A. 阿米卡星　　　　　　　B. 头孢拉定　　　　　　　　C. 盐酸四环素

D. 硫酸奈替米星　　　　　E. 盐酸美他环素

8. 各国现行版药典中氨基糖苷类药物的含量测定方法是(　　　)

A. 紫外分光光度法　　　　B. 红外分光光度法　　　　　C. 薄层法

D. 抗生素微生物检定法　　E. 气相色谱法

9. 可用 Molisch 试验(糠醛反应)鉴别的药物是(　　　)

A. 青霉素钠　　　　　　　B. 庆大霉素　　　　　　　　C. 盐酸四环素

D. 头孢拉定　　　　　　　E. 盐酸美他环素

10. 链霉素具有的特征反应是(　　　)

A. 坂口反应　　　　　　　B. Kober 反应　　　　　　　C. 硫色素荧光反应

D. 差向异构反应　　　　　E. 戊烯二醛反应

11. 可发生麦芽酚反应的药物是(　　　)

A. 氨苄西林　　　　　　　B. 头孢呋辛酯　　　　　　　C. 庆大霉素

D. 盐酸美他环素　　　　　E. 链霉素

12. HPLC 法测定庆大霉素 C 组分,ChP 用蒸发光散射检测器检测的原因是(　　　)

A. 分子结构中无共轭体系,在紫外光区无吸收

B. 利用庆大霉素与巯基醋酸反应后具有紫外吸收

C. 利用分子结构中的氨基与茚三酮反应后具有紫外吸收

D. 利用分子结构中的氨基与邻苯二醛反应后具有紫外吸收

E. 利用分子结构中的氨基与 8- 羟基喹啉反应后具有紫外吸收

13. 各国药典中四环素类药物的主要含量测定方法是(　　　)

A. 紫外分光光度法　　　　B. 气相色谱法　　　　C. 比色法

D. 高效液相色谱法　　　　E. 微生物检定法

14. 在弱酸性(pH 2.0~6.0)溶液中可发生差向异构化的药物是(　　　)

A. 四环素　　B. 土霉素　　C. 青霉素　　D. 多西环素　　E. 美他环素

15. 在酸性(pH<2.0)溶液中可发生脱水反应的药物是(　　　)

A. 庆大霉素　　　　　　B. 氨苄西林　　　　　　C. 头孢呋辛酯

D. 链霉素　　　　　　　E. 四环素

16. 盐酸四环素在弱酸性条件下(pH 2.0~6.0),发生异构化反应生成的产物是(　　　)

A. 金霉素　　　　　　　B. 差向四环素　　　　　C. 脱水四环素

D. 异四环素　　　　　　E. 差向脱水四环素

(二) 配伍选择题

[17~18]

A. 羟肟酸铁反应　　　　B. Kober 反应　　　　C. 硫色素荧光反应

D. 四氮唑盐反应　　　　E. 麦芽酚反应

下列药物可发生的反应是

17. 磺苄西林钠(　　　)

18. 硫酸链霉素(　　　)

[19~21]

A. 与硫酸呈色反应　　　　B. 戊二醛反应　　　　C. 坂口反应

D. 火焰反应　　　　　　　E. C-17-α- 醇酮基的呈色反应

可用于下列药物鉴别的反应是

19. 青霉素钾(　　　)

20. 硫酸链霉素(　　　)

21. 盐酸四环素(　　　)

[22~23]

A. 抗生素微生物检定法　　B. HPLC 法　　　　C. 碘量法

D. 硫色素荧光法　　　　　E. 四氮唑比色法

用于下列药物含量测定的方法是

22. 青霉素钠(　　　)

23. 盐酸四环素(　　　)

[24~27]

A. 绛红糖胺　　　　　　　B. 链霉胍　　　　　　C. 氢化噻嗪环

D. 氢化噻唑环　　　　　　E. 环戊烷并多氢菲

下列药物分子中含有的结构是

24. 头孢氨苄(　　　)

25. 阿莫西林(　　　)

26. 庆大霉素(　　　)

27. 硫酸链霉素(　　　)

（三）多项选择题

28. 具有旋光性的抗生素类药物有（ 　　　　　 ）

A. 盐酸四环素 　　　　　 B. 头孢氨苄 　　　　　 C. 氨苄西林钠

D. 盐酸土霉素 　　　　　 E. 硫酸庆大霉素

29. 能发生羟肟酸铁反应的抗生素类药物有（ 　　　　　 ）

A. 青霉素钾 　　　　　 B. 硫酸链霉素 　　　　　 C. 氨苄西林钠

D. 头孢他啶 　　　　　 E. 阿莫西林钠

30. 能用于链霉素鉴别的有（ 　　　　　 ）

A. *N*-甲基葡萄糖胺反应 　　 B. 麦芽酚反应 　　　　　 C. 坂口反应

D. 硫色素荧光反应 　　　　 E. 茚三酮反应

31. 在弱酸性（pH 2.0~6.0）溶液中可发生差向异构化的药物有（ 　　　　　 ）

A. 盐酸四环素 　　　　　 B. 盐酸多西环素 　　　　　 C. 盐酸美他环素

D. 盐酸金霉素 　　　　　 E. 盐酸土霉素

（四）是非判断题

32. 抗生素类药物具有化学纯度低、稳定性差的特点。（ 　　　　 ）

33. β-内酰胺类药物的 β-内酰胺环不稳定，易水解开环。（ 　　　　 ）

34. 四环素类药物分子结构中含有二甲氨基、酚羟基和烯醇基，具有酸碱两性。（ 　　　　 ）

（五）简答题

35. 试比较抗生素类药物效价或含量测定的微生物检定法与理化测定法的优缺点。

36. 简述 β-内酰胺类抗生素的结构特点与性质。

37. 简述氨基糖苷类药物的结构特点与鉴别反应。

38. 简述四环素类药物的稳定性。

（六）计算题

39. 青霉素钾含量测定方法如下。

色谱条件：用十八烷基硅烷键合硅胶为填充剂；以流动相 A-流动相 B（85∶15）为流动相，其中磷酸盐缓冲溶液（取磷酸二氢钾 10.6g，加水至 1 000ml，用磷酸调节 pH 至 3.4）-甲醇（72∶14）为流动相 A，乙腈为流动相 B；流速为 1.0ml/min；检测波长为 225nm。

供试品溶液：取本品适量，精密称定，加水溶解并定量稀释制成每 1ml 中约含 1mg 的溶液。

测定法：精密量取供试品溶液与对照品溶液各 20μl，分别注入液相色谱仪，记录色谱图。按外标法以峰面积计算，其结果乘 1.113 6，即为供试品中青霉素钾的含量。

（1）对照品（青霉素）溶液应如何制备？

（2）若对照品溶液的浓度为 0.99mg/ml，供试品溶液的浓度为 1.07mg/ml，供试品溶液与对照品溶液的峰面积分别为 482 639 和 503 518，请计算供试品中青霉素钾的百分含量。

40. 盐酸四环素片的含量测定如下。

色谱条件：用十八烷基硅烷键合硅胶为填充剂；以醋酸铵溶液［0.15mol/L 醋酸铵溶液-0.01mol/L 乙二胺四醋酸二钠溶液-三乙胺（100∶10∶1），用醋酸调节 pH 至 8.5］-乙腈（83∶17）为流动相；检测波长为 280nm。

测定法：取本品 10 片，精密称定，研细，精密称取细粉 0.593 6g（约相当于盐酸四环素 0.25g），置 250ml 量瓶中，加 0.01mol/L 盐酸溶液溶解并稀释至刻度，摇匀，滤过，精密量取续滤液 5ml，置 50ml 量瓶中，用 0.01mol/L 盐酸溶液稀释至刻度，摇匀，精密量取 10μl 注入液相色谱仪，记录色谱图。另取盐酸四环素对照品，同法测定，按外标法以峰面积计算，即得。若对照品溶液的浓度为 1.005mg/ml，供试品溶液与对照品溶液的峰面积分别为 752 419 和 735 891，请计算本品含盐酸四环素相当于标示量的百分数。

（已知：盐酸四环素片的规格为 0.125g，平均片重为 0.302 5g。）

（七）设计与分析题

41. 已知某药物结构式为

(1) 该药物属于哪类药物？有哪些结构特点？

(2) 根据药物的结构，设计合理的鉴别实验（3 个）。

(3) 该药物应检查哪种特殊杂质？现行 ChP 采用哪种方法检查？

(4) 现行 ChP 采用哪种方法进行含量测定及其条件？

三、答案与解析

（一）最佳选择题

1. ［A］　本题考查 β- 内酰胺类抗生素的基本结构。β- 内酰胺类抗生素包括青霉素类和头孢菌素类。青霉素类的母核为 6- 氨基青霉烷酸（6-aminopenicillanic acid，6-APA）。

2. ［E］　本题考查 β- 内酰胺类抗生素效价或含量测定方法。ChP 收载的 β- 内酰胺类原料药的效价或含量测定，除磺苄西林钠采用抗生素微生物检定法外其余均采用 HPLC 法。

3. ［C］　本题考查 β- 内酰胺类抗生素的降解反应与产物。β- 内酰胺类抗生素的不稳定中心 β- 内酰胺环易水解开环，在不同条件下部分水解生成青霉噻唑酸（碱性或青霉素酶）、青霉二酸（pH=4.0）和青霉酸（pH=2.0），在强酸、加热或金属离子催化下完全水解生成青霉醛、青霉胺和二氧化碳等降解产物而失活。

4. ［E］　本题考查 β- 内酰胺类抗生素的基本结构。

5. ［A］　本题考查 β- 内酰胺类抗生素的降解反应与产物。

6. ［D］　本题考查 β- 内酰胺类抗生素的降解反应与产物。

7. ［B］　本题考查 β- 内酰胺类抗生素基本结构。β- 内酰胺类抗生素包括青霉素类和头孢菌素类。头孢菌素类的母核为 7- 氨基头孢菌烷酸（7-aminocephalosporanic acid，7-ACA）。

8. ［D］　本题考查氨基糖苷类抗生素的效价或含量测定方法。本类原料药的含量或效价测定方法，目前各国药典仍主要采用抗生素微生物检定法。

9. ［B］　本题考查氨基糖苷类抗生素性质。本类抗生素的分子结构具有一些共同或相似处，因此具有相似的性质。与茚三酮反应、Molisch 试验、N- 甲基葡萄糖胺反应等属于共有反应；而坂口反应、麦芽酚反应是硫酸链霉素的特征反应。

10. ［A］　本题考查氨基糖苷类抗生素性质。

11.［E］ 本题考查氨基糖苷类抗生素性质。

12.［A］ 本题考查氨基糖苷类抗生素特殊检查项目与方法。庆大霉素属于氨基糖苷类抗生素,结构中无共轭体系,在紫外光区无吸收,不能用紫外检测器检测。ChP 采用HPLC- 蒸发光散射检测法测定。

13.［D］ 本题考查四环素类抗生素效价或含量测定方法。本类抗生素分子结构中含有共轭系统,在紫外光区有吸收,目前各国药典多采用高效液相色谱法进行含量测定。

14.［A］ 本题考查四环素类抗生素的结构与性质。本类抗生素在弱酸性(pH 2.0~6.0)溶液中会发生差向异构化反应,形成差向四环素类;在酸性条件下(pH<2.0),特别是在加热情况下,生成脱水四环素;在碱性溶液中,C 环破裂,生成无活性的具有内酯结构的异构体。脱水四环素亦可形成差向异构体,称差向脱水四环素。土霉素、多西环素和美他环素虽同为四环素类,但因具有 C-5 位的羟基,可与 C-4 位的二甲氨基形成氢键,不易发生差向异构化反应。

15.［E］ 本题考查四环素类抗生素的结构与性质。

16.［B］ 本题考查四环素类抗生素的结构与性质。

(二) 配伍选择题

17~18.［17A;18E］ 本组题主要考查 β- 内酰葡萄糖胺反应胺类和氨基糖苷类抗生素的理化性质与鉴别反应。β- 内酰胺类抗生素可发生羟肟酸铁反应、茚三酮反应和钾盐或钠盐的火焰反应。氨基糖苷类抗生素可发生茚三酮反应、Molisch 试验,而坂口反应、麦芽酚反应是硫酸链霉素的特征反应。

19~21.［19D;20C;21A］ 本组题主要考查各类抗生素的理化性质与鉴别反应。四环素类抗生素与硫酸反应生成不同的颜色,加水稀释后变为黄色,能与多价金属离子生成盐类或配位化合物。

22~23.［22B;23B］ 本组题主要考查各类抗生素的含量测定方法。β- 内酰胺类抗生素的含量测定方法,除少数(如磺苄西林钠)采用抗生素微生物检定法外,目前各国药典主要采用 HPLC 法测定原料药及制剂的含量。氨基糖苷类抗生素的含量或效价测定方法,目前各国药典仍主要采用抗生素微生物检定法。各国药典对部分本类抗生素采用 HPLC 法测定,如 ChP 采用 HPLC- 蒸发光散射检测器检测法,收载有硫酸卡那霉素、硫酸依替米星、阿米卡星和硫酸阿米卡星的 HPLC 测定法。四环素类抗生素分子结构中含有共轭系统,在紫外光区有吸收,故目前各国药典多采用高效液相色谱法测定含量。

24~27.［24C;25D;26A;27B］ 本组题主要考查各类抗生素的基本结构。β- 内酰胺抗生素包括青霉素类和头孢菌素类,青霉素类的母核为 6- 氨基青霉烷酸,是由 β- 内酰胺环和氢化噻唑环并合而成;头孢菌素类分子的母核为 7- 氨基头孢菌烷酸,是由 β- 内酰胺环和氢化噻嗪环并合而成。氨基糖苷类抗生素均系以碱性环己多元醇为苷元,与氨基糖缩合而成的苷。其中,链霉素(streptomycin,即链霉素 A)的结构为一分子链霉胍和一分子链霉双糖胺结合而成的碱性苷。其中链霉双糖胺是由链霉糖与 N- 甲基 -L- 葡萄糖胺所组成。庆大霉素是由绛红糖胺、脱氧链霉胺和加洛糖胺缩合而成的苷。

(三) 多项选择题

28.［ABCDE］ 本题主要考查各类抗生素的结构和性质。β- 内酰胺类、氨基糖苷类和四环素类抗生素的分子结构中均具有手性碳原子,具有旋光性。

29.［ACDE］ 本题主要考查 β- 内酰胺类抗生素的性质。β- 内酰胺类抗生素在碱性溶液中与羟胺作用,β- 内酰胺环破裂生成羟肟酸铁,在稀酸中与高铁离子呈色。氨基糖苷类和四环素类无此反应。

30. [ABCE] 本题主要考查氨基糖苷类抗生素的性质与鉴别。与茚三酮反应、Molisch试验、N- 甲基葡萄糖胺反应等是氨基糖苷类抗生素的共有反应;而坂口反应、麦芽酚反应是硫酸链霉素的特征反应。

31. [AD] 本题主要考查四环素类抗生素的理化性质。本类抗生素在弱酸性(pH 2.0~6.0)溶液中发生差向异构化反应,形成 4- 差向四环素类。土霉素、多西环素、美他环素由于 C-5 位上的羟基与 C-4 位上的二甲氨基形成氢键,使其不易发生差向异构化反应。

(四)是非判断题

32. √ 本题考查抗生素的特点和性质。抗生素主要由微生物发酵,经化学纯化、精制和化学修饰等过程,最后制成适当制剂。抗生素类药物化学纯度较低;抗生素分子结构中通常含有活泼基团,而这些基团往往是抗生素的活性中心,如青霉素、头孢菌素类结构中的 β- 内酰胺环,链霉素结构中的醛基等均具有稳定性差的特点。

33. √ 本题考查 β- 内酰胺类抗生素的降解反应。β- 内酰胺类抗生素的不稳定中心 β- 内酰胺环易水解开环,在不同条件下部分水解生成青霉噻唑酸(碱性或青霉素酶)、青霉烯酸(pH=4.0)和青霉酸(pH=2.0),在强酸、加热或金属离子催化下完全水解生成青霉醛、青霉胺和二氧化碳等降解产物而失活。

34. √ 本题考查对四环素类抗生素的性质。本类抗生素的母核上 C-4 位上的二甲氨基 $[-N(CH_3)_2]$ 显弱碱性;C-10 位上的酚羟基(—OH)和 2 个含有酮基和烯醇基的共轭双键系统显弱酸性,所以四环素类抗生素是两性化合物。遇酸及碱,均能生成相应的盐,临床上多应用盐酸盐。

(五)简答题

35. 答:抗生素微生物检定法系在适宜条件下,根据量反应平行线原理设计,通过检测抗生素对微生物的抑制作用,计算抗生素活性(效价)的方法。测定方法可分为管碟法和浊度法。

微生物检定法的优点是灵敏度高、需用量小,测定结果较直观;测定原理与临床应用的要求一致,更能确定抗生素的医疗价值;而且适用范围广,较纯的精制品、纯度较差的制品、已知的或新发现的抗生素均能应用;对同一类型的抗生素不需分离,可一次测定其总效价,是抗生素药物效价测定的最基本的方法。但其存在着操作步骤多、测定时间长、误差大等缺点。随着抗生素类药物的发展和分析方法的进步,理化方法逐渐取代了生物学法,但对于分子结构复杂、多组分的抗生素,生物学法仍然是首选的效价测定方法。

理化测定法根据抗生素的分子结构特点,利用其特有的化学或物理化学性质及反应而进行的。对于提纯的产品以及化学结构已确定的抗生素,能较迅速、准确地测定其效价,并具有较高的专属性。但本法也存在不足,如化学法通常是利用抗生素化学结构上官能团的特殊化学反应,对含有具同样官能团杂质的供试品就不适用,或需采取适当方法加以校正。而且当该法是利用某一类型抗生素的共同结构部分的反应时,所测得的结果,往往只能代表药物的总含量,并不一定能代表抗生素的生物效价。因此,通常在以理化方法测定抗生素含量时,不但要求方法正确可靠,具有专属性,操作简单、省时,试剂易得,样品用量少,而且要求测定结果必须与生物效价吻合。目前世界各国药典所收载的抗生素的理化方法主要是 HPLC 法,如 β- 内酰胺类、四环素类、大环内酯类等抗生素大多采用 HPLC 法测定含量。

36. 答:青霉素和头孢菌素分子中都有 1 个游离羧基和酰胺侧链。氢化噻唑环或氢化噻嗪环与 β- 内酰胺并合的杂环,分别构成两者的母核。青霉素类分子中的母核称为 6- 氨基青霉烷酸(6-APA);头孢菌素类分子中的母核称为 7- 氨基头孢菌烷酸(7-ACA)。由此也可以说,青霉素类的分子结构由侧链 R—CO—与母核 6-APA 两部分结合而成;头孢菌素类是由侧链 R—CO—与母核 7-ACA 组成。

β- 内酰胺环是该类抗生素的结构活性中心,其性质活泼,是分子结构中最不稳定的部分,易发生水解和分子重排,导致 β- 内酰胺环的破坏而失去抗菌活性。青霉素类分子中含有 3 个手性碳原子,头孢菌素类含有 2 个手性碳原子,故都具有旋光性。青霉素类和头孢菌素类分子中的游离羧基具有相当强的酸性,能与无机碱或某些有机碱形成盐。青霉素类分子中的母核部分无共轭系统,但其侧链酰胺基上 R 取代基若有苯环等共轭系统,则有紫外吸收特征。

37. 答:氨基糖苷类抗生素的化学结构都是以碱性环己多元醇为苷元,与氨基糖缩合而成的苷。本类抗生素的分子结构具有一些共同或相似处,因而具有相似的性质,如旋光性、水解反应及颜色反应。其中,与茚三酮反应、Molisch 反应、N- 甲基葡萄糖胺反应等属于共有反应;而坂口反应、麦芽酚反应是硫酸链霉素的特征反应。

38. 答:四环素类抗生素对各种氧化剂(包括空气中氧在内)、酸、碱都是不稳定的。干燥的四环素类游离碱和它们的盐类避光条件下保存均较稳定,但其水溶液随 pH 的不同会发生差向异构化、降解等反应,尤其是碱性水溶液特别容易氧化,颜色很快变深,形成色素。

四环素类抗生素在弱酸性(pH 2.0~6.0)溶液中会发生差向异构化,形成差向四环素类。在酸性条件下(pH<2.0),特别是在加热情况下,生成脱水四环素。在碱性溶液中,C 环破裂,生成无活性的具有内酯结构的异构体。脱水四环素亦可形成差向异构体,称差向脱水四环素。

(六) 计算题

39. 解:(1)取青霉素对照品适量,精密称定,加水溶解并定量稀释制成每 1ml 中约含 1mg 的溶液,即得。

(2)

$$\text{含量} = \frac{\dfrac{A_X \times c_R}{A_R}}{c_X} \times 1.113\,6 \times 100\% = \frac{\dfrac{482\,639 \times 0.99}{503\,518}}{1.07} \times 1.113\,6 \times 100\% = 98.76\%$$

40. 解:

$$\text{标示量}\% = \frac{\dfrac{A_X \times c_R}{A_R} \times V \times \overline{W}}{W \times B} \times 100\% = \frac{\dfrac{752\,419 \times \dfrac{1.005}{1\,000}}{735\,891} \times 250 \times 0.302\,5}{0.593\,6 \times 0.125} \times 100\% = 104.7\%$$

(七) 设计题

41. 解:(1)该药物属于 β- 内酰胺类抗生素;其结构特点为氢化噻唑环与 β- 内酰胺并合的杂环构成其母核 6- 氨基青霉烷酸,分子中有 1 个游离羧基和酰胺侧链,侧链有 1 个苯环。

(2)鉴别实验:TLC、HPLC、IR 或羟肟酸铁反应。

(3)特殊杂质:有关物质、阿莫西林聚合物和有机溶剂。检查方法分别为:HPLC、分子排阻色谱法和 GC。

(4)含量测定方法:HPLC 法。

色谱条件:用十八烷基硅烷键合硅胶为填充剂;以 0.05mol/L 磷酸二氢钾溶液(用 2mol/L 氢氧化钾溶液调节 pH 至 5.0)- 乙腈(97.5∶2.5)为流动相;检测波长为 254nm。

供试品溶液:取本品适量,精密称定,置 50ml 量瓶中,加流动相溶解并稀释至刻度,摇匀,即得。

设计思路:本题给出 β- 内酰胺类抗生素阿莫西林的结构,依据该药物 6- 氨基青霉烷酸母核、1 个游离羧基和酰胺侧链、侧链有 1 个苯环取代基的结构特点,分析其 β- 内酰胺环不稳定性(水解)、旋光性、紫外特征吸收(侧链苯环取代基)、羟肟酸铁反应等性质,进而写出其鉴别、杂质检查和含量测定方法。

（曾爱国）

第十九章　替尼类抗肿瘤药物的分析

一、基本内容

酪氨酸激酶的异常表达会使细胞增殖调节紊乱,最终导致肿瘤的形成,已经成为治疗性药物开发的靶标。目前大部分已上市的小分子靶向抗肿瘤药物是酪氨酸激酶抑制剂,主要包括替尼类药物(-tinib)。自甲磺酸伊马替尼作为全球第 1 个小分子靶向治疗药物上市以来,已有数十个替尼类药物成功用于多种肿瘤的临床治疗。

【基本结构与性质】 替尼类药物为有机含氮类药物,可以与多种无机或有机酸成盐,从而改善它们的溶解度和稳定性;分子结构中具有共轭骨架基团和多种极性官能团,从而表现出专属的紫外和红外吸收光谱特征;一些替尼类药物分子结构中,还有不同的卤素原子取代(如 F、Cl),显有机卤化物反应;EP 和 BP 收载的 3 种替尼类药物均呈粉末状,其中甲磺酸伊马替尼在水中易溶,其他替尼类药物在水中几乎不溶。

【质量分析特点】 利用替尼类药物的盐类酸根、卤素元素进行鉴别,也可以通过含氮杂环母核的化学反应进行鉴别;同时,因其具有共轭骨架基团和多种极性官能团,故还可利用其专属的紫外和红外吸收光谱特征进行鉴别;此外,替尼类药物因其具有不同的分子结构,其色谱行为亦不同,也可经色谱分离进行鉴定。在替尼类药物合成工艺中会引入多种杂质,包括合成起始原料、中间体、副产物以及降解产物,因此依据药典规定须进行有关物质检查,由于其有关物质在结构和性质上与 API 具有相似性,故大多采用色谱法。替尼类药物可依据不同药物的结构与性质、剂型与剂量、分析检查目的,采用多种方法进行含量测定。紫外分光光度法可以用于药物制剂的溶出度及含量均匀度的检查;高效液相色谱法广泛用于替尼类药物的含量测定;液 - 质联用方法集液相色谱和质谱的优点于一体,是目前分析复杂生物样品中痕量小分子药物的首选技术。

【本章关键词】

替尼类药物:一类通过抑制酪氨酸激酶从而抑制癌细胞生长的新型生物靶向抗肿瘤药物,为有机含氮类药物,含有嘧啶环、喹唑啉环、苯环等结构,具有弱碱性,可与多种无机或有机酸成盐。

杂环化合物:具有环状结构且成环的原子除碳原子外,还含有其他元素原子的化合物,称为杂环化合物。

酪氨酸激酶:酪氨酸激酶是控制细胞生长和分化的重要蛋白质,是癌蛋白和原癌蛋白家族中的成员,在正常细胞分裂和异常细胞增殖中起关键作用。其异常表达会使细胞增殖调节紊乱,最终导致肿瘤的形成。

EP 收载的 3 种本类药物的分析方法见表 19-1。

表 19-1 EP10.0 收载的部分替尼类药物的分析方法

药物名称/结构式/分子式/分子量	鉴别	特殊杂质检查	含量测定
甲磺酸伊马替尼 （结构式） $C_{29}H_{31}N_7O \cdot CH_4O_3S$　589.7	IR	特殊杂质 F：HPLC-MS 特殊杂质 H：HPLC-UV	HPLC；十八烷基硅烷键合硅胶为填充剂；以（取辛烷磺酸钠一水合物2.3g，加700ml水溶解，再加入300ml乙腈和1.2ml稀磷酸）为流动相A，以（取辛烷磺酸钠一水合物2.3g，溶解，再加入900ml乙腈和1.2ml稀磷酸）为流动相B；梯度洗脱；检测波长267nm
吉非替尼 （结构式） $C_{22}H_{24}ClFN_4O_3$　446.9	IR	有关物质：HPLC-UV	HPLC；以十八烷基硅烷键合硅胶为填充剂；以9.68g/L醋酸铵水溶液-乙腈（62∶38）为流动相，检测波长247nm
盐酸尼洛替尼 （结构式）　, HCl, H_2O $C_{28}H_{22}F_3N_7O \cdot HCl \cdot H_2O$　584.0	IR 氯化物鉴别	有关物质：HPLC-UV	HPLC；以十八烷基硅烷键合硅胶为填充剂；以1.36g/L磷酸二氢钾溶液（用磷酸调节 pH 至 3.0）为流动相 A，以1.36g/L磷酸二氢钾溶液（用磷酸调节 pH 至 3.0）-乙腈（20∶80）为流动相 B；梯度洗脱；检测波长240nm

二、习题精选

(一) 最佳选择题

1. 下列哪个药物采用碘酸钾淀粉试纸可以显蓝色(　　)

A. 甲磺酸伊马替尼　　　　　B. 吉非替尼　　　　　　　　　C. 麻黄碱

D. 阿司匹林　　　　　　　　E. 盐酸尼洛替尼

2. 盐酸尼洛替尼的氯化物鉴别反应,可采用(　　)

A. 焰色反应　　　　　　　　B. 酸碱滴定　　　　　　　　　C. 与硝酸银沉淀反应

D. 与高锰酸钾氧化反应　　　E. 与 EDTA 反应

3. 采用紫外光谱法鉴别吉非替尼片的具体方法为(　　)

A. 对照品对照法

B. 规定吸收波长法

C. 规定吸收波长与相应的吸收度法

D. 规定吸收波长与相应的吸收系数法

E. 规定吸收波长与相应的吸收度比值法

4. 采用红外光谱法鉴别甲磺酸伊马替尼时,以下哪种操作可消除晶型的影响(　　)

A. 样品溶于无水乙醇,挥干后再测定　　　　　B. 样品溶于苯后直接测定

C. 样品粉末直接测定　　　　　　　　　　　　D. 样品溶于氯仿后再测定

E. 样品溶于乙酸乙酯,挥干后再测定

5. 替尼类药物的酸碱性为(　　)

A. 弱碱性　　　B. 中性　　　C. 弱酸性　　　D. 强酸性　　　E. 强碱性

6. 下列药物属于第 3 代表皮生长因子受体酪氨酸激酶抑制剂的是(　　)

A. 厄洛替尼　　　　　　　　B. 阿法替尼　　　　　　　　　C. 奥希替尼

D. 达克替尼　　　　　　　　E. 吉非替尼

7. 甲磺酸伊马替尼为甲磺酸盐,受热产生的气体能使湿润的碘酸钾淀粉试纸显蓝色,该气体是(　　)

A. 二氧化碳　　　B. 二氧化硫　　　C. 氯气　　　D. 二氧化氮　　　E. 氟气

8. 在甲磺酸伊马替尼有关物质的离子对色谱法检查中,流动相中加入稀硫酸,从而与哪种离子对试剂形成离子对(　　)

A. 辛烷基苯酚　　　　　　　B. 辛烷基硫酸钠　　　　　　　C. 辛烷基磺酸根

D. 烷基磺酸锡　　　　　　　E. 甲基磺酸锡

9. 下面甲磺酸伊马替尼的杂质采用哪种方法进行检查(　　)

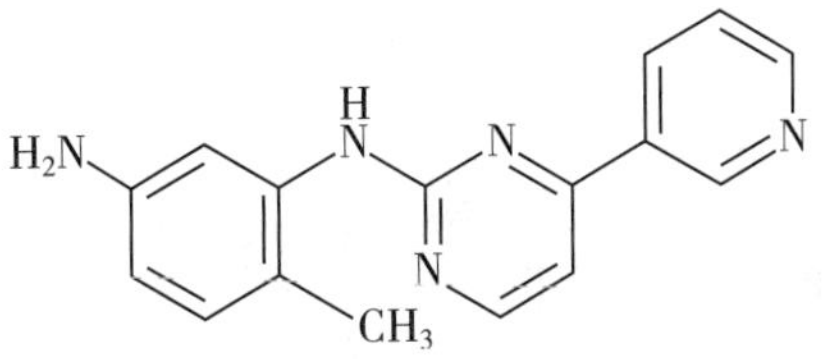

A. 液相色谱 - 质谱联用法　　　　　　　　　B. 高效液相色谱法

C. 紫外分光光度法　　　　　　　　　　　　D. 气相色谱 - 质谱联用法

E. 红外分光光度法

10. 替尼类药物的含量测定主要采用（　　　）

A. 紫外分光光度法　　　B. 高效液相色谱法　　　C. 离子色谱法

D. 非水溶液滴定法　　　E. 红外分光光度法

11. 伊马替尼的主要代谢物为（　　　）

A. *O*-去甲基吉非替尼　　B. 去甲厄洛替尼　　　C. *N*-去甲基伊马替尼

D. *O*-去甲基伊马替尼　　E. 伊马替尼-D8

12. 伊马替尼的主要代谢酶是（　　　）

A. CYP1A1　　　　　　B. CYP1A2　　　　　　C. CYP2C9

D. CYP3A4　　　　　　E. CYP3A5

13. 伊马替尼的适应证包括（　　　）

A. 急性淋巴细胞白血病　B. 多发性骨髓瘤　　　　C. 胰腺癌

D. 非小细胞肺癌　　　　E. 胃肠道间质瘤

（二）配伍选择题

[14~15]

A. 在水中完全溶解

B. 在水中易溶，在乙醇（96%）中微溶，在二氯甲烷中几乎不溶

C. 在水或庚烷中几乎不溶，在无水乙醇中微溶

D. 在乙醇中微溶，在庚烷中完全不溶

E. 在水中几乎不溶，在无水乙醇中微溶，在庚烷中极微溶解

下列药物对应的物理特性是

14. 甲磺酸伊马替尼（　　　）

15. 盐酸尼洛替尼（　　　）

[16~17]

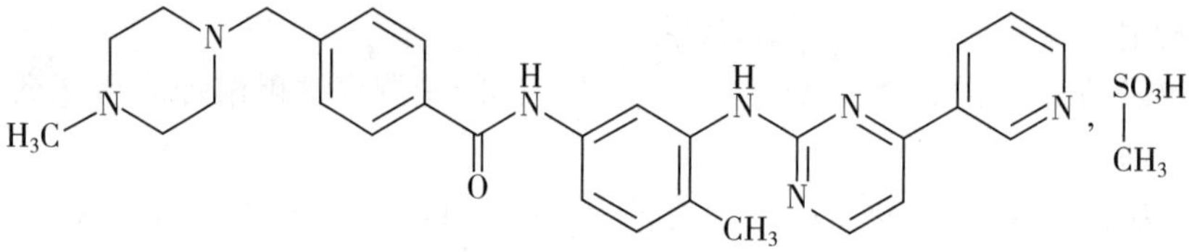

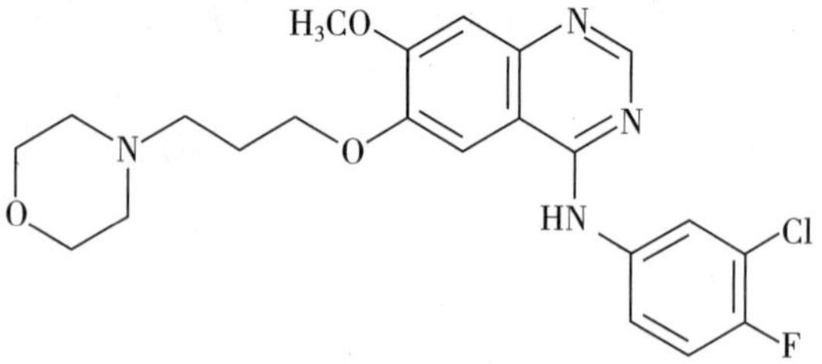

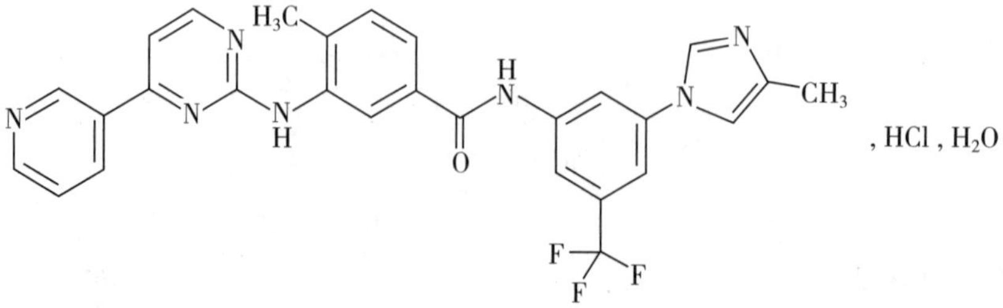

D.

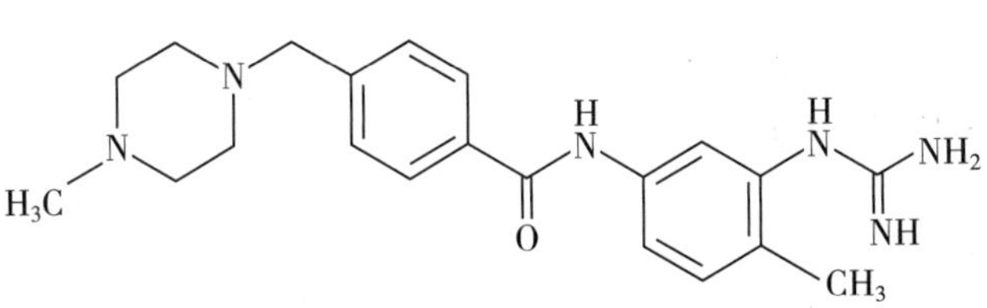

E.

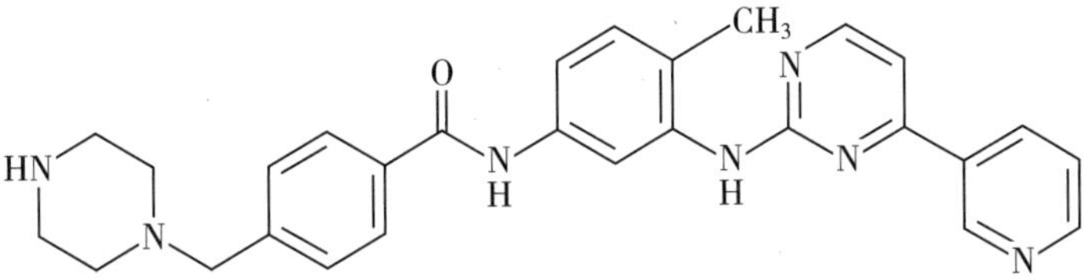

下列药物的结构式是

16. 吉非替尼（　　　）

17. 甲磺酸伊马替尼（　　　）

[18~19]

A. Bcr-Abl 酪氨酸激酶抑制剂

B. 表皮生长因子受体（EGFR）酪氨酸激酶抑制剂

C. c-Kit 酪氨酸激酶抑制剂

D. c-Abl 酪氨酸激酶抑制剂

E. 血管内皮细胞生长因子受体（VEGFR）酪氨酸激酶抑制剂

下列药物属于哪种抑制剂

18. 甲磺酸伊马替尼（　　　）

19. 吉非替尼（　　　）

（三）多项选择题

20. 替尼类药物及其制剂的常用鉴别方法为（　　　　　　）

A. 荧光分光光度法　　　B. 紫外分光光度法　　　　　　C. 红外分光光度法

D. 原子吸收分光光度法　　E. 原子发射分光光度法

21. Bcr-Abl 酪氨酸激酶抑制剂的典型药物包括（　　　　　　）

A. 甲磺酸伊马替尼　　　B. 达沙替尼　　　　　　　　C. 吉非替尼

D. 厄洛替尼　　　　　　E. 尼洛替尼

22. 替尼类药物为有机含氮类药物,含有（　　　　　　）结构。

A. 嘧啶杂环　　　　　　B. 喹唑啉环　　　　　　　　C. 苯环

D. 吡啶杂环　　　　　　E. 对氨基苯磺酰胺基

23. 甲磺酸伊马替尼的潜在杂质有（　　　　　　）

A.

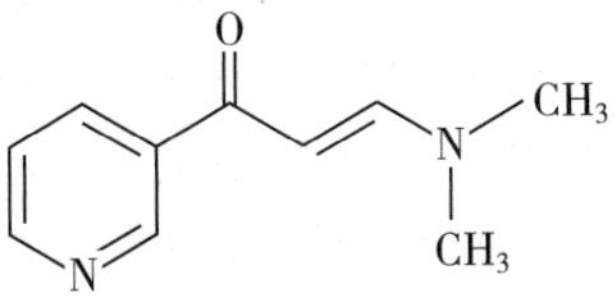

B.

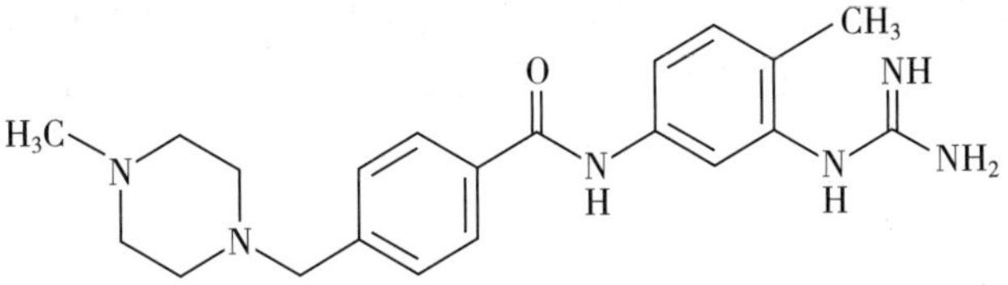

C. （结构式）

D. （结构式）

E. （结构式）

（四）是非判断题

24. 替尼类药物制剂的溶出度与释放度测定法及含量均匀度检查法通常采用红外分光光度法。（　　　）

25. 替尼类药物具有弱酸性、紫外光吸收特性。（　　　）

26. 采用紫外分光光度法检查甲磺酸伊马替尼片溶出度时,应考察空白辅料是否对测定有干扰。（　　　）

27. 甲磺酸伊马替尼中的特殊杂质 F（工艺杂质、降解产物）和杂质 H（工艺杂质）分别采用液 - 质联用法和高效液相色谱法进行检查。（　　　）

28. 甲磺酸伊马替尼中的"有关物质"系指杂质 F、杂质 H 以及其他特殊杂质。（　　　）

（五）简答题

29. 请简述替尼类药物的含量测定方法。

（六）计算题

30. 甲磺酸伊马替尼中有关物质 D 以高效液相色谱法检查：取本品适量,精密称定,用乙腈 - 水（30 : 70）溶液溶解并定量稀释制成每 1ml 中含甲磺酸伊马替尼约为 0.5mg 的溶液,作为供试品溶液。另取有关物质 D 适量,精密称定,用乙腈 - 水（30 : 70）溶液溶解并定量稀释制成每 1ml 中约 1μg 的溶液,作为对照品溶液。精密量取供试品溶液和对照品溶液各 20μl 分别注入高效液相色谱仪,记录色谱图。供试品溶液中如有与有关物质 D 保留时间一致的色谱峰,其峰面积不得大于对照品溶液中有关物质 D 的峰面积。

计算：有关物质 D 的限度。

31. 吉非替尼片含量测定：取本品 15 片研细,称取适量（精密称定）置于 100ml 量瓶中,加 0.1mol/L 盐酸溶液并稀释至刻度,摇匀滤过。精密量取续滤液 10ml,置 100ml 量瓶中,用 0.1mol/L 盐酸溶液稀释至刻度,摇匀,精密量取 20μl 注入液相色谱仪,记录色谱图。另取吉非替尼对照品适量,同法测定,按外标法以峰面积计算,即得。已知吉非替尼片的规格为 0.1g,平均片重为 0.186 7g,称取吉非替尼片 0.098 7g。若对照品溶液浓度为 40μg/ml,供试品溶液和对照品溶液的峰面积分别为 2 895 和 2 238,求其标示量的百分数。

（七）设计题

32. 已知某药物的结构式、分子式与分子量如下。

$$C_{30}H_{35}N_7SO_4 \quad 589.7$$

请根据药物的结构与性质，设计一种其片剂的鉴别方法。

三、答案与解析

（一）最佳选择题

1. ［A］　本题考查替尼类药物鉴别方法。含有甲磺酸盐的药物加氢氧化钠和水溶解后置酒精灯上小火蒸干至炭化，加水数滴与盐酸溶液继续缓缓加热，即产生二氧化硫气体，能使湿润的碘酸钾淀粉试纸显蓝色。

2. ［C］　本题考查替尼类药物的鉴别。氯化物可与硝酸银反应生成白色沉淀。

3. ［B］　本题考查替尼类药物的鉴别。紫外光谱法主要用于鉴别含有能吸收紫外 - 可见光基团的药物。吉非替尼片粉末在合适溶剂中溶解滤过，取续滤液适量，进一步稀释制成每 1ml 中含吉非替尼 10μg 的溶液，在 224nm、254nm 和 344nm 的波长处有最大吸收，在 302nm 的波长处有最小吸收，作为鉴别的依据。但是因紫外吸收光谱较为简单，曲线形状变化不大，用作鉴别的专属性远不如红外光谱。

4. ［A］　本题考查替尼类药物的 IR 鉴别。甲磺酸伊马替尼是多晶型药物，其中最稳定的晶型是 β 晶型，此外还有 α 晶型、无定型等，直接测定会有不同晶型的干扰。将样品溶于无水乙醇，挥干后再测定可以消除晶型的影响。注意操作过程中的无水。

5. ［A］　本题考查替尼类药物的化学性质。本类药物为有机含氮类药物，具有弱碱性，可以与酸成盐。

6. ［C］　本题考查表皮生长因子受体酪氨酸激酶抑制剂药物的分类。表皮生长因子受体酪氨酸激酶抑制剂的典型药物包括第 1 代（吉非替尼，厄洛替尼）、第 2 代（阿法替尼，达克替尼）和第 3 代（奥希替尼）。

7. ［B］　本题考查替尼类药物的元素特性。甲磺酸伊马替尼为甲磺酸盐，受热产生的二氧化硫气体能使湿润的碘酸钾淀粉试纸显蓝色。

8. ［C］　本题考查甲磺酸伊马替尼有关物质检查。流动相中加入稀磷酸，有利于药物质子化，从而与离子对试剂辛烷基磺酸根形成离子对，改善色谱保留与分离行为。但离子对色谱法需要充分的流动相平衡，才能够获得稳定的色谱行为。

9. ［A］　甲磺酸伊马替尼中的有关物质包括合成起始原料、中间体、副产物以及降解产物。EP10.0 收载的甲磺酸伊马替尼中的特殊杂质中杂质 F（工艺杂质、降解产物）和杂质 H（工艺杂质）分别采用液质联用法和高效液相色谱法进行检查，其余杂质作为有关物质进行控制。

10. ［B］　本题考查替尼类药物含量测定的方法。紫外分光光度法可以用于药物制剂的溶出度及含量均匀度的检查;高效液相色谱法广泛用于替尼类药物的含量测定;液-质联用方法集液相色谱和质谱的优点于一体,是目前分析复杂生物样品中痕量小分子药物的首选技术。

11.〔C〕 本题考查伊马替尼的代谢物。伊马替尼口服生物利用度高,主要经肝微粒体细胞色素 P450 中的 CYP3A4 代谢,循环中主要代谢物为 N-去甲基伊马替尼,具有与原型药物相似的药理活性。

12.〔D〕 本题考查伊马替尼的代谢酶。伊马替尼口服生物利用度高,主要经肝微粒体细胞色素 P450 中的 CYP3A4 代谢,循环中主要代谢物为 N-去甲基伊马替尼,具有与原型药物相似的药理活性。

13.〔E〕 本题考查伊马替尼的药理作用。伊马替尼是治疗慢性粒细胞白血病(CML)的一线用药,但近年来发现伊马替尼治疗胃肠道间质瘤(GIST)有明确效果,2002 年伊马替尼被美国食品药品管理局(FDA)批准为 GIST 治疗药物。

(二)配伍选择题

14~15.〔14B;15E〕 本组题考查替尼类药物的溶解特性。甲磺酸伊马替尼在水中易溶,在乙醇(96%)中微溶,在二氯甲烷中几乎不溶;盐酸尼洛替尼在水中几乎不溶,在无水乙醇中微溶,在庚烷中极微溶解;吉非替尼在水或庚烷中几乎不溶,在无水乙醇中微溶。

16~17.〔16B;17A〕 本组题考查替尼类药物基本结构。

18~19.〔18A;19B〕 替尼类药物主要包括 Bcr-Abl 酪氨酸激酶抑制剂(代表药物为甲磺酸伊马替尼,共性结构为嘧啶杂环)、表皮生长因子受体(EGFR)酪氨酸激酶抑制剂(代表药物为吉非替尼,共性结构为喹唑啉杂环)和多靶点酪氨酸激酶抑制剂(代表药物为舒尼替尼,共性结构为嘧啶杂环或吡咯杂环)。

(三)多项选择题

20.〔BC〕 本题考查替尼类药物及其制剂的鉴别方法。紫外分光光度法和红外分光光度法已被广泛应用于本类药物及其制剂的鉴别。

21.〔ABE〕 本题考查替尼类药物的分类和典型药物。Bcr-Abl 酪氨酸激酶抑制剂的典型药物包括第 1 代(甲磺酸伊马替尼)、第 2 代(尼洛替尼,达沙替尼),分子结构中均含有嘧啶杂环。表皮生长因子受体酪氨酸激酶抑制剂的典型药物包括第 1 代(吉非替尼,厄洛替尼)、第 2 代(阿法替尼,达克替尼)和第 3 代(奥希替尼)。

22.〔ABCD〕 本题考查替尼类药物结构。替尼类药物为有机含氮类药物,含有嘧啶环、喹唑啉环、苯环、吡啶环等结构,具有弱碱性而成盐,其酸根离子可用于显色等。

23.〔ABCD〕 本题考查甲磺酸伊马替尼中潜在杂质的结构。杂质 A 为 1-(3-吡啶基)-3-(二甲氨基)-2-丙烯-1-酮,杂质 B 为 N-(3-肼基-4-甲基亚苯基)-4-(甲基哌嗪-1-基-甲基)苯甲酰胺,杂质 C 为 N-(5-氨基-2-甲基苯基)-4-(3-吡啶基)-2-氨基嘧啶,杂质 D 为 3-乙酰基吡啶。杂质 A 和杂质 B 的紫外吸收显著弱于伊马替尼,因此采用加校正因子的主成分自身对照法对杂质进行测定与计算。杂质 C(工艺杂质、降解产物)是合成甲磺酸伊马替尼的中间体,也是潜在的降解产物,化学结构中的苯胺基团是遗传毒性警示结构,含有芳香伯氨基,是潜在的遗传毒性杂质。杂质 D(工艺杂质)含有芳香酮羰基,可发生迈克尔加成反应。EP 规定杂质 C 的限度为 20ppm,杂质 D 的限度为 0.02%。受检测灵敏度的限制,杂质 C 和杂质 D 在 EP10.0 有关物质检查的基础上,将供试品溶液的浓度提高 30 倍

$(0.5\text{mg/ml} \rightarrow 15\text{mg/ml})$ 并改变检测波长 $(267\text{nm} \rightarrow 227\text{nm})$，对杂质 D 进行检查。更低限度的杂质 C，则采用灵敏度更高的液质联用法单独进行检查。

(四) 是非判断题

24．×　本题考查替尼类药物的分析方法。紫外分光光度法被广泛用于本类药物制剂的溶出度或含量均匀度的检查。

25．×　本题考查替尼类药物的性质。替尼类药物具有弱碱性、紫外光吸收特性。

26．√　本题考查采用紫外分光光度法测定制剂的含量或溶出度时的考察因素。

27．√　本题考查甲磺酸伊马替尼特殊杂质的检查与控制。甲磺酸伊马替尼中的特殊杂质 F（工艺杂质、降解产物）和杂质 H（工艺杂质）分别采用液 - 质联用法和高效液相色谱法进行检查。

28．×　本题考查甲磺酸伊马替尼中"有关物质"包含的成分。甲磺酸伊马替尼中的"有关物质"系指除杂质 F 和杂质 H 外的其他特殊杂质及未知杂质。

(五) 简答题

29．答：①紫外分光光度法可以用于药物制剂的溶出度及含量均匀度的检查。为保证分析方法的专属性，需选择可以排除辅料等其他成分干扰的检测波长。②高效液相色谱法由于专属性强、检测手段多样、灵敏度适宜、分析速度快等优点，已经成为具有良好稳定性指示能力（stability-indicating power）的常用方法，广泛用于替尼类药物的含量测定。③液 - 质联用方法集液相色谱和质谱的优点于一体，是目前分析复杂生物样品中痕量小分子药物的首选技术。

(六) 计算题

30．解：

$$\text{限度} = \frac{C \times V}{S} \times 100\% = \frac{20 \times 1}{0.5 \times 1\,000 \times 20} \times 100\% = 0.2\%$$

31．解：

$$\text{标示量 \%} = \frac{C_R \times \dfrac{A_X}{A_R} \times D \times \overline{W}}{W \times \text{标示量} \times 10^6} \times 100\%$$

$$= \frac{40 \times \dfrac{2\,895}{2\,238} \times 1\,000 \times 0.186\,7}{0.098\,7 \times 0.1 \times 10^6} \times 100\% = 97.9\%$$

(七) 设计题

32．答：该药物片剂可以用薄层色谱法进行鉴别。

原理：片剂是药物与辅料均匀混合后压制而成的片状制剂。替尼类药物具有不同的分子结构，其色谱行为亦不同，经薄层色谱法分离进行的鉴别具有专属性强的优点。

TLC 法鉴别甲磺酸伊马替尼具体试验过程如下。

（1）供试品溶液的制备：取本品的细粉适量（约相当于甲磺酸伊马替尼 100mg），加甲醇 - 二氯甲烷（1:1）50ml，超声 5 分钟，离心，取上清液。

（2）对照品溶液的制备：取甲磺酸伊马替尼对照品适量，加甲醇 - 二氯甲烷（1:1）制成每 1ml 中约含 2mg 的溶液。

（3）采用硅胶 GF$_{254}$ 薄层板，以乙酸乙酯 - 甲醇（8∶2）为展开剂，吸取供试品溶液和对照品溶液各 5μl，分别点于同一薄层板上，浓氨水饱和，展开，晾干，置紫外光灯（254nm）下检视。若供试品溶液所显主斑点的位置和颜色与对照品溶液的主斑点相同，则断定为同一物质。

（姚卫峰）

第二十章　核苷类抗病毒药物的分析

一、基本内容

核苷类抗病毒药物结构中主要包括 2 个部分：①嘌呤或嘧啶碱基类似物。②核糖或其类似物。ChP 收载的核苷类抗病毒药物包括利巴韦林、拉米夫定、齐多夫定、阿昔洛韦、阿德福韦酯、恩替卡韦、泛昔洛韦、盐酸伐昔洛韦、更昔洛韦和碘苷等。

【基本结构与性质】核苷类抗病毒药物含有嘌呤或嘧啶及其类似结构，有弱碱性或弱酸性，并且具有特征的紫外吸收；一些含有核糖及其类似结构的药物，基团中具有 1 个或多个不对称碳原子，具有旋光性。除此以外，一些核苷类药物还具有磷酸酯基团、酰胺基团等。

【质量分析特点】核苷类抗病毒药物主要鉴别试验可采用化学鉴别、光谱鉴别和色谱鉴别。化学反应鉴别法主要有磷酸盐鉴别反应、碘元素反应、铵盐的反应、间苯三酚反应和氯化物反应等；光谱法包括紫外光谱法和红外光谱法；色谱法包括高效液相色谱法和薄层色谱法。该类药物有关物质主要包括残留的原料、中间体、副产物以及降解产物等，大都采用色谱法进行检查。阿昔洛韦合成工艺较多，有关物质种类相差较大，各国药典对阿昔洛韦有关物质检查都采用控制总杂质、其他非特异性杂质以及鸟嘌呤的方法。核苷类抗病毒药物大都具有弱碱性和紫外光吸收特性，又不甚稳定，易产生分降解杂质。故它们大多采用专属的高效液相色谱分离后进行含量测定。少数核苷类药物采用非水溶液滴定法（阿昔洛韦、更昔洛韦、碘苷等）、紫外分光光度法（碘苷，ChP）和荧光分光光度法（阿昔洛韦口服液，BP）进行含量测定。

【本章关键词】

核苷类抗病毒药物：具有嘌呤或嘧啶碱基类似物化学结构以及核糖及其类似物化学结构的，以破坏病毒转录、干扰或终止病毒核酸的合成为目的的一类抗病毒药物。

磷酸盐鉴别反应：含有磷酸酯基团的药物在碱性条件下加热，使得磷酸酯水解，释放磷酸根，加硝酸成中性后，进行：①滴加硝酸银试液，生成浅黄色沉淀，分离沉淀在氨试液或稀硝酸中均易溶解；②加氯化铵镁试液，生成白色结晶性沉淀；③加钼酸铵试液与硝酸后，加热生成黄色沉淀，分离沉淀能在氨试液中溶解。

碘元素反应：碘苷的分子中含有碘元素，加热融化可以释放出紫色的碘蒸气；加半胱氨酸和强酸可以释放出游离碘显棕红色。

本类药物分析方法见表 20-1。

表 20-1　ChP 收载的核苷类抗病毒药物的分析方法

药物名称 / 结构式 / 分子式 / 分子量	鉴别	特殊杂质检查	含量测定
利巴韦林 $C_8H_{12}N_4O_5$　244.21	水解产物反应（铵盐的反应） IR HPLC	有关物质：HPLC	HPLC：磺化交联的苯乙烯 - 二乙烯基共聚物的氢型阳离子交换树脂为填充剂；水（稀硫酸调节 pH 至 2.5±0.1）为流动相；检测波长 207nm
拉米夫定 $C_8H_{11}N_3O_3S$　229.26	IR HPLC	有关物质：HPLC	HPLC：β 环糊精键合硅胶为填充剂；0.1mol/L 醋酸铵溶液 - 甲醇(95∶5)为流动相；检测波长 270nm
齐多夫定 $C_{10}H_{13}N_5O_4$　267.24	UV HPLC	有关物质：HPLC	HPLC：十八烷基硅烷键合硅胶为填充剂；甲醇 - 水(20∶80)为流动相；检测波长 265nm
阿昔洛韦 $C_8H_{11}N_5O_3$　225.21	IR HPLC	有关物质：TLC 鸟嘌呤与其他有关物质：HPLC	HPLC：十八烷基硅烷键合硅胶为填充剂；以甲醇 - 水(10∶90)为流动相；检测波长 254nm
更昔洛韦 $C_9H_{13}N_5O_4$　255.21	UV HPLC	有关物质：HPLC	非水溶液滴定法：加冰醋酸，加热使溶解，放冷，加结晶紫指示液 1 滴，用高氯酸滴定液(0.1mol/L)滴定至溶液显绿色，并将滴定的结果用空白试验校正

续表

药物名称 / 结构式 / 分子式 / 分子量	鉴别	特殊杂质检查	含量测定
泛昔洛韦 $C_{14}H_{19}N_5O_4$ 321.34	IR HPLC	有关物质： HPLC	HPLC：十八烷基硅烷键合硅胶为填充剂；乙腈 -0.02mol/L 磷酸二氢钾溶液（20∶80）为流动相；检测波长 305nm
盐酸伐昔洛韦 $C_{13}H_{20}N_6O_4 \cdot HCl$ 360.80	氯化物反应 IR HPLC	有关物质： HPLC	HPLC：十八烷基硅烷键合硅胶为填充剂；0.01mol/L 磷酸二氢钾溶液（用磷酸调节 pH 至 3.0）-甲醇（85∶15）为流动相；检测波长 251nm
阿德福韦酯 $C_{20}H_{32}N_5O_8P$ 501.47	磷酸盐鉴别反应 UV IR HPLC	有关物质： HPLC	HPLC：十八烷基硅烷键合硅胶为填充剂；以 0.025mol/L 磷酸二氢钾溶液为流动相 A，以乙腈为流动相 B；检测波长 260nm
碘苷 $C_9H_{11}IN_2O_5$ 354.10	碘元素反应 IR HPLC	有关物质： HPLC	UV：在 279nm 的波长处测定吸光度，按 $C_9H_{11}IN_2O_5$ 的吸收系数（$E_{1cm}^{1\%}$）为 158 计算

二、习题精选

(一) 最佳选择题

1. 下列反应中用于利巴韦林鉴别的是（　　　）

A. 磷酸盐鉴别反应　　　　　B. 碘元素反应　　　　　　　C. 铵盐的反应

D. 间苯三酚反应　　　　　　E. 氯化物反应

2. 核苷类抗病毒药物及其制剂的主要含量测定方法是（　　　）

A. 高效液相色谱法　　　　　　B. 酸碱滴定法

C. 分光光度法　　　　　　　　D. 液相色谱 - 质谱联用技术

E. 气相色谱法

3. ChP 规定拉米夫定片鉴别主要采用的是（　　　）

A. UV 法　　　　　　　　　　B. 与间苯三酚反应　　　　　C. TLC 法

D. IR 法　　　　　　　　　　E. GC 法

4. 大多数核苷类抗病毒药物有关物质的检查均采用的是（　　　）

A. UV 法　　　　　　　　　　B. HPLC 法　　　　　　　　C. TLC 法

D. IR 法　　　　　　　　　　E. GC 法

5. 下列药物可经加热融化可释放出游离碘的是（　　　）

A. 齐多夫定　　　　　　　　　B. 阿昔洛韦　　　　　　　　C. 阿德福韦酯

D. 碘苷　　　　　　　　　　　E. 利巴韦林

6. BP 规定阿昔洛韦有关物质的检查采用高效液相色谱法用的流动相是（　　　）

A. 乙腈 - 磷酸盐缓冲溶液　　　B. 水 - 甲醇

C. 水 - 乙腈　　　　　　　　　D. 磷酸铵溶液 - 甲醇

E. 硫酸铵溶液 - 甲醇

7. 非水溶液滴定法测定更昔洛韦采用的滴定液为（　　　）

A. 高氯酸滴定液　　　　　　　B. 冰醋酸　　　　　　　　　C. 二甲基甲酰胺

D. 四甲基氢氧化铵　　　　　　E. 醋酸铵溶液

8. 目前,阿昔洛韦各国药品标准中大都规定了鸟嘌呤的限度为（　　　）

A. 0.5%　　　　B. 0.6%　　　　C. 0.7%　　　　D. 0.8%　　　　E. 0.9%

(二) 配伍选择题

[9~11]

A. 非水溶液滴定法　　　　　　B. 高效液相色谱法

C. 紫外分光光度法　　　　　　D. 液相色谱 - 质谱联用技术

E. 红外分光光度法

ChP 中以下药物含量测定采用的方法是

9. 碘苷（　　　）

10. 阿昔洛韦片（　　　）

11. 更昔洛韦（　　　）

[12~15]

A. 磷酸盐的鉴别反应　　　　　B. 碘元素的反应　　　　　　C. 铵盐的反应

D. IR 法　　　　　　　　　　E. UV 法

以下药物的鉴别方法分别是

12. 碘苷（　　　　）

13. 西多福韦（　　　　）

14. 利巴韦林（　　　　）

15. 齐多夫定（　　　　）

（三）多项选择题

16. 属于核苷类抗病毒药物有（　　　　　　　）

A. 齐多夫定　　　　　　B. 阿昔洛韦　　　　　　　C. 阿德福韦酯

D. 碘苷　　　　　　　　E. 利巴韦林

17. 下列可以显磷酸盐鉴别反应的药物是（　　　　　　）

A. 阿德福韦酯　　　　　B. 单磷酸阿糖腺苷　　　　C. 西多福韦

D. 索菲布韦　　　　　　E. 利巴韦林

18. 核苷类抗病毒药物共有的理化性质有（　　　　　　）

A. 氧化性　　　　　　　B. 旋光性　　　　　　　　C. 紫外吸收特性

D. 还原性　　　　　　　E. 发生水解

19. 核苷类抗病毒药物的有关物质主要包括（　　　　　）

A. 原料　　　　　　　　B. 中间体　　　　　　　　C. 副产物

D. 药物氧化产物　　　　E. 药物水解产物

20. 核苷类抗病毒药物体内分析方法需要灵敏度高的分析方法，因为该药的结构特征决定了其（　　　　　　）

A. 口服吸收差　　　　　B. 口服吸收好　　　　　　C. 代谢速度快

D. 代谢速度慢　　　　　E. 半衰期长

（四）是非判断题

21. 核苷类抗病毒药物的化学结构包括 2 个部分：①嘌呤或嘧啶碱基类似物。②生物碱或其类似物。（　　　　）

22. 核苷类抗病毒药物通常在水中有较好的溶解度，使得其在十八烷基硅烷键合硅胶色谱柱上的保留比较强，因此，流动相中水相的比例通常较高。（　　　　）

23. BP 中阿昔洛韦的有关物质检查法采用的是薄层色谱法。（　　　　）

24. ChP 阿昔洛韦中的有关物质检查用的是高效液相色谱法。（　　　　）

25. 阿昔洛韦葡萄糖注射液需要控制 5- 羟甲基糠醛，滴眼液还需控制羟苯乙酯、苯扎溴铵与硫柳。（　　　　）

26. 盐酸伐昔洛韦水溶液的氯化物反应可用于其鉴别。（　　　　）

27. 非水溶液滴定法可以用于核苷类抗病毒药物片剂及注射剂的直接测定。（　　　　）

28. 非水溶液滴定法测定碘苷可以采用百里酚蓝甲醇溶液作为指示剂。（　　　　）

（五）简答题

29. 简述核苷类抗病毒药物的结构特点和代表药物。

30. 简述核苷类抗病毒药物的含量测定方法。

（六）计算题

31. ChP 碘苷的含量测定法：精密称取本品 30mg，置于 100ml 量瓶中，加 0.01mol/L 氢氧化钠溶液溶解稀释并定容，从中精密量取 10ml 置 100ml 量瓶中，用 0.01mol/L 氢氧化钠溶液稀释并定容,得供试品溶液,按照紫外 - 可见分光光度法,在 279nm 的波长处测定其吸光度为 0.471。按 $C_9H_{11}IN_2O_5$ 的吸收系数($E_{1cm}^{1\%}$)为 158,计算碘苷的百分含量。

(七) 设计题

32. 已知某药物的结构式、分子式与分子量如下图所示。

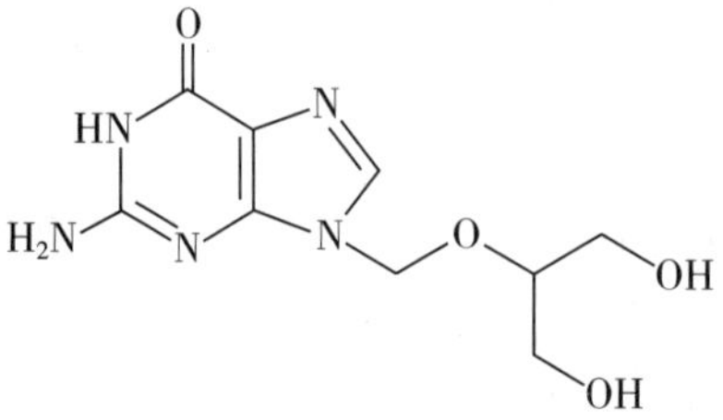

$C_9H_{13}N_5O_4$ 255.21

请根据该药物的结构与性质,写出该药物的名称并设计容量分析法对其测定含量,说明分析方法的操作要点(包括溶剂、滴定液、指示液、滴定度、计算公式等)。

三、答案与解析

(一) 最佳选择题

1. 〔C〕 本题考查利巴韦林的鉴别。利巴韦林可以用铵盐的反应来鉴别,结构中酰胺基团在强碱性条件下加热后,能释放出氨气,可使湿润的红色石蕊试纸变蓝色。

2. 〔A〕 本题考查核苷类抗病毒药物及其制剂的主要含量测定方法,高效液相色谱法是核苷类抗病毒药物及其制剂的主要含量测定方法。

3. 〔D〕 本题考查拉米夫定片的鉴别。ChP 规定拉米夫定片的红外光吸收图谱应与对照品的图谱一致。

4. 〔B〕 本题考查核苷类抗病毒药物有关物质的检查。大多数核苷类抗病毒药物有关物质的检查采用的是梯度洗脱的反相 HPLC 法。

5. 〔D〕 本题考查碘元素反应鉴别。碘苷的分子中含有碘元素,加热融化可释放出游离碘。

6. 〔A〕 本题考查阿昔洛韦有关物质的检查。BP 规定以乙腈 -pH 3.1 磷酸盐缓冲溶液(1∶99)为流动相 A,乙腈 -pH 2.5 磷酸盐缓冲溶液(50∶50)为流动相 B,进行线性梯度洗脱。

7. 〔A〕 本题考查更昔洛韦的含量测定。ChP 规定更昔洛韦含量测定用冰醋酸做溶剂,结晶紫为指示液,用高氯酸作滴定液。

8. 〔C〕 本题考查阿昔洛韦有关物质的检查。阿昔洛韦各国药品标准中,有关物质的检查方法、条件和个别杂质的限度规定略有差异。但是,杂质总量的限度控制水平基本一致,大都规定了鸟嘌呤的限度为 0.7% 和总杂质限度为 1.0%。

(二) 配伍选择题

9~11. 〔9C;10B;11A〕 本组题考查碘苷、阿昔洛韦片和更昔洛韦的含量测定方法。ChP 中碘苷的含量测定法是紫外分光光度法,阿昔洛韦片的含量测定法是高效液相色谱法,更昔洛韦的含量测定法是非水溶液滴定法。

12~15. 〔12.B;13.A;14.C;15.E〕 本组题考查核苷类抗病毒药物的鉴别。碘苷的分子中含有碘元素,可以用碘元素的反应鉴别;西多福韦结构中含有磷酸酯基团,在碱性条件下加热,可使磷酸酯水解,释放磷酸根,从而显磷酸盐鉴别反应;利巴韦林中酰胺基团在强碱性条件下加热,即分解,发生氨臭,鉴别采用的是铵盐的反应;ChP 对齐多夫定的鉴别采用的是 UV 法。

(三) 多项选择题

16. [ABCDE]　本题考查核苷类抗病毒药物的分类。ChP 收载的核苷类抗病毒药物有利巴韦林、拉米夫定、齐多夫定、阿昔洛韦、阿德福韦酯、司他夫定、泛昔洛韦、盐酸伐昔洛韦、更昔洛韦、碘苷。

17. [ABCD]　本题考查核苷类抗病毒药物的磷酸盐鉴别反应。阿德福韦酯、单磷酸阿糖腺苷、西多福韦、索菲布韦等结构中含有磷酸酯基团,在碱性条件下加热,可使磷酸酯水解,释放磷酸根,从而显磷酸盐鉴别反应。

18. [BC]　本题考查核苷类抗病毒药物的理化性质。本类药物含有嘌呤或嘧啶及其类似结构,具有特征的紫外吸收;一些含有核糖及其类似结构的药物,具有旋光性。

19. [ABCDE]　本题考查核苷类抗病毒药物的有关物质。核苷类抗病毒药物合成工艺较多,不同工艺会带来起始原料和反应过程不同,有关物质种类较多,且相差较大。

20. [AC]　本题考查体内核苷类抗病毒药物分析的特点。核苷类抗病毒药物由于其结构特征,普遍存在口服吸收差,代谢快的特点,因而体内血药浓度较低,需要高灵敏度分析方法。

(四) 是非判断题

21. ×　本题考查核苷类抗病毒药物的化学结构。核苷类抗病毒药物的化学结构包括 2 个部分:①嘌呤或嘧啶碱基类似物。②核糖或其类似物。

22. ×　本题考查核苷类抗病毒药物的色谱性质。核苷类抗病毒药通常在水中有较好的溶解度,使得其在十八烷基硅烷键合硅胶色谱柱上的保留比较弱,因此,流动相中水相的比例通常较高。

23. ×　本题考查注射用阿昔洛韦有关物质检查。BP 中阿昔洛韦的有关物质检查采用的是高效液相色谱法。

24. ×　本题考查阿昔洛韦有关物质检查。ChP 对阿昔洛韦有关物质检查采用的是薄层色谱法。

25. √　本题考查阿昔洛韦制剂的有关物质检查。阿昔洛韦葡萄糖注射液需控制葡萄糖降解产物 5-羟甲基糠醛,滴眼液需控制羟苯乙酯、苯扎溴铵与硫柳等抑菌剂。

26. √　本题考查盐酸伐昔洛韦的鉴别。盐酸伐昔洛韦的酸根氯离子可以用于鉴别。

27. ×　本题考查非水溶液滴定法在核苷类抗病毒药物含量测定中的应用。国内外药典多采用非水溶液滴定法测定本类药物原料药的含量。由于辅料的影响一般不采用非水溶液滴定法进行片剂及注射剂含量测定,而是多采用高效液相色谱法。

28. √　本题考查非水溶液滴定法测定碘苷含量。USP44 碘苷的含量测定法:取本品约 0.25g,精密称定,将样品溶解在先前用滴定剂中和过的 20ml 二甲基甲酰胺中,加入 3mg/ml 百里酚蓝甲醇溶液作为指示剂。

(五) 简答题

29. 答:核苷类抗病毒药物的化学结构包括 2 个部分,即①嘌呤或嘧啶碱基类似物;②核糖或其类似物。ChP 收载的核苷类抗病毒药物有利巴韦林、拉米夫定、齐多夫定、阿昔洛韦、阿德福韦酯、司他夫定、泛昔洛韦、盐酸伐昔洛韦、更昔洛韦、碘苷。

30. 答:核苷类抗病毒药物具有弱碱性和紫外光吸收特性,可采用非水溶液滴定法、分光光度法和高效液相色谱法测定其含量。高效液相色谱法是核苷类抗病毒药物及其制剂的主要含量测定方法,只有少量核苷类抗病毒药物采用非水溶液滴定法(ChP,更昔洛韦;USP和JP,碘苷)、紫外分光光度法(ChP,碘苷)和荧光分光光度法(BP,阿昔洛韦口服液)进行含量测定。

(六) 计算题

31. 解:供试品 $W=30.00\text{mg}$,$A=0.471$,$E_{1cm}^{1\%}=158$,$D=\dfrac{100\times100}{10}=1\,000$

$$含量=\dfrac{\dfrac{A}{E_{1cm}^{1\%}\times100}\times D}{W\times10^{-3}}\times100\%=\dfrac{\dfrac{0.471}{158\times100}\times1\,000}{30.00\times10^{-3}}\times100\%=99.4\%$$

(七) 设计题

32. 答:该药物名称为更昔洛韦,结构中含有具有弱碱性的含氮基团,可以采用非水酸碱滴定法进行含量测定。

操作要点:溶剂为冰醋酸;滴定液为高氯酸滴定液(0.1mol/L);指示剂为结晶紫指示剂或者电位法指示终点。结构中的嘌呤环上的氨基侧链碱性较强,高氯酸和更昔洛韦的摩尔比为1:1,所以滴定度计算为

$$T=0.1\times1\times255.21=25.52\,(\text{mg/ml})$$

按照消耗滴定液体积为8ml左右计算

$$W=V\times T=8\times25.52=0.204\,2\,(\text{g})$$

因此取本品约0.2g,精密称定进行测定即可,并将结果用空白试验进行校正。

计算公式如下。

$$含量=\dfrac{(V-V_0)\times T\times F\times10^{-3}}{W}\times100\%$$

设计思路:采用非水滴定测定有机弱碱的含量,需要根据碱性基团个数弄清楚化学计量关系,更昔洛韦结构中含有较多的有机氮,但是咪唑和嘧啶环上的氮碱性较弱,其中内酰胺结构上的氢具有解离性质;而侧链氨基碱性较强,可以和高氯酸成盐,故摩尔比为1:1。

（张群林）

第二十一章　吩噻嗪类抗精神病药物的分析

一、基本内容

吩噻嗪类(硫氮杂蒽类,phenothiazines)药物能够阻断多巴胺受体,在保持意识清醒的情况下控制幻觉及妄想等症状,主要用于治疗Ⅰ型精神分裂症。盐酸氯丙嗪(chlorpromazine hydrochloride)是本类药物的典型代表。

【基本结构与性质】本类药物的硫氮杂蒽母核具有还原性,易于被硫酸、硝酸、过氧化氢、三氯化铁试液等氧化剂氧化;可以与钯离子配合显色;在205nm、254nm 和300nm 处有最大吸收,有红外光吸收特性,是本类药物鉴别和含量测定的基础;C-10 位取代的脂烃氨基、哌嗪及哌啶的衍生物所含的氮原子碱性较强,其碱性特征也可作为本类药物的鉴别和原料药的含量测定基础,即与生物碱沉淀剂反应用于鉴别,采用非水溶液滴定法测定原料药的含量,采用乙醇 - 水溶液滴定法测定本类药物盐酸盐的含量。硫氮杂蒽母核的紫外光吸收特性常被用于本类药物的鉴别、定量检查及部分制剂的含量测定。

【质量分析特点】吩噻嗪类药物可依据其不同性质,采用化学反应法、吸收光谱法、色谱法进行鉴别。各国药典一般选择 2~4 种不同原理的分析方法组成一组鉴别试验,对所收载的吩噻嗪类药物进行鉴别。例如,ChP 盐酸异丙嗪片的鉴别试验由氧化显色反应、氯化物的鉴别反应、薄层色谱法或高效液相色谱法、提取后红外分光光度法组成;USP-NF2021 盐酸氯丙嗪的鉴别试验由红外分光光度法、薄层色谱法和氯化物的鉴别反应组成;EP10.0 奋乃静的鉴别试验由熔点测定和红外分光光度法组成;JP17 盐酸硫利达嗪的鉴别试验由氧化显色反应、红外分光光度法和氯化物的鉴别反应组成。

吩噻嗪类药物的有关物质主要包括残留的原料及中间产物、副产物、药物的氧化产物。由于药物与有关物质在结构和性质上的相似性,检查方法方面,ChP 采用高效液相色谱法,也可采用薄层色谱法。吩噻嗪类药物制剂的有效性检查,应按照 ChP 通则 “0100 制剂通则”的要求,针对 API 的性质、剂型、规格等进行相应的检查。

基于药物结构中取代基的碱性和硫氮杂蒽母核的紫外吸收特性,本类药物原料药的含量测定主要采用酸碱滴定法(非水溶液滴定法),制剂的含量测定则主要采用紫外 - 可见分光光度法、高效液相色谱法或液 - 质联用技术。吩噻嗪类药物及其制剂含量测定的紫外 - 可见分光光度法包括:直接紫外分光光度法、提取后双波长紫外分光光度法和钯离子比色法。LC-MS 法具有专属性强、灵敏度高的特点,广泛用于生物样品中吩噻嗪类药物及相关药物的同时监测。

【本章关键词】

吩噻嗪类药物:该类药物能够阻断多巴胺受体,在保持意识清醒的情况下控制幻觉及妄想等症状,主要用于治疗Ⅰ型精神分裂症。

钯离子比色法：硫氮杂蒽母核的二价硫可与钯离子配合，生成有色化合物，可用于吩噻嗪类药物及其制剂的鉴别。该反应不受氧化产物亚砜和砜的干扰，专属性强。

盐酸氯丙嗪：本品系吩噻嗪类的代表药，为中枢多巴胺受体的阻断剂，具有多种药理活性。可用于治疗精神病、镇吐、低温麻醉及人工冬眠、心力衰竭等。

本类药物的分析方法见表 21-1。

表 21-1　ChP 收载的部分吩噻嗪类抗精神病药物的分析方法

药物名称 / 结构式 / 分子式 / 分子量	鉴别	特殊杂质检查	含量测定
盐酸异丙嗪 $C_{17}H_{20}N_2S \cdot HCl$　320.89	与硫酸反应 与硝酸反应 IR 氯化物鉴别	有关物质： HPLC	直接酸碱滴定法：乙醇 -0.01mol/L 盐酸为溶剂，电位法指示终点，氢氧化钠滴定液（0.1mol/L）
盐酸氯丙嗪 $C_{17}H_{19}ClN_2S \cdot HCl$　355.33	与硝酸反应 UV IR 氯化物鉴别	有关物质： HPLC	非水溶液滴定法：冰醋酸 - 醋酐为溶剂，电位法指示终点，高氯酸滴定液（0.1mol/L）
奋乃静 $C_{21}H_{26}ClN_3OS$　403.97	与过氧化氢反应 UV IR	有关物质： HPLC	非水溶液滴定法：冰醋酸为溶剂，结晶紫为指示液，高氯酸滴定液（0.1mol/L）
盐酸氟奋乃静 $C_{22}H_{26}F_3N_3OS \cdot 2HCl$　510.44	与硫酸反应 HPLC IR 氯化物鉴别	有关物质： HPLC	HPLC 外标法

续表

药物名称 / 结构式 / 分子式 / 分子量	鉴别	特殊杂质检查	含量测定
癸氟奋乃静 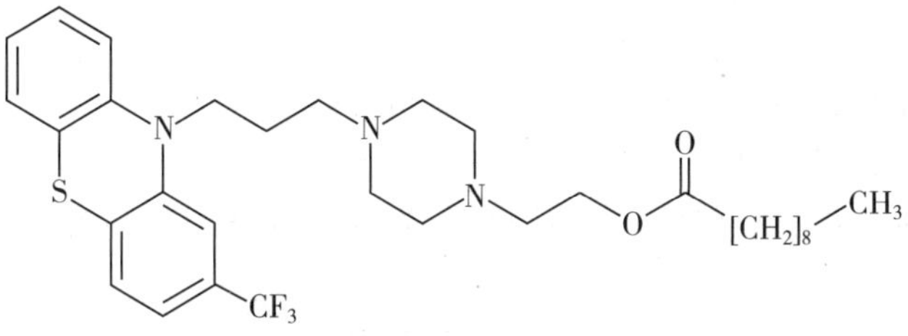 $C_{32}H_{44}F_3N_3O_2S$　591.78	有机破坏后酸性条件下与茜素锆反应 与氯化钯反应 UV IR	有关物质：HPLC	非水溶液滴定法:冰醋酸为溶剂,结晶紫为指示液,高氯酸滴定液(0.1mol/L)
盐酸三氟拉嗪 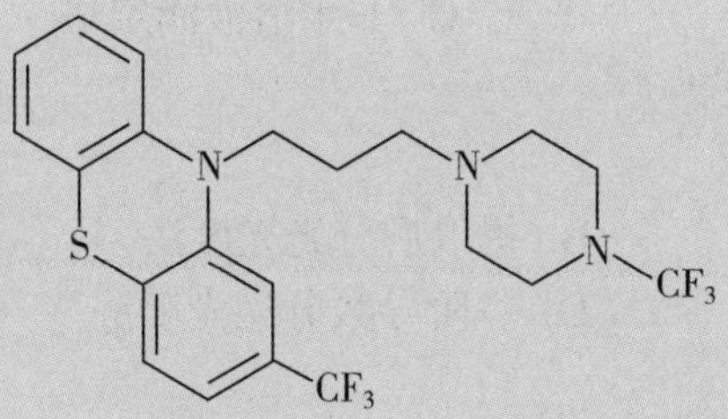 , 2HCl $C_{21}H_{24}F_3N_3S \cdot 2HCl$　480.42	与稀硝酸反应 与重铬酸钾反应 IR 氯化物鉴别	有关物质：HPLC	非水溶液滴定法:无水加甲酸-醋酐为溶剂,电位法指示终点,高氯酸滴定液(0.1mol/L)
盐酸硫利达嗪 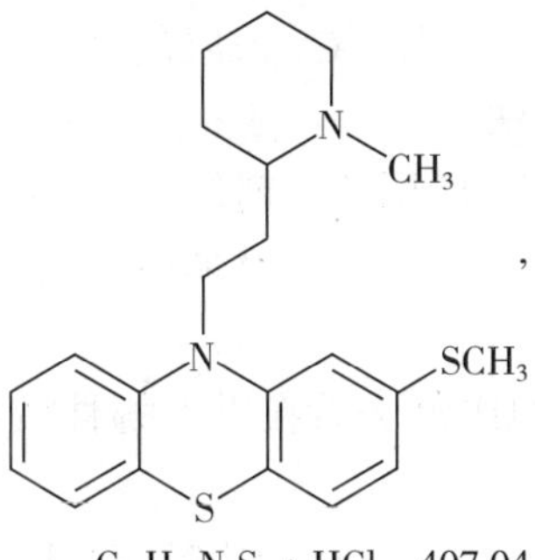 , HCl $C_{21}H_{26}N_2S_2 \cdot HCl$　407.04	与硫酸反应 UV IR 氯化物鉴别	有关物质：HPLC	非水溶液滴定法:无水冰醋酸-醋酐为溶剂,电位法指示终点,高氯酸滴定液(0.1mol/L)

二、习题精选

(一) 最佳选择题

1. 能够与盐酸氯丙嗪反应生成沉淀的试剂是（　　　）

A. 三硝基苯酚　　　　B. 三氯化铁　　　　　　C. 茜素锆

D. 碱性酒石酸铜　　　E. 氯化钡

2. 下列药品中置于铜网上燃烧,火焰显绿色的是（　　　）

A. 奋乃静　　　B. 氟奋乃静　　C. 癸氟奋乃静　D. 异丙嗪　　　E. 硫利达嗪

3. C-2 位含氟取代基的吩噻嗪类药物经有机破坏后在酸性条件下与显色剂反应显色,

所用的显色剂是（　　　）

 A. 三氯化铁   B. 亚硝基铁氰化钠   C. 茜素磺酸钠

 D. 茜素锆   E. 2,4-二硝基氯苯

4. 下列吩噻嗪类药物中,在254nm波长处吸收峰的强度和位置受到取代基的影响,其中峰位红移最为显著的是（　　　）

 A. 盐酸异丙嗪   B. 盐酸氯丙嗪   C. 奋乃静

 D. 癸氟奋乃静   E. 盐酸硫利达嗪

5. USP-NF2021采用TLC法鉴别奋乃静注射液,为抑制奋乃静与硅胶基团的结合,减轻斑点拖尾,在丙酮展开剂中加入的是（　　　）

 A. 冰醋酸   B. 醋酐   C. 氨水

 D. 三氯甲烷   E. 氢氧化铵

6. 国内外药典关于吩噻嗪类药物及其盐酸盐原料药的含量测定常采用的方法是（　　　）

 A. 铈量法   B. 钯离子比色法   C. 非水溶液滴定法

 D. 紫外分光光度法   E. 高效液相色谱法

7. ChP中盐酸氯丙嗪片的含量测定采用的是（　　　）

 A. 直接分光光度法   B. 提取后分光光度法

 C. 提取后双波长分光光度法   D. 一阶导数分光光度法

 E. 二阶导数分光光度法

8. 钯离子比色法可以测定的药物是（　　　）

 A. 丙磺舒 B. 布洛芬 C. 阿普唑仑 D. 盐酸氯丙嗪 E. 异烟肼

9. 有氧化产物存在时,吩噻嗪类药物的鉴别与含量测定的方法是（　　　）

 A. 非水溶液滴定法   B. 亚硝酸钠滴定法   C. 薄层色谱

 D. 钯离子比色法   E. 直接紫外分光光度法

10. 盐酸氯丙嗪采用非水溶液滴定法进行含量测定,所用的溶剂是（　　　）

 A. 冰醋酸   B. 醋酐   C. 冰醋酸+醋酐

 D. 二甲基甲酰胺   E. 甲醇

11. 吩噻嗪类药物的含量测定中与钯离子反应的比色法需在以下哪种酸性条件下进行（　　　）

 A. pH 4.0   B. pH 3.0~3.5   C. pH 2.0±0.1

 D. pH 1.0   E. pH 5.0

12. ChP检查盐酸异丙嗪中"有关物质"时,采用的对照溶液为（　　　）

 A. 杂质的标准溶液   B. 标准"有关物质"溶液 C. 供试品溶液

 D. 供试液的稀释溶液   E. 对照溶液

13. 吩噻嗪类药物的母核（　　　）

A. 含1个氮原子、1个氧原子,氮原子上一般含有取代基

B. 仅含有1个氮原子,氮原子上无取代基,而母环上有取代基

C. 仅含有1个氮原子,母核上无取代基,而氮原子上有取代基

D. 含有1个氮原子和1个硫原子,氮原子上有取代基

E. 含有1个氮原子和1个硫原子,氮原子上无取代基

(二) 配伍选择题

[14~15]

A. 外标法

B. 内标加校正因子法

C. 加校正因子的主成分自身对照法

D. 不加校正因子的主成分自身对照法

E. 面积归一化法

ChP 中以下药物有关物质检查采用的方法是

14. 盐酸氯丙嗪( )

15. 奋乃静( )

[16~18]

A. 直接分光光度法   B. 提取后分光光度法

C. 差示分光光度法   D. 提取后双波长分光光度法

E. 正交函数分光光度法

16. 盐酸异丙嗪口服液的含量测定,可采用( )

17. 盐酸氯丙嗪糖衣片的含量测定,可采用( )

18. 盐酸氯丙嗪注射液的含量测定中,为消除样品中氧化物对测定的干扰,可采用

( )

(三) 多项选择题

19. 吩噻嗪类药物的理化性质有( )

A. 紫外光谱具有多个吸收峰   B. 易被氧化

C. 可以与金属离子络合   D. 杂环上的氮原子碱性极弱

E. 侧链上的氮原子碱性较强

20. 紫外分光光度法用于吩噻嗪类药物鉴别的参数有( )

A. 最大吸收波长   B. 吸光度   C. 吸光度比值

D. 吸收系数   E. 最小吸收波长

21. 吩噻嗪类药物的母核在下列波长处有最大吸收的有( )

A. 205nm   B. 220nm   C. 254nm   D. 289nm   E. 300nm

22. 盐酸氯丙嗪的鉴别反应有( )

A. 氯化物的鉴别   B. 紫外 - 可见分光光度法

C. 硝酸氧化反应   D. 过氧化氢氧化法

E. 沉淀法

23. 吩噻嗪类药物的含量测定,可依据药物的结构与性质、剂型与剂量、基质干扰、分析目的等,采用适宜的( )

A. 酸碱滴定法   B. 紫外 - 可见分光光度法   C. 高效液相色谱法

D. 气相色谱法   E. 液 - 质联用法

(四) 是非判断题

24. 由于辅料影响,吩噻嗪类药物制剂的鉴别不能采用红外分光光度法。( )

25. 当某药物的含量测定采用色谱法时,可以该法对该药物进行鉴别。( )

26. 为严格控制药物制剂的质量,与盐酸氯丙嗪相比,盐酸氯丙嗪制剂的有关物质检查

限度要求更加严格。( )

27. 非水溶液滴定法可以用于吩噻嗪类药物片剂及注射剂的直接测定。( )

28. 非水溶液滴定法测定吩噻嗪类药物可以采用甲醇钠 - 甲醇作为溶剂。( )

(五) 填空题

29. 吩噻嗪类药物及其制剂含量测定的紫外 - 可见分光光度法包括_____、_____、_____。

30. 吩噻嗪类药物的有关物质主要包括_____、_____、_____、_____。

31. 吩噻嗪类药物含量测定的酸碱滴定法包括_____、_____。

32. 吩噻嗪类药物的氯化物鉴别反应包括与_____的沉淀反应、与_____等氧化剂的氧化还原反应。

(六) 简答题

33. 采用 HPLC 法检查奋乃静中的有关物质的系统适用性试验：取奋乃静对照品 25mg，置 25ml 量瓶中，加甲醇 15ml 溶解后，加入 30% 过氧化氢溶液 2ml，摇匀，用甲醇稀释至刻度，摇匀，放置 1.5 小时，作为系统适用性试验溶液。取系统适用性试验溶液 20μl 注入液相色谱仪，使奋乃静峰保留时间约为 27 分钟，与相对保留时间约为 0.73 的降解杂质峰的分离度应大于 7.0。

请问：

(1) 加入过氧化氢的作用是什么？

(2) 为什么溶液需放置 1.5 小时？

34. 采用乙醇 - 水溶液中的氢氧化钠滴定法测定吩噻嗪类药物盐酸盐的含量的原理是什么？

35. 简述钯离子比色法的原理及其优点。

36. 采用钯离子比色法测定盐酸异丙嗪片的含量。供试品溶液配制操作：取本品不少于 20 片，精密称定，研细，精密称取适量，置 125ml 棕色分液漏斗中，加饱和氯化钾溶液 20ml、1mol/L 氢氧化钠溶液 10ml 与甲醇溶液 10ml，用正庚烷 20ml 提取 3 次，合并正庚烷提取液，无水硫酸钠干燥，滤过；滤液置 125ml 棕色分液漏斗中，用 0.1mol/L 盐酸溶液 15ml 提取 3 次，合并酸提取液，置 50ml 棕色容量瓶中，用 0.1mol/L 盐酸溶液稀释至刻度，摇匀。

请解释本方法中氢氧化钠溶液、氯化钾和 0.1mol/L 盐酸溶液的作用。

(七) 计算题

37. 盐酸三氟拉嗪的含量测定：精密称取本品 0.208 9g，加无水甲酸 10ml 与醋酐 40ml 溶解后，照电位滴定法，用高氯酸滴定液 (0.102 3mol/L) 滴定，消耗高氯酸滴定液 8.46ml。另取无水甲酸 10ml 与醋酐 40ml，同法测定，消耗高氯酸滴定液 0.06ml。请计算盐酸三氟拉嗪的含量。每 1ml 高氯酸滴定液 (0.1mol/L) 相当于 24.02mg 的盐酸三氟拉嗪。

38. 盐酸氯丙嗪片的含量测定：取本品 (标示量为 25mg) 10 片，去糖衣后精密称重 0.513 0g，研细，称取片粉 0.020 6g，置 100ml 量瓶中，加盐酸溶液 (9 → 1 000) 70ml，振摇使盐酸氯丙嗪溶解，用溶剂稀释至刻度，摇匀，滤过，精密量取续滤液 5ml，置 100ml 量瓶中，加溶剂稀释至刻度，摇匀，于 254nm 波长处测定吸光度为 0.453，按吸收系数 $E_{1cm}^{1\%}$ =915 计算每片的含量。

(八) 设计与分析题

39. 请采用适当的化学方法将盐酸氯丙嗪 (A)、癸氟奋乃静 (B) 和奋乃静 (C) 3 种药物区分开。

40. 已知某药物的结构式、分子式与分子量如下。

$C_{17}H_{19}ClN_2S \cdot HCl$　355.33

请根据药物的结构与性质,设计一化学分析的方法测定其含量,包括原理、操作要点(溶剂、滴定液、指示终点的方法等)、含量计算公式。

41. 盐酸氯丙嗪注射液的含量测定:精密量取本品适量,约相当于盐酸氯丙嗪 100mg,置 500ml 量瓶中,用 0.1mol/L 盐酸溶液稀释至刻度,摇匀,精密量取 10ml,置 250ml 分液漏斗中,加水约 20ml,加入氨水 2ml,用乙醚 25ml 提取 4 次,合并乙醚提取液,用 0.1mol/L 盐酸溶液 25ml 提取 4 次,合并盐酸提取液并置 250ml 量瓶中,挥去残留乙醚,用 0.1mol/L 盐酸溶液稀释至刻度,摇匀。取盐酸氯丙嗪对照品适量,精密称定,用 0.1mol/L 盐酸溶液溶解并稀释制成每 1ml 中约含 8μg 的溶液,作为对照品溶液。取上述 2 种溶液,分别置于 1cm 石英比色皿中,照紫外 - 可见分光光度法测定含量。

请问:

(1)加入氨水和盐酸溶液的作用是什么?

(2)为什么选用双波长分光光度法测定?

42. USP-NF2021 盐酸异丙嗪注射液的含量测定方法如下。

流动相:取戊烷磺酸钠 1g,加水 500ml 溶解,加乙腈 500ml 与冰醋酸 5ml。

色谱系统:紫外检测器(波长:254nm);苯基柱(300mm × 4.6mm);流速 1.5ml/min。

系统适用性试验溶液:浓度约为 10μg/ml 的吩噻嗪对照品溶液(用 0.1mg/ml 盐酸异丙嗪对照品溶液配制)。

请问:

(1)本例 RP-HPLC 方法流动相中加入戊烷磺酸钠的原因是什么?

(2)为什么该法可以用于吩噻嗪类药物的分析?

(3)系统适用性试验溶液为什么用盐酸异丙嗪对照品溶液配制吩噻嗪溶液?

三、答案与解析

(一) 最佳选择题

1.［A］　本题考查盐酸氯丙嗪与生物碱沉淀剂的反应。吩噻嗪类药物可与生物碱沉淀剂反应。测定生成物的熔点,可鉴别本类药物及其制剂。盐酸氯丙嗪与稀盐酸和三硝基苯酚反应,生成沉淀。

2.［A］　本题考查吩噻嗪类药物中含氯元素的焰色反应。奋乃静分子结构 C-2 位的氯元素在铜网上点火燃烧,火焰呈绿色。

3.［D］　本题考查含氟吩噻嗪类药物经有机破坏后的显色反应。吩噻嗪类药物 C-2 位的含氟取代基,可经有机破坏使共价结合的氟元素分解成氟化物,在酸性条件下与茜素锆试液反应显色,用于本类药物及其制剂的鉴别。

4.［E］　本题考查吩噻嗪类药物的紫外吸收特性。通常,吩噻嗪类药物在 254nm 波长处的吸收最强。最大吸收峰的位置与强度受到取代基的影响。例如,C-2 位有卤素取代时,吸收峰红移;C-2 位有 —SCH$_3$ 取代时,吸收峰红移更加显著。盐酸硫利达嗪 λ_{max} 为 264nm,红移最为显著。

5.［E］　本题考查吩噻嗪类药物及其制剂的薄层色谱法鉴别。USP-NF2021 奋乃静注射液鉴别法中,以丙酮 - 氢氧化铵(200:1)为展开剂,展开剂中的氢氧化铵能够抑制弱碱性奋乃静与硅胶酸性基团的结合,减轻斑点拖尾。

6.［C］　本题考查吩噻嗪及其盐酸盐原料药的含量测定方法。国内外药典多采用非水溶液滴定法测定本类药物及其盐酸盐原料药的含量。

7.［A］　本题考查紫外分光光度法测定盐酸氯丙嗪片的含量。ChP 中盐酸氯丙嗪片的含量测定采用直接分光光度法,本法适用于纯度较高、杂质及辅料无干扰或干扰易排除的吩噻嗪类药物的含量测定。

8.［D］　本题考查钯离子比色法的应用。吩噻嗪类药物在 pH 2.0 ± 0.1 的缓冲溶液中,与钯离子形成红色配合物,在 500nm 波长附近具有最大吸收,可采用比色法测定其含量。

9.［D］　本题考查钯离子比色法的特点。由于钯离子仅与未被氧化的硫元素配合显色,消除了药物中氧化物对测定的干扰。

10.［C］　本题考查非水溶液滴定法所用溶剂。由于盐酸氯丙嗪的碱性较弱,滴定突跃范围较小,故以冰醋酸与醋酐的混合溶液为溶剂,进行滴定。

11.［C］　本题考查钯离子比色法的条件。

12.［D］　本题考查盐酸异丙嗪的有关物质检查。由于盐酸异丙嗪杂质对照品不易获得,以主成分自身对照法控制有关物质。

13.［D］　本题考查吩噻嗪类药物的结构特点。吩噻嗪类药物具有硫氮杂蒽母核,母核上的 C-2 位和 C-10 位被不同的基团取代,得到一系列吩噻嗪类抗精神病药。C-10 位为 N 原子,连接取代基团 R 为碱性侧链,如二甲氨基、哌嗪或哌啶的衍生基团。

(二) 配伍选择题

14~15.［14D;15D］　本组题考查盐酸氯丙嗪和奋乃静中有关物质的检查方法。盐酸氯丙嗪和奋乃静均采用 HPLC 法中的不加校正因子的主成分自身对照法检查"有关物质"。

16~18.［16B;17A;18D］　本组题考查紫外分光光度法在吩噻嗪类药物含量测定中的应用。盐酸异丙嗪口服液的含量测定可以采用提取后分光光度法,通过提取排除辅料的干扰;盐酸氯丙嗪糖衣片的含量测定采用直接分光光度法,适用于纯度较高、杂质及辅料无干扰或干扰易排除的吩噻嗪类药物的含量测定;提取后分光光度法虽然能够除去一些干扰物质,但却不能除去吩噻嗪类药物的氧化物,采用提取后双波长分光光度法测定盐酸氯丙嗪注射液的含量,消除了氧化物对测定的干扰。

(三) 多项选择题

19.［ABCDE］　本题考查吩噻嗪类药物的理化性质。硫氮杂蒽母核的氮原子碱性极弱;C-10 位取代的脂烃氨基、哌嗪及哌啶的衍生物所含的氮原子碱性较强;硫氮杂蒽母核具有还原性,易被硫酸、硝酸、过氧化氢、三氯化铁试液等氧化剂氧化;硫氮杂蒽母核的二价硫可与钯离子配合,生成有色化合物;硫氮杂蒽母核为共轭体系,能够吸收紫外光,在 205nm、254nm 和 300nm 3 个波长处有最大吸收。

20.［ABCD］　本题考查紫外分光光度法在吩噻嗪类药物鉴别中的应用。国内外药典常用吩噻嗪类药物紫外光吸收图谱中的最大吸收波长、一定浓度的溶液在最大吸收波长处的吸光度、多个最大吸收波长处吸光度的比值、最大吸收波长处的吸收系数来鉴别本类药物及其制剂。

21. ［ACE］　本题考查吩噻嗪类药物的紫外吸收特征。

22. ［ABC］　本题考查盐酸氯丙嗪的鉴别反应。盐酸氯丙嗪的鉴别反应有氯化物的鉴别、紫外 - 可见分光光度法、红外光谱法、硝酸氧化反应。

23. ［ABCE］　本题考查吩噻嗪类药物的含量测定。可依据吩噻嗪类药物的结构与性质、剂型与剂量、基质干扰、分析目的等,采用适宜的酸碱滴定法、紫外 - 可见分光光度法、高效液相色谱法或液 - 质联用法。

(四) 是非判断题

24. ×　本题考查红外分光光度法在吩噻嗪类药物鉴别中的应用。吩噻嗪类药物的制剂可采用提取后红外分光光度法进行鉴别,如盐酸异丙嗪片的鉴别。

25. √　本题考查色谱法在药物鉴别中的应用。色谱法因具有良好的选择性,当某药物的有关物质检查和 / 或含量测定采用色谱法时,以该法进行药物的鉴别尤为便利。

26. ×　本题考查盐酸氯丙嗪制剂的有关物质检查。由于制剂过程可能导致有关物质增加,与盐酸氯丙嗪相比,盐酸氯丙嗪制剂的有关物质检查相应放宽了限制。

27. ×　本题考查非水溶液滴定法在吩噻嗪类药物含量测定中的应用。国内外药典多采用非水溶液滴定法测定本类药物及其盐酸盐原料药的含量。非水溶液滴定法用于注射液的含量测定时,注射液的溶剂水干扰非水溶液滴定,需先通过碱化、有机溶剂提取游离碱氯丙嗪,排除了水的干扰,挥干有机溶剂后,再用非水溶液滴定法测定氯丙嗪的含量。吩噻嗪类药物片剂由于辅料的影响一般不采用非水溶液滴定法进行含量测定。

28. ×　本题考查非水溶液滴定法用于吩噻嗪类药物含量测定的内容。吩噻嗪类药物 C-10 位的含氮取代基有碱性,采用非水溶液滴定法时,采用醋酸、醋酐等为溶剂。

(五) 填空题

29. 直接紫外分光光度法;提取后双波长紫外分光光度法;钯离子比色法。本题考查紫外 - 可见分光光度法在吩噻嗪类药物含量测定中的应用。直接紫外分光光度法用于纯度高、杂质及辅料无干扰或干扰易排除的吩噻嗪类药物制剂的含量测定。API 氧化物在 API 的测定波长处产生干扰吸收,采用提取后双波长紫外分光光度法可排除此干扰。钯离子比色法是基于硫氮杂蒽母核的硫元素与钯离子之间的配合呈色反应。

30. 残留的原料;中间产物;副产物;药物的氧化降解产物。本题考查吩噻嗪类药物及其制剂的有关物质。

31. 非水溶液滴定法;乙醇 - 水溶液滴定法。本题考查吩噻嗪类药物的含量测定。吩噻嗪类药物 C-10 位的含氮取代基具有弱碱性,国内外药典采用非水溶液滴定法测定本类药物及其盐酸盐的含量。吩噻嗪类药物盐酸盐的水溶液显酸性,在乙醇 - 水溶液中可采用氢氧化钠滴定液测定其含量。在水中,吩噻嗪类药物的盐酸盐与氢氧化钠发生中和反应,生成的氯丙嗪溶于乙醇,反应可定量进行。

32. 硝酸银;二氧化锰。本题考查吩噻嗪类药物的氯化物鉴别。氯离子与硝酸银在硝酸酸性条件下的沉淀反应可用于鉴别吩噻嗪类药物的盐酸盐。但是,由于硝酸与硫氮杂蒽母核发生氧化显色反应,干扰对氯化银沉淀的观察。为排除干扰,可在供试品溶液中加氨试液使成碱性,弱碱性的吩噻嗪类药物析出,滤除药物沉淀,取续滤液进行试验。氯离子与二氧化锰等氧化剂的氧化还原反应可用于鉴别吩噻嗪类药物的盐酸盐。由于该反应产生的现象(水湿润的碘化钾淀粉试纸显蓝色)为挥发性氧化物氯气所致,溶液中硫氮杂蒽母核与氧化剂的氧化显色反应不干扰对本反应实验现象的观察。

(六) 简答题

33. 答:(1)制备系统适用性试验溶液时,将少量30%过氧化氢溶液加入奋乃静的甲醇溶液中,使部分奋乃静氧化,故溶液中含有奋乃静及其氧化降解产物,可用于系统分离能力的测试。

(2)由于氧化还原反应速度较慢,溶液需放置1.5小时。

34. 答:吩噻嗪类药物盐酸盐的水溶液显酸性,在乙醇-水溶液中,可采用氢氧化钠滴定液测定其含量。在水中,吩噻嗪类药物的盐酸盐与氢氧化钠发生中和反应,生成的氯丙嗪溶于乙醇,反应可定量进行。在反应体系中加入适量的盐酸,采用电位法指示滴定终点,即可准确读取滴定曲线上2个化学计量点间相应的氢氧化钠滴定液的体积,据此可计算吩噻嗪类药物的盐酸盐的含量。

第1个化学计量点:$H^+ + Cl^- + NaOH \longrightarrow H_2O + NaCl$

第2个化学计量点:$BH^+ + Cl^- + NaOH \longrightarrow B + H_2O + NaCl$

35. 答:(1)吩噻嗪类药物在pH 2.0±0.1的缓冲溶液中,与钯离子(Pd^{2+})形成红色配合物,在500nm波长附近具有最大吸收,可采用比色法测定其含量。

(2)由于钯离子仅与未被氧化的硫元素配合显色,消除了药物中氧化物对测定的干扰。

36. 答:(1)片剂所含盐酸异丙嗪经氢氧化钠碱化转化为游离碱异丙嗪。

(2)在饱和氯化钾溶液的盐析作用下,异丙嗪定量进入正庚烷中,排除不溶性辅料等干扰。

(3)分取有机相,用盐酸溶液提取异丙嗪,得到盐酸异丙嗪水溶液,进行测定。

(七) 计算题

37. 解:取样量 $W=0.208\ 9g$,高氯酸滴定液消耗体积 $V=8.46ml$,空白试验消耗体积 $V_0=0.06ml$,滴定度 $T=24.02mg/ml$

$$含量 = \frac{(V-V_0) \times F \times T}{W} \times 100\%$$

$$= \frac{(8.46-0.06) \times \frac{0.102\ 3}{0.1} \times 24.02}{0.208\ 9 \times 1\ 000} \times 100\% = 98.8\%$$

38. 解:供试品取用量 $W=0.020\ 6g$,平均片重 $\overline{W} = \frac{0.513\ 0}{10}$ g,吸光度为 $A=0.453$,$E_{1cm}^{1\%}=915$,稀释体积为 $D=\frac{100 \times 100}{5}$,标示量为 $B=0.025g$。注意 1 000 为单位换算因数(1g=1 000mg)。

$$标示量\% = \frac{\frac{A}{E_{1cm}^{1\%} \times 100} \times D \times \overline{W}}{W \times 标示量} \times 100\%$$

$$= \frac{\frac{0.453}{915 \times 100} \times \frac{100 \times 100}{5} \times \frac{0.513\ 0}{10}}{0.020\ 6 \times 25 \times 10^{-3}} \times 100\% = 98.6\%$$

（八）设计与分析题

39. 答：取上述 3 种药物适量，加水溶解后，加氨试液过滤后，滤液用稀硝酸酸化，与硝酸银产生沉淀反应的为盐酸氯丙嗪（A）；另取剩余 2 种药物，加碳酸钠与碳酸钾，混匀，在 600℃炽灼 15~20 分钟，放冷，加水溶解，加盐酸溶液（1→2）酸化，滤过，滤液加茜素锆试液显黄色的为癸氟奋乃静（B），另一种药物则为奋乃静（C）。

设计思路：本题考查盐酸氯丙嗪、癸氟奋乃静和奋乃静结构与鉴别方法之间的关系。盐酸氯丙嗪有无机氯离子，利用氯化物的鉴别反应原理，氯离子与硝酸银发生反应来鉴别。癸氟奋乃静含有机氟原子，依据含卤素取代基的反应，C-2 位的含氟取代基与茜素锆试液显色反应来鉴别，故可利用结构特点进行区分。

40. 答：

原理：药物结构中的含氮取代基具有弱碱性，可采用非水溶液滴定法直接滴定。

操作：取本品约 0.2g，精密称定，加冰醋酸 10ml 与醋酐 30ml 溶解后，照电位滴定法，用高氯酸滴定液（0.1mol/L）滴定，并将滴定的结果用空白试验校正。每 1ml 高氯酸滴定液（0.1mol/L）相当于 35.53mg 的 $C_{17}H_{19}ClN_2S \cdot HCl$。

$$含量 = \frac{(V-V_0) \times F \times T}{W} \times 100\%$$

设计思路：本题考查盐酸氯丙嗪中含氮取代基具有弱碱性，由于碱性较弱，滴定突跃范围较小，故以冰醋酸与醋酐的混合溶液为溶剂，以电位法确定滴定终点，用空白试验校正溶剂等对测定结果的影响。

41. 答：（1）注射液所含盐酸氯丙嗪在氨水碱性条件下转化为游离碱氯丙嗪，以便用乙醚提取；经乙醚提取分离后，用盐酸溶液提取，氯丙嗪转化为盐酸氯丙嗪进入水层。

（2）在 0.1mol/L 盐酸溶液中，氯丙嗪的氧化物在氯丙嗪的最大吸收波长 254nm 处有吸收，且该吸收在 277nm 波长处有等吸收。采用双波长分光光度法，测定样品溶液在 254nm 和 277nm 2 个波长处的吸光度差，据此计算注射液中盐酸氯丙嗪的含量，消除了氧化物对测定的干扰，提高了测定的准确度。

设计思路：本题考查吩噻嗪类药物制剂的含量测定方法。由于制剂中有辅料和氧化物的干扰，故采用提取后双波长分光光度法可消除干扰。

42. 答：（1）该法为离子对反相液相色谱法。加入的戊烷磺酸钠为离子对试剂，在酸性环境中可以和阳离子形成中性离子对，以增加待测组分在非极性固定相中的分配（离子对试剂的非极性部分越大，形成的离子对分配系数越大，在反相色谱中的保留越强），从而改善其色谱保留与分离行为。

（2）在 RP-HPLC 法中，极性较强的吩噻嗪类药物在固定相中的保留较弱，虽然可以调整流动相的 pH 抑制吩噻嗪类药物的解离从而改善其色谱行为，但并非均能获得满意的结果。在分析具有碱性的吩噻嗪类药物时，在酸性流动相中，碱性的吩噻嗪类药物呈解离状态，可以与离子对试剂戊烷磺酸钠形成离子对，增加其在固定相中的保留，从而改善其色谱行为。

（3）吩噻嗪为盐酸异丙嗪合成中的中间体，属于有关物质，因此在进行含量测定的 HPLC 分离中，有关物质与主药应达基线分离，故系统适用性试验溶液中为吩噻嗪和盐酸异丙嗪。

设计思路：本题考查吩噻嗪类药物的离子对高效液相色谱法的含量测定。该法通常在反相色谱流动相中加入与待测组分离子电荷相反的离子对试剂，使之在洗脱中与待测组分离子形成离子对，以增强待测组分在非极性固定相中的保留，从而改善待测组分的色谱保留与分离行为。

（梁　洁）

第二十二章　莨菪烷类抗胆碱药物的分析

一、基本内容

莨菪烷生物碱是从茄科(Solanaceae)植物如颠茄(*Atropa belladonna*)、莨菪(*Hyoscyamus niger*)和白曼陀罗(*Datura stramonium*)等中提取的具有 M 受体阻断作用的生物碱。常见的有颠茄生物碱和古柯生物碱等抗胆碱药。

【基本结构与性质】

1. 酯键 - 水解性　莨菪烷(托烷)类抗胆碱药物是由莨菪烷衍生的氨基醇与不同有机酸缩合成酯的生物碱,具有酯的结构,易水解。

2. 脂环氮原子 - 碱性　莨菪烷类抗胆碱药物结构中具五元脂环氮原子,碱性较强,易与酸成盐。

3. 不对称碳原子 - 旋光性　大多数本类药物结构中含有不对称碳原子,呈左旋体,阿托品中虽然也含有不对称碳原子,但是为外消旋体,无旋光性。

【质量分析特点】根据酯键易水解的性质,可利用水解产物进行鉴别,Vitali 反应、与硫酸 - 重铬酸钾反应。其中 Vitali 鉴别反应系莨菪烷生物碱类的特征反应,原理是阿托品、莨菪碱等莨菪烷类生物碱结构中的酯键水解后生成莨菪酸,经发烟硝酸加热处理,转变为三硝基衍生物,再与氢氧化钾的醇溶液和固体氢氧化钾作用脱羧,转化成具有共轭结构的阴离子而显深紫色。硫酸 - 重铬酸钾反应的原理,是水解后生成的莨菪酸可与硫酸 - 重铬酸钾在加热的条件下发生氧化反应,生成苯甲醛,逸出类似于苦杏仁的臭味。由于本类药物为含氮的碱性有机化合物,属于生物碱,可与重金属盐或大分子酸等生物碱显色或沉淀试剂反应,生成难溶性的盐、复盐或配合物沉淀。由于脂环氮原子,碱性较强,易与酸成盐,为了改善莨菪烷类生物碱药物的水溶性和稳定性,它们大都被制成硫酸盐或氢溴酸盐,可利用酸根的性质进行鉴别,如硫酸盐或溴化物的鉴别反应。利用本类药物的旋光性,可通过测定比旋度进行鉴别或纯度检查。应注意的是,阿托品为外消旋体,无旋光性,利用此性质可区别阿托品和东莨菪碱。

本类药物在从植物中提取、半合成或合成过程中都会引入特殊杂质——其他生物碱或有关物质。如氢溴酸东莨菪碱是从茄科植物曼陀罗的干燥品(洋金花)中提取东莨菪碱,然后制成氢溴酸盐。在生产和贮藏过程中可能引入的有关物质可通过酸度、其他生物碱和易氧化物检查进行控制。酸性杂质可以利用药物与杂质之间的酸碱性的差异来检查,氢溴酸东莨菪碱为强酸弱碱盐,通过其水溶液的 pH 来控制酸性杂质。易氧化物主要是检查氢溴酸东莨菪碱在生产过程中可能引入的杂质阿朴东莨菪碱及其他含有不饱和双键的有机物,它们的紫外吸收最大波长红移,可使高锰酸钾溶液褪色。氢溴酸东莨菪碱生产过程中引入的阿朴阿托品、颠茄碱等其他生物碱,碱性弱于氢溴酸东莨菪碱,加氨试液可使其游离,而无法使氢溴酸东莨菪碱游离。因此,规定氢溴酸东莨菪碱水液加入氨试液不发生浑浊,而加入氢氧化钾试液,则有东莨菪碱析出,溶液变浑浊。因东莨菪碱在碱性条件下可水解,生成异东莨菪醇和莨菪酸,前者在水中溶解,后者生成钾盐在水溶液中也能溶解,故可使瞬即产生的浑浊消失。其他生物碱还常用 TLC 和 HPLC 法检查。其杂质限度判断主要有标准品对照法、自身稀释对照法等方法。硫酸阿托品可由莨菪碱在稀碱性溶液中消旋来制备。硫酸阿托品为消旋体,无旋光性,而莨菪碱为左旋体,可以利用旋光度测定法对莨菪碱杂质进行检查。有关物质一般采用 TLC 和 HPLC 法检查。

本类药物的含量测定主要采用酸性染料比色法、非水溶液滴定法和高效液相色谱法。酸性染料比色法是针对生物碱类药物在一定的 pH 条件下可与某些酸性染料结合显色,从而进行分光光度法测定药物含量的方法,主要适用于紫外吸收弱、标示量低的有机碱性药物(生物碱)制剂的含量或含量均匀度的测定。需要注意的是,酸性染料比色法的影响因素主要包括水相的 pH、酸性染料的种类、有机溶剂的种类与性质、有机相中的水分及酸性染料中的有色杂质等。非水溶液滴定法是在非水溶剂中进行的酸碱滴定测定法。主要用来测定有机碱及其氢卤酸盐、硫酸盐、磷酸盐以及有机酸碱金属盐类的含量。高效液相色谱法也可用于本类药物的定量分析,应特别注意的是,莨菪类药物为有机碱类,在反相液相色谱条件下色谱保留常常较弱,常常采用离子对高效液相色谱法,在流动相中加入与呈解离状态的待测组分离子电荷相反的离子对试剂,形成离子对化合物后使待测组分在非极性固定相中的分配与溶解度增大,可以改善它们的色谱保留行为,并实现准确测定。分析碱性物质时常用的离子对试剂为烷基磺酸盐阴离子对试剂,如戊烷磺酸钠、庚烷磺酸钠、十二烷基磺酸钠等。高氯酸、三氯乙酸、磷酸、十二烷基硫酸钠等也可与多种碱性样品形成离子对。

【本章关键词】

莨菪烷(托烷)生物碱:由莨菪烷衍生的氨基醇与不同的有机酸缩合成酯的生物碱,常见的有颠茄生物碱和古柯生物碱等抗胆碱药,具有水解性和旋光性。分子结构中具五元脂环氮原子,碱性较强,易与酸成盐。

Vitali 反应:莨菪烷生物碱类的特征反应。原理是阿托品、莨菪碱等莨菪烷类生物碱结构中的酯键水解后生成莨菪酸,经发烟硝酸加热处理转变为三硝基衍生物,再与氢氧化钾的醇溶液和固体氢氧化钾作用脱羧,转化成具有共轭结构的阴离子而显深紫色。

酸性染料比色法:针对生物碱类药物在一定的 pH 条件下可与某些酸性染料结合显色,而进行分光光度法测定药物含量的方法。该法的样品用量少、灵敏度高,特别适用于少量供试品尤其是小剂量药物制剂的定量分析,具有一定的专属性和准确度。

离子对色谱法:在流动相中加入与呈解离状态的待测组分离子电荷相反的离子对试剂,形成离子对化合物后使待测组分在非极性固定相中的分配与溶解度增大,从而改善其色谱保留与分离行为的色谱法。

ChP 收载的部分莨菪烷类药物的分析方法见表 22-1。

表 22-1　ChP 收载的部分莨菪烷类药物的分析方法

药物名称 / 结构式 / 分子式 / 分子量	鉴别	特殊杂质检查	含量测定方法
硫酸阿托品 $(C_{17}H_{23}NO_3)_2 \cdot H_2SO_4 \cdot H_2O$　694.84	IR Vitali 反应 硫酸盐鉴别反应	莨菪碱：旋光度 有关物质：HPLC	非水溶液滴定法：冰醋酸与醋酐为溶剂，结晶紫为指示剂，高氯酸滴定液（0.1mol/L） 制剂采用酸性染料比色法
氢溴酸东莨菪碱 $C_{17}H_{21}NO_4 \cdot HBr \cdot 3H_2O$　438.32	二氯化汞（白色沉淀） IR Vitali 反应 溴化物鉴别反应	其他生物碱 有关物质：HPLC 易氧化物	HPLC：固定相为辛烷基硅烷键合硅胶；流动相为 0.25% 十二烷基硫酸钠 - 乙腈（60∶40）；检测波长 210nm
氢溴酸山莨菪碱 $C_{17}H_{23}NO_4 \cdot HBr$　386.29	IR Vitali 反应 溴化物鉴别反应	其他生物碱：TLC	非水溶液滴定法：冰醋酸加醋酸汞为溶剂，结晶紫为指示剂，高氯酸滴定液（0.1mol/L） 制剂采用酸性染料比色法
氢溴酸后马托品 $C_{16}H_{21}NO_3 \cdot HBr$　356.26	HPLC IR 溴化物鉴别反应	有关物质：HPLC	非水溶液滴定法：醋酐 - 冰醋酸为溶剂，电位滴定，高氯酸滴定液（0.1mol/L）
丁溴东莨菪碱 $C_{21}H_{30}BrNO_4$　440.38	UV IR Vitali 反应 溴化物鉴别反应	有关物质：HPLC	硝酸银（0.1mol/L）电位滴定，水溶剂，银电极 制剂采用 HPLC 法

二、习题精选

(一) 最佳选择题

1. 莨菪烷类抗胆碱药物的特征反应是(　　)

A. 重氮化 - 偶合反应　　　B. 与三氯化铁反应　　　　　C. Vitali 反应

D. 与生物碱沉淀剂反应　　E. 丙二酰脲反应

2. 水解后,与硫酸 - 重铬酸钾在加热的条件下,生成苯甲醛,而逸出类似苦杏仁的臭味的药物是(　　)

A. 地西泮　　　　　　　　B. 肾上腺素　　　　　　　　C. 盐酸异丙嗪

D. 硫酸奎宁　　　　　　　E. 氢溴酸山莨菪碱

3. 能与二氯化汞的乙醇溶液生成白色沉淀的药物是(　　)

A. 硝苯地平　　　　　　　B. 后马托品　　　　　　　　C. 氢溴酸东莨菪碱

D. 阿托品　　　　　　　　E. 盐酸普鲁卡因

4. 以下药物中没有旋光性的是(　　)

A. 氢溴酸东莨菪碱　　　　B. 氢溴酸山莨菪碱　　　　　C. 氢溴酸后马托品

D. 硫酸阿托品　　　　　　E. 丁溴东莨菪碱

5. 影响酸性染料比色法的最主要因素是(　　)

A. 水相的 pH　　　　　　　B. 酸性染料的种类　　　　　C. 有机溶剂的种类

D. 酸性染料的浓度　　　　E. 水分的影响

6. 采用酸性染料比色法测定药物的含量,如果溶液 pH 过高对测定造成的影响是(　　)

A. In^- 浓度太低,影响离子对的形成

B. 有机碱药物呈游离状态,使离子对的浓度很低

C. 使 In^- 浓度太高

D. 有利于离子对形成

E. 没有影响

7. 酸性染料比色法中水相的 pH 过低,则(　　)

A. 有利于形成 In^-

B. 酸性染料以阴离子状态存在

C. 酸性染料以分子状态存在

D. 生物碱几乎全部以分子状态存在

E. 没有影响

8. 酸性染料比色法测定的是(　　)

A. 有机相中染料的颜色　　　　　　　B. 水相中染料的颜色

C. 呈电离状态的染料的颜色　　　　　D. 有机相中离子对的颜色

E. 呈阳离子状态的被测药物的颜色

9. 在冰醋酸非水介质中,硫酸阿托品与高氯酸反应的摩尔比是(　　)

A. 1 : 1　　　　B. 1 : 2　　　　C. 1 : 3　　　　D. 1 : 4　　　　E. 2 : 1

10. ChP 检查氢溴酸东莨菪碱中有关物质采用的方法是(　　)

A. HPLC 对照品对照法   B. HPLC 主成分自身对照法

C. TLC 自身稀释对照法   D. TLC 对照品对照法

E. UV 法

11. 硫酸阿托品中检查莨菪碱是利用了两者的（   ）

A. 碱性差异   B. 溶解度差异   C. 对光选择吸收性质差异

D. 旋光性质差异   E. 吸附性质差异

12. 采用非水溶液滴定法测定氢溴酸山莨菪碱含量时,加入（   ）,用于消除酸根干扰

A. 溴化汞   B. 二氯化汞   C. 醋酸汞

D. 硝酸汞   E. 高氯酸汞

13. 某药物滴加硝酸银试液,即生成淡黄色凝乳状沉淀,分离,沉淀能在氨试液中微溶,但在硝酸中几乎不溶。该药物是（   ）

A. 硫酸阿托品   B. 氢溴酸东莨菪碱   C. 盐酸麻黄碱

D. 苯佐卡因   E. 硝苯地平

（二）配伍选择题

[14~17]

A. 三氯化铁反应   B. 绿奎宁反应   C. 钯离子配合呈色反应

D. Vitali 反应   E. 重氮化 - 偶合反应

以下药物的特征鉴别试验

14. 硫酸奎宁（   ）

15. 盐酸氯丙嗪（   ）

16. 氢溴酸山莨菪碱（   ）

17. 苯佐卡因（   ）

[18~21]

A. HPLC 法   B. UV 法   C. 硝酸银电位滴定法

D. 酸性染料比色法   E. 非水溶液滴定法

ChP 中以下药物含量测定的方法是

18. 硫酸阿托品原料药（   ）

19. 硫酸阿托品片（   ）

20. 氢溴酸东莨菪碱（   ）

21. 丁溴东莨菪碱原料药（   ）

[22~24]

A. HPLC 法   B. GC 法   C. TLC 法

D. UV 法   E. Vitali 反应

ChP 中以下药物杂质检查的方法是

22. 氢溴酸山莨菪碱（   ）

23. 氢溴酸后马托品（   ）

24. 丁溴东莨菪碱（   ）

（三）多项选择题

25. 下列药物中,可用酸性染料比色法进行含量测定的有（   ）

A. 硫酸阿托品片   B. 氢溴酸东莨菪碱片   C. 苯巴比妥片

D. 氢化可的松片　　　　　E. 阿司匹林片

26. 影响酸性染料比色法的因素有（　　　　　）

A. 水相的 pH　　　　　　B. 染料及其浓度的选择　　　　C. 有机溶剂的选择

D. 水分的影响　　　　　　E. 容器的选择

27. 在酸性染料比色法中,对溶液 pH 的要求有（　　　　　）

A. 使有机碱性药物与 H^+ 成盐

B. 使酸性染料呈分子状态

C. 使酸性染料电离足够的阴离子 In^-

D. 使有机碱呈游离状态

E. 使有机碱性药物成阳离子,酸性染料成阴离子

28. 硫酸阿托品的含量测定可采用（　　　　）

A. 非水碱量法　　　　　　B. 非水酸量法　　　　　　C. 酸性染料比色法

D. 三氯化铁比色法　　　　E. 银量法

29. 酸性染料比色法中,水分的混入（　　　　）

A. 使有机溶剂浑浊　　　　B. 使离子对解离　　　　　C. 影响比色

D. 稀释了离子对浓度　　　E. 会带入水相中的过量染料

30. 酸性染料比色法测定生物碱时常用的有机溶剂有（　　　　　）

A. 苯　　　　　　　　　　B. 三氯甲烷　　　　　　　C. 二氯甲烷

D. 甲醇　　　　　　　　　E. 乙醇

31. 酸性染料比色法测定生物碱,最常用的酸性染料为（　　　　　）

A. 甲酚红　　　　　　　　B. 酚红　　　　　　　　　C. 溴麝香草酚蓝

D. 溴甲酚绿　　　　　　　E. 甲基橙

32. 离子对高效液相色谱法分析碱性物质时常用的离子对试剂有（　　　　　）

A. 四丁基溴化铵　　　　　B. 四丁基氢氧化铵　　　　C. 十二烷基磺酸钠

D. 庚烷磺酸钠　　　　　　E. 戊烷磺酸钠

（四）是非判断题

33. 莨菪烷类抗胆碱药物是由莨菪烷衍生的氨基醇与不同有机酸缩合成酯的生物碱。（　　　　）

34. 阿托品分子结构中含有不对称碳原子,具有旋光性。（　　　　）

35. ChP 中收载的氢溴酸山莨菪碱片的含量测定方法为直接分光光度法。（　　　　）

（五）填空题

36. 阿托品和东莨菪碱分子中具有＿＿＿＿＿＿＿＿的结构,易水解。例如阿托品可水解生成＿＿＿＿＿和＿＿＿＿。

37. 氢溴酸东莨菪碱其他生物碱的检查:取本品 0.10g,加水 2ml 溶解后,分成两等份,一份中加氨试液 2~3 滴,不得发生＿＿＿;另一份中加氢氧化钾试液数滴,只许发生＿＿＿＿的类白色浑浊。

（六）简答题

38. 酸性染料比色法有哪些影响因素?如何选择最佳条件?

39. 简述 RP-HPLC 法测定生物碱类药物时,可能存在的问题及原因,以及克服的措施。

(七) 计算题

40. 硫酸阿托品的含量测定：取本品约 0.5g,精密称定为 0.501 1g,加冰醋酸与醋酐各 10ml 溶解后,加结晶紫指示液 1~2 滴,用高氯酸滴定液 (0.102 5mol/L) 滴定至溶液纯蓝色,消耗高氯酸滴定液 7.20ml;并将滴定结果用空白试验校正,消耗高氯酸滴定液 0.06ml。每 1ml 高氯酸滴定液 (0.1mol/L) 相当于 67.68mg 的 $(C_{17}H_{23}NO_3)_2 \cdot H_2SO_4$。求本品的百分含量。

41. 氢溴酸山莨菪碱片 (5mg/ 片) 的含量测定：取本品 20 片,精密称定,总重为 1.590 2g,研细,精密称取 0.111 4g 片粉 (约相当于氢溴酸山莨菪碱 7mg),置 100ml 量瓶中,加水使氢溴酸山莨菪碱溶解并稀释至刻度,摇匀,滤过,取续滤液,作为供试品溶液。取氢溴酸山莨菪碱对照品 35.2mg,置 50ml 容量瓶中,加水溶解并稀释至刻度,摇匀,精密量取 10ml,置 100ml 容量瓶中,用水稀释至刻度,摇匀,作为对照品溶液。精密量取供试品溶液与对照品溶液各 3ml,分别置预先精密加三氯甲烷 15ml 的分液漏斗中,各加溴甲酚绿溶液 (取溴甲酚绿 50mg 与邻苯二甲酸氢钾 1.021g,加 0.2mol/L 盐酸溶液 1.6ml 使溶解后,用水稀释至 100ml,摇匀,必要时滤过) 6.0ml,摇匀,振摇 3 分钟后,静置使分层,分取澄清的三氯甲烷液,在 420nm 的波长处分别测定吸光度,供试品溶液和对照品溶液的分别为 0.370 和 0.362。求本品 $C_{17}H_{23}NO_4 \cdot HBr$ 相当于标示量的百分数。

(八) 设计与分析题

42. 现有 3 种药物：硫酸阿托品 (A)、氢溴酸东莨菪碱 (B) 和氢溴酸后马托品 (C),请设计适当的化学方法将它们区分开。

43. ChP 中丁溴东莨菪碱注射液含量测定色谱条件如下。

用十八烷基硅烷键合硅胶为填充剂;以 0.004% 磷酸溶液 - 乙腈 (50:50) 配制的 0.008mol/L 十二烷基硫酸钠溶液为流动相;检测波长为 210nm;进样体积 20μl。

(1) 非水碱量法可用于生物碱的含量测定,注射液的含量测定为什么不采用非水碱量法?

(2) 请分析选择该色谱分离方法的原因。

44. 已知某药物的结构式、分子式和分子量如下。

$(C_{17}H_{23}NO_3)_2 \cdot H_2SO_4 \cdot H_2O$　694.84

(1) 请根据其结构与性质,设计原料药的鉴别试验 (2 种以上)。

(2) 阅读其制备方法,设计其杂质检查方法。制备方法为：取洋金花干粉,加入 1%~4% 盐酸润湿膨胀,置渗漉桶中,加 1%~4% 的盐酸浸渍 24 小时以上,进行渗漉,得棕黄色稠膏;取棕黄色稠膏,溶解于丙酮,加入活性炭,脱色,过滤,滴加 10% 硫酸至酸性,室温静置,得硫酸莨菪碱;将硫酸莨菪碱置烘箱中加热消旋,冷却即得粗品,加乙醇,搅拌溶解,过滤,滤液析晶过夜,减压过滤,真空干燥得本品。

(3) 请根据其结构与性质,设计其原料药、片剂和注射液的含量测定方法。说明方法的原理、操作要点及含量计算公式。

三、答案与解析

(一) 最佳选择题

1. [C]　本题考查莨菪烷类药物的特征反应。莨菪烷类生物碱结构中的酯键水解后生成莨菪酸,经发烟硝酸加热处理,转变为三硝基衍生物,再与氢氧化钾的醇溶液和固体氢氧化钾作用脱羧,转化成具有共轭结构的阴离子而显深紫色。

2. [E]　本题考查莨菪烷类药物与硫酸 - 重铬酸钾反应的鉴别试验。本类药物水解后,生成的莨菪酸,可与硫酸 - 重铬酸钾在加热的条件下,发生氧化反应,生成苯甲醛,而逸出类似苦杏仁的臭味。

3. [C]　本题考查氢溴酸东莨菪碱的鉴别试验。取氢溴酸东莨菪碱约 10mg,加水 1ml 溶解后,置分液漏斗中,加氨试液使成碱性后,加三氯甲烷 5ml,摇匀,分取三氯甲烷液,置水浴上蒸干,残渣中加二氯化汞的乙醇溶液,即生成白色沉淀(与阿托品及后马托品的区别)。

4. [D]　本题考查莨菪烷类抗胆碱药物的旋光性。阿托品中虽然含有不对称碳原子,但是为外消旋体,无旋光性。

5. [A]　本题考查酸性染料比色法的影响因素。最主要的影响因素是水相的 pH。只有选择合适的 pH,使有机碱性药物均成阳离子 (BH^+),而同一 pH 条件下酸性染料电离足够的阴离子 (In^-),碱性药物才能定量生成离子对,并完全溶于有机溶剂中,而过量的染料完全保留在水相中,才能保证定量的测定。

6. [B]　本题考查水相 pH 对酸性染料比色法的影响。若 pH 过高,有机碱药物呈游离状态,使离子对的浓度也很低。

7. [C]　本题考查水相 pH 对酸性染料比色法的影响。pH 过低,抑制了酸性染料的解离,使 In^- 浓度太低,不利于离子对的形成。

8. [D]　本题考查酸性染料比色法的基本原理。在适当 pH 的水溶液中,碱性药物 (B) 可与氢离子结合成阳离子 (BH^+),而一些酸性染料,可解离成阴离子 (In^-);2 种离子定量地结合,即生成吸收光谱明显红移的有色离子对 $(BH^+ \cdot In^-)$,该离子对可以定量地被有机溶剂萃取,测定有机相中有色离子对特征波长处的吸光度,即可以进行碱性药物的含量测定。

9. [A]　本题考查硫酸阿托品的非水溶液滴定法。硫酸是二元酸,在水溶液中可以发生二级解离,生成 SO_4^{2-}。但在冰醋酸非水介质中,只能发生一级解离,生成 HSO_4^-,即只提供一个 H^+。所以硫酸盐类药物在冰醋酸中,只能滴定至硫酸氢盐,可用高氯酸滴定液直接滴定。

$$(BH^+)_2 \cdot SO_4^{2-} + HClO_4 \rightarrow (BH^+) \cdot ClO_4^- + (BH^+) \cdot HSO_4^-$$

硫酸阿托品与高氯酸反应的摩尔比为 1:1。

10. [B]　本题考查氢溴酸东莨菪碱中有关物质的检查。ChP 规定氢溴酸东莨菪碱中有关物质的检查采用 HPLC 主成分自身对照法。

11. [D]　本题考查硫酸阿托品中莨菪碱的检查。硫酸阿托品为消旋体,无旋光性,而莨菪碱为左旋体,可以利用旋光度测定法对莨菪碱杂质进行检查。

12. [C]　本题考查非水溶液滴定中氢卤酸酸根的影响及其排除方法。在用高氯酸进行非水滴定过程中,若被置换出的 HA 酸性较强时,则反应不能进行到底。在测定有机碱氢卤酸盐时,由于被置换出的氢卤酸酸性较强,影响滴定终点,一般加入定量的醋酸汞冰醋酸溶液,使生成难解离的卤化汞,以消除干扰。

13.［B］ 本题考查鉴别试验中溴化物的反应。氢溴酸盐的水溶液显溴化物的鉴别反应。①取供试品溶液,滴加硝酸银试液,即生成淡黄色凝乳状沉淀;分离,沉淀能在氨试液中微溶,但在硝酸中几乎不溶。②取供试品溶液,滴加氯试液,溴即游离,加三氯甲烷振摇,三氯甲烷层显黄色或红棕色。

（二）配伍选择题

14~17.［14B;15C;16D;17E］ 本组题考查药物的特征鉴别试验。Vitali 鉴别反应系莨菪烷类生物碱的特征反应。奎宁为 C-6 位含氧喹啉衍生物,可发生绿奎宁反应。吩噻嗪类药物分子结构中二价硫可与钯离子配合呈色。苯佐卡因分子结构中有芳伯氨基,可发生重氮化-偶合反应。

18~21.［18E;19D;20A;21C］ 本组题考查莨菪烷类抗胆碱药物的含量测定方法。硫酸阿托品原料药采用非水溶液滴定法;硫酸阿托品制剂采用酸性染料比色法;氢溴酸东莨菪碱采用 HPLC 法;丁溴东莨菪碱原料药采用硝酸银电位滴定法。

22~24.［22C;23A;24A］ 本组题考查莨菪烷类抗胆碱药物的杂质检查方法。氢溴酸山莨菪碱中其他生物碱的检查采用的是 TLC 法;氢溴酸后马托品和丁溴东莨菪碱有关物质的检查采用 HPLC 法。

（三）多项选择题

25.［AB］ 本题考查酸性染料比色法在莨菪烷类抗胆碱药物含量测定中的应用。酸性染料比色法是针对生物碱类药物,在一定的 pH 条件下,可与某些酸性染料结合显色,而进行分光光度法测定药物含量的方法,适用于紫外吸收弱、标示量低的有机碱性药物(生物碱)制剂的含量或含量均匀度的测定。如 ChP 中硫酸阿托品片、氢溴酸山莨菪碱片等。

26.［ABCD］ 本题考查酸性染料比色法的影响因素。酸性染料比色法的影响因素较多,主要包括水相的 pH、酸性染料的种类、有机溶剂的种类与性质、有机相中的水分及酸性染料中的有色杂质等。

27.［ACE］ 本题考查水相 pH 对酸性染料比色法的影响。应选择合适的 pH,使有机碱性药物成阳离子(BH^+),而同一 pH 条件下酸性染料电离足够的阴离子(In^-),碱性药物才能定量生成离子对,并完全溶于有机溶剂中,而过量的染料完全保留在水相中,才能保证定量的测定。

28.［AC］ 本题考查酸硫酸阿托品的含量测定方法。硫酸阿托品原料药采用非水溶液滴定法;制剂采用酸性染料比色法。

29.［ACE］ 本题考查酸性染料比色法的影响。水相中有过量的有色酸性染料,水分的混入有可能使有机相浑浊,从而影响比色测定的准确性。

30.［BC］ 本题考查水分对酸性染料比色法中有机溶剂的选择。应选择对有机碱性药物与酸性染料形成的离子对萃取效率高、能与离子对形成氢键、不与或极少与水混溶的有机溶剂作为萃取溶剂。常用的有机溶剂有三氯甲烷、二氯甲烷等。二氯乙烯、苯、甲苯、四氯化碳等尽管也适宜,但由于毒性及环境污染不宜采用。

31.［CDE］ 本题考查酸性染料比色法中常用的酸性染料。常用的酸性染料有溴麝香草酚蓝、溴甲酚绿、甲基橙等。

32.［CDE］　本题考查离子对 HPLC 法常用的离子对试剂。分析碱性物质时常用的离子对试剂为烷基磺酸盐阴离子对试剂,如戊烷磺酸钠、庚烷磺酸钠、十二烷基磺酸钠等。高氯酸、三氯乙酸、磷酸、十二烷基硫酸钠等也可与多种碱性样品形成离子对。

(四) 是非判断题

33.　√　本题考查莨菪烷类抗胆碱药物的结构。莨菪烷(托烷)类抗胆碱药物是由莨菪烷衍生的氨基醇与不同的有机酸缩合成酯的生物碱,

34.　×　本题考查莨菪烷类生物碱的旋光性。阿托品中虽然含有不对称碳原子,但是为外消旋体,无旋光性。

35.　×　本题考查氢溴酸山莨菪碱的含量测定方法。ChP 中收载的氢溴酸山莨菪碱原料药采用非水溶液滴定法,制剂采用酸性染料比色法。

(五) 填空题

36.　酯;莨菪醇;莨菪酸。本题考查莨菪烷类药物的结构中酯的水解性。阿托品和东莨菪碱结构中有酯键,易水解。

37.　浑浊;瞬即消失。本题考查氢溴酸东莨菪碱中其他生物碱的检查。利用碱性及溶解性的差异,采用沉淀反应进行检查。其他生物碱碱性较弱。在氢溴酸东莨菪碱水溶液中加氨试液,东莨菪碱的碱性较强,不游离析出,不发生浑浊;其他生物碱碱性较弱,游离析出,产生浑浊。在氢溴酸东莨菪碱水溶液加入氢氧化钾试液,则东莨菪碱析出,溶液显浑浊;因东莨菪碱在碱性条件下可水解,生成异东莨菪醇和莨菪酸,前者在水中溶解,后者生成钾盐在水溶液中也能溶解,故可使瞬即产生的浑浊消失。

(六) 简答题

38.　答:(1)影响因素主要包括水相的 pH、酸性染料的种类、有机溶剂的种类与性质、有机相中的水分及酸性染料中的有色杂质等。

(2)水相的 pH:根据有机药物和酸性染料的 pK_a 值以及两相中分配系数,选择最佳 pH,使有机碱药物和酸性染料分别全部以 BH^+ 和 In^- 状态存在。酸性染料:应该不仅能够与有机碱性药物定量地结合,且生成的离子对要在有机相中有较大的溶解度,同时要求生成的离子对在其最大吸收波长处有较高的吸光度;染料在有机相中要不溶或很少溶解。酸性染料的浓度:足量即可,增加浓度可提高测定的灵敏度,但不易太高,否则易乳化。萃取溶剂:应选择对有机碱性药物与酸性染料形成的离子对萃取效率高、能与离子对形成氢键、不与或极少与水混溶的有机溶剂。三氯甲烷最为常用,其具有能与离子对形成氢键、萃取效率较高、选择性好、在水中的溶解度小、与其混溶的微量水分易于除去等特点。其次是二氯甲烷。二氯乙烯、苯、甲苯、四氯化碳等由于毒性及环境污染不宜采用。水分:在萃取过程中应该严防水分混入有机相中。一般多采用加入脱水剂,或经干燥滤纸过滤的方法除去混入的水分。酸性染料中的有色杂质:在加入供试品之前将缓冲溶液与酸性染料的混合液先用所选用的有机溶剂萃取弃去。

39.　答:在 RP-HPLC 法中,常用的固定相为十八烷基硅烷键合硅胶,或辛烷基硅烷键合硅胶,流动相常用水 - 甲醇或水 - 乙腈系统。若固定相表面的硅醇基键合不完全,固定相覆盖度较小时,裸露的硅醇基可与碱性药物发生吸附或离子交换作用,引起峰拖尾,分离能力降低,甚至不能被洗脱。改进的措施主要有以下几项。

(1)在流动相中加硅醇基抑制剂(扫尾剂、改性剂),抑制碱性药物与硅醇基之间的作用。常用的有三乙胺、二乙胺、乙腈等。

(2)在流动相中加入离子对试剂,与呈解离状态的待测组分离子形成离子对而掩蔽碱性基团。常用的离子对试剂为烷基磺酸盐阴离子对试剂,如戊烷磺酸钠、庚烷磺酸钠、十二烷基磺酸钠等。高氯酸、三氯乙酸、磷酸、十二烷基硫酸钠等也可与多种碱性样品形成离子对。

(3)调节流动相pH,抑制待测碱性药物的解离,改善峰形。常用的pH调节剂有弱酸、弱碱和缓冲盐。

(4)改进固定相:①选择表面键合覆盖率高的填料。②选择端基封尾的填料。

(七) 计算题

40. 解:取样量 $W=0.501\,1g$,高氯酸滴定液消耗体积 $V=7.20ml$,空白试验消耗体积 $V_0=0.06ml$,滴定度 $T=67.68mg/ml$

$$含量 = \frac{(V-V_0) \times F \times T}{W} \times 100\%$$

$$= \frac{(7.20-0.06) \times \dfrac{0.102\,5}{0.1} \times 67.68}{0.501\,1 \times 1\,000} \times 100\% = 98.8\%$$

41. 解:供试品溶液的吸光度 $A_{供}=0.370$,对照品溶液的吸光度 $A_{对}=0.362$,对照品溶液的浓度 $c_{对}=\dfrac{35.2}{50} \times \dfrac{10}{100} \times 10^{-3}g/ml$,稀释体积 $D=100ml$,平均片重 $\overline{W}=\dfrac{1.590\,2}{20}g$,取样量 $W=0.111\,4g$,标示量 $B=5 \times 10^{-3}g$

$$标示量\,\% = \frac{\dfrac{A_{供}}{A_{对}} \times c_{对} \times D \times \overline{W}}{W \times B} \times 100\%$$

$$= \frac{\dfrac{0.370}{0.362} \times \dfrac{35.2}{50} \times \dfrac{10}{100} \times 10^{-3} \times 100 \times \dfrac{1.590\,2}{20}}{0.111\,4 \times 5 \times 10^{-3}} \times 100\% = 102.7\%$$

(八) 设计与分析题

42. 答:取3种药物适量,分别加水溶解后,滴加氯化钡试液,生成白色沉淀的为硫酸阿托品(A);另取剩余2种药物适量分别加水溶解后,置分液漏斗中,加氨试液使成碱性后,加三氯甲烷,摇匀,分取三氯甲烷液,置水浴上蒸干,残渣中加二氯化汞的乙醇溶液生成白色沉淀的为氢溴酸东莨菪碱(B)。剩余的1种药物为氢溴酸后马托品(C)。

设计思路:硫酸阿托品为硫酸盐,其他2种药物均不含硫酸根,故采用硫酸盐的鉴别方法区分出硫酸阿托品。莨菪烷类生物碱具有一般生物碱的通性,能与多种生物碱沉淀试剂产生沉淀反应,但反应现象可能不同。东莨菪碱与二氯化汞反应只能生成白色的分子复盐沉淀。后马托品加热时能使二氯化汞转变成砖红色的氧化汞(带有微量的氧化亚汞)。

43. 答:(1)由于注射液中有大量的水分存在,会严重影响电位滴定曲线突跃的指示剂颜色的变化,影响终点的灵敏度,故注射液的含量测定一般不采用非水溶液滴定法。

(2)莨菪类药物为有机碱类,在反相固定相中保留较弱,因此采用离子对高效液相色谱法,即在流动相中加入与呈解离状态的待测组分离子电荷相反的离子对试剂,形成离子对化合物后使待测组分在非极性固定相中的分配与溶解度增大,改善其色谱保留行为,分析碱性物质时常用的离子对试剂为烷基磺酸盐阴离子对试剂。如戊烷磺酸钠、庚烷磺酸钠、十二烷基磺酸钠、高氯酸、三氯乙酸、磷酸、十二烷基硫酸钠等。

44. 答：

（1）鉴别试验：本药物结构为莨菪烷类生物碱，可采用 Vitali 反应进行鉴别，结构中含有硫酸根，可发生硫酸盐的反应，还可以用 IR 法进行鉴别。

1）取本品约 10mg，加发烟硝酸 5 滴，置水浴上蒸干，得黄色的残渣，放冷，加乙醇 2~3 滴润湿，加固体氢氧化钾 1 小粒，即显深紫色。

2）①取供试品溶液，滴加氯化钡试液，即生成白色沉淀；分离，沉淀在盐酸或硝酸中均不溶解。②取供试品溶液，滴加醋酸铅试液，即生成白色沉淀；分离，沉淀在醋酸铵试液或氢氧化钠试液中溶解。③取供试品溶液，加盐酸，不生成白色沉淀（与硫代硫酸盐区别）。

3）本品的红外光吸收图谱应与对照的图谱一致。

（2）杂质检查

1）酸度：根据本品制备工艺，在生产过程中可能引入酸性杂质。本品为强酸弱碱盐，溶液呈弱酸性，可以利用药物与杂质之间的酸碱性差异采用酸碱滴定法进行检查。在一定指示剂下，用碱滴定供试品溶液中的酸性杂质，以消耗一定量碱滴定液后指示剂颜色变化作为指标。

取本品 0.50g，加水 10ml 溶解后，加甲基红指示液 1 滴，如显红色，加氢氧化钠滴定液（0.02mol/L）0.15ml，应变为黄色。

2）莨菪碱：根据生产工艺，本品为莨菪碱的消旋体，若消旋化不完全会引入莨菪碱。莨菪碱为左旋体，可通过旋光法加以区别。

取本品，按干燥品计算，加水溶解并制成每 1ml 中含 50mg 的溶液，依法测定（通则0621），旋光度不得过 –0.40°。

3）有关物质：根据生产工艺，本品通过植物提取制备，引入的杂质成分较复杂，多为其他生物碱，需要进行有关物质的检查，方法主要采用 HPLC 法。由于有机碱类色谱保留常常较弱，可采用离子对高效液相色谱法。可采用反相键合相为固定相，用水溶液 - 有机溶剂为流动相。在流动相中加入与呈解离状态的待测组分离子电荷相反的离子对试剂，形成离子对化合物后使待测组分在非极性固定相中的分配与溶解度增大，从而改善其色谱保留与分离行为，分离碱性物质时常用烷基磺酸盐阴离子对试剂。水相由具有适宜 pH 的缓冲溶液构成，pH 一般控制在 2.0~8.0 范围内。采用不加校正因子的主成分自身对照法进行检查。

（3）含量测定

1）原料药的含量测定

原理：本药物结构中含有叔氮原子，与硫酸成盐，可在非水溶剂中用 $HClO_4$ 滴定，其反应原理为置换滴定。硫酸是二元酸，在水溶液中可以发生二级解离，生成 SO_4^{2-}。但在冰醋酸非水介质中只能发生一级解离，生成 HSO_4^-，即只提供一个 H^+。所以硫酸盐类药物在冰醋酸中只能滴定至硫酸氢盐，可用高氯酸滴定液直接滴定。

$$(BH^+)_2 \cdot SO_4^{2-} + HClO_4 \rightarrow (BH^+) \cdot ClO_4^- + (BH^+) \cdot HSO_4^-$$

本药物与高氯酸反应的摩尔比为 1:1。因此滴定度为

$$T = m \times \frac{a}{b} \times M = 0.1 \times \frac{1}{1} \times 694.84 = 69.48 \, (mg/ml)$$

式中,m 为滴定液的摩尔浓度(mol/L);a、b 分别为滴定反应式中被测药物与滴定剂的摩尔数;M 为被测药物的毫摩尔质量(以 mg 表示)。

操作要点:取本品约 0.5g,精密称定,加冰醋酸与醋酐各 10ml 溶解后,加结晶紫指示液 1~2 滴,用高氯酸滴定液(0.1mol/L)滴定至溶液纯蓝色,并将滴定的结果用空白试验校正。每 1ml 高氯酸滴定液(0.1mol/L)相当于 69.48mg 的 $(C_{17}H_{23}NO_3)_2 \cdot H_2SO_4 \cdot H_2O$。

$$含量 = \frac{(V-V_0) \times F \times T}{W} \times 100\%$$

式中,V 和 V_0 分别为样品和空白消耗的滴定剂体积(ml),F 为滴定液的浓度校正因子,T 为滴定度(mg/ml),W 为取样量(mg)。

非水溶液滴定法采用半微量滴定分析,消耗滴定剂小于 8ml,滴定度 T 为 69.48mg/ml,乘 8ml 即为取样量,约 0.5~0.6g。由于本品的碱性较强,采用结晶紫为指示剂,终点颜色为纯蓝色。

2)片剂的含量测定:莨菪烷类抗胆碱药物的药理活性均较强,临床使用剂量较小,故采用专属灵敏的方法对其进行含量测定。

原理:酸性染料比色法是针对生物碱药物在一定的 pH 条件下可与某些酸性染料结合显色,而进行分光光度法测定药物含量的方法。该法的样品用量少、灵敏度高,特别适用于少量供试品尤其是小剂量药物制剂的定量分析,具有一定的专属性和准确度。基本原理是在适当 pH 的水溶液中,碱性药物(B)可与氢离子结合成阳离子(BH^+),而一些酸性染料可解离成阴离子(In^-);2 种离子定量地结合,即生成具有吸收光谱明显红移的有色离子对($BH^+ \cdot In^-$),该离子对可以定量地被有机溶剂萃取,测定有机相中有色离子对特征波长处的吸光度,即可以进行碱性药物的含量测定。其反应示意式如下:

$$B + H^+ \rightleftharpoons BH^+$$
$$HIn \rightleftharpoons H^+ + In^-$$
$$BH^+ + In^- \rightleftharpoons (BH^+ \cdot In^-)_{水相} \rightleftharpoons (BH^+ \cdot In^-)_{有机相}$$

测定的关键是离子对的形成和萃取,主要受到水相 pH、酸性染料及其浓度、有机溶剂的种类等因素影响,故应注意相关条件的选择。

操作要点:取本品 20 片,精密称定,研细,精密称取适量,置量瓶中,加水振摇使溶解并稀释至刻度,滤过,取续滤液,作为供试品溶液。另取对照品适量,精密称定,加水溶解并配成与供试品溶液相当的浓度,作为对照品溶液。精密量取对照品溶液和供试品溶液适量,分别置预先精密加入三氯甲烷 10ml 的分液漏斗中,各加溴甲酚绿溶液,振摇提取 2 分钟后,静置使分层,分取澄清的三氯甲烷液,照紫外-可见分光光度法(通则 0401),在 420nm 的波长处分别测定吸光度,计算,并将结果与 1.027 相乘,即得。

其中 1.027 为 $(C_{17}H_{23}NO_3)_2 \cdot H_2SO_4 \cdot H_2O$ 与无水对照品 $[(C_{17}H_{23}NO_3)_2 \cdot H_2SO_4]$ 的分子量换算系数 RF:

$$RF = \frac{(C_{17}H_{23}NO_3)_2 \cdot H_2SO_4 \cdot H_2O}{(C_{17}H_{23}NO_3)_2 \cdot H_2SO_4} = \frac{694.84}{676.81} = 1.027$$

$$标示量\% = \frac{\dfrac{A_供}{A_对} \times C_对 \times D \times RF \times \overline{W}}{m \times B} \times 100\%$$

式中,$A_供$ 为供试品溶液的吸光度,$A_对$ 为对照溶液的吸光度,$c_对$ 为对照品溶液的浓度,D 为供试品溶液的稀释体积，m 为供试品的取样量，RF 为分子量换算系数，$\overline{W}$ 为单位制剂的平均重量（或装量）。

3）注射液的含量测定：同片剂的含量测定。操作要点是精密量取本品适量置量瓶中，用水稀释至刻度，摇匀，作为供试品溶液。取对照品适量，精密称定，置量瓶中，加水溶解配成与供试品溶液相当的浓度。精密量取供试品溶液与对照品溶液各适量，分别置预先精密加入三氯甲烷 10ml 的分液漏斗中，各加溴甲酚绿溶液 2.0ml，振摇提取 2 分钟后，静置使分层，分取澄清的三氯甲烷液，在 420nm 的波长处分别测定吸光度，计算，并将结果乘 1.027。

（张云静）

一、基本内容

中药分析（Chinese materia medica analysis）是以中医药理论为指导，应用现代分析的技术，研究中药材和饮片、提取物和中药制剂质量的科学，也是药物分析学的重要内容。

（一）中药分析的特点

1. 在中药的分析中要遵循"用中医药理论指导"的原则，运用整体观理论对中药进行化学成分的定性轮廓分析，运用组方的"君臣佐使"理论、中药药性理论创立分析方法，选择分析目标。

2. 中药质量受多环节多因素的影响。中药材的种类繁多、成分复杂、产地分散、替代品（代用品）多，加之生长环境、采收季节、加工炮制等因素，造成其所含化学成分及临床疗效的差异；而中药制剂又受到生产工艺、包装运输、储藏等因素的影响，质量控制的环节更为复杂。

3. 中药及其制剂的成分复杂多变。单一植（动）物中含有多类不同结构的多种成分；不同来源中药中的同一待测成分含量差异巨大，不同植物来源、不同产地、不同采收期、不同生长年限和不同药用部位中药的相同成分含量差异显著；中药在煎煮炮制和制剂过程中化学成分有量和质的变化。

4. 中药不同工艺和不同制剂中同一成分的质量标准有不同的要求。制剂工艺及辅料会对有效成分产生影响。

5. 中药杂质来源的多途径性。中药杂质来源要比化学制剂复杂。中药中会由多途径引入外源性有害物质和杂质，如中药材中非药用部位及未除净的泥沙；中药材中所含的重金属及残留农药；包装、保管不当发生霉变、走油、泛糖、虫蛀等产生的杂质；洗涤所用水质二次污染等途径均可混入杂质。

（二）中药分析的主要内容

中药分析与质量控制包括鉴别、检查、浸出物测定和含量测定等方面的项目和内容。

1. 中药的鉴别　中药的鉴别药味的选取原则：①单味制剂，直接选取单一药味；复方制剂，按照君、臣、佐、使依次选择药味。②药味较多时，首选君药、臣药、贵重药、毒性药。③凡有原粉入药者，应做显微鉴别。④最少要选择超过制剂处方中1/3的药味进行鉴别。

鉴别方法主要包括性状鉴别、显微鉴别（药材和饮片及含药材细粉的制剂）、理化鉴别、色谱鉴别、指纹图谱与特征图谱鉴别法、DNA分子标记鉴别法等。色谱鉴别法中的薄层色谱法（TLC）法应用最多，气相色谱法（GC）适用于含挥发性成分的药物（冰片、麝香等）的鉴别,HPLC 法鉴别常与含量测定同时进行。当中药材及制剂缺乏用于鉴别的专属性成分或活性成分不清楚时,可通过表征其化学成分轮廓的指纹图谱鉴定。DNA 分子标记鉴别是指通过比较药材间 DNA 分子遗传多样性差异来鉴别药材基源、确定学名的方法,适用于采用性状鉴别、显微鉴别、理化鉴别以及色谱鉴别等方法难以鉴定的样品的鉴别,如同属多基源物种、动物药等的鉴别。

TLC 法鉴别时对照物的选择原则是有对照品的须采用对照品作对照,无对照品的须采用对照药材,既无对照品也无对照药材的,也可直接使用药材对照。对照物可选择中药的有效成分、有效部位(如总黄酮、总生物碱和总皂苷等)或对照药材,并可用薄层标准图谱定性。

2. 中药的检查项目与内容　中药的检查内容包括安全性、有效性、均一性与纯度要求 4 个方面。

中药及其制剂的杂质检查项目:主要包括药材中水分、膨胀度、杂质(药材中混杂的正常成分之外的物质)、灰分(总灰分、酸不溶性灰分)、重金属及有害元素、农药残留、内源性有毒成分、真菌毒素、酸败度、二氧化硫残留量等。总灰分系指药材或制剂经加热炽灼灰化后残留的无机物,测定总灰分主要是控制药材中泥土、砂土的量,同时还可以反映药材生理灰分的量。酸不溶性灰分能更准确地反映出外来杂质的量。对中药及其制剂中残留农药检查时,当接触农药不明时可测定总有机氯和总有机磷的限度,且均用 GC 法测定。药典中规定了一些中药中与生俱来的、共存的或加工次生的毒性物质(内源性有毒成分)的检查项目。ChP 制定了山药、牛膝、粉葛、天冬、天麻、天花粉、白及、白芍、白术、党参等 10 种中药材及饮片中二氧化硫残留量限度标准,建立了珍珠、海藻等海洋类药物标准中有害元素限度标准,对柏子仁等 24 味易受黄曲霉毒素感染药材及饮片增加了“黄曲霉毒素”检查项目和限度标准,并收载了药材、饮片及中药制剂中的玉米赤霉烯酮、赭曲霉毒素 A、呕吐毒素、展青霉素等多种真菌毒素的液相色谱法或液相色谱 - 串联质谱法测定方法,制定了相应限度标准。

3. 中药浸出物测定　浸出物测定以浸出物的含量作为药材的一种整体质量指标,一般用于活性成分或指标性成分不明确,或含量很低,或尚无准确定量方法药材的质量控制。按照所用溶剂的不同,浸出物可分为水溶性浸出物、醇溶性浸出物和挥发性醚浸出物。

4. 中药的含量测定　中药及其制剂定量分析时指标成分的选择原则为:①首选君药及贵重药建立含量测定方法。中药和化学药品组成的复方制剂,除君药外所含化学药品也必须建立含量测定项目。②有毒药物,必须建立含量测定项目。若含量太低无法测定时,应规定限度检查项,或制定含量限度范围。③应选专属性强的有效成分或指标成分测定含量。④测定成分应与中医理论、用药的功能主治相近。⑤测定成分应与生产工艺和功效相关。⑥检测成分应归属某单一药味。⑦确实无法测定含量的,可测定药物的总固体量。

中药含量测定常用方法有 HPLC、GC、薄层色谱扫描法(TLCS)、分光光度法和化学分析法等。其中 HPLC 法是中药及其制剂含量测定的首选方法,GC 法主要用于测定药材和饮片、制剂中含挥发油及其他挥发性组分的含量。薄层色谱扫描法可作为 HPLC 法的补充,用于无紫外吸收或不能采用 HPLC 法分析组分的含量测定。化学分析法主要用于测定中药中含量较高的类别成分及无机成分。

一测多评法:中药单一成分的定量检测难以体现中药的整体质量。中药分析多采用多个指标成分同时测定的模式进行质量控制。一测多评法(quantitative analysis of multicomponents by single-marker,QAMS)是在选定条件下以单一对照品为参比,计算出其他各成分的响应系数,并以单一对照品对照法,通过测得供试品中目标成分响应的校正,计算得出待测有效成分的含量。中药一测多评的含量测定方法适用于对照品难得、制备成本高或不稳定的情况下的同类多成分的同时测定。

(三) 中药的质量整体控制

1. 中药指纹图谱　中药指纹图谱特别是色谱指纹图谱,是目前最能满足表征中药成分整体特性的技术,用于中药质量的整体评价,也有利于控制中间体、成品的一致性,减少批间差异。中药指纹图谱满足有效信息最大化原则,尽可能全面地获得中药的化学成分群等整体(轮廓)特征信息,强调对图谱共有峰归属的辨识和图谱相似性的评价。采用整张图谱而不是用单个或者少数两三个峰来代表该药材,中药指纹图谱还具有模糊性。

2. 中药特征图谱　主要是指中药化学特征图谱,系指中药材、饮片、提取物或制剂经适当处理后,采用一定的分析手段,得到的能够标识其各组分群体特征的共有峰的图谱。特征图谱是在指纹图谱的基础上,选取其中某些重要的特征信息所建立的图谱,是一种综合的、可量化的鉴别手段。特征图谱的辨识需从整体的角度综合考虑,经对 10 批次以上样品图谱的研究和比较,确定具有特征意义的峰作为特征峰,确定合理的参比峰。

3. 中药生物活性测定　中药生物活性测定具有整体可控、药效相关等优势,是以药物的生物效应为基础,以生物统计为工具,运用特定的实验设计,测定药物有效性,从而达到控制药品质量的作用。中药生物活性测定可不同程度地关联临床上的安全性和有效性,尤其当中药中未知复杂成分无法检控或理化测定不能反映其临床生物活性时,更显其优越性。

【本章关键词】

中药材与提取物:中药材是指采收后未经加工或只经简单产地加工的中药原料,包括生物类药材(天然植物类、动物类)或矿物类药材两大类。中药提取物是对中药材的深度加工,指从植物、动物中制得的挥发油、油脂、有效部位和有效成分,是中药制剂及其他制品的原料。

中药分析的主要内容:中药分析与质量控制包括鉴别、检查、浸出物测定和含量测定等方面的项目和内容。

中药的鉴别:主要是根据中药材、中药制剂的性状、组织学特征以及所含化学成分的理化性质,采用一定的分析方法来判断该中药材及其制剂的真伪。

中药的检查对象与内容:中药的检查对象指药品或在加工、生产和贮藏过程中可能含有并需要控制的物质或物理参数。中药的检查内容包括安全性、有效性、均一性与纯度要求 4 个方面。

中药的含量测定:是指用化学、物理学或生物学方法对中药中含有的有关成分(或组分)进行检测,是评价中药制剂质量的重要手段。

中药质量的整体控制:中药质量应该采用指纹图谱、特征图谱或生物效价活性的分析评价,进行整体控制。

二、习题精选

(一) 最佳选择题

1. 以下药品中需进行显微鉴别的是(　　)

A. 山楂叶提取物　　　　　B. 肉桂油　　　　　　C. 清开灵注射液

D. 黄连药材　　　　　　　E. 西洋参口服液

2. 在六味地黄丸的显微鉴别中,薄壁组织深棕色至黑色,细胞多皱缩,内含棕色核状物,为(　　)的特征

A. 山药　　　　　　　　B. 牡丹皮　　　　　　　　C. 酒萸肉

D. 茯苓　　　　　　　　E. 熟地黄

3. 大黄升华物为黄色菱状针晶或羽毛状结晶,是哪类物质(　　　　)

A. 酚酸　　　　　　　　B. 黄酮　　　　　　　　　C. 内酯

D. 蒽醌　　　　　　　　E. 鞣质

4. 在中药材的灰分检查中,更能准确地反映外来杂质质量的是(　　　　)

A. 总灰分　　　　　　　B. 硫酸盐灰分　　　　　　C. 酸不溶性灰分

D. 生理灰分　　　　　　E. 碳酸盐灰分

5. 对中药及其制剂进行残留农药检查时,当接触农药不明时,一般可测定(　　　　)

A. 总有机氯量　　　　　　　　　　B. 总有机磷量

C. 总有机氯量和总有机磷量　　　　D. 总有机溴量

E. 总有机溴量和总有机氯量

6. 对易霉变的柏子仁等需额外进行的检查项目是(　　　　)

A. 含氯量测定　　　　　B. 含磷量测定　　　　　　C. 妥布霉素测定

D. 二氧化硫残留量测定　E. 黄曲霉毒素测定

7. 骨痹舒片是治疗类风湿关节炎的中成药,主要含有制马钱子、制何首乌、桑寄生、黄芪等中药成分,其含量测定时应该选用的指标成分有(　　　　)

A. 黄芪皂苷　　　　　　B. 马钱子碱　　　　　　　C. 槲皮素

D. 大黄酚　　　　　　　E. 何首乌总苷

(二) 配伍选择题

[8~10]

A. 性状鉴别　　　　　　B. 微量升华法鉴别　　　　C. 色谱鉴别

D. 显微鉴别　　　　　　E. 化学鉴别

8. 利用其外观、形状及感官性质等特征作为真伪鉴别依据的方法是(　　　　)

9. 矿物药的主要成分为无机化合物,其鉴别方法是(　　　　)

10. 中药制剂中最常用的鉴别方法是(　　　　)

[11~12] 以下水分测定法中

A. 甲苯法　　　　　　　B. 减压干燥法　　　　　　C. 烘干法

D. 气相色谱法　　　　　E. 高效液相色谱法

11. 含挥发性成分贵重药的药品中水分测定用(　　　　)

12. 不含或少含挥发性成分的药品中水分测定用(　　　　)

[13~14]

A. 酸碱滴定法　　　　　　　　　　B. GC 法

C. 原子吸收分光光度法　　　　　　D. 电感耦合等离子体质谱法

E. 酶联免疫法

13. 黄曲霉毒素的检测方法是(　　　　)

14. 中药农药残留的检测方法是(　　　　)

[15~17]

以下药物需要检查的内源性有毒物质是

A. 双酯型生物碱　　　　B. 阿多尼弗林碱　　　　C. 莨菪碱

D. 马兜铃酸　　　　　　E. 银杏酸

15. 千里光（　　　）

16. 复方苦参肠炎康片（　　　）

17. 附子及含有附子的药品（　　　）

(三) 多项选择题

18. ChP 一部正文收载的药品有（　　　　）

A. 单味制剂　　　　　　B. 中药材和饮片　　　　C. 药用辅料

D. 成方制剂　　　　　　E. 植物油脂和提取物

19. 中药分析的特点是（　　　　）

A. 以中医药理论为指导　　　　　　B. 中药质量的不稳定性

C. 中药成分复杂多变　　　　　　　D. 中药杂质来源的多样性

E. 药用辅料的多样性

20. 八角茴香油需测定的物理常数有（　　　　　）

A. 相对密度　　　　　　B. 凝点　　　　　　　　C. 旋光度

D. 折光率　　　　　　　E. 熔点

21. 以下项目可用气相色谱法分析的有（　　　　）

A. 冰片的鉴别　　　　　B. 黄曲霉素的测定　　　C. 肉桂油中含水量的测定

D. 有机氯类农药残留　　E. 丁香中的丁香酚的含量测定

22. 中药及其制剂定性分析中可以作薄层鉴别用对照物的有（　　　　　）

A. 有效成分对照品　　　B. 有效部位对照品　　　C. 内标溶液

D. 待测样品稀释液　　　E. 对照药材

23. 以下药物可以进行显微鉴别的有（　　　　）

A. 黄连　　　　　　　　B. 六味地黄丸　　　　　C. 左金丸

D. 消痛散　　　　　　　E. 双黄连口服液

24. ChP 规定,应检查二氧化硫残留量的药材有（　　　　　）

A. 三七　　　B. 天冬　　　C. 牛膝　　　D. 白术　　　E. 白芍

25. 影响中药质量的因素有（　　　　）

A. 原料药材的采收季节不同

B. 原料药材的产地不同

C. 中药制剂的生产工艺不同

D. 饮片的加工炮制方法不同

E. 所采用的辅料不同

26. 关于中药指纹图谱,下列说法正确的是（　　　　）

A. 原料药材中的某些特征峰在提取物指纹图谱中不允许丢失

B. 原药材、中间体、成方制剂的指纹图谱应有较大相关性

C. 中药指纹图谱的特征性是指反映的化学信息应具有高度选择性

D. 中药指纹图谱的整体性可以用于监控中药制剂批间质量的稳定性

E. 中药指纹图谱的基本属性包括整体性、特征性、稳定性和模糊性

(四) 名词解释

27. 性状鉴别

28. 显微鉴别

29. 中药的杂质

30. 总灰分

31. 酸败

32. 中药提取物

33. 中药指纹图谱

(五) 是非判断题

34. 中药制剂的鉴别应着重于君药、臣药、贵重药和毒性药。(　　　)

35. 显微鉴别几乎可适用于所有中药制剂。(　　　)

36. 总灰分与酸不溶性灰分都含有硅酸盐。(　　　)

37. 中药材在储藏、运输中容易发生霉变,污染具有致癌性的黄曲霉毒素,故 ChP 收载的所有中药材品种项下均规定了黄曲霉毒素的限度检查要求。(　　　)

38. 为保证临床用药安全,我国已经取消了马兜铃科含马兜铃成分的关木通、广防己、青木香的药用标准。ChP 对中药材天仙藤、细辛以及中成药九味羌活丸等含马兜铃酸的中药品种制定了严格的限度标准。(　　　)

39. 中药定量分析时若确实无法进行含量测定的,可测定药物的总固体量。(　　　)

40. 中药指纹图谱满足有效信息最大化原则,表征待测样品所含成分的整体性,强调对图谱共有峰归属的辨识和图谱相似性的评价,中药指纹图谱相似度要求在 0.9~1.0 之间。(　　　)

(六) 简答题

41. 试述中药及其制剂的鉴别药味的选取原则。

42. 如何解释中药化学成分的复杂多变?

43. 中药材及其制剂杂质检查的主要项目有哪些?

44. 中药杂质来源于哪些途径?

45. 中药及其制剂的含量测定中,测定成分的选择原则是什么?

46. 中药制剂化学成分含量测定的主要方法有哪些? 各有何优缺点?

47. 检测中药中的多指标成分的意义是什么?

48. 举例说明中药的一测多评质量控制方法。

(七) 设计题

49. 藏木香(*Inula racemosa* Hook. f)为菊科旋覆花属(*Inula*)植物,以根入药。藏木香中主要活性成分是土木香内酯和异土木香内酯,具有显著的抗炎、抑菌、保肝、调节心脏、抗病毒及抗肿瘤等作用。试根据所学知识设计藏木香中主要活性成分土木香内酯和异土木香内酯的含量测定方法并进行方法学验证。

三、答案与解析

(一) 最佳选择题

1. [D]　本题考查中药及其制剂的鉴别方法中的显微鉴别法。ChP 一部的药材和饮片

及含药材粉末的制剂均列出了显微鉴别项目。本题中黄连药材需进行显微鉴别。

2. [E] 本题考查六味地黄丸的显微鉴别。

3. [D] 本题考查大黄的鉴别方法。

4. [C] 本题考查中药及其制剂中的酸不溶性灰分杂质检查。灰分测定过程中加盐酸后加热,碳酸盐等生理灰分即能溶解,但泥土、砂石等硅酸盐则不能溶解,成为酸不溶性灰分。因此,酸不溶性灰分能更准确地反映出外来杂质的量。

5. [C] 本题考查中药及其制剂中有机磷类农药残留量的测定。大多数农药的残留期较短,但有机氯类和少数有机磷类的农药可能长期残留,所以需要加以控制。对接触农药不明的样品,一般可以测定总有机氯和总有机磷的限度。

6. [E] ChP对柏子仁等易受黄曲霉毒素感染的药材及饮片收载了"黄曲霉毒素"检查项目和限度标准。

7. [B] 制马钱子是骨痹舒片的君药之一,又是有毒药物,必须建立含量测定项目。故骨痹舒片的含量测定时选用HPLC法测定马钱子的主要成分马钱子碱和士的宁的含量。

(二) 配伍选择题

8~10. [8A;9E;10C] 本组题考查中药及其制剂的鉴别方法。中药及其制剂的鉴别方法主要包括性状鉴别、显微鉴别、理化鉴别和色谱鉴别等。其中,性状鉴别是利用其外观、形状及感官性质等特征作为真伪鉴别的依据,是评价药材及其制剂质量的一项重要指标。矿物药的主要成分为无机化合物,可用化学方法鉴别。色谱鉴别法具有分离度好、灵敏度高、专属性强、应用范围广等特点,特别适用于中药及其制剂的鉴别,其中薄层色谱法是中药制剂中最常用的鉴别方法。

11~12. [11B;12C] 本组题考查ChP中收载的中药及其制剂、提取物中水分测定方法。中药及其制剂、提取物中水分测定的方法有4种:烘干法(不含或少含挥发性成分)、甲苯法(含挥发性成分)、减压干燥法(含挥发性成分贵重药)和气相色谱法。

13~14. [13E;14B] 本组题考查中药中某些外源性杂质黄曲霉毒素、二氧化硫残留、农药残留主要的检测方法。ChP收载3种黄曲霉毒素的检测方法,分别为高效液相色谱法、高效液相色谱-串联质谱法和酶联免疫法(ELISA)。GC法最常用于中药农药残留量的测定。

15~17. [15B;16C;17A] 本组题考查中药中内源性有害物质的检查。

阿多尼弗林碱为肝毒性成分,是千里光药材安全性评价需检查的重要指标成分。附子在处方中常为君药,其有效成分中,双酯型生物碱毒性很强。因此,含有附子的药品中,对双酯型生物碱的检测和控制非常重要。复方苦参肠炎康片处方中有颠茄流浸膏,活性成分含有莨菪碱,其可引起中枢神经系统先兴奋、后抑制的功能改变。银杏酸是银杏叶提取物(EGb)及其制剂中的主要毒性物质,具有免疫毒性和胚胎毒性作用,会引起漆毒样皮炎。马兜铃酸为肾毒性成分,且马兜铃酸类物质均为1类致癌物,肝癌、肾癌等的发生与马兜铃酸导致的突变密切相关。细辛中含马兜铃酸Ⅰ,成方制剂九味羌活丸中含有细辛,ChP采用HPLC-MS法对九味羌活丸进行马兜铃酸Ⅰ限度检查。

(三) 多项选择题

18. [ABDE] 本题考查ChP一部正文收载的药品内容。ChP一部正文分为中药材和饮片、植物油脂和提取物、成方制剂和单味制剂3个部分。各部分质量控制应严格执行国家药品标准。

19.〔ABCD〕 本题考查中药分析的特点。

20.〔ABCD〕 本题考查八角茴香油的性状鉴别中的物理常数鉴别。一些植物油脂(如蓖麻油、茶油、麻油等)、提取物(如八角茴香油、肉桂油、牡荆油等)和中药制剂,还可通过测定某些特定物理常数(如熔点、凝点、旋光度、折光率、相对密度等)来鉴别。ChP对八角茴香油的鉴别规定:相对密度在25℃时应为0.975~0.988(通则0601),凝点应不低于15℃(通则0613),依法测定旋光度为 −2°~+1°(通则0621),折光率应为1.553~1.560(通则0622)。

21.〔ACDE〕 本题考查气相色谱法在中药及其制剂分析中的应用。气相色谱法适用于中药药材与制剂中含挥发性成分如冰片、麝香等的鉴别;适用于有机氯类、有机磷类、拟除虫菊酯类等有关农药残留量的测定;主要用于测定药材和饮片、制剂中含挥发油及其他挥发性组分的含量,如冰片中的龙脑、丁香中的丁香酚等;还可用于中药提取物及中药制剂中含水量或含醇量的测定,如紫苏叶油、肉桂油、麝香风湿胶囊、牡荆油胶丸、活血止痛膏等的测定。

22.〔ABE〕 本题考查中药及其制剂的薄层鉴别法中对照物的选择方法。薄层鉴别法通常采用对照法进行鉴别,方法有对照品对照法、对照药材对照法、阳性对照法及阴性对照法。对照品可选择中药的有效成分、有效部位(如总黄酮、总生物碱和总皂苷等)或对照药材,并可用薄层标准图谱定性。

23.〔ABCD〕 本题考查中药及其制剂的显微鉴别法,中药材和饮片、含药材粉末的制剂如散剂、丸剂和含药材细粉的颗粒剂等均可进行显微鉴别。

24.〔BCDE〕 本题考查中药二氧化硫残留量的检查。二氧化硫残留量的规定:山药、天冬、天花粉、天麻、牛膝、白及、白术、白芍、党参、粉葛等药材中二氧化硫残留量不得超过400mg/kg,其他中药材及其饮片的二氧化硫残留量不得过150mg/kg,山药片(饮片)二氧化硫残留量为10mg/kg。

25.〔ABCD〕 本题考查中药质量的影响因素。中药质量控制的环节非常复杂,受多因素、多环节影响,中药材的种类繁多、成分复杂、产地分散、替代品(代用品)多,加之生长环境、采收季节、加工炮制等因素,造成其所含化学成分及临床疗效的差异;而中药制剂又受到生产工艺、包装运输、储藏等因素的影响。

26.〔BCD〕 本题考查中药指纹图谱相关概念及其特征性和整体性的基本属性。

(四) 名词解释

27. 答:中药的性状鉴别是利用其外观、形状及感官性质等特征及物理常数作为真伪鉴别的依据。如药材和饮片的形状、大小、色泽、表面特征、质地、折断面特征以及气味等;中药制剂的外观及内容物的形状、颜色、气味等,均可作为描述的内容。

28. 答:显微鉴别法系指用显微镜对药材(饮片)切片、粉末、解离组织或表面制片及含饮片粉末的制剂中饮片的组织、细胞或内含物等特征进行鉴别的一种方法。

29. 答:药材和饮片中混存的正常成分之外的物质称为杂质,包括来源与规定相同、但其性状或药用部位与规定不符的物质,来源与规定不同的物质,无机杂质(如砂石、泥块、尘土等)。

30. 答:总灰分系指药材或制剂经加热炽灼灰化后残留的无机物。总灰分除包含药物本身所含无机盐(称为生理灰分)外,还包括泥土、砂石等药材外表黏附的无机杂质。

31. 答:酸败是指油脂或含油脂的种子类药材和饮片,在贮藏过程中发生复杂的化学变化,生成游离脂肪酸、过氧化物和低分子醛类、酮类等产物,出现特异臭味,影响药材和饮片的感观和质量。

32. 答：中药提取物是对中药材的深度加工，指从植物、动物中制得的挥发油、油脂、有效部位和有效成分，是中药制剂及其他制品的原料。

33. 答：中药指纹图谱(traditional Chinese medicine fingerprint)系指药材、饮片、提取物或中药成方制剂等经适当处理后，采取一定的分析技术和方法得到的能够标示其化学的、生物学的或其他特性的图谱。

(五) 是非判断题

34. √　当药味较多时，中药及其制剂的鉴别药味的选取应首选君药、臣药、贵重药、毒性药进行鉴别研究。

35. ×　只有药材和饮片及含药材粉末的制剂须做显微鉴别。

36. √　总灰分加稀盐酸处理后得到的不溶性灰分，主要指不溶于盐酸的砂石、泥土等硅酸盐类化合物，为酸不溶性灰分。故酸不溶性灰分是总灰分中不溶于盐酸的硅酸盐类化合物，总灰分与酸不溶性灰分均含有硅酸盐。

37. ×　黄曲霉毒素是黄曲霉菌、寄生曲霉菌产生的代谢物，剧毒，可以致癌、致畸、致突变等。黄曲霉菌广泛存在于土壤中，菌丝生长时产生毒素。此外，中药材在储藏、运输中容易发生霉变，污染黄曲霉毒素。ChP 在柏子仁、大枣、水蛭、地龙、肉豆蔻、全蝎、决明子、远志、陈皮、使君子、胖大海、莲子、桃仁、蜈蚣、槟榔、酸枣仁、薏苡仁、僵蚕、麦芽、延胡索、土鳖虫、九香虫、蜂房、马钱子等 24 个品种项下规定了黄曲霉毒素的限度检查要求。

38. √　为保证临床用药安全，我国已经取消了马兜铃科含马兜铃成分的关木通、广防己、青木香的药用标准。ChP 对中药材天仙藤、细辛以及中成药九味羌活丸等含马兜铃酸的中药品种制定了严格的限度标准，如采用 HPLC 法对细辛中马兜铃酸 I ($C_{17}H_{11}NO_7$) 限度检查，规定含马兜铃酸 I 不得过 0.001%。

39. √　中药及其制剂含量测定中，若确实无法进行含量测定的，可测定药物的总固体量。如测定水溶性浸出物、醇溶性浸出物和挥发性醚浸出物等以间接控制其质量。

40. √　在用指纹图谱进行质量控制时，供试品指纹图谱中应分别呈现与参照物色谱峰保留时间相同的色谱峰。按中药色谱指纹图谱相似度评价系统，供试品指纹图谱与对照指纹图谱经相似度计算，相似度不得低于 0.90。

(六) 简答题

41. 答：中药及其制剂的鉴别药味的选取原则如下。

(1)单味制剂，直接选取单一药味；复方制剂，按照君、臣、佐、使依次选择药味。

(2)药味较多时，首选君药、臣药、贵重药、毒性药。

(3)凡有原粉入药者，应做显微鉴别。有显微鉴别的，可同时进行其他方法的鉴别。

(4)原则上处方中的每一药味均应进行鉴别，选择尽量多的药味制订在标准中，但最少也要超过制剂处方中 1/3 的药味进行鉴别。

42. 答：(1)单一植(动)物中含有多类不同结构的多种成分。植(动)物由于发生二次代谢过程，通过不同的生物合成途径产生了多类不同结构的多种成分。

(2)不同来源中药中的同一待测成分含量差异巨大。生长环境、采收季节、生长年限及部位差异等因素造成了不同来源的同种中药成分含量差异显著。

(3)中药在煎煮炮制和制剂过程中化学成分有量和质的变化。中药从药材加工到临床应用的整个过程会对其成分产生量和质的变化。

43. 答：中药材及其制剂的杂质检查项目主要有水分测定、膨胀度测定、药材中混杂的杂质检查、灰分测定、重金属及有害元素测定、农药残留量测定、有关毒性物质的检查、黄曲霉毒素和酸败度测定等。

44. 答：中药杂质来源要比化学制剂复杂。中药中会由多途径引入外源性有害物质和杂质，如中药材中非药用部位及未除净的泥沙；中药材中所含的重金属及残留农药；包装、保管不当发生霉变、走油、泛糖、虫蛀等产生的杂质；洗涤所用水质二次污染等途径均可混入杂质。

45. 答：中药及其制剂的含量测定项目的选择原则如下。

(1) 首选君药及贵重药建立含量测定方法。中药和化学药品组成的复方制剂，除君药外所含化学药品也必须建立含量测定项目。

(2) 有毒药物，必须建立含量测定项目，若含量太低无法测定时，应规定限度检查项，或制定含量限度范围。

(3) 应选专属性强的有效成分或指标成分测定含量。

(4) 测定成分应与中医理论、用药的功能主治相近。

(5) 测定成分应与生产工艺和功效相关。

(6) 检测成分应归属某单一药味。

(7) 确实无法测定含量的，可测定药物的总固体量。

46. 答：中药制剂化学成分含量测定方法主要包括高效液相色谱法、气相色谱法、薄层色谱扫描法、分光光度法和化学分析法等。

高效液相色谱(HPLC)法对含有众多成分的复杂体系具有强大的分离功能，且分析速度快，应用范围广，其重现性和准确度均优于薄层色谱扫描法，是中药及其制剂含量测定的首选方法。

气相色谱(GC)法为中药制剂分析的常规分析方法，主要用于测定药材和饮片、制剂中含挥发油及其他挥发性组分的含量。

薄层色谱扫描法具有分离效能高、简便快速等特点，因而适用于中药制剂的分析。本法的准确度和精密度虽不及高效液相色谱法，但可以作为高效液相色谱法的补充，用于无紫外吸收或不能采用高效液相色谱法分析的组分。

分光光度法由于容易受到共存组分的干扰，其使用受到一定限制。

化学分析法的准确度高，但不及色谱法等仪器分析法灵敏、专属，多用于制剂组方简单、组分含量较高时的测定。

47. 答：中药中含有众多成分，仅以单一成分作为质量控制的指标不能全面地反映药材的质量，更不能保证药效。中药制剂中有效物质亦不是某单一成分，而是多组分、多靶点作用的综合结果。因而，中药成方制剂分析大都选择多指标成分进行含量测定，力求更客观地表征其内在质量。

48. 答：一测多评法为在选定的测定条件下，以易得的单一对照品为参比，测定并计算出同一类别的其他各成分的相对响应系数(校正因子)，并以单一对照品对照法，通过测得供试品中目标成分响应的校正，计算得出这些目标待测有效成分的含量。例如，ChP 选取表小檗碱、黄连碱、巴马汀、小檗碱 4 个成分作为指标评价黄连的质量。小檗碱为黄连中主要药效成分，且定量用对照品价廉易得，故采用盐酸小檗碱单一对照的 HPLC 法进行同时测定。由于这些生物碱具有相同的共轭母核结构，取代基和分子量差异较小，在 UV 检测的最大吸收波长处的相对校正因数接近,可以采用峰面积直接计算测定含量。

(七) 设计题

49. 答:本题采用反相高效液相色谱法测定藏木香中主要成分土木香内酯和异土木香内酯含量。

(1) 色谱条件:色谱柱 C_{18}(250mm × 4.6mm,5μm);柱温 30 ℃;流动相乙腈 - 水系统(75 : 25),可根据试验结果情况调整比例;流速 1.0ml/min;进样量 10μl。

(2) 溶液配制

1) 对照品溶液的制备:分别精密称取适量土木香内酯以及异土木香内酯对照品 10.0mg,置 25ml 量瓶中,加甲醇溶解并稀释至刻度,摇匀,得对照品储备液。分别精密吸取各对照品储备液 1.0ml、2.0ml、4.0ml、5.0ml、8.0ml、10.0ml,置于 25ml 量瓶中,用甲醇稀释至刻度,摇匀,得土木香内酯和异土木香内酯的混合对照品系列溶液。

2) 供试品溶液与对照药材溶液的制备:取藏木香药材粉末 0.5g,于 100ml 具塞锥形瓶中,加甲醇 50ml,密塞,称定重量,超声 40 分钟,放凉后,再称定重量,用甲醇补足减失的重量,摇匀,滤过,即得供试品溶液。另精密称取藏木香对照药材细粉 0.5g,同法制成对照药材溶液。

(3) 测定波长的选择:分别取土木香内酯和异土木香内酯对照品储备液,扫描紫外吸收光谱图,确定最佳测定波长。

(4) 方法学验证

1) 专属性试验:按上述色谱条件,分别精密吸取阴性对照溶液(甲醇溶剂)、供试品溶液、对照药材溶液、对照品溶液各 10μl,注入液相色谱仪,测定。要求阴性对照溶液的色谱在与对照品溶液和对照药材溶液色谱相同保留时间处,无色谱峰出现。

2) 精密度试验:取土木香内酯和异土木香内酯对照品溶液(系列中的中间浓度)10μl 连续进样 6 次,测定其峰面积,计算 RSD 值。

3) 重现性试验:取同一批次藏木香药材粉末 6 份,精密称定,按上述方法制备供试品溶液,测定土木香内酯和异土木香内酯的含量,计算 RSD 值。

4) 加样回收率试验:精密称定藏木香药材粉末 0.5g,精密加入土木香内酯和异土木香内酯对照品溶液,再按上述方法制备供试品溶液,测定峰面积,计算土木香内酯和异土木香内酯平均回收率,并计算 RSD 值。

5) 线性关系考查:分别取专属性试验项下的土木香内酯和异土木香内酯对照品系列溶液,进样分析,并记录峰面积,绘制标准曲线,分别得土木香内酯和异土木香内酯的标准曲线。

6) 稳定性试验:取供试品溶液于 0 小时、1 小时、2 小时、4 小时、8 小时、24 小时测定土木香内酯和异土木香内酯的峰面积,计算 RSD 值,并判断供试品溶液在 24 小时内的稳定性。

(5) 样品含量测定:精密称定 3 批次购自不同药材市场的藏木香根的粉末 0.5g,按上述方法制备供试品溶液,按上述色谱条件进样,测定藏木香中土木香内酯和异土木香内酯含量。

设计思路:

(1) 方法的选择与建立思路:中药材藏木香中主要活性成分土木香内酯和异土木香内酯有紫外吸收,且能够买到对照品,因而本题的设计采用含量测定方法中应用较多的反相 HPLC 法。色谱柱选择应用最多的 C_{18} 柱,由于中药材成分复杂,为了保证分离效果,选择较长的色谱柱,故选择 C_{18}(250mm × 4.6mm,5μm),流动相选择乙腈 - 水系统。

（2）验证指标的确定思路：方法建立后为保证方法的准确可靠，需要对所建方法进行方法学验证。而含量测定方法需要验证方法的专属性、精密度、准确度、线性、范围、耐用性。此外还需考察样品在一定时间内的放置稳定性。

1）专属性验证需要将阴性对照（通常为所用溶剂）、所测成分的阳性对照（对照品溶液）、对照药材对照（对照药材溶液）、样品溶液分别进样分析，验证方法的选择性。

2）精密度又分为仪器精密度和方法精密度。仪器精密度可选用同一个标准样品重复进样6次来验证，而方法精密度则需要平行制备6份样品用所建立方法进行分析，考察结果的接近程度来验证，以确保样品的制备与分析方法的精密度都符合要求。

3）准确度验证通常选用测定加样回收率的办法，以验证方法的准确可靠。

4）线性和范围：选用5~7个浓度的混合对照品溶液，浓度范围需涵盖所有待分析浓度，通常低点为待分析样品最小浓度的50%，最高点为样品最大浓度的2~3倍，考察所建立方法的线性。

5）由于样品制备后通常会放置一定的时间，如需要等待仪器分析等，通常要考察所制得的样品溶液在24小时内的稳定性。

（3）方法建立并进行方法学验证后，则采用所建方法对3批次样品进行含量测定。

（石玉杰）

第二十四章　生物药物的分析概要

一、基本内容

生物药物（biological medicinal products）即生物制品，指以微生物、细胞、动物或人源组织和体液等为起始原材料，用生物学技术制成，用于预防、治疗和诊断人类疾病的制品／制剂。生物制品收载在 ChP 三部，如疫苗、血液制品、生物技术药物、微生态制剂、免疫调节剂、诊断制品等。根据其用途主要分为 3 类：预防类、治疗类和诊断类生物制品。生物制品必须进行原材料、生产过程（其中包括培养和纯化工艺过程）和最终产品的全过程质量控制，及时认真分析关键指标的波动变化（符合质量标准的要求）的原因并评估其是否影响产品的质量，以确保产品的安全有效。生物制品的全程质量控制包括鉴别、杂质检查、安全性检查、含量及活性检测等项目。

【质量分析特点】

1. 生物制品的鉴别是依据其化学结构、理化性质和生物学特点，利用化学法、物理法及生物学方法等对其组成、结构、纯度等进行检测，判断与确证产品的真伪。鉴别试验除常见的化学法和物理法等外，依据生物学特点还可利用免疫学方法、等电聚焦电泳法、肽图检查法等方法。

2. 生物制品的安全性检查贯穿其生产的全过程，其中一般杂质的检查方法与化学药物类似。特定杂质易引发特定的生理作用，产生严重的不良反应，影响用药安全。因此，生物制品的安全性检查需要对其所含的特殊杂质进行检查，包括过敏性物质的检查、无菌检查、灭活和脱毒检查、残余毒力和毒性物质的检查、外源性污染的检查、宿主细胞（菌）蛋白质残留量的检查、外源性 DNA 残留量的检查、抗生素残留量的检查、产品相关杂质的检查。

3. 生物制品种类多，组成复杂，除采用常规仪器分析和化学分析法等测定含量外，还可通过测定蛋白质和核酸含量来计算纯度和比活性，利用生物测定法测定供试品的生物活性。

4. 生物制品在经过精制后，要检查纯度是否达到规定要求，检查纯度通常采用电泳法和高效液相色谱法。

5. 对提纯的蛋白质制品如白蛋白、丙种球蛋白或抗毒素等，在必要时须测定其单体、聚合体或裂解片段的相对分子质量及分子的大小，提纯的多糖疫苗须测定多糖体的分子大小及其相对含量。常用的方法有凝胶层析法、SDS-PAGE 法和超速离心分析法等。

【本章关键词】

生物药物：即生物制品，指以微生物、细胞、动物或人源组织和体液等为起始原材料，用生物学技术制成，用于预防、治疗和诊断人类疾病的制品／制剂。

全过程质量控制：即对生物制品的原材料、生产过程（其中包括培养和纯化工艺过程）

和最终产品的质量控制,具体项目包括鉴别、杂质检查、安全性检查、含量及活性检测等。

安全性检查:即对生物制品中可能引发副反应而影响用药安全的一些特定杂质的检查。

生物制品质量控制实例见表 24-1。

表 24-1　人血白蛋白的检定方法

品种	检定项目	检定方法
原液	蛋白质含量	ChP 三部(通则 0731 蛋白质含量测定法,第三法):双缩脲法
	纯度	ChP 三部(通则 0541 电泳法):电泳法
	pH	ChP 三部(通则 0631 pH 测定法):酸度计测定
	残余乙醇含量	ChP 三部(通则 3201 乙醇残留量测定法):康卫皿扩散法
半成品	无菌检查	ChP 三部(通则 1101 无菌检查法)规定方法
	热原检查	ChP 三部(通则 1142 热原检查法):家兔法,或细菌内毒素检查法(通则 1143 细菌内毒素检查法)
成品	鉴别试验	ChP 三部:免疫双扩散法(通则 3403 免疫双扩散法)、免疫电泳法(通则 3404 免疫电泳法)
	热稳定性试验	用可见异物检查装置,肉眼观察
	化学检定	pH;蛋白质含量(通则 0731 蛋白质含量测定法,第一法凯氏定氮法)
	无菌检查	ChP 三部(通则 1101 无菌检查法)规定方法
	热原检查	ChP 三部(通则 1142 热原检查法):家兔法,或细菌内毒素检查法(通则 1143 细菌内毒素检查法)
	异常毒性检查	ChP 三部(通则 1141 异常毒性检查法):小鼠试验法、豚鼠试验法

二、习题精选

(一) 最佳选择题

1. 下列不属于生物制品的是(　　　)

A. 疫苗类药物　　　　　B. 抗毒素及抗血清类药物　　C. 血液制品

D. 重组 DNA 制品　　　E. 化学合成抗生素

2. 下列生物制品中,没有采用免疫双扩散法或免疫电泳法作为鉴别方法的是(　　　)

A. 伤寒 Vi 多糖疫苗　　B. 狂犬病人免疫球蛋白　　　C. 冻干人免疫球蛋白

D. 狂犬疫苗　　　　　　E. 人血白蛋白

3. 以下不属于生物制品安全检查内容的是(　　　)

A. 生殖毒性物质的检查　　　　　B. 过敏性物质的检查

C. 杀菌、灭活和脱毒检查　　　　D. 残余毒力和毒性物质的检查

E. 外源性污染的检查

4. 生物制品的质量检测项目主要包括(　　　)

A. 理化、安全和效力检定　　　　B. 性状、检查和含量测定

C. 鉴别、检查和含量测定　　　　D. 鉴别、检查和安全检定

E. 理化检定、鉴别和效力检定

5. 下列哪种方法不是蛋白质常用含量测定方法(　　　)

A. 凯氏定氮法   B. 酚试剂法   C. 双缩脲法

D. 氧瓶燃烧法   E. 考马斯亮蓝法

6. 血液制品中的残余乙醇量检查采用的方法是（ ）

A. 免疫双扩散法   B. 挥发法   C. 气相色谱法

D. 康卫皿扩散法   E. 免疫电泳法

7. 下列生物制品安全检定时,需要进行脱毒检查的是（ ）

A. 抗毒素   B. 类毒素   C. 病毒类疫苗

D. 人工蛋白制品   E. 血液制品

8. 下列哪种试验方法是热原检查的基准方法（ ）

A. 小鼠   B. 大鼠   C. 家兔

D. 猴   E. 豚鼠

9. 下列生物制品必须检查外源性 DNA 残留的是（ ）

A. 抗毒素   B. 重组 DNA 制品 C. 血液制品

D. 细菌类疫苗   E. 类毒素

10. 单克隆抗体制品中小鼠腹水瘤细胞 DNA 残留量采用的检测方法是（ ）

A. 电泳法   B. DNA 分子杂交 C. 中和法

D. 高效液相色谱法 E. 荧光分光光度法

(二) 配伍选择题

［11~12］

A. 凯氏定氮法   B. 家兔法   C. 免疫电泳法

D. 酶联免疫法   E. 分子排阻色谱法

11. 人血白蛋白的鉴别（ ）

12. 重组乙型肝炎疫苗的鉴别（ ）

［13~15］

A. 热原   B. 活菌   C. 支原体

D. 真空度   E. 异体蛋白

13. 过敏性试验检查（ ）

14. 无菌检查（ ）

15. 病毒类疫苗原液（ ）

［16~19］

A. 吸附破伤风疫苗

B. 脊髓灰质炎减毒活疫苗

C. 抗蝮蛇毒疫苗

D. 吸附百白破疫苗

E. 肾综合征出血热灭活疫苗

16. 细菌类疫苗是（ ）

17. 病毒类疫苗（ ）

18. 联合疫苗（ ）

19. 双价疫苗及多价疫苗（ ）

(三) 多项选择题

20. 蛋白质含量测定使用的常用方法包括（　　　　）

A. 免疫电泳法　　　　　B. 紫外吸收法　　　　　C. Lowry 法

D. 双缩脲法　　　　　　E. 凯氏定氮法

21. 生物制品在制造过程中,经常使用的防腐剂是（　　　　）

A. 甲醇　　　　　　　　B. 硫柳汞　　　　　　　C. 三氯甲烷

D. 甲醛　　　　　　　　E. 苯酚

22. 在安全检定时,灭活病毒疫苗需要做的是（　　　　）

A. 杀菌检查　　　　　　B. 脱毒检查　　　　　　C. 支原体检查

D. 含量测定　　　　　　E. 无菌检查

23. 生物制品安全检查的内容包括（　　　　）

A. 过敏性物质的检查　　　　　　B. 杀菌、灭活和脱毒检查

C. 残余毒力和毒性物质的检查　　D. 外源性污染的检查

E. 内源性污染的检查

24. 以下属于细菌类疫苗的是（　　　　）

A. 吸附破伤风疫苗　　　B. 皮下注射用卡介苗　　C. 伤寒 Vi 多糖疫苗

D. 乙型脑炎减毒活疫苗　E. 腮腺炎减毒活疫苗

25. 效力检定中,免疫力试验常用的方法有（　　　　）

A. 定量免疫定量攻击法　B. 变量免疫定量攻击法　C. 定量免疫变量攻击法

D. 被动保护力测定　　　E. 变量免疫变量攻击法

(四) 名词解释

26. 等电点

27. 免疫印迹法

28. Lowry 法

29. SDS-PAGE 法

30. 外源性 DNA 残留

31. 电泳迁移率

32. 滴度

33. 电泳

34. 分子排阻色谱法

35. 肽图分析

(五) 填空题

36. 蛋白质含量测定的常用方法包括＿＿＿＿、＿＿＿＿和＿＿＿＿。

37. 相对分子大小测定的常用方法包括＿＿＿＿、＿＿＿＿和＿＿＿＿。

(六) 是非判断题

38. 生物制品是以微生物、细胞、动物或人源组织和体液等为原料,应用传统技术或现代生物技术制成,用于人类疾病的预防、治疗和诊断的制品 / 制剂。（　　　）

39. 人免疫球蛋白属于血液制品。（　　　）

40. 生物制品的质量标准有别于其他商品,强调其特殊性,即安全性、有效性和可耐受性。（　　　）

41. 蛋白质测定常用的测定方法有凯氏定氮法（钨酸沉淀法和三氯醋酸沉淀法）、酚试剂法（紫外 - 可见分光光度法）和双缩脲法（Lowry 法）等。（　　）

42. 注射用人干扰素 γ 和注射用人白介素 -2 等,需进行残余抗生素的检查。（　　）

(七) 简答题

43. 简述在生物制品的安全检查中,原料、半成品和成品之间的异同。

44. 简述变量免疫定量攻击法的原理。

45. 生物制品的理化检定包括哪些内容?

46. 比较生物制品与化学药品的质量标准建立的异同。

(八) 综合分析题

47. mRNA（信使核糖核酸）疫苗通过将表达病毒抗原蛋白的基因 mRNA 注入人体内诱导人体自身表达对应抗体。建立有效的疫苗质量控制方法,对保障用药安全至关重要。请综合题目信息和所学习的知识,回答以下问题。

(1)国家药监局药审中心发布了有关 mRNA 疫苗药学研究技术指导原则（试行）,提出对核苷酸等原材料的质量标准应含有可充分表征产品相关杂质的纯度检测。请给出可用于纯度检测的方法。

(2)简述确定 mRNA 产物长度的分析方法及方法学验证。

(3)mRNA 递送系统一般是脂质体加聚合物材料,如脂质体和聚乙二醇（PEG）成分。为确保 mRNA 纳米颗粒制剂的均一性和质量可控性,简述确定脂质纳米颗粒粒径和 PEG 成分的质量控制方法。

(4)mRNA 疫苗稳定性评价遵循生物制品稳定性研究的有关指导原则开展研究,请给出能够反映产品整体质量的稳定性考察指标。

(5)简述 mRNA 疫苗成品的安全性评价指标。

三、答案与解析

(一) 最佳选择题

1.［E］ 本题考查对生物制品概念的理解。根据所采用的材料、制法或用途,将生物制品分为疫苗类药物、抗毒素及抗血清类药物、血液制品、重组 DNA 制品及诊断制品几类。

2.［D］ 本题考查对生物制品鉴别方法的了解情况。伤寒 Vi 多糖疫苗和狂犬病人免疫球蛋白均采用的是免疫双扩散法鉴别,冻干人免疫球蛋白采用的是免疫电泳法鉴别,人血白蛋白可采用免疫双扩散法和免疫电泳法鉴别,而狂犬疫苗采用的是酶联免疫法鉴别。

3.［A］ 本题考查对生物制品安全检查方面内容的掌握情况。安全检查内容一般包括以下 4 个方面:过敏性物质的检查;杀菌、灭活和脱毒检查;残余毒力和毒性物质的检查;外源性污染的检查。

4.［A］ 本题考查生物制品质量检测的涵盖内容。生物制品的质量检测分为理化检定、安全检定和效力检定 3 个方面。

5.［D］ 本题考查常用蛋白质含量测定方法。常用的蛋白质含量测定方法有凯氏定氮法、酚试剂法和双缩脲法等,其中由于酚试剂法中试剂配制复杂逐渐被考马斯亮蓝法取代。

6. ［D］　本题考查残余乙醇量的检测方法。康卫皿扩散法是测定血液制品中残余乙醇量的经典方法。

7. ［B］　本题考查安全检定中的脱毒检查。在5个选项中，只有类毒素需进行脱毒检查。

8. ［C］　本题考查热原检查的基本内容。药典规定，热原检查以家兔法作为实验的基准方法。

9. ［B］　本题考查外源性DNA残留量的测定知识。一切有可能引入外源性DNA的制品均需检测，5种制品中，只有B必须检测。

10. ［B］　本题考查DNA残留量检测方法的种类。ChP收载的外源性DNA的测定方法有DNA探针杂交法和荧光染色法。

（二）配伍选择题

11~12 ［11C；12D］　本组题考查生物制品常见的检定方法。凯氏定氮法是药典采用的测定蛋白质含量的常见方法，热原检查采用家兔法，免疫电泳法是人血白蛋白的鉴别方法，重组乙型肝炎疫苗的鉴别采用的是酶联免疫法，分子排阻色谱法是测定生物大分子相对分子质量的一种方法。

13~15 ［13E；14B；15C］　本组题考查对生物制品检查内容的熟悉程度。真空封口的冻干制品，应测定真空度，瓶内应出现蓝紫色辉光；采用异体蛋白为原料制成的治疗制剂如治疗血清和代人血浆等，需检查其中的过敏原去除是否达到允许限度，应检查异体蛋白；无菌检查用于检查药典要求无菌的生物制品、医疗器械、原料、辅料及其他品种；病毒类疫苗原液需进行支原体检查。

16~19 ［16A；17B；18D；19E］　本组题考查疫苗种类的区分。细菌类疫苗包括吸附破伤风疫苗、皮下注射用卡介苗、伤寒Vi多糖疫苗等。病毒类疫苗包括脊髓灰质炎减毒活疫苗、风疹减毒活疫苗、腮腺炎减毒活疫苗和流感全病毒灭活疫苗等。联合疫苗包括吸附百白破联合疫苗、麻疹腮腺炎联合减毒活疫苗和麻腮风联合减毒活疫苗等。肾综合征出血热灭活疫苗是双价疫苗及多价疫苗典型代表。

（三）多项选择题

20. ［BCDE］　本题考查蛋白质含量测定的方法。除A项外，其余4种均为蛋白质含量测定的常用方法。

21. ［BCDE］　本题考查防腐剂和灭活剂的使用。硫柳汞、三氯甲烷、甲醛、苯酚是4种比较常用的防腐剂，甲醇没有此种作用。

22. ［CDE］　本题考查安全检定的实际操作项目。支原体检查、含量测定、无菌检查等都是灭活病毒疫苗所需要做的安全检定。

23. ［ABCD］　本题考查安全检查的内容。安全检查内容一般包括以下4方面：过敏性物质的检查；杀菌、灭活和脱毒检查；残余毒力和毒性物质的检查；外源性污染的检查。

24. ［ABCD］　本题考查对疫苗分类的了解程度。细菌类疫苗是指有关细菌、螺旋体或其衍生物制成的减毒活疫苗、灭活疫苗、重组DNA疫苗和亚单位疫苗等。ABCD均属细菌类疫苗，腮腺炎减毒活疫苗属于病毒类疫苗。

25. ［ABCD］　本题考查生物制品效力检定中免疫力试验的种类。生物制品是具有生物活性的制剂，其效力一般采用生物学方法测定，生物学测定是利用生物体来测定待检品的生物活性或效价的一种方法。主要效力试验包括以下5个方面的内容：免疫力试验、活菌疫苗的效力测定、抗毒素和类毒素的单位测定、血清学试验和其他有关效力的检定和评价,其中免疫力试验包括 ABCD 4 种方法。

(四) 名词解释

26. 某一溶液中特定分子不带净电荷、呈电中性时的溶液 pH,是分析生物化学和蛋白质组学技术的关键参数。本题考查对生物制品质量控制关键参数的理解。

27. 系以供试品与特异性抗体结合后,抗体再与酶标抗体特异性结合,通过酶学反应的显色,对供试品的抗原特异性进行检查。本题考查对生物制品质量控制关键方法的理解。

28. 蛋白质在碱性条件下与 Cu^{2+} 反应,生成紫红色铜 - 蛋白质复合物。该复合物中的芳香族氨基酸残基将 Folin- 酚试剂中的磷钼酸 - 磷钨酸盐还原,产生深蓝色的钼蓝和钨蓝混合物。在一定的浓度范围内,形成蓝色的深度与蛋白质量成正比,可用于蛋白质含量的测定。本题考查对生物制品质量控制关键方法的理解。

29. 十二烷基硫酸钠(SDS)- 聚丙烯酰胺凝胶电泳法,原理为 SDS 与蛋白质结合为带强负电荷的复合物,使蛋白的电荷 / 质量比相同,从而迁移速率主要取决于蛋白质分子大小的不同,使其在电泳胶中分离。本题考查对生物制品质量控制关键方法的理解。

30. 生物制品的宿主细胞(菌)的残留 DNA。本题考查对生物制品安全性检查关键参数的理解。

31. 带电粒子在单位电场强度下移动的泳动速度。本题考查对生物制品质量控制关键参数的理解。

32. 又称效价,是一个抗原与最适稀释度的抗体进行抗原抗体反应的比例,一般作为生物活性物质的计量指标,常用来描述抗体、抗原、疫苗、病毒、噬菌体的计量值。本题考查对生物制品质量控制关键参数的理解。

33. 带电粒子在单位电场强度作用下,单位时间内移动的距离。本题考查对生物制品质量控制关键方法的理解。

34. 是根据分子大小进行分离的一种液相色谱技术,分离原理为凝胶色谱柱的分子筛机制。本题考查对生物制品质量控制关键方法的理解。

35. 根据蛋白质、多肽的分子量大小以及氨基酸组成特点,使用专一性较强的蛋白水解酶作用于特殊的肽链位点将多肽裂解成小片断,通过一定的分离检测手段形成特征性指纹图谱。本题考查对生物制品质量控制关键方法的理解。

(五) 填空题

36. 凯氏定氮法;酚试剂法;双缩脲法。本题考查对生物制品蛋白质含量测定关键方法的理解。

37. 凝胶层析法;SDS-PAGE 法;超速离心分析法。本题考查对相对分子大小测定的常用方法的理解。

(六) 是非判断题

38. √　本题考查生物制品的定义。生物制品是以微生物、细胞、动物或人源组织和体液等为原料,应用传统技术或现代生物技术制成,用于人类疾病的预防、治疗和诊断的制品 / 制剂。

39. √　本题考查血液制品的含义。血液制品指由健康人血浆或经特异免疫的人血浆,经分离、提纯或由重组 DNA 技术制成的血浆蛋白组分,以及血液细胞有形成分统称为血液制品。如人血白蛋白、人免疫球蛋白和人凝血因子等。

40. ×   本题考查对生物制品的质量要求。生物制品的质量标准强调其特殊性,即安全性、有效性和可接受性。

41. ×   本题考查对蛋白质含量测定方法的了解情况。其中酚试剂法又叫 Lowry 法,双缩脲法又叫紫外 - 可见分光光度法。

42. √   本题考查需进行残余抗生素检查的生物制品。对于生物制品的生产工艺,原则上不主张使用抗生素。如果在生产过程中使用了抗生素,则不仅要在纯化工艺中去除,而且要在原液检定中增加残余抗生素活性的检查。大肠埃希菌表达系统生产的重组生物制品有注射用人干扰素 α2a、注射用人干扰素 α1b、注射用人干扰素 α2b、注射用人干扰素 γ 和注射用人白介素 -2 等,不应有残余氨苄西林或其他抗生素活性。

(七) 简答题

43. 答:

原料:投产前必须按药典或有关规定要求,进行毒力、特异性和培养特性等试验,检查其生物学特性是否存在异常。血液制品,必须防止将含有病原物质(如 HBV、HCV 和 HIV 等)的血液投入生产。半成品:检查对活菌、活毒或毒素的处理,是否有杂菌或有害物质的污染,所加灭活剂、防腐剂是否过量等。成品:进行无菌试验、纯菌试验、毒性试验、热原试验和安全试验等检查。

44. 答:该方法又叫 50% 有效免疫剂量法。此法多用小白鼠进行试验,因为小白鼠对该方法敏感而且操作简便。疫苗经过稀释制成一系列浓度的样品,分别免疫各组动物,规定时间后,用同一剂量毒素进行攻击,观察,算出能使 50% 的动物免疫的剂量,就叫做变量免疫定量攻击法。

45. 答:物理检查(外观、真空度、溶解度检查、装量)、蛋白质含量测定、相对分子质量或分子大小测定、蛋白质纯度检查、防腐剂和灭活剂含量测定、其他理化检定项目(如水分含量测定、酸碱度和氯化钠测定等)。

46. 答:化学药品的质量标准是以最终产品为对象,评价其性状、鉴别、检查和含量测定等 4 项是否符合规定;而生物制品具有过程质量控制的特征,其质量标准包含了来自原料、半成品和最终产品 3 个部分的质量评价。其相同之处是共同遵循性状、鉴别、检查和含量测定各个部分的评价;不同之处是生物制品的过程质量控制展现在产品的质量标准中,而化学药品是将过程质量控制放在研究报告中,标准仅针对最终产品进行评价。

(八) 综合分析题

47. 答:本题综合考查生物制品质量控制的方法和技术。

(1)如质谱法、核磁共振波谱法、高效液相色谱法等。

(2)1)凝胶电泳法:将从每个体外转录反应的产物中提取样本,并使用 RNA 凝胶电泳试剂盒对产物进行 RNA 凝胶电泳。

2)对 mRNA 产物进行测序:这种方法相对耗时且昂贵。根据方法的灵敏性、准确性、精密性和耐用性等验证结果。

(3)通过动态光散射(DLS)技术确定颗粒粒径。对于聚乙二醇分子量及多分散性可采用基质辅助激光解吸附飞行时间质谱(MALDI-TOF-MS)等方法测定聚乙二醇的重均 / 数均分子量及多分散性。

(4)应重点考察 mRNA 的理化特性和表达效率:如包封率、活性物质含量、粒径及其分布、Zeta 电位、纳米颗粒的聚集和体内效力,并以 pH、外观和微生物负荷 / 无菌作为补充。稳定性考察条件应考虑温度变化、pH 变化、光稳定性、湿度(用于冻干的 mRNA)或反复冻融(冷冻储存时)、复溶后或使用中稳定性等方面。

(5)通常包括内毒素、异常毒性、无菌检查等。

(程 妍)

第二十五章 药学研究的通用格式资料与要求

一、基本内容

随着质量管理理念的发展,制药行业的质量观正由"质量源于检验",积极地向"质量源于生产"和"质量源于设计"迈进。QbD 是以预先定义的产品目标作为研发的起点,基于科学和风险管理的方法,加强对产品和过程的理解以及过程控制,通过合理的实验设计(design of experiment,DOE),研究产品质量属性、原料质量属性和过程参数之间的关系。实践表明,QbD 可以减少生产者的监管压力,降低生产成本,在保证质量的前提下减少监管干预,能更好地保证产品质量。QbD 的实施在很大程度上依赖于过程分析技术(process analytical technology,PAT),即以保证最终产品质量为目的,通过对有关原料、中间体及工艺的关键质量和性能属性进行实时(即在工艺过程中)检测的一个集设计、分析和生产控制为一体的系统。

国际人用药品注册技术协调会在 2000 年正式建议注册申报采纳"通用技术文档"(common technical document,CTD)形式,并在多学科指导原则中出台了《M4:人用药物注册申请通用技术文档》(简称 ICH M4),主要包括《M4(R4):人用药物注册申请通用技术文档的组织》《M4Q(R1):人用药物注册通用技术文档:药学部分》《M4S(R2):人用药物注册通用技术文档:安全性部分》和《M4E(R2):人用药物注册通用技术文档:有效性部分》,对于人用药品上市注册申报各种文件的提交格式做了统一规定。

药物的质量研究与质量标准的制定是药物研发的主要内容之一。药品质量标准在建立和修订时,需要遵循药物研发的自身规律,通过系统、规范的药物分析研究工作来实现。药物质量标准的建立主要包括以下过程:①确定质量研究的内容。②进行方法学研究。③确定质量标准的项目及限度。④制定及修订质量标准。药品质量标准一般应包括药品名称(通用名、汉语拼音名、英文名)、化学结构式、分子式、分子量、化学名(对原料药)、含量限度、性状、理化性质(原料药)、鉴别、检查(原料药的纯度检查项目,与剂型相关的质量检查项目等)、含量(效价)测定、类别、贮藏、制剂(原料药)、有效期等内容。各项目应有相应的起草说明。

仿制药(generic drug)是指具有与原研药品相同的活性成分、剂型、规格、适应证、给药途径和用法用量的原料药及其制剂,仿制药应与原研药品质量和疗效一致,可替代原研药品发挥相同的临床疗效。一致性评价的核心内容为仿制药品的质量和疗效与原研药品的一致性,包括以生物等效性(bioequivalence,BE)研究或其他临床研究为基础的疗效一致性研究和以体外药学研究为主的质量一致性研究。对于一些可以免除生物等效性研究的品种,体外药学研究则是评价其一致性最主要的手段。

【本章关键词】

质量源于设计：以预先定义的产品目标作为研发的起点，基于科学和风险管理的方法，加强对产品和过程的理解以及过程控制，核心理念是药品的质量不是由检验决定，而是由设计和生产所赋予。

目标产品质量概况（quality target product profile，QTPP）：系指理论上可以达到的，并将药品的安全性和有效性考虑在内的关于药品质量特性的前瞻性概述，是产品研发的设计基础。

关键质量属性（critical quality attribute，CQA）：系指产品的物理、化学、生物或微生物性质或特征，应在适当的限度、范围或分布之内，以确保预期的产品质量。

过程分析技术（process analytical technology，PAT）：以确保最终产品质量为目的，通过对原料、中间体和工艺中的关键质量和性能属性进行实时测定（如在工艺过程中测定）的一个集设计、分析和生产控制为一体的系统。其中的"分析"是一个包括化学、物理学、微生物学、数学和风险分析在内的多学科综合分析方式。

一致性评价：其核心内容为仿制药品的质量和疗效与原研药品的一致性。对口服固体制剂而言，一致性评价研究通常包括以体外药学研究为主的质量一致性研究和以生物等效性研究或其他临床研究为基础的疗效一致性研究。

二、习题精选

（一）最佳选择题

1. 测量时样本从生产工艺中偏离出来，并且检测结束后样本可能返回生产线的工艺过程分析指的是（　　　）

A. 近线　　　　　　　B. 线上　　　　　　　C. 线内

D. 线外　　　　　　　E. 远线

2. 固体制剂生产中可用 NIR 加速试验法来分析的是（　　　）

A. 稳定性　　　　　　B. 含量测定　　　　　　C. 外观

D. 含量均匀度　　　　E. 硬度

3. 药品批准后，应承诺对上市后生产的前（　　　）批产品进行长期留样稳定性考察，并对每年生产的至少（　　　）批产品进行长期留样稳定性考察，如有异常情况应及时通知管理当局

A. 4；1　　　　　　　B. 3；1　　　　　　　C. 4；2

D. 3；2　　　　　　　E. 4；3

4. 质量标准的提出者是（　　　）

A. 监督部门　　　　　B. 检验部门　　　　　　C. 药典委员会

D. 生产商　　　　　　E. 检验人员

5. 方法学研究项目中重点考察方法的专属性、灵敏度、准确性的是（　　　）

A. 常规项　　　　　　B. 鉴别项　　　　　　C. 含量测定

D. 检查项　　　　　　E. 试验项

6. "通过一致性评价"标识是（　　　）

A. 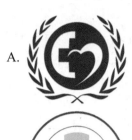 B. 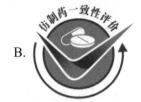 C.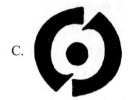

D. 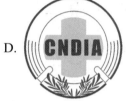 E.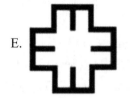

7. 一致性评价的核心内容为仿制药品的（　　　）与原研药品的一致性

A. 疗效   B. 质量   C. 安全性

D. 疗效和质量   E. 质量和安全性

（二）配伍选择题

［8~9］

A. 鉴别   B. 外观   C. 有关物质

D. 稳定性   E. 水分

以下 PAT 的监测方法对应的质量指标是

8. 色度仪法（　　　）

9. NMR 法（　　　）

［10~11］

A. 原料药一般考虑其结构特征、理化性质等

B. 制剂应考虑不同剂型的特点、临床用法，复方制剂不同成分之间的相互作用，以及辅料对制剂安全性和有效性的影响

C. 原料药通常考虑制备过程中所用的起始原料及试剂、制备中间体及副反应产物、降解产物，以及催化剂、有机溶剂等对最终产品质量的影响

D. 制剂通常考虑所用原料、辅料、原料 - 辅料相互作用、不同工艺等因素的影响，以及可能产生的降解产物等

E. 考虑在贮藏过程中质量可能发生的变化和直接接触药品的包装材料对产品质量的影响

上述语句中用来描述药物质量研究中研制药物特性的是

10. 原料药（　　　）

11. 制剂（　　　）

（三）多项选择题

12. PAT 中的分析对象包括（　　　　　）

A. 起始物料   B. 中间体   C. 工艺过程

D. 条件参数   E. 最终产品

13. QbD 理念已广泛应用于药品研发、生产、流通和临床应用，国际人用药品注册技术协调会发布的三个指导原则具体体现了过程和产品开发、技术转移和商品生产中 QbD 的理

念。这三个指导原则是（　　　　　）

A. *Stability Testing of New Drug Substances and Drug Products*

B. *Quality Risk Management*

C. *Pharmaceutical Quality System*

D. *Good Manufacturing Practice for Active Pharmaceutical Ingredients*

E. *Pharmaceutical Development*

14. 稳定性研究内容主要包括（　　　　　）

| A. 影响因素试验 | B. 加速试验 | C. 条件试验 |
| D. 长期试验 | E. 短期试验 | |

15. 下列选项说法正确的有（　　　　　）

A. 对于降解产物可结合长期稳定性和强制降解试验来加以说明

B. 对最终产品质量有明显影响的关键步骤均应纳入本品的生产工艺中

C. 批分析时需提供不少于 3 批连续生产的验证批或生产批样品的检验报告

D. 药品研制过程中如果使用了自制对照品，应说明来源并提供说明书和批号

E. 对于关键的起始原料，需根据相关技术指导原则、技术要求提供其制备工艺资料

16. 药物质量标准的建立主要包括（　　　　　）

A. 确定质量研究的内容

B. 进行方法学研究

C. 确定质量标准的项目及限度

D. 制定及修订质量标准

E. 确定是否符合药品的所有性质

17. 药物质量研究内容包括（　　　　　）

A. 研制药物的特性	B. 制备工艺对药物质量的影响
C. 药物的含量测定	D. 药品包装材料的性质
E. 药物的稳定性	

18. 溶出试验一般推荐使用的方法有（　　　　　）

| A. 篮法 | B. 桨法 | C. 筒法 |
| D. 支架法 | E. 小杯法 | |

19. 一般情况下，当两条溶出曲线相似因子（f_2）数值为（　　　　　）时，可认为溶出曲线相似

| A. 小于 20 | B. 20~30 | C. 30~40 |
| D. 50~60 | E. 大于 60 | |

（四）是非判断题

20. 国际人用药品注册技术协调会 Q8 指南中明确了 QbD 的定义，即以实际过程中的产品目标作为研发的起点，基于科学和风险管理的方法，加强对产品和过程的理解以及过程控制，通过合理的实验设计（DOE），研究产品质量属性与原料质量属性和过程参数之间的关系。（　　　）

21. 选用 CTD 格式提交申报资料时，申报资料的格式、目录及项目编号不能改变。（　　　）

22. 质量标准中只需要设置通用性项目反映产品质量的变化情况。（　　　）

23. 药品质量标准要根据药物研发进程、生产工艺情况、分析技术的发展而不断进行修改、完善。(　　)

24. 在开展仿制药的质量一致性评价过程中，不需要对辅料进行控制。(　　)

25. 在进行仿制药质量研究和标准制定时，应提供充分的试验资料与文献资料，重点关注药物在水中的溶出曲线、杂质谱研究以及反映剂型特点的其他关键项目。(　　)

(五) 简答题

26. 简述 CTD 资料的 5 个模块。

27. 简述药品质量标准的主要项目与内容。

28. 相似因子(f_2)法最适合采用 3~4 个或更多取样点，且应满足什么条件？

三、答案与解析

(一) 最佳选择题

1. [B] 本题考查工艺过程分析的分类。通常，工艺过程分析可以分为 3 类：①近线(at-line)：样品从生产线中取样，但检测设备通常在接近生产线的生产环境中，与离线(off-line)检测相比，检测结果具有更少的滞后时间。②线上(on-line)：将部分物料从生产线直接转移到检测设备中进行检测，根据检测的性质(譬如是否会损害产品)，样品可以返回到生产线，否则将被弃去。③线内(in-line)：样品不离开生产线，可以是嵌入式或非嵌入式的测定。线内检测不得损害产品。

2. [A] 本题考查质量指标所对应的 PAT 检测方法。稳定性可用 NIR 加速试验法，含量测定可用 NIR 检测方法，外观可用色度仪法/成像技术，含量均匀度和硬度可用 NIR 法。

3. [B] 本题考查上市后对药品稳定性的考察。对药品上市后生产的前 3 批产品进行长期留样稳定性考察，并对每年生产的至少 1 批产品进行长期留样稳定性考察，如有异常情况应及时通知管理当局。

4. [D] 本题考查质量标准相关内容。质量标准是重要的质量指标，它由生产商提出和论证，由监管机构批准并作为批准产品的依据。

5. [D] 本题考查方法学研究项目中重点考查内容。方法学研究包括方法的选择和方法的验证。通常要根据选定的研究项目及试验目的选择试验方法。一般要有方法选择的依据，包括文献依据、理论依据及试验依据。常规项目通常可采用药典收载的方法。鉴别项应重点考察方法的专属性。检查项重点考察方法的专属性、灵敏度和准确性。有关物质检查和含量测定通常要采用 2 种或 2 种以上的方法进行对比研究，比较方法的优劣，择优选择。

6. [B] 本题考查仿制药通过一致性评价的图标。

7. [D] 本题考查仿制药一致性评价的内容。仿制药是指具有与原研药品相同的活性成分、剂型、规格、适应证、给药途径和用法用量的原料药及其制剂，仿制药应与原研药品质量和疗效一致，可替代原研药品发挥相同的临床疗效。

(二) 配伍选择题

8~9. [8B;9E] 本组题考查质量指标所对应的 PAT 检测方法。

质量指标	传统方法	PAT 监测方法
外观	目视方法	色度仪法/成像技术
鉴别	IR/UV 分光光度法	NIR

续表

质量指标	传统方法	PAT 监测方法
崩解时限	崩解时限检查法（物理方法）	NIR
硬度	硬度测定法（物理方法）	NIR
溶出度	溶出度检查法	NIR
含量均匀度	HPLC	NIR
有关物质	HPLC	在线 -HPLC
水分	卡尔 - 费休氏	NIR/NMR/ 其他
稳定性	长期稳定性试验法	NIR 加速试验法
含量测定	HPLC	NIR/ 其他

10~11.［10A；11B］　本组题考查药物质量研究中研制内容的特性。研制药物的特性：原料药一般考虑其结构特征、理化性质等；制剂应考虑不同剂型的特点、临床用法，复方制剂不同成分之间的相互作用，以及辅料对制剂安全性和有效性的影响（如眼用制剂中的防腐剂、注射剂中的抗氧剂或稳定剂等）。制备工艺对药物质量的影响：原料药通常考虑制备过程中所用的起始原料及试剂、制备中间体及副反应产物、降解产物，以及催化剂、有机溶剂等对最终产品质量的影响。制剂通常考虑所用原料、辅料、原料 - 辅料相互作用、不同工艺等因素的影响，以及可能产生的降解产物等，同时还应考虑生产规模的不同对产品质量的影响。药物的稳定性：确定质量研究内容时，还应参考药物稳定性的研究结果，考虑在贮藏过程中质量可能发生的变化和直接接触药品的包装材料对产品质量的影响。

（三）多项选择题

12.［ABCE］　本题考查 PAT 中的分析对象。PAT 中的"分析"是将药物生产全程涉及的化学、物理学、微生物学、数学和风险分析因素，作为完整的体系进行测控，分析对象包括起始物料、中间体、最终产品及工艺过程。

13.［BCE］　本题考查国际人用药品注册技术协调会发布的三个指导原则。QbD 理念已广泛应用于药品研发、生产、流通和临床应用，国际人用药品注册技术协调会发布的三个指导原则 Q8（R2）（*Pharmaceutical Development*）、Q9（*Quality Risk Management*）和 Q10（*Pharmaceutical Quality System*）就具体体现了过程和产品开发、技术转移和商品生产中 QbD 的理念。

14.［ABD］　本题考查药品稳定性研究的内容。稳定性研究内容包括影响因素试验、加速试验和长期试验，根据加速试验的结果，必要时应当增加中间条件试验。建议长期试验同时采用（30±2）℃ /（65±5）% RH 的条件进行，如长期试验采用（30±2）℃ /（65±5）% RH 的条件，则可不再进行中间条件试验。

15.［BCE］　本题考查原料药质量研究与控制相关的内容。对于降解产物可结合加速稳定性和强制降解试验来加以说明。药品研制过程中如果使用了自制对照品，应提供详细的制备方法、结构研究、含量和纯度标定过程；药品研制过程中如果使用了法定对照品，应说明来源并提供说明书和批号。

16. ［ABCD］　本题考查质量标准的建立过程。药物质量标准的建立主要包括以下过程：①确定质量研究的内容。②进行方法学研究。③确定质量标准的项目及限度。④制定及修订质量标准。

17. ［ABE］　本题考查药物质量研究内容。药物质量研究包括研制药物的特性、制备工艺对药物质量的影响、药物的稳定性。

18. ［AB］　本题考查溶出试验的方法。溶出试验一般推荐使用桨法或篮法，桨法转速通常选择 50~75r/min，篮法转速通常选择 50~100r/min。

19. ［DE］　本题考查溶出曲线相似的鉴定方法。一般情况下，当两条溶出曲线相似因子(f_2)数值不小于 50 时，可认为溶出曲线相似。

（四）是非判断题

20. ×　本题考查 QbD 的定义。国际人用药品注册技术协调会 Q8 指南中明确了 QbD 的定义，即以预先定义的产品目标作为研发的起点，基于科学和风险管理的方法，加强对产品和过程的理解以及过程控制，通过合理的实验设计，研究产品质量属性与原料质量属性和过程参数之间的关系。

21. √　本题考查 CTD 格式。选用 CTD 格式提交申报资料时，申报资料的格式、目录及项目编号不能改变。即使对应项目无相关信息或研究资料，项目编号和名称也应保留，可在项下注明"无相关研究内容"或"不适用"。

22. ×　本题考查质量标准项下的相关内容。质量标准中既要设置通用性项目，又要设置针对产品自身特点的项目，以灵敏地反映产品质量的变化情况。

23. √　本题考查药品质量标准修订原则。随着药物研发的进程、分析技术的发展、产品质量数据的积累以及生产工艺的放大和成熟，药品质量标准也应进行相应的修订。

24. ×　本题考查原辅料控制。在开展质量一致性评价过程中，应重视原辅料的控制。分析检测原料药及关键辅料的关键质量属性（如晶型、不同 pH 条件下溶解度、粒度与粒度分布、pKa、log$P$ 等）与控制，考查原料药和辅料的相容性，分析检测辅料与制剂性能相关的关键特性。

25. ×　本题考查质量一致性评价。在进行仿制药质量研究和标准制定时，应提供充分的试验资料与文献资料，包括但不限于国际人用药品注册技术协调会等国内外指导原则、各国现行版药典的要求、与多批次参比制剂质量对比研究的结果等，重点关注药物在多介质中的溶出曲线、杂质谱研究以及反映剂型特点的其他关键项目，证明仿制制剂的质量与参比制剂质量是一致的，仿制制剂的货架期标准是合理可行的。

（五）简答题

26. 答：模块 1 为行政管理信息，包括模块 1 所提交文件的目录、各地区的相关文件（如申报表、处方信息）；模块 2 为通用技术文件总结，包括通用技术文档目录（模块 2~5）、CTD 前言、质量综述、非临床综述、临床综述、非临床文字总结和列表总结（药理学、药代动力学、毒理学）、临床总结；模块 3 为质量，包括模块 3 的目录、主体数据、参考文献；模块 4 为非临床试验报告，包括模块 4 的目录、研究报告、参考文献；模块 5 为临床研究报告，包括模块 5 的目录、所有临床研究列表、临床研究报告、参考文献。

27. 答：药品质量标准中的项目主要包括药品名称（通用名、汉语拼音名、英文名）、化学结构式、分子式、分子量、化学名、含量限度、性状、理化性质、鉴别、检查（纯度检查及与产品质量相关的检查项等）、含量（效价）测定、类别、贮藏、制剂、有效期等项内容。

28. 答：应在完全相同的条件下对受试样品和参比样品的溶出曲线进行测定；两条溶出曲线的取样点应相同，时间点的选取应尽可能以溶出量等分为原则，并兼顾整数时间点，且溶出量超过 85% 的时间点不超过 1 个；第 1 个时间点溶出结果的相对标准偏差不得超过 20%，自第 2 个时间点至最后时间点溶出结果的相对标准偏差不得超过 10%。

（姚卫峰）

第二十六章　药物分析新技术概述

一、基本内容

现代药物分析方法与技术为现代药学的发展提供了适时而有效的辅佐和动力。本章选取几种有应用前景的现代分析方法与技术介绍,包括 GC-MS 技术、LC-MS 技术、LC-NMR技术、金属元素分析技术、质谱成像技术、合相色谱技术等。本章对其基本原理、基本方法和应用示例予以简述,旨在使药学工作者了解这些现代分析方法与技术,更有效地控制好药品质量。

【本章关键词】

气相色谱 - 质谱联用法(gas chromatography-mass spectrometry,GC-MS):是以气相色谱为分离手段,以质谱为检测手段的分离分析方法。GC-MS 联用仪是较早实现联用技术的仪器,在使用毛细管气相色谱柱及高容量质谱真空泵的情况下,色谱流出物可直接引入质谱仪,常用电子轰击离子化和化学电离离子化方式,并能进行标准谱库检索。

液相色谱 - 质谱联用法(liquid chromatography-mass spectrometry,LC-MS):是以液相色谱为分离手段,以质谱为检测手段的分离分析方法。LC-MS 联用目前广泛采用的接口技术是大气压离子化接口,兼具离子化功能,包括电喷雾离子化和大气压化学离子化。

液相色谱 - 核磁共振谱联用法(liquid chromatography-nuclear magnetic resonance,LC-NMR):是以液相色谱为分离手段,以核磁共振谱为检测手段的分离分析方法。

高效液相色谱 - 电感耦合等离子体质谱联用法(high performance liquid chromatography-inductively coupled plasma mass spectrometry,HPLC-ICP-MS):以高效液相色谱(HPLC)作为分离工具分离元素的不同形态,以电感耦合等离子体质谱(inductively coupled plasma mass spectrometry,ICP-MS)作为检测器,在线检测元素不同形态,可用于砷、汞、硒、锑、铅、锡、铬、溴、碘等元素的形态分析。

质谱成像(mass spectrometry imaging,MSI):是一种结合质谱分析和影像可视化的分子成像技术,其基本原理是利用一个聚焦的电离源(激光、带电雾滴、离子源等)在生物组织切片上逐点轰击,使其表面分子离子化,带电荷的离子进入质谱仪进行检测,获得样本表面各像素点离子的质荷比和离子强度,借助质谱成像软件将组织切片中所有点位的质谱图进行整合,获得目标化合物在组织表面的二维和三维空间分布图像。

超高效合相色谱(ultra-performance convergence chromatography,UPC^2):是以超临界流体(如二氧化碳)为流动相,以吸附剂(如硅胶)吸附或键合到载体(如毛细管壁)上的高聚物为固定相的一种高效色谱技术。

二、习题精选

(一) 最佳选择题

1. 不属于 LC-MS 联用的接口技术是（　　）

A. 电喷雾技术   B. 热喷雾技术

C. 离子喷雾技术   D. 直接导入技术

2. LC-NMR 联用法可利用核磁共振测定（　　）

A. 键能   B. 分子中未成对电子数

C. 同位素的比值   D. 分子中的官能团的相对位置

3. 超高效合相色谱（UPC^2）最常用的流动相是（　　）

A. 甲醇   B. 乙腈   C. 四氢呋喃   D. CO_2

4. 以下质谱成像中哪种模式可在常压下进行（　　）

A. MALDI 成像   B. DESI 成像   C. SIMS 成像   D. SALDI 成像

5. GC-MS 联用仪最重要的部件是（　　）

A. 离子源   B. 色谱柱   C. 接口   D. 质量分析器

(二) 配伍选择题

[6~9]

A. HPLC 柱后所选择的馏分经切换，用水稀释，经过 SPE 柱富集，将待分析物直接用氘代溶剂洗脱，通过毛细管直接流入 NMR 探头

B. 将手性试剂加入流动相中，手性添加剂与样品所形成的各种手性络合物

C. 色谱分离时，当 UV 检测到色谱峰时，将流出物收集并暂时贮存到不同的毛细管回路内，由 NMR 谱仪逐一离线测定各流分

D. 当样品色谱峰最高点到达 NMR 液槽的中心位置时，停止流动，进行一维或二维 NMR 采样

E. 样品由 HPLC 常规检测器（UV 等）出口，用毛细管直接连接到专用 NMR 探头的液槽

以下各类 LC-NMR 联用技术的操作模式是

6. 连续流动操作模式（　　）

7. 停流操作模式（　　）

8. 峰存贮操作模式（　　）

9. LC-SPE-NMR 模式（　　）

[10~14]

A. 砷元素 6 种形态分析

B. 人血浆中硝苯地平浓度测定

C. 中药材挥发性成分定性定量分析

D. 大鼠脑组织神经递质分布与变化研究

E. 药物代谢产物结构鉴定

F. 原料药含量测定

完成上述分析任务首选以下哪种方法

10. （　　）首选 LC-NMR

11. （　　）首选质谱成像 MSI

12. （　　　）首选 LC-MS/MS 法

13. （　　　）首选 GC-MS 法

14. （　　　）首选 HPLC-ICP-MS 法

（三）多项选择题

15. LC-MS 联用中,以下哪些试剂能添加到流动相中（　　　）

A. 磷酸盐　　　　　　　　B. 乙酸　　　　　　　　C. 甲酸

D. 氨水　　　　　　　　　E. 乙酸铵

16. 以下关于 GC-MS 的电子轰击离子化的说法正确的是（　　　）

A. 属于"硬"电离方式　　　　　　B. 准分子离子峰强度大

C. 适合于热稳定、易挥发物质的分析　　　D. 易获得化合物基团的信息

E. 可进行多离子检测

17. 大气压化学电离源包括（　　　）

A. 基质辅助激光解吸电离源　　　　B. 电喷雾电离源

C. 电子轰击源　　　　　　　　　D. 大气压化学电离源

E. 大气压光喷雾离子化

18. GC-MS 联用的接口技术有（　　　）

A. 电喷雾接口　　　　　B. 直接导入型　　　　　C. 大气压化学离子化接口

D. 分流型　　　　　　　E. 浓缩型

19. 下列关于 LC-NMR 联用技术的说法正确的是（　　　）

A. NMR 与 LC 联用时通常使用的流动相是重水

B. 不破坏样品,信号峰不会发生重叠

C. 需要对同分异构体进行分离提取后分析

D. 用于中药和天然药物新化合物的结构鉴定和异构体分析

E. 方法的检测灵敏度很高

20. 常见的金属元素分析技术包括（　　　）

A. 原子吸收分光光度法

B. 电感耦合等离子体原子发射光谱法

C. 电感耦合等离子体质谱法

D. 紫外 - 可见分光光度法

E. X 射线荧光光谱法

（四）是非判断题

21. SIMS 成像法可直接对组织切片样品进行分析,无须额外处理。（　　　）

22. 原子吸收分光光度法通常可同时分析多种元素。（　　　）

23. 高效液相色谱 - 电感耦合等离子体质谱法可进行多元素分析以及元素形态分析。
（　　　）

24. UPC^2 适合分离结构极其相似的极性手性化合物。（　　　）

（五）简答题

25. 简述常见的质谱联用技术类型（至少 3 种）。

26. 简述质谱联用中的选择离子监测模式 SIM 和选择反应监测模式 SRM 的异同点。

27. 生物大分子药物定量分析中,LC-MS/MS 相较于传统的 LBA 法具有哪些优势?

28. LC-MS/MS 的定性分析有哪些方式？

29. 简述质谱成像的基本原理及其特点。

30. 从固定相、流动相和适用范围 3 个方面比较 UPC^2 与 HPLC、GC 的异同点。

三、答案与解析

（一）最佳选择题

1.［D］　本题考查 LC-MS 联用分析的接口技术。LC-MS 联用分析的样品来自液体流动相，这对接口的要求比 GC-MS 苛刻得多，因而接口技术就成了 LC-MS 分析的关键。LC-MS 联用的接口主要作用是将色谱流出物导入质谱，经离子化后供质谱分析，常用接口技术包括粒子束接口（电喷雾、热喷雾和离子喷雾等各种喷雾技术）、大气压离子化接口等技术。

2.［D］　本题考查 LC-NMR 能提供的信息。LC-NMR 联用中，NMR 可根据化学位移鉴定基团；由偶合分裂峰数、偶合常数推测取代位置、结构异构、立体异构等二级结构信息；根据各 H 峰积分面积定出各基团质子比。根据碳谱确定与碳偶合的氢数；最后由各碳的化学位移，确定碳的归属。

3.［D］　本题考查 UPC^2 的操作条件。常用做超临界流体的有二氧化碳、氨、乙烷、乙烯和氯仿等。二氧化碳的临界温度和压力分别为 31℃和 74MPa，临界条件较易达到，同时二氧化碳的化学惰性、无毒无害和易于制备，使其成为 UPC^2 中最常用的流动相。

4.［B］　本题考查质谱成像的主要模式及其工作原理。MSI 技术按照电离方式进行分类，主要包括以下 3 大类型：需要在真空条件下进行离子化的基质辅助激光解吸电离（MALDI）质谱、二次离子质谱（SIMS），以及以解吸电喷雾（DESI）离子源为代表的常压敞开式离子化质谱成像技术。MALDI-MS 和 SIMS 都属于解吸型离子化质谱，质谱扫描过程均需要在高真空条件下进行，无法进行实时原位的分析。

5.［C］　本题考查 GC-MS 仪器的接口。GC-MS 联用仪主要包括色谱柱、接口和质谱仪的选择，接口的选择尤为重要。GC-MS 仪的接口是解决气相色谱和质谱联用的关键组件，它起传输试样、匹配两者的工作流量（也就是工作气压）的作用。

（二）配伍选择题

6~9.［6E；7D；8C；9A］　本组题考查 LC-NMR 联用技术的操作模式。LC-NMR 主要有4 种操作模式：连续流动操作模式、停流操作模式、峰存贮操作模式和 LC-SPE-NMR 模式。

（1）连续流动操作模式：样品由 HPLC 常规检测器（UV 等）出口，用毛细管直接连接到专用 NMR 探头的液槽，随着色谱分离连续获得 NMR 图谱，一次分析可得到所有组分的 NMR 信息。然而由于样品溶液浓度低，NMR 采样时间短（通常扫描 16 次），很难得到分辨率良好的 NMR 谱图。

（2）停流操作模式：当样品色谱峰最高点到达 NMR 液槽的中心位置时，停止流动，进行一维或二维 NMR 采样，直至获得良好的 NMR 谱。然后再启动输液泵，恢复正常 HPLC 条件，继续下一色谱峰的 NMR 测定。在出峰时停泵，可以获得较好的 NMR 图谱。

（3）峰存贮操作模式：正常色谱分离时，当 UV 检测到色谱峰时，将流出物收集并暂时贮存到不同的毛细管回路内，由 NMR 谱仪逐一离线测定各流分。该模式下的样品需要量低于停流操作。这样既不中断 HPLC 过程，又能获得全部成分的良好的 NMR 谱。

（4）LC-SPE-NMR 模式：将固相萃取系统作为 LC 与 NMR 之间的接口而形成 LC-SPE-NMR 联用，HPLC 柱后所选择的馏分经切换后用水稀释，经过 SPE 柱富集，用氮气流挥干所有溶剂,最后将待分析物直接用氘代溶剂洗脱,通过毛细管直接流入 NMR 探头,然后采集信号。

10~14. [10E;11D;12B;13C;14A]　本组题考查几种新技术的适用范围。

LC-NMR:药物杂质鉴定、药物体内外代谢产物的结构鉴定、天然产物化学筛选。

质谱成像 MSI:可用于组织切片中各类生物分子,如蛋白质、多肽、类脂或药物代谢物等的分析研究,从而得到潜在的生物标志物的空间分布。

LC-MS/MS:药物微量杂质、降解产物、代谢产物的分析鉴定、体内药物及代谢研究。

GC-MS:中药挥发性成分定性定量、有机溶剂残留检测。

HPLC-ICP-MS:在线检测元素不同形态。可用于砷、汞、硒、锑、铅、锡、铬、溴、碘等元素的形态分析。

(三) 多项选择题

15. [BCDE]　本题考查 LC-MS 联用技术的操作条件。在 LC 和 MS 联用的情况下,由于要考虑喷雾雾化和电离的效率,因此,有些溶剂不适合于作流动相,包括无机酸、难 / 不挥发的盐(如磷酸盐)和表面活性剂。不挥发性的盐会在离子源内析出结晶,而表面活性剂会抑制其他化合物电离。LC-MS 分析中常用的溶剂和缓冲溶液有水、甲醇、甲酸、乙酸、乙酸铵、氨水等。

16. [ACD]　本题考查 GC-MS 的离子化方式。GC-MS 常用的离子化方式包括电子轰击离子化(EI)和化学离子化(CI)。电子轰击离子化是最常用的一种离子源,有机分子被一束电子流(能量一般为 70eV)轰击,失去一个外层电子,形成带正电荷的分子离子(M^+),M^+进一步碎裂成各种碎片离子、中性离子或游离基,在电场作用下,正离子被加速、聚焦、进入质量分析器分析。EI 电离效率高,图谱具有特征性,特征碎片离子峰能提供较多信息,有利于化合物的鉴别和结构解析。EI 不适合于高分子量和热不稳定的化合物。

CI 是将反应气与样品按一定比例混合,然后进行电子轰击,反应气分子先被电离,形成一次、二次离子,这些离子再与样品分子发生反应,形成比样品分子大一个质量数的(M+1)离子,或称为准分子离子。CI 较少发生化学键断裂,分子离子峰弱,但(M+1)峰强,这提供了分子量信息。

17. [BDE]　本题考查 LC-MS 联用的离子化方式。LC-MS 联用主要有大气压离子源(API)、基质辅助激光解析电离源(MALDI)和快原子轰击源(FAB)3 种电离方式。其中大气压离子源包括大气压电喷雾电离(ESI)、大气压化学电离(APCI)、大气压光电离(APPI)。

18. [BDE]　本题考查 GC-MS 仪的接口种类。GC-MS 仪的接口是解决气相色谱和质谱联用的关键组件,它起传输试样、匹配两者工作流量 / 气压的作用。一般接口可以分为 3 类:直接导入型、分流型和浓缩型。最简单的、也是目前常用的一种接口是毛细管柱直接导入型接口。这种接口是将毛细管色谱柱的末端直接插入质谱仪离子源内,柱的流出物直接进入电离盒区,接口只起保护插入段毛细管柱和控制温度的作用。

19. [ABD]　本题考查 LC-NMR 的特点与适用范围。NMR 与 LC 联用时要求达到良好的色谱分离,可使用普通色谱柱,流动相一般建议使用重水,其余使用甲醇、乙腈、四氢呋喃等有机溶剂,也可以加入酸、碱和各种缓冲盐及离子对试剂等。LC-NMR 联用技术在药用成分异构体分析和新化合物的结构鉴定具有较广泛的应用。LC-NMR 联用技术无须杂质对照品,不产生破坏性,减少了从提取到谱学数据测定中间的样品制备步骤,具有结构信息多、专属性强、快速、准确、精密度好等优点。但是 LC-NMR 灵敏度较低,溶剂峰抑制技术会损失附近的样品信号,影响结构的准确解析。

20.［ABCE］　本题考查常见的金属元素分析技术。常见的金属元素分析技术包括:火焰原子吸收分光光度法(AAS),石墨炉原子吸收分光光度法(FAAS),电感耦合等离子体原子发射光谱法(ICP-OES),电感耦合等离子体质谱法(ICP-MS)及其联用技术,原子荧光光谱法(AFS),以及 X 射线荧光光谱法等。

(四) 是非判断题

21. √　本题考查 SIMS 成像法的操作过程。SIMS 是在高真空环境中,利用高能初级离子束轰击样品表面,使得样品表面的一部分物质被解吸下来并离子化,产生的次级离子进入质量分析器检测。在 SIMS 生物组织样品成像分析中,组织样品切片需要冷冻切片,所得到的组织样品切片可直接用于 SIMS 分析,不用额外处理。

22. ×　本题考查原子吸收分光光度法的基本原理与分析对象。原子吸收分光光度法是基于测量蒸气中原子对特征电磁辐射的吸收强度进行定量分析。需要使用氘元素空心阴极灯作为光源,且每种元素都有专门的空心阴极灯,无法同时进行多元素分析。

23. √　本题考查 HPLC-ICP-MS 的原理与适用范围。HPLC-ICP-MS 法是以高效液相色谱(HPLC)作为分离工具分离元素的不同形态,以电感耦合等离子体质谱(ICP-MS)作为检测器,在线检测元素不同形态。ICP-MS 结合了 HPLC 的分离功能,因此可进行多元素同时分析,以及元素的不同形态分析。

24 ×　本题考查 UPC^2 的原理与分析对象。UPC^2 起源于 SFC 技术,它利用超临界态下液化气体的密度差异进行色谱分离。常用流动相 CO_2 极性较小,在分析大极性化合物时,需要在流动相添加甲醇等改性剂,因此更适合分离结构极其相似的非极性手性化合物。

(五) 简答题

25. 答:常见的质谱联用技术有以下几种。

(1)气相色谱 - 质谱联用:气相色谱 - 质谱联用(GC-MS)法是以气相色谱为分离手段,以质谱为检测手段的分离分析方法。GC-MS 联用仪是较早实现联用技术的仪器,在使用毛细管气相色谱柱及高容量质谱真空泵的情况下,色谱流出物可直接引入质谱仪,常用电子轰击离子化和化学电离离子化方式,并能进行标准谱库检索。

(2)液相色谱 - 质谱联用:液相色谱 - 质谱联用(LC-MS)法是以液相色谱为分离手段,以质谱为检测手段的分离分析方法。使待测化合物从色谱流出物中分离、形成适合于质谱分析的气态分子或离子需要特殊的接口,目前 LC-MS 广泛采用的接口技术是大气压离子化接口,兼具离子化功能,包括电喷雾离子化和大气压化学离子化。

(3)超临界流体色谱 - 质谱联用:超临界流体色谱 - 质谱联用主要采用大气压化学离子化或电喷雾离子化接口,色谱流出物通过一个位于柱子和离子源之间的加热限流器转变为气态,进入质谱仪分析,适合分析热不稳定化合物、难挥发化合物、液相色谱难以分离的极性化合物和手性化合物。

(4)毛细管电泳 - 质谱联用:毛细管电泳 - 质谱联用(CE-MS)技术需要的样品量更少、分离效率更高、分析速度更快,已经作为 LC-MS 的补充应用于蛋白质组学等领域复杂样品的分析。

(5)高效液相色谱 - 电感耦合等离子体质谱联用法:高效液相色谱 - 电感耦合等离子体质谱联用法(HPLC-ICP-MS)法以高效液相色谱(HPLC)作为分离工具分离元素的不同形态,以电感耦合等离子体质谱(ICP-MS)作为检测器,在线检测元素不同形态。

26. 答：不同之处：选择离子监测模式（SIM）是指质量分析器只对选定的一个或几个特征离子进行扫描的数据采集模式，优势在于：一是对离子进行选择性检测，只记录特征的、感兴趣的离子；二是选定离子的检测灵敏度大大提高，一般可提高 2~3 个数量级，达到 pg 水平级。SIM 色谱图的色谱峰面积或峰高可用于目标化合物的定量分析，测定时选用的信号离子碎片应具有特征性并尽可能有强的高峰。

选择反应监测模式（SRM）是选择串联四极杆质谱仪第一级质量分析器中某前体离子（m/z），测定该离子在第二级质量分析器中的特定产物离子（m/z）的强度，以定量分析复杂混合物中的痕量组分通过 SRM 获得的特定质荷比的产物离子流强度随时间变化的色谱图，即 SRM 色谱图。

相同点：SRM 色谱图与 SIM 色谱图相似，但前者的信噪比更高。与 SIM 一样，SRM 色谱图的色谱峰面积或峰高也可用于目标化合物的定量分析。

27. 答：LBA 法是生物大分子药物定量分析传统的金标准方法，但 LBA 方法开发过程冗长，成本较高，线性范围小，且易受交叉反应的干扰。与 LBA 相比，LC-MS/MS 有以下优势：① LC-MS/MS 方法开发耗时短，成本低。② LC-MS/MS 方法使用同位素标记的肽段或蛋白质作为内标，可以有效地校正分析过程中的偏差和基质效应。③ LC-MS/MS 方法通过色谱分离和同位素标记内标物的校正可以最大程度地降低基质效应的影响，并且能够适用于不同的生物基质。④ LC-MS/MS 方法一次可以分析几百种蛋白质，而 LBA 法则很难一次性分析多种蛋白质。

28. 答：可分为产物离子扫描、前体离子扫描和中性丢失扫描等方式。①产物离子扫描：在第一级质量分析器中选择某 m/z 的离子作为前体离子，测定该离子在第二级质量分析器中、一定的质量范围内的所有碎片离子（产物离子）的质荷比与相对强度，获得该前体离子的质谱。产物离子扫描能够获得前体离子的特征碎片离子，了解化合物的裂解规律，适用于化合物的结构分析。②前体离子扫描：在第二级质量分析器中选择某 m/z 的产物离子，测定在第一级质量分析器中、一定的质量范围内所有能产生该碎片离子的前体离子，也称为母离子扫描，前体离子扫描可以对能产生某种特征碎片离子的一类化合物进行快速筛选，适用于系列结构同系物的鉴定。③中性丢失扫描：以恒定的质量差异，在一定的质量范围内同时测定第一级、第二级质量分析器中的所有前体离子和产物离子，以发现能产生特定中性碎片（如 CO_2）丢失的化合物或同系。中性丢失扫描可用于研究具有相同结构碎片或相同结构基团的结构类似物。

29. 答：MSI 基本原理是利用一个聚焦的电离源（激光、带电雾滴、离子源等）在生物组织切片上逐点轰击，使其表面分子离子化，带电荷的离子进入质谱仪进行检测，获得样本表面各像素点离子的质荷比和离子强度，借助质谱成像软件将组织切片中所有点位的质谱图进行整合，获得目标化合物在组织表面的二维和三维空间分布图像。质谱成像具有以下优势：①不需要任何特异性标记，如荧光或放射性同位素标记，针对生物组织样品可进行多点检测、多维数据获取。②样品前处理过程简单，无须提取组织中的目标物，可直接对样本切片进行分析。③可实现不同分子或多种分子、高灵敏度的同时检测，并能够直接提供目标化合物的空间分布和分子结构信息。

30. 答：

（1）固定相角度分析：UPC^2 可使用 HPLC 和 GC 中各种固定相。其中化学键合固定相包括 ODS 及辛基、苯基、氰基、氨基等，粒径 3~10μm。分析极性试样时，大多需在流动相中添加极性改性剂。开管柱固定相主要是聚甲基硅氧烷（SE-30、SE-54、OV-1 等）、苯基甲基聚硅氧烷、交联聚乙二醇等。在手性分离中使用较多的是环糊精类固定相。

（2）流动相角度分析

1）GC：①用气体作流动相，又叫载气。常用的载气有氦气、氮气和氢气。②组分与流动相无亲合作用力，只与固定相作用。

2）HPLC：①流动相为液体。②流动相与组分间有亲合作用力，为提高柱的选择性、改善分离度增加了因素，对分离起很大作用。③流动相种类较多，选择余地广。④流动相极性和 pH 的选择也对分离起到重要作用。⑤选用不同比例的 2 种或 2 种以上液体作为流动相。

3）UPC^2：①以超临界流体为流动相。②超临界流体是一类具有液相类似的密度和溶解性能，同时拥有气相类似的低黏度和高扩散等性质的物质。③常用作流动相的超临界流体有二氧化碳（CO_2）、氨、乙烷、乙烯和氯仿等。

（3）适用范围角度分析

1）GC：①能气化、热稳定性好、沸点较低的样品。②高沸点、挥发性差、热稳定性差、离子型及高聚物的样品不可检测，占有机物的 20%。

2）HPLC：①溶解后能制成溶液的样品。②不受样品挥发性和热稳定性的限制。③分子量大、难气化、热稳定性差及高分子、离子型样品均可检测；占有机物的 80%。

3）UPC^2：①可以避免 GC 的高温，用于分析热不稳定和高沸点化合物。②可以和 HPLC 一样分析非挥发性和高分子化合物，且具有比 HPLC 更快的分析速度和条件，不需要使用大量的有机溶剂。

（洪战英）

综合训练题Ⅰ

一、最佳选择题(每题 1 分,共 20 分)

1. 非水碱量法测定有机碱性药物常用的溶剂是(　　)

A. 高氯酸　　　　　B. 二甲基甲酰胺　　C. 冰醋酸　　　　　D. 结晶紫

2. ChP 规定维生素 E 中需检查的有关物质是(　　)

A. 醋酸酯　　　　　B. 生育酚　　　　　C. 脂肪酸　　　　　D. 无机盐

3. 直接酸碱滴定法测定阿司匹林含量时,错误的操作是(　　)

A. 中性乙醇为溶剂　　　　　　　　B. 加入醋酸汞试液

C. 酚酞为指示剂　　　　　　　　　D. 用氢氧化钠滴定液(0.1mol/L)滴定

4. 亚硝酸钠滴定法指示终点的方法有若干,我国药典采用的方法是(　　)

A. 电位法　　　　　B. 外指示剂法　　　C. 内指示剂法　　　D. 永停法

5. "国际人用药品注册技术协调会"的英文缩写是(　　)

A. PRMA　　　　　B. ICH　　　　　　C. EFTA　　　　　D. JPMA

6. 药物的纯度是指(　　)

A. 药物中有效成分的含量　　　　　B. 药物的纯净程度

C. 药物中杂质的含量　　　　　　　D. 药物中有效成分和杂质的含量

7. GLP 的中文全称是(　　)

A. 药物非临床研究质量管理规范　　B. 药品生产质量管理规范

C. 药物临床试验质量管理规范　　　D. 药品经营质量管理规范

8. 药品检验工作的基本程序为(　　)

A. 性状、检查、含量测定、检验报告

B. 鉴别、检查、含量测定、原始记录

C. 取样、检验(性状、鉴别、检查、含量测定)、留样、检验报告

D. 取样、鉴别、检查、含量测定

9. 在砷盐检查中,排除微量硫化物干扰可使用(　　)

A. 硝酸铅浸后干燥的棉花　　　　　B. 硝酸铅湿润棉花

C. 醋酸铅浸后干燥的棉花　　　　　D. 醋酸铅湿润棉花

10. 能采用 Kober 比色法测定含量的药物是(　　)

A. 醋酸地塞米松　　　B. 雌二醇　　　　　C. 醋酸泼尼松　　　D. 黄体酮

11. 凡规定检查含量均匀度的制剂不再检查下列哪个项目（　　　）

A. 崩解时限　　　　　B. 溶出度　　　　　C. 重量差异　　　　D. 释放度

12. 采用 HPLC 法检查药物特殊杂质,如果没有杂质对照品,可采用（　　　）

A. 外标法

B. 不加校正因子的主成分自身对照测定法

C. 内标加校正因子测定法

D. 加校正因子的主成分自身对照测定法

13. 药品质量标准的基本内容包括（　　　）

A. 凡例、注释、通则、用法与用途　　　　　B. 性状、鉴别、检查、含量测定、贮藏

C. 取样、鉴别、检查、含量测定　　　　　　D. 凡例、正文、通则

14. 中药农药残留量测定法常采用（　　　）

A. HPLC 法　　　　　B. GC 法　　　　　C. 比色法　　　　　D. UV 法

15. 关于制剂分析和原料药分析,说法错误的是（　　　）

A. 同一种药物,原料药可使用的分析方法,制剂不一定宜于使用

B. 在对制剂进行分析时也应对原料药的所有检查项目进行分析,以确保制剂的质量

C. 原料药与制剂的含量测定结果表示方法不同,前者用百分含量表示,后者用标示量的百分数表示

D. 一般讲,分析制剂要求方法的准确度比分析原料药可稍微低一些

16. $E_{1cm}^{1\%}$ 表示（　　　）

A. 一定波长时,溶液浓度为 1%（g/ml）,厚度为 1cm 的吸光度

B. 一定波长时,溶液浓度为 1g/ml,厚度为 1cm 的吸光度

C. 一定波长时,溶液浓度为 1g/100ml,厚度为 1dm 的吸光度

D. 一定波长时,溶液浓度为 1mol/L,厚度为 1cm 的吸光度

17. 容量分析法对精密度的要求为（　　　）

A. RSD 不大于 0.2%　　　　　　　　　　B. RSD＜0.2%

C. RSD 不大于 0.1%　　　　　　　　　　D. RSD＜0.1%

18. 药品的通用检测方法收录在 ChP 的哪一部分（　　　）

A. 凡例　　　　　　　B. 通则　　　　　　C. 正文　　　　　　D. 索引

19. 下列哪种提取方法适用于中药中遇热不稳定组分的提取（　　　）

A. 回流提取法　　　　B. 连续回流提取法　C. 冷浸法　　　　　D. 水蒸气蒸馏法

20. 中药制剂中不含或少含挥发性成分的药物,其水分测定可采用（　　　）

A. 烘干法　　　　　　B. 甲苯法　　　　　C. 减压干燥法　　　D. 气相色谱法

二、多项选择题（每题 2 分,共 20 分）

1. 双相滴定法可适用于下列哪些药物的含量测定（　　　　　　）

A. 苯巴比妥　　　　　B. 对乙酰氨基酚　　　C. 阿司匹林

D. 水杨酸钠　　　　　E. 苯甲酸钠

2. 用于吡啶类药物鉴别的开环反应有（　　　　　）

A. 茚三酮反应　　　　B. 戊烯二醛反应　　　C. 坂口反应

D. 硫色素荧光反应　　　　E. 二硝基氯苯反应

3. 用三点校正法测定维生素 A 含量的依据是(　　　　)

A. 维生素 A 在可见区有吸收

B. 维生素 A 可发生三氯化锑反应

C. 维生素 A 可发生硫色素荧光反应

D. 物质对光的吸收具有加和性

E. 杂质的无关吸收在 310~340nm 波长范围内几乎呈一条直线,且随波长的增大吸收度下降

4. 在铁盐检查中,加入过硫酸铵的目的是(　　　　)

A. 使供试品中 $Fe^{2+} \rightarrow Fe^{3+}$　　　　B. 使供试品中的还原性物质被氧化

C. 防止 Fe^{3+} 水解　　　　D. 防止硫氰酸铵水解

E. 使硫氰酸铁显色稳定

5. 关于薄层色谱鉴别中药制剂,说法正确的是(　　　　)

A. 有对照品的须采用对照品作对照,无对照品的须采用对照药材作对照

B. 把制剂中要鉴别的某药味,按制剂工艺的制备方法处理,以和制剂相同的比例、条件、方法提取,所得的提取液叫做该药味的阴性对照液

C. 把制剂中某药味的对照药材制成对照溶液,与供试品溶液同法操作比较称为对照药材对照

D. 既无对照品也无对照药材的,可采用与制剂相同的药材作对照

E. 供试品含有颜色的成分可直接在日光下检视,也可用喷雾法或浸渍法以适宜的显色剂显色

6. 药物分析方法精密度验证内容包括(　　　　)

A. 理论塔板数　　　　B. 重复性　　　　C. 分离度

D. 中间精密度　　　　E. 重现性

7. ChP 规定"熔点"系指(　　　　)

A. 供试品在毛细管内收缩时的温度　　　　B. 固体全熔呈透明液体时的温度

C. 固体熔化成液体的温度　　　　D. 固体熔融同时分解的温度

E. 固体熔化时自初熔至全熔的一段温度

8. 有关甾体激素的化学性质,正确的是(　　　　)

A. C-3 位羰基可与一般羰基试剂反应　　　　B. C-17-α- 醇酮基可与 $AgNO_3$ 反应

C. C-3 位羰基可与亚硝酰铁氰化钠反应　　　　D. Δ^4-3- 酮基可与四氮唑盐反应

E. C-11 位羟基可以与 $FeCl_3$ 发生呈色反应

9. 青霉素具有的性质有(　　　　)

A. 含有手性碳,具有旋光性　　　　B. 具有碱性,可与无机酸形成盐

C. 可利用羟肟酸铁反应进行鉴别　　　　D. 结构中的 β- 内酰胺环不稳定

E. 分子中的环状部分无紫外吸收,但其侧链部分有紫外吸收

10. 链霉素与庆大霉素的共有反应有(　　　　)

A. 坂口反应　　　　B. 麦芽酚反应　　　　C. 三氯化铁反应

D. 茚三酮反应　　　　E. N- 甲基葡萄糖胺反应

三、填空题(每空 1 分,共 15 分)

1. _____是利用热天平在程序控制温度下,测量物质质量随温度变化的曲线,可用于区分药物中所含水分是吸附状态还是结晶状态。

2. 芳酸类药物的酸性强度与_____有关。芳酸分子中苯环上如具有_____、_____等电负性大的取代基,由于_____作用能使苯环电子云密度降低,进而引起羧基中羟基氧原子上的电子云密度降低和使氧-氢键极性增加,使质子较易解离,故酸性_____。

3. 盐酸异丙嗪含量测定时候,需要加入过量的_____,确保其完全以盐的形式存在;氢氧化钠滴定时候,滴定曲线上会出现_____个等当点。

4. 用非水碱量法滴定有机碱的硫酸盐时,只能滴定至_____这一步。

5. 质谱中的 ESI 是指_____。

6. 恒重是指_____。

7. 干燥失重测定方法主要有_____、_____或_____、_____ 3 种。

四、简答题(每题 5 分,共 30 分)

1. 碘量法测定维生素 C 的原理是什么? 操作应注意什么?

2. 简述酸性染料比色法的基本原理及主要的影响因素。

3. 简述古蔡式检砷法的基本原理。含锑的药物应采用哪种方法检查砷盐?

4. 化学药物选择含量测定方法的基本原则是什么?

5. 注射剂中抗氧剂通常干扰哪种含量测定方法? 排除干扰的方法有哪些?

6. 生物制品的特点有哪些?

五、计算题(每题 5 分,共 15 分)

1. 磷酸可待因中吗啡的检查:取本品 0.10g,加盐酸溶液(9→1 000)使溶解成 5ml,加亚硝酸试液 2ml,放置 15 分钟,加氨试液 3ml,所显颜色与吗啡溶液[取无水吗啡 2.0mg,加盐酸溶液(9→1 000)使溶解成 100ml]5.0ml 用同一方法制成的对照液比较,不得更深。问限度是多少?

2. 对乙酰氨基酚的含量测定:精密称取本品 40.23mg,置 250ml 量瓶中,加 0.4% 氢氧化钠溶液 50ml 溶解后,加水至刻度,摇匀,精密量取 5ml,置 100ml 量瓶中,加 0.4% 氢氧化钠溶液 10ml,加水至刻度,摇匀,照分光光度法,在 257nm 的波长处测定吸收度为 0.572,按 $C_8H_9NO_2$ 的吸收系数为 715 计算,即得,求其百分含量。

3. 精密量取标示量为 2ml:0.1g 的维生素 C 注射液 4ml,加水 15ml 与丙酮 2ml,摇匀,放置 5 分钟,加稀醋酸 4ml 与淀粉指示液 1ml,用碘滴定液(0.105 6mol/L)滴定至终点,消耗体积为 21.55ml。每 1ml 碘滴定液(0.1mol/L)相当于 8.806mg 的 $C_6H_8O_6$。计算该注射液中维生素 C 占标示量的百分数。

综合训练题 Ⅱ

一、最佳选择题(每题 1 分,共 20 分)

1. 重氮化法测定药物的含量一般需加入 KBr,其目的是(　　)
A. 增加 NO_2 的浓度
B. 增加 NO^+ 的浓度
C. 增加 Br^- 的浓度
D. 使氨基 N 的电子云密度降低

2. 盐酸去氧肾上腺素采用溴量法测定含量(　　)
A. 溴滴定液直接滴定盐酸去氧肾上腺素
B. 滴定终点时淀粉指示液为蓝色
C. 需要用冰醋酸作为溶剂
D. 滴定中需要用到硫代硫酸钠对剩余溴与 KI 生成的碘进行滴定

3. 羟肟酸铁反应可以鉴别(　　)
A. 头孢呋辛　　B. 链霉素　　C. 四环素　　D. 庆大霉素

4. 维生素 A 具有强的紫外吸收,也易被氧化,是因为其结构中含有(　　)
A. 苯并二氢吡喃
B. 共轭多烯侧链
C. 2,6,6- 三甲基环己烯基
D. 二烯醇基

5. GMP 的中文全称是(　　)
A. 药物非临床研究质量管理规范
B. 药品生产质量管理规范
C. 药物临床试验质量管理规范
D. 药品经营质量管理规范

6. 药典所规定的 "精密称定",系指称取重量应准确至所取重量的(　　)
A. 百分之一　　B. 千分之一　　C. 万分之一　　D. 十万分之一

7. 药物的鉴别是(　　)
A. 判断药物的纯度
B. 确证未知药物
C. 判断药物的均一性
D. 判断已知药物的真伪

8. 古蔡氏法检查砷盐时,砷化氢气体与下列哪种物质作用生成砷斑(　　)
A. 氯化汞　　B. 溴化汞　　C. 碘化汞　　D. 硫化汞

9. ChP 规定的一般杂质检查中不包括的项目(　　)
A. 硫酸盐检查　　B. 氯化物检查　　C. 溶出度检查　　D. 重金属检查

10. "国际人用药品注册技术协调会" 的英文缩写是(　　)
A. PRMA　　B. ICH　　C. EFTA　　D. JPMA

11. 凡规定检查溶出度的制剂不再检查下列哪个项目(　　)
A. 崩解时限　　B. 含量均匀度　　C. 重量差异　　D. 释放度

12. 中药制剂中如含有具挥发性的贵重药物,其水分测定可采用(　　)
A. 烘干法　　B. 甲苯法　　C. 减压干燥法　　D. 气相色谱法

13. 比旋度是指(　　)
A. 在一定条件下,偏振光透过长 1dm、且含 1g/ml 旋光物质的溶液时的旋光度
B. 在一定条件下,偏振光透过长 1cm、且含 1g/ml 旋光物质的溶液时的旋光度
C. 在一定条件下,偏振光透过长 1dm、且含 1% 旋光物质的溶液时的旋光度

D. 在一定条件下,偏振光透过长 1mm、且含 1mg/ml 旋光物质的溶液时的旋光度

14. HPLC 法对精密度的要求为(　　　)

A. RSD 不大于 0.2%　　　　　　　　　B. RSD ≤ 2.0%

C. RSD 不大于 0.1%　　　　　　　　　D. RSD < 0.1%

15. 制剂通则收录在 ChP 的(　　　)部分

A. 凡例　　　　　　B. 通则　　　　　　C. 正文　　　　　　D. 索引

16. 药品溶剂残留量的测定常采用(　　　)

A. HPLC 法　　　　B. GC 法　　　　　C. 比色法　　　　　D. UV 法

17. 下列药物中具有酸碱两性的是(　　　)

A. 四环素　　　　　B. 硫酸阿托品　　　C. 苯巴比妥　　　　D. 盐酸氟奋乃静

18. 采用 TLC 法检查药物特殊杂质,如果杂质已知并能得到杂质对照品,可采用
(　　　)

A. 杂质对照品法　　　　　　　　　　B. 供试品溶液自身稀释对照法

C. 对照药物法　　　　　　　　　　　D. 内标法

19. 四环类抗生素在弱酸性溶液中会生成(　　　)

A. 脱水四环素　　　　　　　　　　　B. 异四环素

C. 差向四环素　　　　　　　　　　　D. 具有内酯结构的四环素

20. 硫代乙酰胺法检查重金属限度时,溶液的最适 pH 是(　　　)

A. 6.0　　　　　　B. 4.0~5.0　　　　C. 10.0~12.0　　　D. 3.0~3.5

二、多项选择题(每题 2 分,共 20 分)

1. 苯并二氮杂䓬类药物所具有的特性为(　　　　　　)

A. 弱碱性　　　　　　　B. 弱酸性　　　　　　　C. 与重金属离子的反应

D. 具有紫外吸收特征　　E. 易水解

2. 阿司匹林的含量测定法包括(　　　　)

A. 双相滴定　　　　　　B. 水解后剩余滴定　　　　C. 直接酸碱滴定

D. 非水溶液滴定法　　　E. 氧化还原滴定

3. 维生素 C 的鉴别方法包括(　　　　)

A. 与硝酸银反应生成黑色银沉淀

B. 与碱性酒石酸铜试液反应生成砖红色沉淀

C. 在三氯醋酸存在下水解、脱羧、失水,再加入吡咯加热至 50℃ 产生蓝色

D. 在碱性溶液中被铁氰化钾氧化生成硫色素,硫色素溶于正丁醇中显蓝色荧光

E. 在二氯乙烷溶液中,与三氯化锑试液反应即显橙红色,逐渐变为粉红色

4. 关于药物中氯化物的检查,正确的是(　　　　　　)

A. 氯化物检查在一定程度上可 "指示" 生产、储存是否正常

B. 氯化物检查可反映 Ag^+ 的多少

C. 氯化物检查是在酸性条件下进行

D. 供试品的取量可任意

E. 标准 NaCl 溶液的取量由限度及供试品的取量而定

5. 链霉素与庆大霉素的共有反应有(　　　　　　)

A. 坂口反应　　　　　　　B. 麦芽酚反应　　　　　　C. 三氯化铁反应

D. 茚三酮反应　　　　　　E. *N*-甲基葡萄糖胺反应

6. 关于制剂分析和原料药分析,说法正确的是(　　　　　)

A. 同一种药物,原料药和制剂原则上应使用相同的分析方法

B. 原料药检查项目合格,则制剂不需要进行相同项目的检查

C. 原料药与制剂的含量测定结果表示方法不同,前者用百分含量表示,后者一般用标示量的百分数表示

D. 分析原料药要求方法的准确度应比分析制剂可能稍微低一些

E. 制剂分析和原料分析含量限度要求不同,一般说对原料药要求比较严格,对制剂则要求宽些

7. 注射液的检查项目有(　　　　　)

A. 含量均匀度　　　　　　B. 可见异物　　　　　　C. 无菌

D. 细菌内毒素　　　　　　E. 重量差异

8. 庆大霉素无紫外吸收,各国药典采用 HPLC 法测定总组分时可采用(　　　　　)

A. 三氯化铁显色法　　　　B. 邻苯二醛衍生化法　　　C. 电化学检测器

D. 蒸发光检测器　　　　　E. 比色法

9. 药物分析方法的验证内容有(　　　　　)

A. 准确度与精密度　　　　B. 检测限与定量限　　　　C. 专属性与耐用性

D. 有效性与代表性　　　　E. 线性与范围

10. 色谱分析法系统适用性试验需要考察(　　　　　)

A. 色谱柱理论塔板数　　　B. 回收率　　　　　　　　C. 分离度

D. 重复性　　　　　　　　E. 拖尾因子

三、填空题(每空 1 分,共 15 分)

1. 有机碱的盐酸盐用非水碱量法定量时,常加入_____试剂排除 HCl 的干扰。

2. 盐酸去氧肾上腺素分子结构中含有_____,可以采用溴量法测定其含量。

3. 酸性染料比色法是否能定量完成的关键是_____。

4. 硫色素荧光反应是_____的专属性反应。

5. 我国药品质量标准包括有_____和_____,两者均属于国家药品质量标准,具有同等法律效力。

6. 空白试验是指_____。

7. 中药指纹图谱的基本属性为_____和_____。

8. 特殊杂质是指_____。

9. 生物制品根据其用途可以分为 3 类,即_____、_____和_____。

10. 药物分析中应用的 MSI 是指_____。

11. 采用水解后剩余滴定法测定阿司匹林含量时,阿司匹林与 NaOH 的反应摩尔比是_____。

四、简答题(每题 5 分,共 30 分)

1. 维生素 C 注射液用碘量法测定含量时,如何消除抗氧剂 $NaHSO_3$ 的干扰? 消除的原

理是什么？

2. 简述酸性染料比色法的基本原理及主要的影响因素。

3. 中药及其制剂含量测定项目的选定原则有哪些？

4. 硬脂酸镁对哪些含量测定方法有干扰？如何排除干扰？

5. 药品稳定性试验包括哪些研究项目？每项试验的目的是什么？

6. 抗生素的含量测定或效价测定的常用方法有哪些？各有何特点？

五、计算题（每题 5 分，共 15 分）

1. 肾上腺素中肾上腺酮的检查：称取肾上腺素 0.250g，置 25ml 量瓶中，加 0.05mol/L 盐酸溶液至刻度，量取 5ml 置另一 25ml 量瓶中，用 0.05mol/L 盐酸溶液稀释至刻度，用此溶液照分光光度法，在 310nm 处测定吸收度，不得大于 0.05。肾上腺酮在 310nm 波长处的百分吸收系数为 453。问肾上腺酮的限度是多少（以百分比表示）？

2. 精密量取标示量为 2ml:0.1g 的维生素 C 注射液 4ml，加水 15ml 与丙酮 2ml，摇匀，放置 5 分钟，加稀醋酸 4ml 与淀粉指示液 1ml，用碘滴定液（0.105 6mol/L）滴定至终点，消耗体积为 21.55ml。每 1ml 碘滴定液（0.1mol/L）相当于 8.806mg 的 $C_6H_8O_6$。计算该注射液中维生素 C 占标示量的百分数。

3. 维生素 AD 胶丸中维生素 A 的含量测定方法如下。

取胶丸内容物 0.032 5g，加环己烷溶解并稀释至 50ml，摇匀；取此液 2ml，加环己烷稀释至 25ml，在下列 5 个波长处测定吸光度，分别是：

波长 /nm	吸光度	理论比值
300	0.193	0.555
316	0.290	0.907
328	0.305	1.000
340	0.240	0.811
360	0.081	0.299

已知：平均内容物重 =0.091 6g，维生素 A 的标示量 =10 000U。

校正公式：A_{328}（校正）=3.52$(2A_{328}-A_{316}-A_{340})$。

求：维生素 A 的标示量 %。

综合训练题 Ⅲ

一、选择题（每题 1 分，共 30 分）

（一）最佳选择题

1. 药品质量标准研究中，需要验证分析方法检测限的标准项目是（　　）

A. 杂质限度检查　　　B. 杂质定量检查　　　C. 溶出度检查

D. 含量均匀度检查　　E. 含量测定

2. 从《中国药典》（2015 年版）开始，高效液相色谱法系统适用性试验新增加的项目是

（　　　）

A. 色谱柱的理论塔板数　　B. 分离度　　　　　　　　　　C. 重复性

D. 灵敏度　　　　　　　　E. 拖尾因子

3. 关于测定甾体激素类药物含量的四氮唑比色法,以下说法正确的是（　　　）

A. 反应原理为 Δ^4-3- 酮基可与四氮唑缩合生成有色化合物

B. 显色反应在盐酸酸性下进行

C. 反应及其产物对光线不敏感

D. 反应及其产物对氧敏感

E. 本法适用于雌激素类药物的测定

4. 采用非水碱量法测定硫酸奎宁含量,用高氯酸滴定液(0.1mol/L)直接滴定,硫酸奎宁与高氯酸反应的摩尔比为（　　　）

A. 3:1　　　　　B. 2:1　　　　　C. 1:1　　　　　D. 1:2　　　　　E. 1:3

5. ChP 收载的重金属检查法中,第一法的显色剂是（　　　）

A. 硫化氢　　　　　　　　B. 硫化钠　　　　　　　　　　C. 硫酸钠

D. 硫代硫酸钠　　　　　　E. 硫代乙酰胺

6. ChP 收载的溶剂残留量测定法是（　　　）

A. 原子吸收分光光度法　　　　　　　B. 紫外分光光度法

C. 气相色谱法　　　　　　　　　　　D. 高效液相色谱法

E. 恒温恒压干燥法

7. 测定血清中游离药物浓度时,分析样品制备宜采用的方法是（　　　）

A. 沉淀蛋白法　　　　　　B. 溶剂萃取法　　　　　　　　C. 酶解法

D. 衍生化法　　　　　　　E. 超滤法

8. 可与碘化钾 - 淀粉反应显蓝色的药物是（　　　）

A. 硫酸奎宁　　　　　　　B. 硫酸阿托品　　　　　　　　C. 地西泮

D. 青蒿素　　　　　　　　E. 以上均不是

9. 依据 ChP 对“精密称定”的定义,若使用分度值为 0.1mg 的天平(万分之一天平),“精密称定”所称取试样重量应不少于（　　　）

A. 1g　　　　　　　　　　B. 100mg　　　　　　　　　　C. 10mg

D. 1mg　　　　　　　　　E. 0.1mg

10. ChP 规定,“极易溶解”是指溶质 1g(ml)能溶解在溶剂（　　　）

A. 不到 1ml　　　　　　　B. 1~ 不到 10ml　　　　　　　C. 10~ 不到 30ml

D. 30~ 不到 100ml　　　　E. 100~ 不到 1 000ml

11. 采用碘量法测定维生素 C 含量时,以下说法正确的是（　　　）

A. 原理为维生素 C 具有强酸性　　　　B. 以中性乙醇为溶媒

C. 摩尔比为 1:1　　　　　　　　　　D. 在硫酸的酸性下滴定

E. 结晶紫为指示剂

12. 以下药物中含有的组分,属于特殊杂质的是（　　　）

A. 手性药物中的对映异构体　　　　　B. 盐酸四环素中的盐酸

C. 结晶性药物中的结晶溶剂　　　　　D. 结晶性药物中的结晶水

E. 片剂中的稀释剂

13. ChP 收载的含量均匀度检查法中,初试后可直接判定为符合规定(限度 L=15.0%时)的判断式是( )

A. A+2.2S ≤ 15.0

B. A+S ≤ 15.0

C. A+2.2S>15.0

D. A+S>15.0

E. A+2.2S>15.0,A+S ≤ 15.0

14. 关于青霉素类药物,以下说法错误的是( )

A. 本类药物具有旋光性

B. 本类药物母核部分无共轭体系

C. 本类药物用色谱法测定含量时需考虑金属离子的影响

D. 本类药物的分子结构中最不稳定部分为 β- 内酰胺环

E. 本类药物在酸、碱性溶液中均易发生水解开环反应

15. 体内药物分析中最常用作生物样品的生物基质是( )

A. 全血

B. 血浆

C. 唾液

D. 尿液

E. 肝脏

(二) 配伍选择题

[16~20]

A. 阿司匹林

B. 硫酸链霉素

C. 维生素 A

D. 维生素 B_1

E. 氢化可的松

可用下列反应鉴别的药物是

16. 坂口反应( )

17. 硫色素荧光反应( )

18. 麦芽酚反应( )

19. 三氯化锑显色反应( )

20. 水解后与三氯化铁显色反应( )

[21~25]

A. 二苯甲酮

B. 对氨基苯甲酸

C. 聚合物

D. 游离水杨酸

E. 以上均不是

下列药物或药物制剂中需检查的项目是

21. 地西泮( )

22. 阿司匹林片( )

23. 青霉素 V 钾( )

24. 盐酸普鲁卡因( )

25. 对乙酰氨基酚( )

(三) 多项选择题

26. 可用于砷盐检查的方法有( )

A. 古蔡氏法

B. 白田道夫法

C. 次磷酸法

D. Kober 比色法

E. 二乙基二硫代氨基甲酸银法(DDC-Ag 法)

27. ChP 规定:盐酸普鲁卡因含量不得低于 99.0%。以下盐酸普鲁卡因样品测定结果中,经修约后含量符合规定的有( )

A. 98.92%　　　　　　B. 98.95%　　　　　　C. 100.40%

D. 100.50%　　　　　　E. 101.05%

28. 药品稳定性试验的内容包括（　　　　）

A. 高温试验　　　　　　B. 高湿度试验　　　　　　C. 强光照射试验

D. 加速试验　　　　　　E. 长期试验

29. 关于维生素 A 三点校正法第一法，以下说法正确的有（　　　　）

A. 维生素 A 醋酸酯在环己烷中在 328nm 波长处具有最大吸收

B. 杂质在 310~340nm 波长范围内的吸收为线性，且斜率为负值

C. 各波长处的相对吸光度（A_i/A_{328}）在规定值的 ±0.02 范围内时，使用实测值计算含量

D. 校正吸光度与未校正（实测）吸光度的差值在未校正吸光度的 ±3.0% 范围内时，使用实测值计算含量

E. 3 个波长的选择为等吸收比法

30. 以下关于四环素类药物的说法，正确的有（　　　　）

A. 本类药物为酸碱两性

B. 本类药物在弱酸性（pH 2.0~6.0）下发生差向异构化生成差向四环素

C. 本类药物在强酸性（pH<2.0）下降解生成脱水四环素类

D. 本类药物在碱性下降解生成差向脱水四环素类

E. 本类药物用色谱法测定含量时需考虑金属离子对色谱分离的影响

二、简答题（每题 5 分，共 15 分）

1. 光谱法鉴别药物的常用方法有哪些？

2. 氧瓶燃烧法适用于哪类药物分析时的样品前处理？常见待测元素的燃烧产物及接收液是什么？

3. 药物中杂质的常用检查方法有哪些？

三、计算题（每题 6 分，共 18 分）

1. 盐酸普鲁卡因的含量测定：取本品，精密称定重量为 0.597 4g，照永停滴定法，在 15~25℃，用亚硝酸钠滴定液（0.1mol/L）滴定，消耗 21.68ml。

已知：每 1ml 亚硝酸钠滴定液（0.1mol/L）相当于 27.28mg 的盐酸普鲁卡因（$C_{13}H_{20}N_2O_2 \cdot HCl$）；亚硝酸钠滴定液（0.1mol/L）的 F=1.005。

计算：盐酸普鲁卡因的含量。

2. 尼莫地平片（规格：30mg）的含量测定：取本品 20 片，精密称定重量为 3.025g，研细，精密称取片粉 0.050 25g，置 50ml 量瓶中，加流动相适量，超声约 15 分钟使尼莫地平溶解，放冷，用流动相稀释至刻度，摇匀，离心 10 分钟，精密量取上清液 5ml，置 50ml 量瓶中，用流动相稀释至刻度，摇匀，作为供试品溶液。另精密称取尼莫地平对照品，用流动相溶解并定量稀释制成 19.88μg/ml 的对照品溶液。分别精密量取供试品溶液与对照品溶液各 10μl，注入色谱仪，记录色谱图。

已知：供试品溶液色谱中尼莫地平峰面积为 1 081 504；对照品溶液中尼莫地平峰面积为 1 078 639。

按外标法以峰面积计算：尼莫地平含量相当于标示量的百分数（标示量 %）。

3. 肾上腺素中酮体的检查：取本品，称定重量为 0.250g，置 25ml 量瓶中，加盐酸溶液(9→2 000)溶解并稀释至刻度，摇匀，精密量取 5ml，置另一 25ml 量瓶中，用盐酸溶液(9→2 000)稀释至刻度，摇匀，在 310nm 波长处测定吸光度。

规定：吸光度不得大于 0.05，已知酮体(肾上腺酮)$E_{1cm}^{1\%}$=453。

计算：肾上腺素中酮体的限度(%)。

四、设计题

(一) 鉴别题(共 10 分)

根据药物的结构和性质，设计化学方法、光谱方法和色谱方法鉴别下列药物(写出被鉴别药物的名称、鉴别所使用的试剂或条件与反应现象，或供试品制备的方式与鉴别要求)。

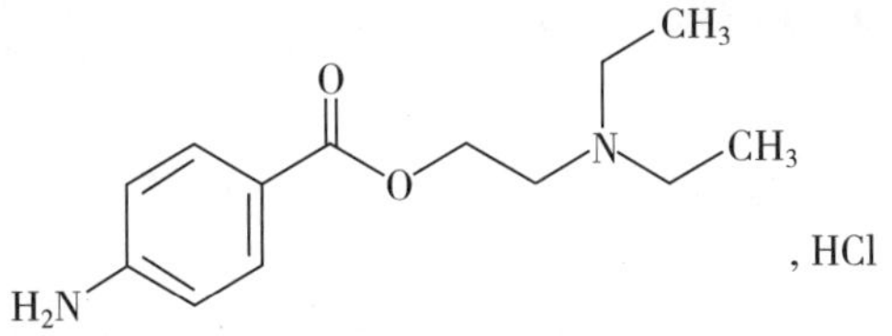

(二) 含量测定题(每题 6 分,共 12 分)

下列药物或药物制剂按指定方法测定含量，请写出反应原理(文字或反应式表示)与测定条件(如溶剂、试药或试剂等)，并探讨影响因素。

1. 盐酸氯丙嗪——钯离子比色法

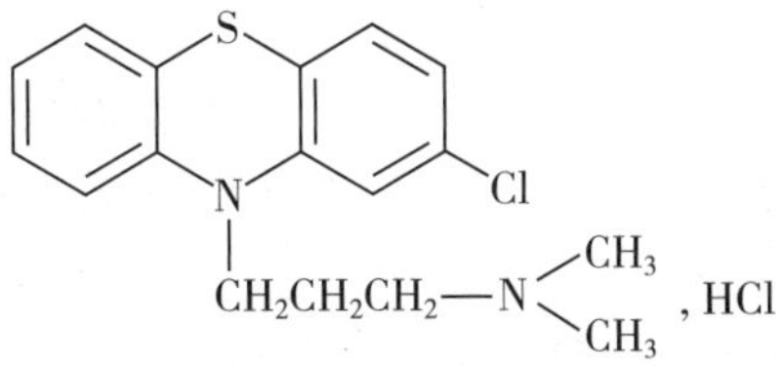

2. 盐酸普鲁卡因——亚硝酸钠滴定法

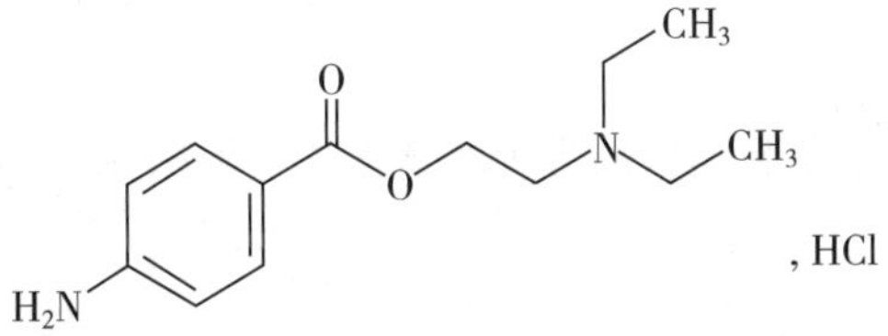

(三) 结构分析题(15 分)

根据下列药物结构，分析其具有的化学性质与分析方法的关系，给出可能具有的鉴别和含量测定方法，并具体设计 1 种含量测定的滴定分析法(包括反应原理、溶剂、试药或试剂、滴定剂及其浓度、终点指示方法与现象及注意事项)。

综合训练题Ⅳ

一、选择题（每题 1 分，共 30 分）

（一）最佳选择题

1. 下列药品分析方法验证项目中，属于精密度范畴的是（　　）
A. 回收率　　　　　　　　B. 重复性　　　　　　　　C. 定量限
D. 检测限　　　　　　　　E. 耐用性

2. ChP 收载的古蔡氏法中形成砷斑的反应原理是（　　）
A. 氯化亚锡还原砷盐为红色的砷　　　B. 活泼氢还原砷盐为红色砷
C. 砷化氢与溴化汞反应生成砷斑　　　D. 砷化氢还原 DDC-Ag 为红色银
E. 次磷酸还原砷盐为红色的砷

3. 麦芽酚反应是（　　）
A. 阿司匹林的特征反应　　　　　　　B. 盐酸氯丙嗪的特征反应
C. 硫酸庆大霉素的特征反应　　　　　D. 硫酸链霉素的特征反应
E. 以上均不是

4. 三氯化锑反应（Carr-Price 反应）用于（　　）
A. 阿司匹林的鉴别　　　　　　　　　B. 盐酸氯丙嗪的鉴别
C. 维生素 A 的鉴别　　　　　　　　　D. 氢化可的松的鉴别
E. 以上均不是

5. 硫酸奎宁片的有机溶剂提取后非水碱量法中，硫酸奎宁与高氯酸反应的摩尔比为
（　　）
A. 1:1　　　　　　　B. 1:2　　　　　　　C. 1:3
D. 1:4　　　　　　　E. 1:5

6. 重金属检查法中，使用的显色剂是（　　）
A. 溴化钾　　　　　　　　B. 硫酸钠　　　　　　　　C. 亚硫酸钠
D. 硫代硫酸钠　　　　　　E. 硫代乙酰胺

7. 关于残留溶剂检查法，下列溶剂中属于一类溶剂的是（　　）
A. 苯　　　　　　　　　B. 甲苯　　　　　　　　　C. 甲醇
D. 乙醇　　　　　　　　E. 乙酸乙酯

8. 硫色素荧光反应适用于（　　）
A. 维生素 A 的鉴别　　　B. 维生素 B_1 的鉴别　　　C. 维生素 C 的鉴别

D. 维生素 E 的鉴别   E. 以上均不是

9. "精密称定"系指称取重量应准确至所取重量的（   ）

A. 百分之一   B. 百分之十   C. 千分之一

D. 千分之三   E. 万分之一

10. "恒重"是指供试品连续 2 次干燥或炽灼后的重量差异不超过（   ）

A. 0.1mg   B. 0.3mg   C. 0.5mg

D. 1.0mg   E. 3.0mg

11. ChP 规定盐酸普鲁卡因含量不得低于 99.0%，以下盐酸普鲁卡因样品测定结果中含量不符合规定的是（   ）

A. 98.95%   B. 99.05%   C. 100.05%

D. 101.05%   E. 101.95%

12. 用四氮唑比色法测定甾体激素类药物时，以下叙述正确的是（   ）

A. 反应原理为 C-3 位酮基具有活泼氢   B. 显色反应在碱性下进行

C. 本法仅可用于雌激素类药物的测定   D. 反应及其产物对光线和氧不敏感

E. 以上均不是

13. 关于青霉素类药物，以下叙述错误的是（   ）

A. 结构中含有手性碳   B. 母核为 6-氨基青霉烷酸（6-APA）

C. 母核无紫外吸收   D. 不稳定中心是 β-内酰胺环

E. 以上均不是

14. 下列药物含有的组分中不属于药物中杂质的是（   ）

A. 盐酸四环素中的盐酸   B. 手性药物中的对映异构体

C. 药物中残留的溶剂   D. 药物中的合成中间体

E. 药物中的吸附水

15. 在丙酮溶液中与氢氧化钠试液反应显红色适用于（   ）

A. 硝苯地平的鉴别   B. 青蒿素的鉴别

C. 地西泮的鉴别   D. 维生素 E 的鉴别

E. 以上均不是

（二）配伍选择题

[16~20]

A. 50ml 中含 10ml 稀硝酸为宜

B. 使用硫氰酸铵为显色剂

C. 50ml 中含标准溶液 1~5ml（相当于 0.1~0.5mg）为宜

D. 27ml 中含 2ml 醋酸盐缓冲溶液（pH 3.5）

E. 28ml 中含标准溶液 2ml（相当于 2μg）为宜

下列一般杂质检查法的条件是

16. 氯化物的检查（   ）

17. 铁盐的检查（   ）

18. 硫酸盐的检查（   ）

19. 重金属的检查（   ）

20. 砷盐的检查（   ）

［21~25］

A. 对氨基苯甲酸   B. 聚合物   C. 游离生育酚

D. 游离水杨酸   E. 酮体

下列药物或药物制剂中检查的特殊杂质是

21. 盐酸普鲁卡因注射液（   ）

22. 阿司匹林（   ）

23. 肾上腺素（   ）

24. β- 内酰胺类抗生素（   ）

25. 维生素 E（   ）

（三）多项选择题

26. ChP 收载的含量均匀度检查法（限度为 15.0%）,需要进行复试的判断式包括（   ）

A. $A+2.2S \leq 15.0$ B. $A+S \leq 15.0$ C. $A+2.2S > 15.0$

D. $A+S > 15.0$ E. $A+1.7S \leq 15.0$

27. 可用于盐酸利多卡因鉴别的反应有（   ）

A. 重氮化 - 偶合反应   B. 与铜盐显色反应   C. 与钴盐显色反应

D. 与二氯化钯反应   E. 与三氯化锑反应

28. 药品稳定性试验包括（   ）

A. 影响因素试验   B. 有机破坏试验   C. 系统适用性试验

D. 加速试验   E. 长期试验

29. 高效液相色谱法系统适用性试验内容包括（   ）

A. 保留时间   B. 灵敏度   C. 重复性

D. 拖尾因子   E. 分离度

30. 关于维生素 A 三点校正法第一法,以下说法正确的有（   ）

A. 杂质在 310~340nm 波长范围内的吸收为线性,且随波长增加而下降

B. 供试品溶液的最大吸收波长应在 326~329nm 范围内

C. 校正吸光度与未校正（实测）吸光度的差值在 −15%~−3% 范围内时,使用校正吸光度计算含量

D. 换算因子为 1 900

E. 本法用于维生素 A 醋酸酯的测定

二、简答题（每题 5 分,共 15 分）

1. 中药及其制剂分析中,含量测定的药味和指标成分的选取原则是什么? 含量测定常采用什么方法?

2. 凯氏定氮法的测定原理是什么? 适用于哪类药物的分析? 操作中加入的 H_2SO_4、K_2SO_4 和 $CuSO_4$ 的作用各是什么?

3. 碘量法测定维生素 C 注射液含量时,如何排除抗氧剂亚硫酸氢钠的影响? 其原理是什么?

三、计算题(每题 6 分,共 18 分)

1. 对乙酰氨基酚片的含量测定:取本品 20 片,精密称定重量为 11.436 6g,研细,精密称取片粉 0.045 74g,置 250ml 量瓶中,加 0.4% 氢氧化钠溶液 50ml 与水 50ml,振摇 15 分钟,用水稀释至刻度,摇匀,滤过,精密量取续滤液 5ml,置 100ml 量瓶中,加 0.4% 氢氧化钠溶液 10ml,加水至刻度,摇匀,在 257nm 波长处测得吸光度 $A=0.572$。

已知:对乙酰氨基酚片的规格为 0.5g;对乙酰氨基酚的吸收系数 $E_{1cm}^{1\%}=715$。

计算:对乙酰氨基酚片含量(标示量 %)。

2. 盐酸异丙肾上腺素的含量测定:取本品,精密称定重量为 0.153 3g,加冰醋酸 30ml,微温使溶解,放冷,加醋酸汞试液 5ml 与结晶紫指示液 1 滴,用高氯酸滴定液(0.1mol/L)滴定至溶液显蓝色,消耗 6.01ml,并将滴定的结果用空白试验校正,空白试验消耗高氯酸滴定液(0.1mol/L)0.03ml。

已知每 1ml 高氯酸滴定液(0.1mol/L)相当于 24.77mg 的盐酸异丙肾上腺素($C_{11}H_{17}NO_3 \cdot HCl$),高氯酸滴定液(0.1mol/L)的 $F=1.035$。计算盐酸异丙肾上腺素的含量。

3. 异戊巴比妥钠中重金属的检查:取本品 1.0g,加水 43ml 溶解后,缓缓加稀盐酸 3ml,随加随用强力振摇,滤过,弃去初滤液,取续滤液 23ml,加醋酸盐缓冲溶液(pH 3.5)2ml,依法检查,含重金属不得超过百万分之二十。

计算应取标准铅溶液(每 1ml 相当于 10μg 的 Pb)多少 ml ?

四、设计题(共 37 分)

(一) 鉴别题(共 10 分)

用化学方法鉴别下列一组药物(写出药物名称、鉴别所使用的试剂或条件与反应现象)。

(二) 含量测定题(每题 6 分,共 12 分)

下列药物或药物制剂按指定方法测定含量,请写出反应原理(文字或反应式表示)与测定条件(如溶剂、试药或试剂,终点指示方法或现象),并探讨影响因素。

1. 硫酸阿托品片——酸性染料比色法

2. 黄体酮——异烟肼比色法

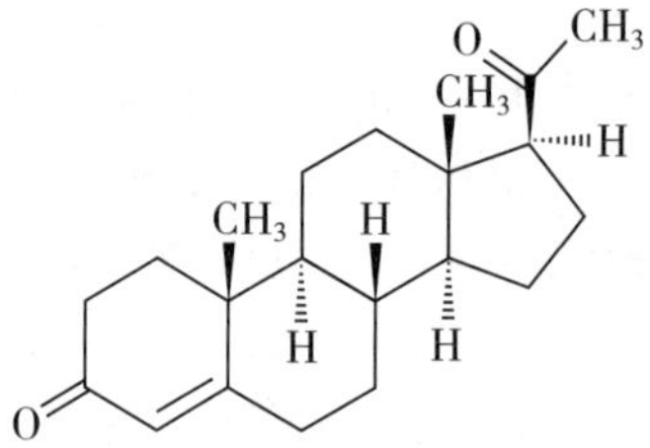

(三) 结构分析题(15 分)

根据下列药物结构,分析其具有的化学性质与分析方法的关系,给出可能具有的鉴别和含量测定方法,并具体设计 1 种原料药的含量测定的化学方法(包括反应原理、溶剂、试药或试剂、滴定剂及其浓度、终点指示方法与现象及注意事项)。

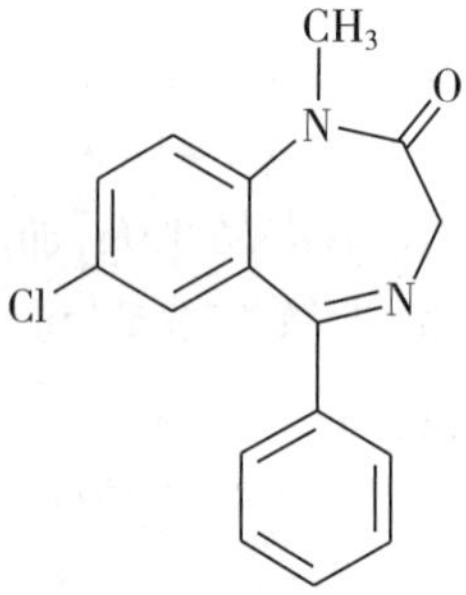

综合训练题 Ⅴ

一、最佳选择题(每题 1 分,共 21 分)

1. 以下哪一个不是生物药物分析的特点(   )

A. 需要检查生物活性   B. 需要检查安全性   C. 需要进行效价测定

D. 结构确证困难   E. 相对分子质量较大是定值

2. 关于药品检验中的原始记录,下列叙述不正确的是(   )

A. 是实验研究的原始档案,一般检验报告发出后可以销毁

B. 全部检验结束应根据检验结果得出明确的结论

C. 药品检验报告书是具有法律效力的技术文件

D. 是实验研究的第一手资料,应妥善保管

E. 剩余检品、原始记录、检验报告书,均应经核对人员逐项核对,负责人审核

3. 药物稳定性试验包括(   )

A. 影响因素试验、加速试验、长期试验

B. 高温高湿试验、加速试验、长期试验

C. 破坏试验、加速试验、长期试验

D. 低温试验、室温试验、高温试验

E. 长期试验、加速试验、短期试验

4. 静脉血液置于含有抗凝剂的试管中,以约(2 500~3 000)×g 离心力离心 5~10 分钟,上层澄清的淡黄色液体为(　　　)

A. 血清 　　　　　　　　B. 血浆 　　　　　　　　C. 全血

D. 血小板 　　　　　　　E. 血细胞

5. 片剂重量差异检查的目的是考察(　　　)

A. 药物与包材相互作用 　　　　　　B. 活性药物释放是否符合要求

C. 含量测定方法的准确性 　　　　　　D. 剂量单位均匀度

E. 活性药物成分之间的相互作用

6. 可用于巴比妥类药物含量测定的方法是(　　　)

A. 银量法 　　　　　　　B. 铈量法 　　　　　　　C. 亚硝酸钠滴定法

D. 酸性染料比色法 　　　E. 三氯化锑比色法

7. 在中药材的灰分检查中,更能准确地反映外来杂质质量的是(　　　)

A. 总灰分 　　　　　　　B. 硫酸盐灰分 　　　　　C. 酸不溶性灰分

D. 生理灰分 　　　　　　E. 碳酸盐灰分

8. 药品质量标准的检查项下不包括药品的(　　　)

A. 真实性 　　　　　　　B. 有效性 　　　　　　　C. 安全性

D. 纯度要求 　　　　　　E. 均一性

9. 以下药品中需进行显微鉴别的是(　　　)

A. 山楂叶提取物 　　　　B. 肉桂油 　　　　　　　C. 清开灵注射液

D. 三七 　　　　　　　　E. 西洋参口服液

10. 考查生物样品制备过程中,待测物损失的程度,常用(　　　)指标。

A. 精密度 　　　　　　　B. 准确性 　　　　　　　C. 相关性

D. 线性范围 　　　　　　E. 提取回收率

11. 盐酸普鲁卡因加 10% 氢氧化钠生成白色沉淀是(　　　),继续加热后油状物消失,加入盐酸又生成的白色沉淀是(　　　)

A. 苯酚;普鲁卡因 　　　　　　　　B. 普鲁卡因;水杨酸

C. 普鲁卡因;对氨基苯甲酸 　　　　D. 苯酚;对氨基苯甲酸

E. 二乙氨基乙醇酸;水杨酸

12. 药物中残留溶剂的检查通常采用(　　　)

A. GC 检测法 　　　　　　B. Fischer 测定法 　　　　C. TLC 法

D. HPLC 检测法 　　　　　E. Gutzeit 测定法

13. ChP 对"恒重"的定义是(　　　)

A. 连续 2 次干燥或炽灼的重量差小于 0.3%

B. 连续 2 次干燥或炽灼的重量差小于 0.3mg

C. 连续 2 次干燥或炽灼的重量差小于 0.5mg

D. 最后 2 次干燥后的重量相等

E. 连续 2 次干燥或炽灼的重量差小于 0.5%

14. 重金属检查第一法中,为了保证硫化铅沉淀完全,需要加入(　　　)

A. 稀盐酸(pH 1.0) 　　　　B. 稀醋酸(pH 3.0) 　　　C. 醋酸盐缓冲溶液(pH 3.5)

D. 醋酸盐缓冲溶液(pH 5.5) 　E. 磷酸盐缓冲溶液(pH 7.5)

15. 以下关于体内样品的储存与处理的说法中,错误的是(　　)

　A. 采样后,脱离了体内环境,不需要考虑酶对组分进一步代谢的影响

　B. 血浆和血清都需要分离后再置冰箱或冷冻柜中保存

　C. 采集的样品可以考虑小体积分装储存,以避免反复冻融样品

　D. 结构中含有酯键的药物,在全血收集或者样品处理过程中加入酯酶抑制剂,可防止药物降解

　E. 含有酚羟基结构的药物在生物基质或样品处理过程中易发生自身氧化

16. 下列药品标准中不属于国家标准的是(　　)

　A. 企业标准　　　　　　B. 局颁药品标准　　　　　　C. 中国药典

　D. 监测期药品标准　　　E. 药品注册标准

17. 左氧氟沙星中右氧氟沙星的检查,ChP 规定为(　　)

　A. 手性毛细管电泳法　　B. 手性气相色谱法　　　　　C. 手性流动相添加剂法

　D. 手性固定相拆分法　　E. 手性衍生化法

18. 采用液液萃取法提取血浆中一酸性药物(pKa 4.5),使绝大多数药物能被提取,血浆 pH 应调节(　　)

　A. 2.5 或 2.5 以下　　　B. 4.5　　　　　　　　　　C. 5.5

　D. 6.5 或 6.5 以上　　　E. 与 pH 无关

19. 葡萄糖中氯化物杂质属于(　　)

　A. 一般杂质和特殊杂质　B. 毒性杂质和一般杂质　　　C. 一般杂质和信号杂质

　D. 有机杂质和一般杂质　E. 过敏杂质和基因毒性杂质

20. 四氮唑比色法测定甾体激素类药物时,药物的呈色基团是(　　)

　A. 炔基　　　　　　　　B. 酚羟基　　　　　　　　　C. C-17-α- 醇酮基

　D. 卤素取代基　　　　　E. 甾体母核

21. 硫色素荧光反应适用于(　　)

　A. 维生素 A 的鉴别　　　B. 维生素 B_1 的鉴别　　　C. 维生素 C 的鉴别

　D. 维生素 E 的鉴别　　　E. 以上均不是

二、配伍选择题(每题 1 分,共 13 分)

[1~2]

A. 有效性检查　　　　　　B. 均一性检查　　　　　　　C. 纯度检查

D. 安全性检查　　　　　　E. 类别检查

1. 注射液中热原的检查为(　　)

2. 抗生素类药物中水分的检查为(　　)

[3~5]

A. JP　　　　　　　　　　B. USP-NF　　　　　　　　C. BP

D. ChP　　　　　　　　　E. EP

3.《美国药典》的英文缩写为(　　)

4.《日本药局方》的英文缩写为(　　)

5.《欧洲药典》的英文缩写为(　　)

[6~8]

A. 非水溶液滴定法　　　　B. 铈量法　　　　　　　　C. 亚硝酸钠法

D. HPLC 法　　　　　　　E. 酸性染料比色法

6. 硫酸奎宁原料药含量测定使用的容量分析方法是（　　　）

7. ChP 二部中维生素 E 检查游离生育酚使用的方法是（　　　）

8. ChP 二部中硫酸阿托品片含量测定使用的方法是（　　　）

[9~10]

A. 容量分析法　　　　　　B. 紫外分光光度法　　　　C. 色谱分析法

D. 生物检定法　　　　　　E. 酶法

9. 药物制剂的含量测定首选（　　　）

10. 药物制剂的定量检查,如溶出度、含量均匀度检查中,药物的溶出量或含量的测定,因为分析样本量大且限度亦较宽,在辅料不干扰测定时,宜选用（　　　）

[11~13]

A. 1.5~2.5g　　　　　　　B. ±10%　　　　　　　　C. 1.95~2.05g

D. 百分之一　　　　　　　E. 千分之一

11. ChP 规定:"称定"时,指称取重量应准确至所取重量的（　　　）

12. 取用量为"约"若干时,指该量不得超过规定量的（　　　）

13. ChP 规定:"精密称定"时,应精确至所取重量的（　　　）

三、综合分析选择题（每题 1 分,共 4 分）

头孢呋辛聚合物测定对照溶液的制备:取头孢呋辛对照品适量,精密称定,加水溶解并定量稀释制成每 1ml 中约含 40μg 的溶液。测定法:取本品约 0.2g,精密称定,置 10ml 量瓶中,加水溶解并稀释至刻度,摇匀。立即精密量取 100~200μl 注入液相色谱仪,以流动相 A 为流动相进行测定,记录色谱图。另精密量取对照溶液 100~200μl 注入液相色谱仪,以流动相 B 为流动相,记录色谱图。按外标法以头孢呋辛峰面积计算,头孢呋辛聚合物的量不得过 0.2%。

1. 上述测定头孢呋辛聚合物量的色谱法被称为（　　　）

A. 分子排阻色谱法　　　　B. 吸附色谱法　　　　　　C. 分配色谱法

D. 离子交换色谱法　　　　E. 离子抑制色谱法

2. 关于高分子聚合物的叙述错误的是（　　　）

A. 分子量一般 1 000~5 000

B. 指药物中分子量大于药物本身的杂质的总称

C. 氨苄西林的聚合反应除了母核参与反应侧链也参与反应

D. 聚合物在酸性条件下更易形成

E. 高分子杂质有外源性和内源性的

3. 除了聚合物检查,还需要进行以下项目检查,其中影响该产品稳定性的是（　　　）

A. 溶液的澄清度与颜色　　B. 有关物质　　　　　　　C. 水分

D. 热原　　　　　　　　　E. 异常毒性

4. 头孢呋辛可以发生下列哪个反应用于鉴别（　　　）

A. Vitali 反应　　　　　　B. 丙二酰脲反应　　　　　C. 丙二酸反应

D. 异羟肟酸铁反应　　　　E. 水解反应

四、多项选择题（每题 1 分,共 10 分）

1. 氢溴酸东莨菪碱的结构性质特征和质量分析包括（　　　　）
A. 母核为莨菪酸和莨菪醇成的酯,可发生水解
B. 结构中含有 N 原子,显碱性,可以采用非水溶液滴定法含量测定
C. 来源于洋金花植物提取,需要检查其他生物碱
D. 具有旋光性,可以通过旋光度测定控制手性杂质
E. 加发烟硝酸 5 滴后水浴蒸干得到残渣,放冷后加乙醇湿润,加固体氢氧化钾 1 粒,显深紫色

2. 下列关于古蔡氏法的叙述,正确的是（　　　　）
A. 生成的砷化氢遇溴化汞试纸产生黄色至棕色的砷斑
B. 加碘化钾可使五价砷还原为三价砷
C. 金属锌与碱作用可生成新生态的氢
D. 加酸性氯化亚锡可防止碘还原为碘离子
E. 在反应中氯化亚锡不会同锌发生作用

3. 在中性乙醇中直接酸碱滴定法测定阿司匹林含量,可能发生的影响包括（　　　　）
A. 阿司匹林在滴定过程中容易水解
B. 阿司匹林的水解产物水杨酸干扰测定
C. 阿司匹林的水解产物醋酸干扰测定
D. 滴定突越不明显,越容易产生滴定终点误差
E. 指示剂易受氧化

4. ChP 二部的内容包括（　　　）
A. 凡例　　　　　　　B. 正文　　　　　　　C. 通则
D. 目录　　　　　　　E. 沿革

5. 药物在贮藏过程中引入的杂质是（　　　　）
A. 中间体　　　　　　B. 潮解物　　　　　　C. 副产物
D. 霉变物　　　　　　E. 分解物

6. 关于药物制剂分析,下列说法中正确的是（　　　　）
A. 要考虑辅料对药物的干扰
B. 原料药的各项杂质在制剂中均需进行检测和控制
C. 原料药的杂质如果在制剂生产过程中不会增加,则不需控制
D. 对于含有相同主药成分的不同制剂,分析方法可能不同
E. 复方制剂分析需要考虑各种成分间的相互干扰

7. 关于中药及其制剂化学成分含量测定方法选择,以下说法正确的是（　　　　）
A. 复方制剂应首选君药及贵重药建立含量测定方法
B. 有毒药物需要对其进行含量测定
C. 应选择中药中专属性强的有效成分为指标进行含量测定
D. 中药材首选方法应为容量分析法,中药制剂首选方法为 HPLC 法
E. 挥发性成分应该选择 GC 法测定含量

8. 古蔡氏法检查砷盐时用到的器具与试剂包括（　　　　　　）

A. 标准磨口锥形瓶　　　　B. 纳氏比色管　　　　C. 锌粒

D. 醋酸铅棉花　　　　E. 溴化汞试纸

9. 关于中药指纹图谱,以下叙述正确的是（　　　　　　）

A. 具有整体性和模糊性 2 个基本属性

B. 体现了中医药整体观的思想

C. 可以用于中药的定性鉴别

D. HPLC 和 GC 可以用于指纹图谱采集

E. 中药材 DNA 指纹图谱属于生物指纹图谱

10. 中药制剂分析常用的提取方法有（　　　　　　）

A. 萃取法　　　　B. 柱色谱法　　　　C. 回流提取法

D. 超声提取法　　　　E. 超临界流体萃取法

五、简答与设计分析题（每题 8 分,共 40 分）

1. 简述一般鉴别与专属鉴别 2 个概念的定义,以及 2 种鉴别对于药物真伪判别的意义。

2. 建立药品质量标准时,分析方法验证的目的是什么? 主要的验证指标有哪些?

3. 哪里有药物,哪里就有药物分析,请简述药物分析(技术)在药品从研制到使用监督各个不同阶段中的作用。

4. 根据下列药物的结构,设计其原料药的酸碱滴定含量测定方法。列出化学计量关系、溶剂选择及依据、供试品取用量及其计算依据、操作步骤、滴定剂及其浓度、指示剂、滴定度及其计算过程。

$C_{13}H_{18}O_2$　206.28

5. TLC 法用于药物中的杂质检查时,有哪几种方法? 各种方法分别适用于什么样的情况? 【示例】盐酸美克洛嗪中有关物质的检查:取本品,加二氯甲烷 - 甲醇(1∶1)溶解并稀释制成 50mg/ml 的溶液,作为供试品溶液;精密量取适量,用二氯甲烷 - 甲醇(1∶1)稀释制成 0.25mg/ml 的溶液,作为对照溶液。照 TLC 法试验。供试品溶液如显杂质斑点,与对照溶液主斑点比较,不得更深。

六、计算题（每题 6 分,共 12 分）

1. 取葡萄糖 0.60g,置于 50ml 纳氏比色管中,加水溶解后,加入稀硝酸 10ml;另取标准氯化钠溶液(含 Cl⁻ 10μg/ml)6.0ml 同法制成对照液;同时在两管中加入硝酸银试液 1ml,置于暗处放 15min,拿出后置黑色背景,从上向下观察,供试与对照相比,不得更浓。问:①加入稀硝酸的目的是什么? ②计算氯化物的杂质限度。

2. 按对乙酰氨基酚片含量测定操作:取对乙酰氨基酚片($C_8H_9NO_2$,规格为 100mg/ 片)10 片,精密称定,研细,精密称取适量(约相当于对乙酰氨基酚 40mg),置 250ml 量瓶中,加

0.4% 氢氧化钠溶液 50ml 与水 50ml,振摇 15 分钟,用水稀释至刻度,摇匀,滤过,精密量取续滤液 5ml,置 100ml 量瓶中,加 0.4% 氢氧化钠溶液 10ml,加水至刻度,摇匀。照紫外 - 可见分光光度法,在 257nm 的波长处测定吸光度,按 $C_8H_9NO_2$ 的吸收系数 ($E_{1cm}^{1\%}$) 为 715 计算,求算对乙酰氨基酚片含量(相当于标示量的百分数)。已知:10 片对乙酰氨基酚片重 2.198 5g,片粉(约相当于对乙酰氨基酚 40mg)重 0.089 7g,吸光度为 0.572。

综合训练题 Ⅵ

一、最佳选择题(每题 1 分,共 25 分)

1.《美国药典》的英文缩写符号是(　　　)

A. USA　　　　　B. USP　　　　　C. JP　　　　　D. UN

2. 药品的 "恒重" 是指供试品连续 2 次干燥或炽灼后的重量差异在(　　　)

A. 0.1mg 以下　　B. 0.3mg 以下　　C. 1mg 以下　　D. 3mg 以下

3. 微孔滤膜法是用来检查(　　　)

A. 氯化物　　　　B. 砷盐　　　　　C. 重金属　　　　D. 硫化物

4. 以下属于信号杂质的是(　　　)

A. 砷盐　　　　　B. 氰化物　　　　C. 铅　　　　　　D. 硫酸盐

5. 古蔡氏法检测砷时,砷化氢气体与下列哪种物质作用生成砷斑(　　　)

A. 氯化汞　　　　B. 溴化汞　　　　C. 碘化汞　　　　D. 硫化汞

6. 检查药品中的铁盐杂质,所用的显色试剂是(　　　)

A. $AgNO_3$　　　　B. H_2S　　　　C. 硫氰酸铵　　　D. $BaCl_2$

7. 药物的干燥失重测定法中的热重分析是(　　　)

A. TGA 表示　　　B. DTA 表示　　　C. DSC 表示　　　D. TLC 表示

8. 准确度表示测量值与真值的差异,常用(　　　)反映

A. RSD　　　　　B. 回收率　　　　C. 标准对照液　　D. 空白实验

9. ChP 中取供试品约 5mg,加甲醇 0.2ml 溶解后,加亚硝基铁氰化钠的细粉约 3mg、碳酸钠与醋酸铵各约 50mg,摇匀放置 10~30 分钟,显紫蓝色。该反应用于鉴别(　　　)

A. 庆大霉素　　　B. 环丙沙星　　　C. 黄体酮　　　　D. 维生素 B

10. Maltol 反应用于鉴别链霉素的(　　　)

A. 链霉糖　　　　B. 链霉胍　　　　C. 氨基糖　　　　D. N- 甲基葡萄糖胺

11. 与化学药物不同,中药需控制药材中的泥土、沙土的含量,须进行(　　　)

A. 水分测定　　　B. 重金属检测　　C. 农药残留测定　D. 总灰分测定

12.《中国药典》中硫酸亚铁片采用氧化还原滴定法进行含量测定,其滴定液应选择(　　　)

A. 亚硝酸钠　　　B. 硫酸铈　　　　C. 高锰酸钾　　　D. 溴酸钾

13. 下列能被锌粉还原为芳伯胺基,可用重氮化 - 偶合反应鉴别的药物是(　　　)

A. 盐酸丁卡因　　B. 磺胺嘧啶　　　C. 硝苯地平　　　D. 盐酸普鲁卡因

14. 两步滴定法测定阿司匹林片剂含量时,第一步消耗的氢氧化钠的作用不包括(　　　)

A. 中和游离水杨酸　　　　　　　　B. 水解酯键

C. 中和辅料中的酸　　　　　　　　D. 中和阿司匹林分子中的羧基

15. 下列药物中不能用重氮化 - 偶合反应鉴别的是（　　　）

A. 硝苯地平　　　B. 盐酸利多卡因　　　C. 对乙酰氨基酚　　　D. 重酒石酸间羟胺

16. 巴比妥类药物的鉴别方法有（　　　）

A. 与银盐反应生成有色产物　　　　　B. 与铜盐反应生成有色产物

C. 与钡盐反应生成白色化合物　　　　D. 与氢氧化钠反应生成白色沉淀

17. 用铈量法测定硝苯地平的步骤如下：检品适量,溶于高氯酸溶液后,加入邻二氮菲指示液,立即用硫酸铈滴定液(0.1mol/L)滴定,至近终点时,在水浴中加热至 50℃,缓缓滴定至橙红色消失。终点指示的原理是（　　　）

A. 终点时微过量的 Ce^{4+} 将指示液中的 Fe^{2+} 被氧化成 Fe^{3+},橙红色消失

B. 硫酸铈被氧化

C. 硫酸铈与硝苯地平形成配合物

D. 硝苯地平溶于高氯酸溶液立即显橙红色,与硫酸铈反应完全后橙红色消失

18. 用氧瓶燃烧法破坏有机药物,燃烧瓶的塞底部熔封的是（　　　）

A. 铁丝　　　　　B. 铜丝　　　　　C. 银丝　　　　　D. 铂丝

19. 巴比妥类药物的酸碱滴定法的介质为（　　　）

A. 水 - 乙醚　　　B. 水 - 乙腈　　　C. 水 - 乙醇　　　D. 水 - 丙酮

20. 下列哪种反应用于检查阿司匹林中的水杨酸杂质（　　　）

A. 重氮化 - 偶合反应　　　　　　　　B. 与变色酸共热呈色

C. 与三价铁显色　　　　　　　　　　D. 与 HNO_3 显色

21. 盐酸普鲁卡因属于（　　　）

A. 酰胺类药物　　　B. 杂环类药物　　　C. 生物碱类药物　　　D. 以上都不对

22. 钯离子比色法是以下药物中哪个药物的定量分析法（　　　）

A. 盐酸氯丙嗪　　　B. 异烟肼　　　　C. 尼可刹米　　　　D. 乙酰水杨酸

23. 能发生硫色素特征反应的药物是（　　　）

A. 维生素 A　　　B. 维生素 B_1　　　C. 维生素 C　　　D. 维生素 E

24. 四氮唑比色法中常采用的碱为（　　　）

A. 氢氧化四甲基铵　　B. 氢氧化钠　　　C. 碳酸氢钠　　　D. 氢氧化钾

25. 非水滴定中,硬脂酸镁干扰的排除采用（　　　）

A. 草酸　　　　　B. HCl　　　　　C. HAC　　　　　D. H_2SO_4

二、配伍选择题（每题 **1** 分,共 **10** 分）

[1~5]

A. 四氮唑比色法　　　　B. 铈量法　　　　　　　C. 银量法

D. 溴量法　　　　　　　E. 亚硝酸钠法

为下列分析任务选择最合适的方法

1. 盐酸去氧肾上腺素的含量测定（　　　）

2. 地塞米松磷酸钠的含量测定（　　　）

3. 异戊巴比妥的含量测定（　　　）

4. 维生素 E 检查游离生育酚（   ）

5. 盐酸普鲁卡因含量测定（   ）

[6~10]

A. 反相离子对高效液相色谱法   B. 气相色谱法

C. 永停滴定法   D. 非水溶液滴定法

E. 紫外 - 可见分光光度法（三点校正法）

为下列药物选择最合适的含量测定方法

6. 维生素 A 原料的含量测定（   ）

7. 磺胺嘧啶钠的原料含量测定（   ）

8. 硫酸阿托品原料的含量测定（   ）

9. 维生素 E 原料的含量测定（   ）

10. 丁溴酸东莨菪碱胶囊的含量测定（   ）

三、简答题（每题 5 分，共 35 分）

1. 某含药血浆样品处理：200μl 血浆样品中加入一定量内标溶液混匀，再加入乙酸乙酯 2.0ml，振荡 2 分钟，3 000r/min 离心 5 分钟。取有机层溶液 1.8ml，40℃氮气吹干。试简要说明乙酸乙酯的作用。

2. 采用适当的化学方法区分司可巴比妥、苯巴比妥、硫喷妥钠。

3. ChP 中青霉素 V 需进行青霉素 V 聚合物的检查。简述其检查的意义、采用的方法及主要分析条件。

4. 请简述维生素 C 的结构特点、与之相关的性质，并根据该性质列举出 2 个鉴别反应及 1 个用于含量测定的容量分析方法。

5. 有机碱性药物为什么可以采用非水溶液滴定法测定含量？在溶剂冰醋酸中加入醋酐的作用是什么？

6. 二氢吡啶类药物可采用的含量测定方法有哪些？至少写出 4 种方法并简述其原理。

7. 盐酸普鲁卡因的鉴别：取本品约 0.1g，加水 2ml 溶解后，加 10% 氢氧化钠溶液 1ml，即生成①白色沉淀；加热，变为②油状物；继续加热，产生的③蒸气，能使湿润的红色石蕊试纸变为蓝色；热至油状物消失后，放冷，加盐酸酸化，即析出④白色沉淀。

(1) 写出文中带下划线的物质①～④的名称。（4 分）

(2) 物质②的存在形式说明了该物质具有的什么物理性质？（1 分）

四、计算题（每小题 5 分，共 10 分）

1. 磷酸可待因中检查吗啡：取本品 0.1g，加盐酸溶液（9 → 10 000）使溶解成 5ml，加 $NaNO_2$ 试液 2ml，放置 15min，加氨试液 3ml，所显颜色与吗啡溶液[吗啡 2.0mg 加 HCl 溶液（9 → 10 000）使溶解成 100ml]5ml，用同一方法制成的对照溶液比较，不得更深。吗啡限度是多少？

2. ChP 硫酸奎宁[分子式为:$(C_{20}H_{24}N_2O_2)_2·H_2SO_4$，分子量为 746.9]的含量测定：取本品约 0.2g，精密称定为 0.208 1g，加冰醋酸 10ml 溶解后，加醋酐 5ml 与结晶紫指示液 1~2 滴，用高氯酸滴定液（0.100 5mol/L）滴定至溶液显蓝绿色，并将滴定的结果用空白试验校正，滴定液消耗体积为 8.35ml。

(1)试计算高氯酸滴定液(0.1mol/L)对硫酸奎宁 $[(C_{20}H_{24}N_2O_2)_2 \cdot H_2SO_4]$ 的滴定度。(2 分)

(2)求硫酸奎宁原料药的含量。(3 分)

五、问答题(每小题 10 分,共 20 分)

1. 根据下列药物的结构,试分析其理化性质。

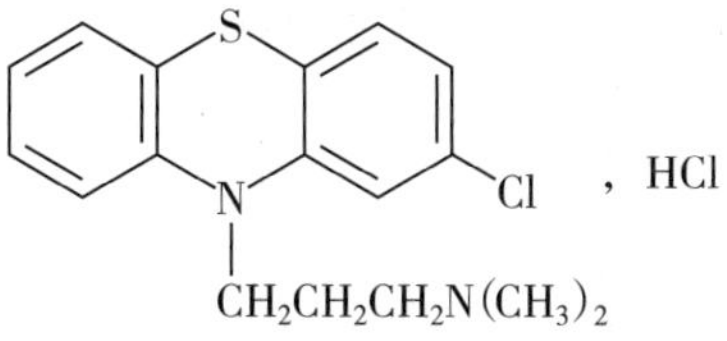

盐酸氯丙嗪

2. 硫酸阿托品有关物质检查:取本品,加水溶解并稀释成每 1ml 中含 50mg 的溶液,作为供试品溶液;精密量取 1ml,置 100ml 量瓶中,用水稀释至刻度,摇匀,作为对照溶液。照高效液相色谱法试验,流动相为①。阿托品峰与相邻杂质峰的分离度应符合要求②。取对照溶液 20μl 注入液相色谱仪。调节检测灵敏度,使主峰的峰高为满量程的 20%;再精密量取供试品溶液和对照品溶液各 20μl 注入液相色谱仪,记录色谱图至主成分峰保留时间的 2 倍③。供试品溶液的色谱图中如有杂质峰,除相对主峰保留时间 0.17 前的溶剂峰外,各杂质峰的和不大于对照溶液主峰面积④。

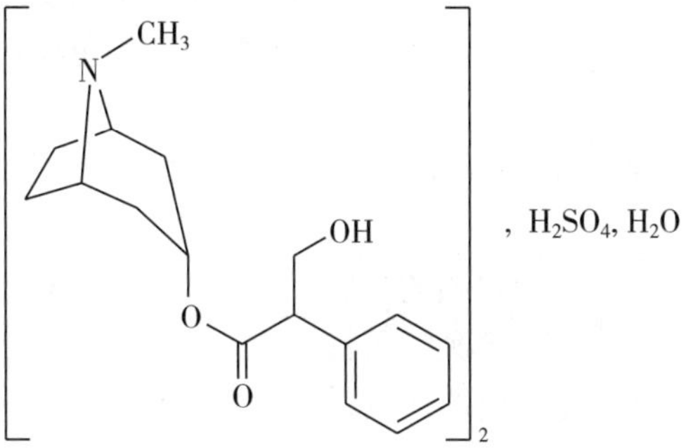

请按要求回答问题:

(1)请推测硫酸阿托品原料杂质检查应采用的流动相条件。(2 分)

(2)HPLC 中的系统适用性试验包括哪些指标?（至少写出 2 项）(2 分)

(3)采用的是哪种 HPLC 杂质检查法?并列举出其他的 3 种方法。(4 分)

(4)计算杂质的限度。(2 分)

综合训练题Ⅶ

一、选择题(每题 1 分,共 30 分)

(一) 单项选择题

1. 药品质量标准研究中,需要验证分析方法定量限的标准项目是(　　)

A. 杂质限度检查　　　　 B. 杂质定量检查　　　　　 C. 溶出度检查

D. 含量均匀度检查　　E. 含量测定

2. 高效液相色谱法系统适用性试验不包括的项目是（　　）

A. 色谱柱的理论塔板数　　B. 分离度　　　　　　C. 重复性

D. 中间精密度　　　E. 拖尾因子

3. 下列有关甾体激素类药物含量测定的四氮唑比色法的说法,正确的是（　　　）

A. 反应原理为 Δ^4-3- 酮基可与四氮唑缩合生成有色化合物

B. 显色反应在盐酸酸性下进行

C. 反应及其产物对光线不敏

D. 反应及其产物对氧敏感

E. 本法适用于雌激素类药物的测定

4. 采用有机溶剂提取后的非水碱量法测定硫酸奎宁片的含量,用高氯酸滴定液（0.1mol/L）滴定,硫酸奎宁与高氯酸反应的摩尔比为（　　）

A. 1:1　　　　　　B. 1:2　　　　　　　C. 1:3

D. 1:4　　　　　　E. 1:5

5. 重金属检查法第一法中,直接与重金属（Pb）显色的是（　　）

A. 硫化氢　　　　　B. 硫化钠　　　　　C. 硫酸钠

D. 硫代硫酸钠　　　E. 硫代乙酰胺

6. ChP 收载的农药残留量测定法是（　　）

A. 原子吸收分光光度法　　　　　B. 紫外分光光度法

C. 气相色谱法　　　　　　　　　D. 高效液相色谱法

E. 恒温恒压干燥法

7. 下列药物在分析时常需采用有机破坏进行前处理,通常不宜使用氧瓶燃烧法进行有机破坏的是（　　）

A. 含硫的药物　　　B. 含碘的药物　　　C. 含氟的药物

D. 含氯的药物　　　E. 含氮的药物

8. 可与碘化钾 - 淀粉反应显蓝色的药物是（　　）

A. 硫酸奎宁　　　　B. 硫酸阿托品　　　C. 地西泮

D. 青蒿素　　　　　E. 以上均不是

9. 依据 ChP 对"精密称定"的定义,若使用分度值为 0.01mg 的天平（十万分之一天平）,建议"精密称定"所称取试样的重量应不少于（　　）

A. 2g　　　　　　　B. 200mg　　　　　C. 20mg

D. 2mg　　　　　　E. 0.2mg

10. ChP 规定,"易溶"是指供试品 1g（ml）能溶解在溶剂（　　）

A. 不到 1ml　　　　B. 1~ 不到 10ml　　　C. 10~ 不到 30ml

D. 30~ 不到 100ml　　E. 100~ 不到 1 000ml

11. 下列关于碘量法测定维生素 C 含量的说法,正确的是（　　）

A. 原理为维生素 C 具有强酸性　　　B. 以中性乙醇为溶媒

C. 摩尔比为 1:1　　　　　　　　　D. 在吡啶碱性下滴定

E. 结晶紫为指示剂

12. ChP 规定的"室温"系指（　　）

A. 2~10℃　　　　　　　　B. 10~20℃　　　　　　　　C. 20~30℃

D. 10~30℃　　　　　　　E. 20~40℃

13. ChP 收载的含量均匀度检查法中,初试后可直接判定为不符合规定(限度 L=15.0% 时)的判断式是(　　　)

A. $A + 2.2S \leqslant 15.0$　　　　　　　　B. $A + S \leqslant 15.0$

C. $A + 2.2S > 15.0$　　　　　　　　D. $A + S > 15.0$

E. $A + 2.2S > 15.0, A + S \leqslant 15.0$

14. 下列关于四环素类药物的说法,错误的是(　　　)

A. 本类药物具有酸碱两性

B. 本类药物在弱酸性溶液中大多可生成差向四环素

C. 本类药物在强酸性溶液中可生成脱水四环素

D. 本类药物在碱性溶液中可生成差向脱水四环素

E. 本类药物在用色谱法分析时需考虑金属离子的影响

15. ChP 正文品种项下规定的 HPLC 色谱条件中,可适当调整的是(　　　)

A. 固定相种类　　　　　　　　B. 流动相组成

C. 流动相中各组分的比例　　　　D. 检测器类型

E. 以上均不是

(二) 配伍选择题

[16~20]

A. 阿司匹林　　　　　　　B. 硝苯地平　　　　　　　C. 维生素 A

D. 维生素 B_1　　　　　　E. 氢化可的松

可用下列反应鉴别的药物是

16. 硫酸苯肼显色反应(　　　)

17. 硫色素荧光反应(　　　)

18. 氢氧化钠溶液显色反应(　　　)

19. 三氯化锑显色反应(　　　)

20. 水解后与三氯化铁显色反应(　　　)

[21~25]

A. 使用氯化钡为沉淀剂　　　　　　B. 在稀硝酸酸性溶液中反应

C. 使用硫氰酸铵为显色剂　　　　　D. 在醋酸盐缓冲溶液(pH 3.5)中显色

E. 以碘化钾 - 酸性氯化亚锡处理样品溶液

下列一般杂质检查法的条件是

21. 硫酸盐检查法(　　　)

22. 氯化物检查法(　　　)

23. 铁盐检查法(　　　)

24. 重金属检查法(第一法)(　　　)

25. 砷盐检查法(第一法)(　　　)

(三) 多项选择题

26. 可用于砷盐检查的方法有(　　　)

A. 古蔡氏法　　　　　　　　　　B. 茚三酮比色法

C. 次磷酸法　　　　　　　　　　　　　　D. Kober 比色法

E. 二乙基二硫代氨基甲酸银法（DDC-Ag 法）

27. ChP 规定：阿司匹林含量不低于 99.5%。以下阿司匹林样品测定结果中，经修约后含量符合规定的有（　　　　　）

A. 99.45%　　　　　　　　B. 99.451%　　　　　　　　C. 99.46%

D. 100.05%　　　　　　　　E. 101.05%

28. 药品稳定性试验的内容包括（　　　　　）

A. 系统适用性试验　　　　　　　　　B. 高温试验

C. 高湿度试验　　　　　　　　　　　D. 加速试验

E. 长期试验

29. 可用于苯巴比妥鉴别的反应有（　　　　　）

A. 与硝酸银产生浑浊反应　　　　　　B. 与铜盐显色反应

C. 与钴盐显色反应　　　　　　　　　D. 与硫酸铈显色反应

E. 与苯磺酸重氮盐显色反应

30. 可用于硫酸链霉素鉴别的反应有（　　　　　）

A. 坂口反应　　　　　　　　　　　　B. 麦芽酚反应

C. 莨菪烷类生物碱的 Vitali 反应　　　D. 绿奎宁反应

E. 重氮化 - 偶合反应

二、计算题（每题 5 分，共 15 分）

1. 非洛地平含量测定：精密称取本品 0.301 2g，加冰醋酸 40ml 溶解后，加稀硫酸 20ml 与邻二氮菲指示液 2 滴，用硫酸铈滴定液（0.1mol/L）滴定至橙色消失，消耗 15.65ml，空白试验消耗硫酸铈滴定液（0.1mol/L）0.05ml。

已知：每 1ml 的硫酸铈滴定液（0.1mol/L）相当于 19.21mg 的非洛地平（$C_{18}H_{19}Cl_2NO_4$），硫酸铈滴定液的实际浓度为 0.100 5mol/L。

计算：非洛地平的含量。

2. 二羟丙茶碱片（规格：0.1g）含量测定：取本品 10 片，精密称定重量为 2.050 2g，研细，精密称取细粉 0.301 6g，置 500ml 量瓶中，加水适量，充分振摇使二羟丙茶碱溶解，用水稀释至刻度，摇匀，精密量取续滤液 10ml，置 200ml 量瓶中，用水稀释至刻度，摇匀。照紫外 - 可见分光光度法，在 273nm 的波长处测定吸光度为 0.534。

已知二羟丙茶碱（$C_{10}H_{14}N_4O_4$）的吸收系数 $E_{1cm}^{1\%}$ 为 365，按吸收系数法计算二羟丙茶碱含量相当于标示量的百分数（标示量 %）。

3. 法莫替丁注射液（规格：2ml∶20mg）的含量测定：精密量取本品 5ml，置 100ml 量瓶中，用磷酸盐缓冲溶液稀释至刻度，摇匀，精密量取 5ml，置 50ml 量瓶中，用磷酸盐缓冲溶液稀释至刻度，摇匀，作为供试品溶液。精密量取 20μl 注入液相色谱仪，记录色谱图，法莫替丁峰面积为 5 489 756。另取法莫替丁对照品适量，精密称定，加甲醇适量溶解后，用上述磷酸盐缓冲溶液稀释制成每 1ml 含 0.050 5mg 的对照品溶液，同法测定，测得峰面积为 5 517 343。

按外标法以峰面积计算：法莫替丁注射液含量相当于标示量的百分数（标示量 %）。

三、设计题（第 1 题 10 分,第 2 题 12 分,第 3 题 15 分,共 37 分）

1. 鉴别设计:用化学方法鉴别下列 3 个药物(写出被鉴别药物的名称,鉴别所使用的试剂或条件与反应现象)。

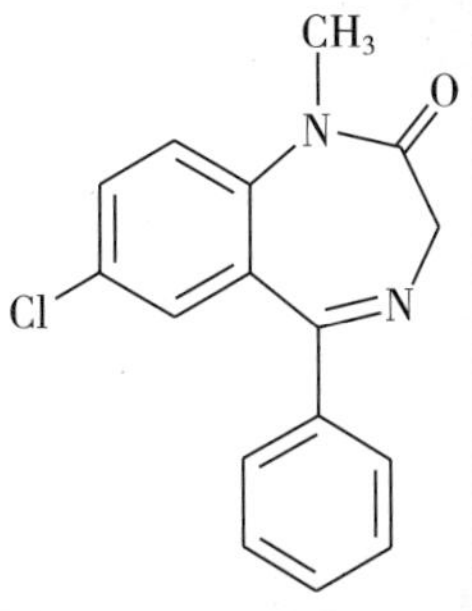 A	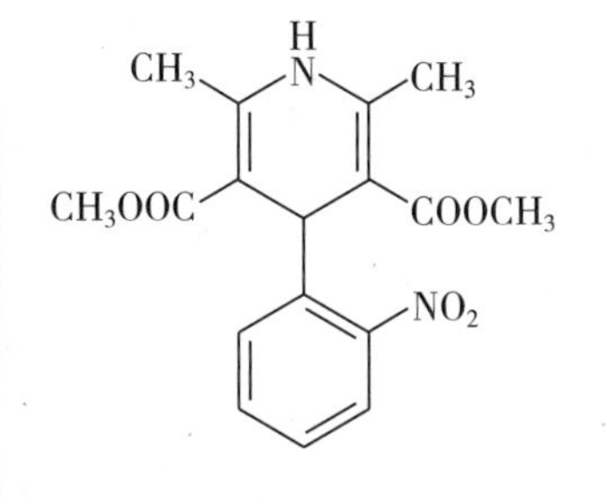 B	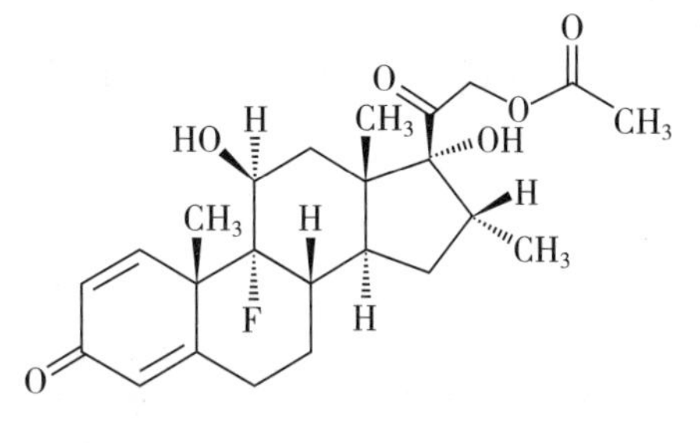 C

2. 含量测定方法设计:下列药物或药物制剂按指定方法测定含量,请写出反应原理(文字或反应式表示)与测定条件(如溶剂、试药或试剂等),并探讨影响因素。

(1)硫酸阿托品片——酸性染料比色法(6 分)

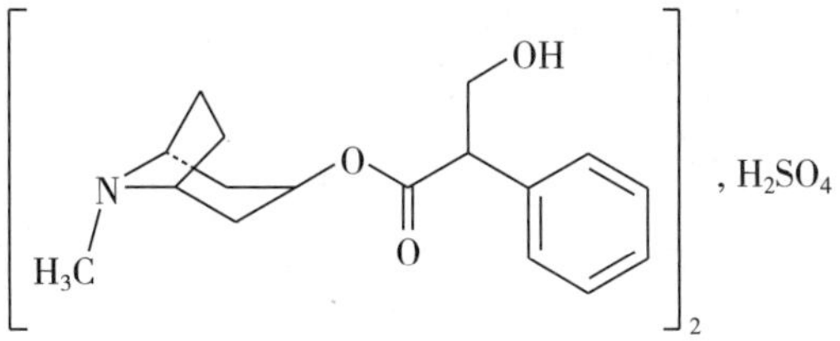

(2)氢化可的松——四氮唑比色法(6 分)

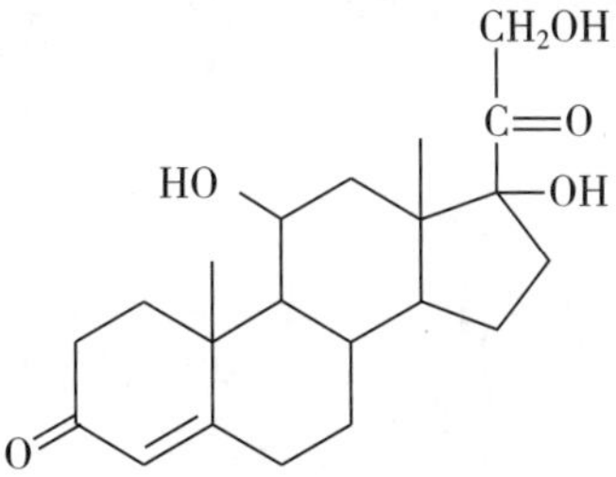

3. 结构综合分析与设计:根据下列药物结构,分析并写出该药物的化学性质与分析方法的关系,以及可能具有的鉴别和含量测定方法(至少各写出 3 种),并具体设计 1 种含量测定的滴定分析法(包括反应原理、溶剂、试药或试剂、滴定剂及其浓度、终点指示方法与现象及注意事项)。

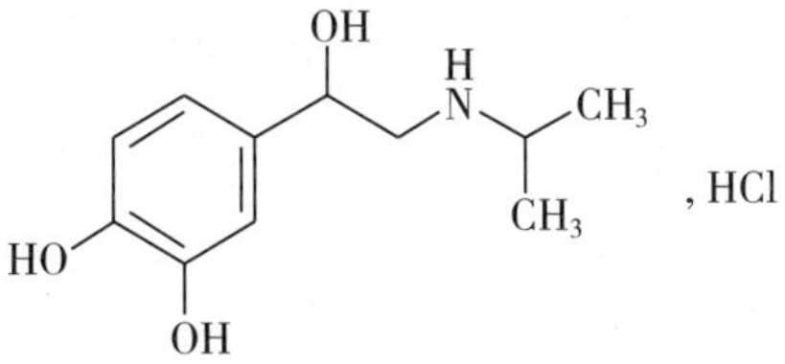

四、论述题（每题 6 分,共 18 分）

1. 紫外 - 可见分光光度法鉴别药物的常用方法用哪些？

2. 凯氏定氮法的原理是什么？适用于哪类药物的分析？方法涉及的试剂及其作用是什么？

3. HPLC 法检查药物中有关物质的常用方法有哪些？

综合训练题Ⅰ参考答案

一、最佳选择题

〔1~5〕CBBDB　〔6~10〕BACCB　〔11~15〕CBBBB　〔16~20〕ACBCA

二、多项选择题

1. DE　　2. BE　　3. DE　　4. AE　　5. ABCDE

6. BDE　　7. CDE　　8. AB　　9. ACDE　10. DE

三、填空题

1. 热重分析法　2. 苯环的取代基;硝基;磺酸基;p-π 共轭;增强

3. 盐酸;2　　4. 硫酸氢盐　　5. 电喷雾离子源

6. 供试品连续 2 次干燥或炽灼后称重的差异在 0.3mg 以下的重量

7. 常压恒温干燥法;减压干燥法;恒温降压干燥法;干燥剂干燥法

五、计算题

1. 0.1%　2. 99.4%　3. 100.2%

综合训练题Ⅱ参考答案

一、最佳选择题

〔1~5〕BDABB　〔6~10〕BDBCB　〔11~15〕ACCBB　〔16~20〕BAACD

二、多项选择题

1. ADE　2. BC　　3. ABC　4. ACE　　5. DE

6. CDE　7. BCD　8. BCD　9. ABCE　10. ACDE

三、填空题

1. 醋酸汞　　　2. 苯酚结构　　　3. 水相溶液的 pH

4. 维生素 B_1　　5. 国家药品标准；药品注册标准

6. 在不加供试品或以等量溶剂替代供试品液的情况下,按同法操作所得的结果

7. 整体性；模糊性

8. 在特定药物的生产和贮藏过程中引入的杂质

9. 预防类；治疗类；诊断类　　　10. 质谱成像

11. 1:2

五、计算题

1. 0.055%　2. 100.2%　3. 94.2%

综合训练题Ⅲ参考答案

一、选择题

[1~5] ADDEE　[6~10] CEDBA　[11~15] CAACB　[16~20] BDBCA
[21~25] ADCBE　26. ABE　27. ABCDE　28. DE　29. ABCD　30. ABCE

三、计算题

1. 99.5%　2. 100.0%　3. 0.055%

综合训练题Ⅳ参考答案

一、选择题

[1~5] BCDAD　[6~10] EABCB　[11~15] EBEAA　[16~20] ABCDE
[21~25] ADEBC　26. BC　27. BC　28. ADE　29. ABCDE　30. ACDE

三、计算题

1. 100.0%　2. 100.0%　3. 1ml

综合训练题Ⅴ参考答案

一、最佳选择题

[1~5] EAABD　[6~10] ACADE　[11~15] CABCA　[16~20] ACACC
[21] B

二、配伍选择题

[1~5] DCBAE [6~10] ABECB [11~13] DBE

三、综合分析选择题

[1~4] ADCD

四、多项选择题

1. ABCDE 2. AB 3. ABC 4. ABDE 5. BDE 6. ACDE
7. ABCE 8. ACDE 9. ABCDE 10. ACDE

六、计算题

1. 0.01% 2. 98.04%

综合训练题VI参考答案

一、最佳选择题

[1~5] BBCDB [6~10] CABCA [11~15] DBCBB [16~20] DADCC
[21~25] AABAA

二、配伍选择题

[1~5] DACBE [6~10] ECDBA

四、计算题

1. 0.1% 2. 24.90mg/ml；100.4%

五、问答题

2. 1.0%

综合训练题VII参考答案

一、选择题

[1~5] BDDDA [6~10] CEDCB [11~15] CDDDC [16~20] EDBCA
[21~25] ABCDE 26. ACE 27. BCDE 28. BCDE 29. ABC 30. AB

二、计算题

1. 100.0% 2. 99.5% 3. 100.5%